全国卫生高等职业教育规划教材

供护理类专业用

外科护理学
第 3 版

主　　编　路　潜　韩斌如
副 主 编　张燕京　邹继华　王大成　祝水英
编写秘书　杨　萍
编　　委（按姓名汉语拼音排序）

曹　辉（惠州卫生职业技术学院）	薛晓燕（山西医科大学汾阳学院）
高凤莉（首都医科大学）	杨　萍（北京大学医学部）
韩斌如（首都医科大学）	杨立慧（保山中医药高等专科学校）
金三丽（北京大学医学部）	袁　渊（铜仁职业技术学院）
林建兴（漳州卫生职业学院）	张琳娜（承德医学院）
路　潜（北京大学医学部）	张燕京（北京卫生职业学院）
庞　冬（北京大学医学部）	周秀芳（哈尔滨医科大学大庆校区）
孙先越（大庆医学高等专科学校）	祝水英（江西医学高等专科学校）
王大成（乌兰察布医学高等专科学校）	邹继华（哈尔滨医科大学大庆校区）

北京大学医学出版社

WAIKE HULIXUE

图书在版编目（CIP）数据

外科护理学 / 路潜，韩斌如主编. —3版. —北京：
北京大学医学出版社，2015.1（2020.8重印）
ISBN 978-7-5659-0907-8

Ⅰ. ①外… Ⅱ. ①路…②韩… Ⅲ. ①外科学—护理学—教材 Ⅳ. ①R473.6

中国版本图书馆CIP数据核字（2014）第163910号

外科护理学（第3版）

主　　编：路　潜　韩斌如
出版发行：北京大学医学出版社
地　　址：（100083）北京市海淀区学院路38号 北京大学医学部院内
电　　话：发行部 010-82802230；图书邮购 010-82802495
网　　址：http://www.pumpress.com.cn
E - mail：booksale@bjmu.edu.cn
印　　刷：北京瑞达方舟印务有限公司
经　　销：新华书店
责任编辑：李　娜　　责任校对：金彤文　　责任印制：李　啸
开　　本：787mm×1092mm　1/16　　印张：21.5　　字数：548千字
版　　次：2000年2月第1版　2015年1月第3版　2020年8月第4次印刷
书　　号：ISBN 978-7-5659-0907-8
定　　价：38.00元

版权所有，违者必究

（凡属质量问题请与本社发行部联系退换）

全国卫生高等职业教育规划教材修订说明

北京大学医学出版社于1993年和2002年两次组织北京大学医学部和8所开办医学专科教育院校的老师编写了临床医学专业专科教材（第1版和第2版），并于2000年组织编写了护理专业专科教材（第1版）。2007年同时对这些教材进行了修订再版。因这两套教材内容精炼、实用性强，符合基层卫生工作人员的培养需求，受到了广大师生的好评，并被教育部中央广播电视大学选为指定教材。"十一五"期间，这两套教材中有24种被教育部评为**普通高等教育"十一五"国家级规划教材**，其中3种入选**普通高等教育精品教材**。

进入"十二五"以来，专科教育已归入职业教育范畴。为适应新时期我国卫生高等职业教育发展与改革的需要，在广泛调研、总结上版教材质量和使用情况的基础上，北京大学医学出版社启动了临床医学、护理专业高等职业教育规划教材的修订再版工作，并调整、新增了部分教材。本套教材有22种入选**"十二五"职业教育国家规划教材**，修订和编写特点如下：

1. 优化编写队伍 在全国范围内遴选作者，加大教学经验丰富的从事卫生高等职业教育工作的作者比例，力求使教材内容的选择具有全国代表性、贴近基层卫生工作人员培养需求，提高适用性；遴选知名专家担纲主编，对教材的科学性、先进性把关。

2. 完善教材体系 针对不同院校在专业基础课设置方面的差异，对部分专业基础课教材实行双轨制，如既有《人体解剖学》《组织学与胚胎学》，又有《人体解剖学与组织胚胎学》《正常人体结构》教材，便于广大院校灵活选用。

3. 锤炼教材特色 教材内容力求符合高等职业学校专业教学标准，基本理论、基本知识和基本技能并重，紧密结合国家临床执业助理医师、全国护士执业资格考试大纲，以"必需、够用"为度；以职业技能和岗位胜任力培养为根本，以学生为中心，使教材更适合于基层卫生工作人员的培养。

4. 创新编写体例 完善、优化"学习目标"；教材中加入"案例""知识链接"，使内容与实践紧密结合；章后附思考题，引导学生自主学习。力求体现专业特色和职业教育特色。

5. 强化立体建设 为满足教学资源的多样化需求，实现教材立体化、数字化建设，大部分教材配套实用的学习指导和数字教学资源，实现教材的网络增值服务。

本套教材主要供三年制高等职业教育临床医学、护理类及相关专业用，于2014年陆续出版。希望广大师生多提宝贵意见，反馈使用信息，以逐步修改和完善教材内容，提高教材质量。

护理专业教材目录

说明：1. "十二五"："十二五"职业教育国家规划教材（"十二五"含其辅导教材）。
2. "十一五"：普通高等教育"十一五"国家级规划教材。
3. " * "：普通高等教育精品教材。
4. 辅导教材名称：《主教材名称＋学习指导》，如《内科护理学学习指导》。

序号	教材名称	版次	十二五	十一五	辅导教材	适用专业
1	医用基础化学	4		✓	✓	临床医学、护理类及相关专业
2	正常人体结构	1				护理类
3	人体解剖学	4	✓	✓	✓	临床医学、护理类及相关专业
4	组织学与胚胎学 *	4	✓	✓	✓	临床医学、护理类及相关专业
5	生理学	1				护理类
6	生物化学	1				护理类
7	疾病学基础	1				护理类
8	病理学	4	✓		✓	临床医学、护理类及相关专业
9	病理生理学	4	✓	✓	✓	临床医学、护理类及相关专业
10	病原生物与免疫	1				护理类
11	医学免疫学与微生物学	5	✓	✓	✓	临床医学、护理类及相关专业
12	医学寄生虫学 *	4	✓	✓	✓	临床医学、护理类及相关专业
13	护理药理学	4	✓	✓	✓	护理类
14	护理学基础	4	✓	✓	✓	护理类
15	健康评估	2				护理类
16	内科护理学	3	✓	✓	✓	护理类
17	外科护理学	3			✓	护理类
18	妇产科护理学	3		✓	✓	护理类
19	儿科护理学	3		✓		护理类
20	传染病护理学	3		✓	✓	护理类
21	急诊护理学	3		✓	✓	护理类

续表

序号	教材名称	版次	十二五	十一五	辅导教材	适用专业
22	康复护理学	2	✓			护理类
23	精神科护理学	1				护理类
24	眼耳鼻喉口腔科护理学	1				护理类
25	中医护理学	1				护理类
26	护理管理学	5	✓	✓		护理类
27	社区护理学	2				护理类
28	老年护理学	1				护理类
29	医护心理学*	3		✓		临床医学、护理类
30	护理礼仪与人际沟通	1				护理类
31	护理伦理学	1				护理类

全国卫生高等职业教育规划教材编审委员会

顾　　问　王德炳

主任委员　程伯基

副主任委员（按姓名汉语拼音排序）

　　　　　曹　凯　付　丽　黄庶亮　孔晓霞　徐江荣

秘 书 长　王凤廷

委　　员（按姓名汉语拼音排序）

　　　　　白　玲　曹　凯　程伯基　付　丽　付达华
　　　　　高晓勤　黄庶亮　黄惟清　孔晓霞　李　琳
　　　　　李玉红　刘　扬　刘伟道　刘志跃　马小蕊
　　　　　任云青　宋印利　王大成　徐江荣　张景春
　　　　　张卫芳　章晓红

序

近十余年来，随着国家教育改革步伐的加快，我国职业教育如雨后春笋般蓬勃发展，在总量上已与普通教育并驾齐驱，是我国教育体系构成的重要板块。卫生高等职业教育同样取得了可喜的成绩。开办卫生高等职业教育的院校与日俱增，但存在办学、培养不尽规范等问题。相应的教材建设也存在内容与职业标准对接不紧密、职教特色不鲜明、呈现形式单一、配套资源开发不足、不少是本科教材的压缩版或中职教材的加强版、不能很好地适应社会发展对技能型人才培养的要求等问题。

进入"十二五"以来，独立设置的高等职业学校（含高等专科学校）、成人教育学校、本科院校和有关高等教育机构举办的高等职业教育（专科）统称为高等职业教育，由教育部职业教育与成人教育司统筹管理。教育部发布了**《教育部关于"十二五"职业教育教材建设的若干意见》**等重要文件，陆续制定了各专业教学标准，对学制与学历、培养目标与规格、课程体系与核心课程等10个方面做出了具体要求。职业教育以培养具有良好职业道德、专业知识素养和职业能力的高素质技能型人才为根本，以学生为中心、以就业为导向。教学内容以"必需、够用"为度，教材须图文并茂，理论密切联系实际，强调实践实训。卫生高等职业教育有很强的特殊性，编好既涵盖卫生实践所要求具备的较完整知识体系又能体现职业教育特点的教材殊为不易。

北京大学医学出版社组织的临床医学、护理专业专科教材，是改革开放以来该专业我国第二套有较完整体系的教材，历经多年的教学应用、修订再版，得到了教育部和广大院校师生的认可与好评。斗转星移，转眼间距离2008年上一轮教材修订已5年，随着时代的发展，这两套教材中部分科目需要调整、教学内容需要修订。在大量细致调研工作的基础上，北京大学医学出版社审时度势，及时启动了这两套教材的修订再版工作，成立了教材编审委员会，组织活跃在卫生高等职业教育教学和实践一线的专家学者召开教材编写会议，认真学习教育部关于高等职业教育教材建设的精神，结合当前高等职业教育学生的特点，经过充分研讨，确定了教材的编写原则和编写思路，统一了教材的编写体例，强化了与教材配套的数字化教学资源建设，为使这两套教材成为优秀的立体化教材打下了坚实的基础。

相信经过本轮修订，在北京大学医学出版社的精心组织和全体专家学者对教材的精雕细琢下，这两套教材一定能满足新时期我国卫生高等职业教育人才培养的需求，在教材建设"百花齐放、百家争鸣"的局面中脱颖而出，真正成为好学、好教、好用的精品教材。

本轮教材修订工作得到了各参编院校的高度重视和大力支持，众多专家学者投入了极大的热情和精力，在主编带领下克服困难，以严肃、认真、负责的态度出色地完成了编写任务，谨在此一并致以衷心的感谢！诚恳地希望使用本套教材的广大师生不吝提出建议与指正，使本套教材能与时俱进、日臻完善，为我国的卫生高等职业教育事业做出贡献。

感慨系之，欣为之序！

第 3 版前言

外科护理学是护理学专业专科学生的必修课程，是一门针对外科疾病病人进行整体护理的科学。作为护理学的重要分支，外科护理学应当提供以人的健康为中心的整体护理。

第 3 版《外科护理学》在承袭前 2 版教材精华的基础上，结合当前国内外护理学教育和外科护理学临床实践的现状，在编写结构、内容与形式上进行了相应修订和调整。在编写内容方面，为避免与整套教材中其他教材的交叉和重复，删除了"多器官功能障碍综合征病人的护理""外科重症病人的监护""急性胰腺炎病人的护理"以及"肾结核病人的护理"。在编写体例上，在各章节前均设立了学习目标，以帮助学习者明确整章的重点内容。每章至少给出一个典型病例，并提出相应问题，以引发学生思考，带着问题学习章节内容。章节正文沿袭第 2 版的编写形式，分为"基础医学知识"和"护理"两大部分，前一部分阐述疾病的病因、病理、临床表现、辅助检查和处理原则等；后一部分以护理程序为框架，按照护理评估、主要护理诊断/合作性问题、护理措施为线索编写相关疾病的护理。章节后还给出 1～2 个案例分析形式的思考题，以帮助学习者进一步梳理和总结整章内容，复习巩固所学知识。本教材为读者提供了基于网络的书网互动服务，收入了各章节 PPT，既可为授课教师提供参考，也可帮助学习者自学和复习。

本教材在编写过程中得到了北京大学护理学院的领导和同事的关心和帮助，北京大学护理学院内外科护理学教研室的老师们提出了许多宝贵意见，并帮助修改、校订，在此表示衷心感谢！

本教材的编者主要为中青年医学、护理教师。尽管已尽最大努力，但限于水平，难免有不足和不妥之处，恳请广大师生给予批评指正。

路　潜　韩斌如

目录

第一章 绪论 1
一、外科学及外科护理学的范畴 …… 1
二、外科学和外科护理学的发展 …… 1
三、如何学习外科护理学 …………… 2

第二章 水、电解质、酸碱平衡失调病人的护理 4
第一节 水和钠的代谢失调 ………… 5
一、等渗性缺水 …………………… 5
二、低渗性缺水 …………………… 6
三、高渗性缺水 …………………… 7
四、水中毒 ………………………… 8
第二节 钾的代谢失调 ……………… 9
一、低钾血症 ……………………… 10
二、高钾血症 ……………………… 11
第三节 酸碱平衡失调 ……………… 12
一、代谢性酸中毒 ………………… 13
二、代谢性碱中毒 ………………… 14
三、呼吸性酸中毒 ………………… 15
四、呼吸性碱中毒 ………………… 16

第三章 外科营养支持病人的护理 18
一、营养状况评估 ………………… 18
二、营养支持方法与实施 ………… 20

第四章 外科休克病人的护理 26

第五章 手术前病人的护理 33

第六章 手术中病人的护理 40
一、手术室布局、环境及设施要求 ………………………… 40
二、无菌物品的准备 ……………… 42
三、手术人员配备和职能 ………… 43
四、常用麻醉方法的实施 ………… 44
五、手术人员的准备 ……………… 51
六、手术病人的准备 ……………… 53
七、麻醉恢复期护理 ……………… 55

第七章 手术后病人的护理 58

第八章 外科感染病人的护理 64
第一节 概述 ………………………… 64
第二节 浅部组织的化脓性感染 …… 66
一、疖 ……………………………… 66
二、痈 ……………………………… 67
三、急性蜂窝织炎 ………………… 69
四、急性淋巴管炎和急性淋巴结炎 ………………………… 70
第三节 手部急性化脓性感染 ……… 71
第四节 全身性感染 ………………… 73
第五节 破伤风 ……………………… 75

第九章 损伤病人的护理 78
第一节 创伤 ………………………… 78
第二节 烧伤 ………………………… 83

第十章 肿瘤病人的护理 91

第十一章 颅内压增高病人的护理 98

第十二章 颅脑损伤病人的护理 107
第一节 头皮损伤 …………………… 107
第二节 颅骨骨折 …………………… 109
第三节 脑损伤 ……………………… 111

第十三章 甲状腺疾病病人的护理 116
第一节 甲状腺功能亢进 …………… 116
第二节 单纯性甲状腺肿 …………… 120
第三节 甲状腺肿瘤 ………………… 121
一、甲状腺腺瘤 …………………… 121
二、甲状腺癌 ……………………… 122

第十四章 乳房疾病病人的护理 **125**
第一节 急性乳腺炎 ………………… 125
第二节 乳腺癌 ……………………… 128

第十五章 胸部损伤病人的护理 **134**
第一节 概 述 ……………………… 134
第二节 肋骨骨折 …………………… 135
第三节 气 胸 ……………………… 137
第四节 血 胸 ……………………… 141

第十六章 肺癌病人的护理 **144**

第十七章 食管癌病人的护理 **150**

第十八章 急性化脓性腹膜炎病人的护理 **156**

第十九章 腹部损伤病人的护理 **161**
第一节 概 述 ……………………… 161
第二节 常见的内脏器官损伤 ……… 166
　一、脾破裂 ………………………… 166
　二、肝破裂 ………………………… 166
　三、小肠破裂 ……………………… 166
　四、结肠破裂 ……………………… 166
　五、直肠损伤 ……………………… 167

第二十章 腹外疝病人的护理 **168**
第一节 概 述 ……………………… 168
第二节 腹股沟疝 …………………… 170
第三节 其他常见腹外疝 …………… 173
　一、股疝 …………………………… 173
　二、脐疝 …………………………… 173
　三、切口疝 ………………………… 174

第二十一章 胃、十二指肠疾病病人的护理 **175**
第一节 胃、十二指肠溃疡 ………… 175
第二节 胃 癌 ……………………… 181

第二十二章 肠梗阻病人的护理 **185**

第二十三章 阑尾炎病人的护理 **191**
第一节 急性阑尾炎 ………………… 191
第二节 特殊类型阑尾炎 …………… 196
　一、新生儿急性阑尾炎 …………… 196
　二、小儿急性阑尾炎 ……………… 196
　三、老年急性阑尾炎 ……………… 196
　四、妊娠期急性阑尾炎 …………… 196
　五、慢性阑尾炎 …………………… 196

第二十四章 结、直肠和肛管疾病病人的护理 **198**
第一节 直肠肛管良性疾病 ………… 198
　一、痔 ……………………………… 198
　二、直肠肛管周围脓肿 …………… 201
　三、肛瘘 …………………………… 202
　四、肛裂 …………………………… 203
第二节 大肠癌 ……………………… 204

第二十五章 门静脉高压症病人的护理 **211**

第二十六章 原发性肝癌病人的护理 **219**

第二十七章 胆石症与胆道感染病人的护理 **225**
第一节 胆石症 ……………………… 225
第二节 胆道感染 …………………… 229
　一、急性胆囊炎 …………………… 230
　二、慢性胆囊炎 …………………… 231
　三、急性梗阻性化脓性胆管炎 …… 232

第二十八章 胰腺癌病人的护理 **235**

第二十九章 周围血管疾病病人的护理 **240**
第一节 血栓闭塞性脉管炎 ………… 240
第二节 下肢静脉曲张病人的护理 ……………………… 243

第三十章 泌尿系统损伤病人的护理 **248**

第一节 肾损伤 …………… 248
第二节 膀胱损伤 …………… 251
第三节 尿道损伤 …………… 253

第三十一章 尿石症病人的护理 **257**

第三十二章 良性前列腺增生病人的护理 **263**

第三十三章 泌尿系统肿瘤病人的护理 **268**
第一节 肾癌 …………… 268
第二节 膀胱癌 …………… 270
第三节 前列腺癌 …………… 274

第三十四章 骨折病人的护理 **277**
第一节 概述 …………… 277
第二节 常见四肢骨折 …………… 284
一、肱骨髁上骨折 …………… 284
二、桡骨下端骨折 …………… 285
三、股骨颈骨折 …………… 287
四、股骨干骨折 …………… 288
第三节 脊柱骨折与脊髓损伤 …… 289
一、脊柱骨折 …………… 289

二、脊髓损伤 …………… 291

第三十五章 关节脱位病人的护理 **295**
第一节 概述 …………… 295
第二节 常见关节脱位 …………… 297
一、肩关节脱位 …………… 297
二、肘关节脱位 …………… 298
三、髋关节脱位 …………… 299

第三十六章 颈椎病病人的护理 **301**

第三十七章 腰椎间盘突出症病人的护理 **307**

第三十八章 骨与关节感染病人的护理 **313**
第一节 化脓性骨髓炎 …………… 313
一、急性血源性骨髓炎 …………… 313
二、慢性骨髓炎 …………… 317
第二节 骨与关节结核 …………… 318

中英文专业词汇索引 **324**

主要参考书目 **328**

第一章

绪 论

一、外科学及外科护理学的范畴

外科学是医学的一个重要组成部分，在医学的历史发展中逐渐形成外科学的范畴，且此范畴不断变化和发展。根据病因将外科诊治的疾病大致分为五类：① 损伤：如内脏破裂、烧伤、骨折等因暴力或其他致伤因子引起的人体组织的破坏。② 感染：因致病微生物侵袭致组织器官损害，可导致脏器坏死、脓肿，如胆囊炎、肝脓肿等。③ 肿瘤：分良性和恶性两种，绝大多数肿瘤需要行手术治疗。④ 畸形：如先天性心脏病、肛管直肠闭锁等需要手术治疗，而后天性畸形，如烧伤后瘢痕，也需要手术修复。⑤ 功能障碍性疾病：如肠梗阻、尿路梗阻等器官梗阻，下肢深静脉血栓形成、门静脉高压等血液循环障碍，胆结石、尿结石等结石形成，甲状腺功能亢进等内分泌功能失调等，也常需要手术给予纠正。

手术是外科工作的重要组成部分和手段，但是外科疾病并不一定都需要手术，而常在一定的发展阶段才需要手术。随着医疗技术的发展，一些原本需要手术的疾病，可以采用非手术方法治疗，如肾结石采用体外冲击波碎石。而原本无法手术的疾病，现在有了有效的手术方法，如先天性心脏病的手术治疗。内镜技术、介入治疗的发展也使外科与其他学科更趋于交叉，外科学的领域也在不断地变化。

外科护理学是护理学的一大分支，是研究外科病人身心康复的护理方法及预防保健的一门学科，主要包括医学基础理论、外科学基础理论、护理学基础理论及技术。外科护理学的范畴也随着外科学的变化而变化。外科护士与外科医师一起，对外科的疾患进行治疗与护理，并在护理过程中，体现以人为中心、个体化的整体护理。同时外科护士的工作范畴也由医院向社区、家庭延伸。

二、外科学和外科护理学的发展

自人类出现以来，就有疾病，而且就有手术的存在，但直到19世纪，外科手术还是一种简陋而又危险的治疗方式。19世纪40年代，消毒灭菌和无菌技术、止血输血、麻醉止痛的问世，解决了长期困扰外科的感染、出血和疼痛等问题，这也成为进入现代外科学的标志。

手术疼痛曾是妨碍外科发展的重要因素之一。1846年，美国人Morton首先采用乙醚作为全身麻醉的麻醉剂，并应用于很多大手术，自此乙醚麻醉就被普遍应用于外科。1892年，德国人Sehleich首先倡导应用可卡因做局部浸润麻醉，但不久由普鲁卡因替代，至今普鲁卡因仍是安全有效的局部麻醉药。

伤口感染是外科的又一大难题。1846年，匈牙利人Semmelweis首先提出在检查产妇前用漂白粉水洗手，使他治疗的产妇死亡率从10%下降到1%，这是抗菌术的开始。1867年，英国人Lister采用苯酚溶液冲洗手术器械，并用苯酚溶液浸湿的纱布覆盖伤口，使他施行的截肢术的死亡率由46%降至15%，从而奠定了抗菌术的基本原则。之后陆续出现了蒸汽灭菌、手臂消毒、戴橡皮手套等无菌技术方法使无菌术日臻完美。

手术出血也是妨碍外科发展的另一重要因素。1872年，英国人Wells介绍止血钳。1873年，德国人Esmarch提出在截肢时使用止血带。1901年，美国人Landsteiner发现血型，以后逐渐解决了出血问题。

1929年，英国人Fleming发现了青霉素，此后抗菌药的使用遍及全世界，为外科学的发展开辟了一个新时代。

同一时期，南丁格尔在克里米亚战场上，通过清洁、消毒、换药、包扎伤口、改善休养环境等措施使伤员死亡率从50%下降到2.2%，首次以无可辩驳的事实向社会显示了护理在外科发展中的重要作用。护理工作得到了英国朝野的认同后，南丁格尔以此为契机创建了护理专业，推动了全世界护理学的发展。可见，现代护理学是以外科护理为先驱的。

从20世纪中叶以来，外科进入了一个蓬勃发展的阶段。50年代初期低温麻醉和体外循环的研究成功，为心脏直视手术开辟了发展道路。60年代开始的显微外科技术，70年代以来内镜的出现，特别是介入放射学的开展，将诊断治疗深入到病变的内部结构。此外，随着分子生物学技术的发展，80年代初期提出了基因治疗的概念。90年代初期，基因治疗获得了临床治疗的批准。在21世纪的今天，现代外科学和外科护理学的研究和实践领域还在不断地在广度和深度上迅速发展。

在中国的医学史中，中医外科有着悠久的历史和丰富的实践经验。现代外科学传入我国有百余年历史，但在旧中国进展缓慢。新中国成立后，我国外科学逐步建立了比较完整的外科体系，发展迅速，外科护理学也随之不断发展。目前我国的烧伤治疗及断肢再植技术处于国际领先地位。在肝癌的诊治、器官移植等方面也成绩斐然，这些成绩的取得同样离不开精湛的围术期护理技术。

三、如何学习外科护理学

(一) 以现代的护理观为指导

1. 贯彻整体护理的思想　　1948年，WHO提出"健康不但是没有疾病或缺陷，而且是身体、精神和社会的完好适应状态"。1973年，国际护士学会提出"护理是帮助健康的人或患病的人保持或恢复健康或平静地死去"。1980年，美国护士协会提出"护理是诊断与处理人类对现有的潜在的健康问题的反应"。因此，在外科护理工作中不仅要关注外科病人本身，还要关注其家人；不仅要着重疾病状态下的护理，也要注重疾病的预防和健康的维护，要提供以人的健康为中心的全面护理。

2. 运用科学的护理工作方法　　护理程序为护理实践提供了科学的方法。在外科护理工作中，要收集和分析资料，发现病人现有的或潜在的健康问题，作出准确的临床判断，采取有科学依据的护理措施，及时评价其效果并作相应的修改和补充。

(二) 掌握外科护理学的特点

外科急诊多、抢救多、卧床病人多。疾病发生突然，且病情变化快，有效抢救时间常常较短。且外科医师常常忙于手术，护士是与病人接触最为密切的医务人员。因此，应树立高度的责任心，勤于思考，及时有效地挽救病人的生命。到外科诊治的病人多为手术而来，病人除了要承受疾病痛苦外，还要承受手术带来的身心压力，而且不同的病人对手术的认识及反应不同，因此，要学会理解病人。另外，大多数病人是首次面对所患的外科疾病，首次面对手术治疗，通常缺乏与手术相关的知识，因此应根据病人的特点和需求给予适当的健康指导。

（三）理论联系实际

护理学是一门实践性的学科，应重视临床实践，通过实践，进一步加深对理论知识的理解和掌握。应善于分析实践中遇到的问题，独立思考，寻找答案，以提高发现问题、分析问题、解决问题的能力。

（四）重视知识的更新

基本理论、基本知识和基本技能是做好外科护理工作的基础。没有深厚的基本知识，在处理实际问题时，常常不能正确做出临床决策；没有熟练的基本技能，不仅不能快速、高质、高效地完成临床护理工作，反而会影响病人的康复进程，甚至影响病人对护理工作的信任度和满意度。外科学和外科护理学仍处于不断发展的阶段，新理论、新技术不断涌现，必须不断学习，更新知识，才能适应现代外科护理学发展的要求，成为一名合格的护理人才。

（路　潜）

第二章

水、电解质、酸碱平衡失调病人的护理

学习目标

1. 说出等渗性缺水、低渗性缺水、高渗性缺水、水中毒、低钾血症、高钾血症、代谢性酸中毒、代谢性碱中毒、呼吸性酸中毒、呼吸性碱中毒的概念。
2. 描述等渗性缺水、低渗性缺水、高渗性缺水、水中毒、低钾血症、高钾血症、代谢性酸中毒、代谢性碱中毒、呼吸性酸中毒、呼吸性碱中毒的临床表现和处理原则。
3. 比较不同类型酸碱失衡的血气分析特点。
4. 为水、电解质、酸碱平衡失调病人提供整体护理。

案例

男性，45岁，因频繁呕吐、腹泻6小时，出现口渴、尿少、头晕、乏力而就诊。体检：T 37.0℃，P 105次/分，R 20次/分，BP 90/60mmHg。神志淡漠，口唇干燥，眼窝凹陷，皮肤弹性差，呼吸深快。实验室检查：血清Na^+ 140mmol/L，血清K^+ 3.4mmol/L，二氧化碳结合力14mmol/L。心电图示T波低平，U波。

请问：①该病人出现何种水、电解质、酸碱平衡失调？②此类病人护理评估的主要内容是什么？③如何治疗和护理？

正常人体的体液有一定的含量、分布、电解质浓度以及酸碱度。保持水、电解质、酸碱平衡是维持机体内环境稳定、进行新陈代谢必不可少的重要条件。创伤、手术及外科多种疾病等因素均可能可造成水、电解质、酸碱平衡失调，严重时可危急病人的生命。因此，对外科病人尤其是严重感染、损伤、大手术前后应对水、电解质与酸碱平衡问题给予足够的重视。

第一节 水和钠的代谢失调

钠主要来自食物中的食盐，通过小肠吸收，主要经肾随尿排出，一部分可经汗液排出。正常血清钠的浓度平均为142mmol/L（135～145mmol/L）。正常成人每日需要氯化钠4～5g。钠的主要生理功能是维持细胞外液的渗透压及神经、肌肉的兴奋性。在细胞外液中，水和钠的关系非常密切，一旦发生代谢失调，缺水和失钠常同时存在。水与钠丢失的比例不同，引起的病理生理变化和临床表现也不同。临床常见的水和钠的代谢失调有等渗性缺水（isotonic dehydration）、低渗性缺水（hypotonic dehydration）、高渗性缺水（hypertonic dehydration）以及水中毒（water intoxication）四种类型。前三种缺水为体液容量不足，而水中毒为体液容量过多。

一、等渗性缺水

等渗性缺水是外科临床中最常见的缺水类型，又称急性缺水或混合型缺水。水和钠等比例丢失，血清钠在正常范围，细胞外液渗透压可保持正常。

【病因】

1. 消化液的急性丧失　如大量呕吐、肠外瘘、剧烈腹泻等。
2. 体液丧失　体液丧失在感染区或软组织内，如严重腹腔感染、烧伤、肠梗阻等。

【病理生理】

细胞外液量（包括循环血量）迅速减少，肾素-血管紧张素-醛固酮系统兴奋，醛固酮分泌增加，肾远曲小管对钠、水的重吸收增加，纠正血容量不足。由于丧失的是等渗液体，细胞外液渗透压基本保持正常，故细胞内液量一般不发生变化。

【临床表现】

1. 缺水表现　尿少，皮肤、黏膜干燥，眼窝凹陷，通常不口渴或口渴不明显。由于短时间内丢失大量体液，血容量不足症状尤为突出。当体液丧失量达体重的5%时可出现血容量不足表现；当丧失量达体重的6%～7%时，可出现休克。
2. 缺钠表现　表现为畏食、恶心、软弱乏力。
3. 合并酸碱平衡失调　休克病人可出现代谢性酸中毒，严重呕吐病人因丧失大量胃液，可出现代谢性碱中毒。

【辅助检查】

血常规可见红细胞计数、血红蛋白、血细胞比容均升高；血清Na^+、Cl^-无明显改变。尿比重增加。血气分析可帮助判断是否合并酸碱失衡。

【处理原则】

1. 治疗原发病　若能消除病因，缺水可很快纠正。
2. 纠正细胞外液量的减少　静脉滴注平衡盐或等渗盐水。因平衡盐溶液内的电解质含量与血浆内含量相仿，故应用平衡盐溶液治疗较理想。常用的有乳酸钠和复方氯化钠的混合液以及碳酸氢钠与等渗盐水的混合液。大量输入等渗盐水有引发高氯性酸中毒的危险。纠正缺水后，应注意预防低钾血症的发生。

【护理】
(一) 护理评估
1. 目前身体状况　评估病人生命体征、神志与感觉、尿量、皮肤黏膜状况、周围静脉充盈情况，以及血常规、血气分析、血清电解质等实验室检查结果，以判断疾病严重程度。
2. 与疾病相关的健康史　了解病人有无呕吐、腹泻、腹腔感染、肠梗阻、肠瘘等相关疾病以及重要内脏器官功能状况、饮食饮水习惯等。
3. 心理社会状况　了解病人及家属对疾病的认知及心理反应。许多病人因原发疾病导致等渗性缺水，使得原发疾病状况更加复杂，常担心疾病预后。

(二) 主要护理诊断/合作性问题
1. 体液不足　与大量呕吐、腹膜炎等原因所致体液急性丧失有关。
2. 潜在并发症　休克、酸碱平衡失调、低钾血症。

(三) 护理措施
1. 遵医嘱补液，纠正体液不足
(1) 补液种类：遵医嘱给予等渗溶液，以纠正细胞外液量的不足，并适当补充钾盐。
(2) 补液量：包括三部分，即生理需要量、已经损失量和继续损失量。
1) 生理需要量：一般成人日需要水分2000~2500ml、氯化钠4~5g、氯化钾3~4g、葡萄糖100~150g以上，故可补给5%葡萄糖生理盐水500~1000ml，5%~10%葡萄糖溶液1500ml，酌情补给10%~15%氯化钾20~30ml。
2) 已经损失量：或称累积失衡量，根据缺水或缺钠的程度估计失水量或失钠量，一般将估计量分2日补足。
3) 继续损失量：或称额外损失量，原则是"丢多少、补多少"。故应严格观察和记录每日出入液量，如成人气管切开时每日增加水分补充500~700ml，大汗湿透一身衣裤约需水1000ml，体温每升高1℃，每日每公斤体重增加水分补充3~5ml。此部分的损失量通常安排在次日补给。
(3) 补液原则：通常的补液原则为：① 先晶后胶：即应先输注晶体液，后输注胶体液。② 先盐后糖：即先输注盐水，后输注葡萄糖水。③ 先快后慢：即输液速度应先快后慢，将补液总量分次完成。④ 见尿补钾：即每小时尿量大于30ml时才能经静脉补钾。
2. 病情观察　密切观察生命体征、神志和感觉情况、尿量、皮肤黏膜状况、周围静脉充盈情况，记录24小时出入量，并了解血常规、血气分析、血清电解质等实验室检查结果，必要时监测中心静脉压 (central venous pressure，CVP)，调整补液。

二、低渗性缺水

低渗性缺水又称慢性缺水或继发性缺水，水与钠同时缺失，但缺水少于缺钠，细胞外液渗透压降低，血清钠浓度降低。
【病因】
1. 胃肠道消化液持续性丢失　如反复呕吐、长期胃肠减压、慢性肠梗阻等。
2. 大创面的慢性渗液等。
3. 应用排钠利尿剂时，未给予适当补充钠盐。
4. 等渗性缺水治疗时只注意补充水分，而未及时补充钠。

【病理生理】

细胞外液渗透压降低，抗利尿激素分泌减少，肾小管对水的再吸收减少，尿量增加，以纠正渗透压降低，从而提高细胞外液的渗透压。但随此改变的结果使细胞外液进一步减少，于是细胞间液进入血液循环，以部分补偿血容量。为避免循环血量的再减少，机体将不再顾及渗透压的维持，肾素-醛固酮系统兴奋，远曲小管对Na^+和水的重吸收增多。抗利尿激素分泌增多，水重吸收增加，导致少尿。如血容量继续减少，上述代偿功能无法维持血容量时，将出现休克。

【临床表现】

1. 轻度缺钠　血钠为130～135mmol/L，病人出现疲乏、头晕、手足麻木，无口渴，尿多，比重减小。

2. 中度缺钠　血钠为120～129mmol/L，除上述症状外，出现食欲不振、恶心呕吐，脉搏细速，血压不稳或下降，脉压减小，浅静脉萎陷，视物模糊，站立性晕倒等周围循环衰竭表现。尿少，尿中几乎不含钠及氯。

3. 重度缺钠　血钠在120mmol/L以下，病人肌痉挛性抽痛，腱反射减弱或消失，神志不清、休克等。

【辅助检查】

血常规检查示红细胞计数、血红蛋白、血细胞比容升高；血Na^+降低，尿比重降低。

【处理原则】

治疗原发病。补液以纠正细胞外液的低渗状态及血容量不足，静脉输注含盐溶液或高渗盐水。轻中度缺钠给等渗盐水即可，重度缺钠合并休克者应采用晶体液（复方乳酸氯化钠）或胶体液（羟乙基淀粉、右旋糖酐和血浆）先补足血容量，再静脉输注高渗盐水，以纠正血钠过低，进一步恢复细胞外液量和渗透压。

【护理】

(一) 护理评估

1. 目前身体状况　评估生命体征、神志感觉、尿量及尿比重、血电解质等情况，有无休克出现，了解病人缺钠的严重程度。

2. 与疾病相关的健康史　了解既往健康状况，有无合并疾病以及用药情况。判断低渗性缺水发生原因。

3. 心理社会状况　了解病人及家属对疾病的认知情况及心理反应。

(二) 主要护理诊断/合作性问题

1. 体液不足　与长期大量呕吐、胃肠减压等原因所致慢性体液丧失有关。

2. 潜在并发症　休克、昏迷。

(三) 护理措施

遵医嘱给予补充等渗或高渗盐水，以纠正细胞外液量的低渗状态及血容量不足。严密观察病情变化，做好补液护理。注意纠正休克时应先给予一定量的晶体液。输注高渗盐水时，应严格控制速度，每小时不应超过100～150ml。

三、高渗性缺水

高渗性缺水又称原发性缺水，缺水多于缺钠，血清钠大于150mmol/L，细胞外液渗透压增高。

【病因】
1. 摄入水分不足　如食管癌病人进食水减少、高浓度肠内营养等。
2. 水分丧失过多　如高热大汗、大面积烧伤暴露疗法、糖尿病病人大量尿液排出。

【病理生理】
严重缺水时，细胞内液移向细胞外间隙，使细胞内液及细胞外液量均下降，脑细胞缺水可致脑功能障碍。细胞外液渗透压增高刺激口渴中枢出现口渴；抗利尿激素分泌增加，尿量减少；血容量减少时，醛固酮分泌增加，水钠吸收增加。

【临床表现】
1. 轻度缺水　缺水量占体重的2%～4%，仅有口渴，其他表现不明显。
2. 中度缺水　缺水量占体重的4%～6%，极度口渴，尿少，比重增加，皮肤弹性差，口唇干燥，眼窝下陷，常有烦躁不安、四肢无力。
3. 重度缺水　缺水量超过体重的6%。除上述症状外，意识障碍更为明显，出现躁狂、幻觉、谵妄、昏迷等。

【辅助检查】
血常规检查示红细胞计数、血红蛋白、血细胞比容增高；血Na^+升高，尿比重升高。

【处理原则】
1. 处理原发病因。
2. 降低细胞外液的渗透压，可口服或静脉补液，如5%葡萄糖溶液或0.45%氯化钠溶液。

【护理】
（一）护理评估
1. 目前身体状况　了解口渴严重程度、生命体征、神志感觉、皮肤黏膜状况、尿量及尿比重等情况，判断缺水严重程度。
2. 与疾病相关的健康史　了解既往健康状，有无合并疾病以及相关治疗情况。判断高渗性缺水发生原因。
3. 心理社会状况　了解病人及家属对疾病的认知情况及心理反应。

（二）主要护理诊断/合作性问题
1. 体液不足　与长期高热、大汗等原因有关。
2. 口腔黏膜改变　与体液不足、口腔黏膜干燥有关。
3. 潜在并发症　昏迷。

（三）护理措施
1. 鼓励病人饮水或遵医嘱给予静脉输注非电解质溶液。对于不能饮水者，鼓励病人漱口、用湿毛巾润唇或采用雾化吸入等以减轻口干症状。
2. 注意补液时先适当给予葡萄糖溶液后，再给予晶体液。在输液的过程中，应观察血清钠含量的动态变化，必要时适当补钠，避免出现低钠血症。
3. 病情观察及其他有关补液护理的内容参见等渗性缺水。

四、水中毒

水中毒又称稀释性低血钠，较少见。因机体摄入水总量超过排出量，水分在体内潴留，引起血浆渗透压下降和循环血量增加。

【病因】

一般在肝肾功能正常的情况下不会发生水中毒。

1. 各种原因引起的抗利尿激素增加，例如疼痛、失血、创伤及大手术等。
2. 肾功能不全，排尿能力下降。
3. 机体摄入水分过多或接受过多的静脉输液。

【病理生理】

由于大量水分进入体内，细胞外液量急剧增加，血钠下降，血浆渗透压下降，水分由细胞外移向细胞内，细胞水肿，细胞膜破裂；细胞内外液的渗透压均下降；醛固酮分泌减少，远曲小管对钠的重吸收减少，使血钠下降；渗透压下降，使抗利尿激素分泌减少，尿量减少。

【临床表现】

1. 急性水中毒　发病急，可致脑细胞肿胀，出现颅内压增高，甚至脑疝。
2. 慢性水中毒　症状不典型，可有嗜睡、头痛、软弱无力、恶心呕吐、体重增加等表现。

【辅助检查】

血常规检查示血细胞计数、血红蛋白量、血细胞比容下降；血浆渗透压降低。

【处理原则】

立即停止水分摄入。必要时，用利尿剂促进水分排出，如20%甘露醇或25%山梨醇或呋塞米等，可减轻脑水肿，增加水分排出。

【护理】

(一) 护理评估

1. 目前身体状况　了解生命体征、神志、尿比重、体重、血常规、血清钠水平等。
2. 与疾病相关的健康史　了解病人心、肝、肾功能状况，合并疾病及相关治疗情况。
3. 心理社会状况　了解病人及家属对疾病的认知情况及心理反应。

(二) 主要护理诊断/合作性问题

1. 体液过多　与水分摄入过多、排出不足或脏器功能不全有关。
2. 潜在并发症　颅内压增高、脑疝。

(三) 护理措施

1. 水中毒的预防
(1) 严格按计划补液，防止过多、过快。
(2) 勿用大量清水洗胃，可用生理盐水。
(3) 不可用清水为先天性巨结肠患儿灌肠。
(4) 对肝、肾、心功能不良的病人，除限制水分摄入外，应积极治疗原发病。
2. 停止输液。遵医嘱给予脱水剂排出多余的水分。使用甘露醇时应快速滴注。
3. 密切观察生命体征、意识状态、尿量、皮肤黏膜状况、颈静脉充盈情况，记录24小时出入量，以及了解血常规、血气分析、血清电解质等实验室检查结果。

第二节　钾的代谢失调

钾是细胞内液最重要的阳离子，参与细胞的正常代谢、维持细胞内液的渗透压和酸碱平衡、维持神经肌肉的兴奋性以及心肌正常功能。钾的代谢失调有低钾血症（hypokalemia）

和高钾血症（hyperkalemia），以前者多见。

一、低钾血症

低钾血症是指血清钾浓度低于 3.5mmol/L。

【病因】

1. 长期进食不足　如昏迷、吞咽困难、术后长期不能进食以及肠内营养时补钾不足。

2. 钾丢失过多　呕吐、腹泻、胃肠减压、消化道外瘘等情况下经消化道失钾增多；长期使用排钾性利尿剂及肾上腺皮质激素等可经肾丢失过多的钾。

3. 钾向细胞内转移　葡萄糖合成糖原时，钾可进入细胞内，故使用胰岛素与葡萄糖时，血钾可降低。急性碱中毒时，细胞外液钾转移至细胞内，引起低钾血症。

【临床表现】

1. 肌无力　是最早出现的症状，以四肢软弱、迟缓性瘫痪为主，腱反射消失，进一步可延及躯干，甚至呼吸肌，使呼吸停止。

2. 胃肠道平滑肌张力降低　胃肠蠕动减慢，腹胀、畏食、恶心、肠鸣音减弱，严重时可有麻痹性肠梗阻。

3. 心脏功能异常　传导阻滞、节律异常。

4. 代谢性碱中毒　血钾过低时，K^+ 由细胞内移出，与细胞外液中 Na^+、H^+ 交换增加，使细胞外液的 H^+ 浓度降低，从而发生碱中毒。但因远曲肾小管 Na^+、K^+ 交换减少，Na^+、H^+ 交换增多，故病人虽可出现代谢性碱中毒，但其尿液反而是酸性的，称为反常性酸性尿。

【辅助检查】

血钾低于 3.5mmol/L。心电图呈 T 波低平、倒置，ST 段降低，QT 间期延长，可出现 U 波（图 2-1）。

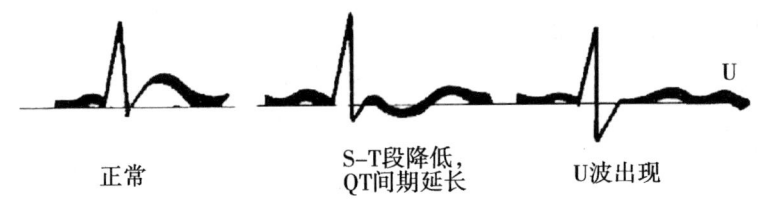

图 2-1　低钾血症的心电图

【处理原则】

1. 积极治疗原发病。

2. 根据缺钾程度补钾　通常采用分次补钾、边治疗边观察的方法，故常需 3～5 天的治疗。可通过口服或静脉补钾。静脉补钾常用 10% 或 15% 氯化钾溶液，每日补充 3～6g 氯化钾。

【护理】

(一) 护理评估

1. 目前身体状况　评估肌力、胃肠道功能、心率及心律、血清钾、心电图情况。

2. 与疾病相关的健康史　评估病人饮食摄入情况，是否有呕吐、腹泻、胃肠减压、大量使用葡萄糖及胰岛素病史，是否有利尿剂、糖皮质激素长期用药史。

3. 心理社会状况　低钾血症病人乏力，甚至软瘫，常引起病人及家属的担忧、恐惧。

静脉补钾每日总量和滴速的限制，可引起病人的烦躁，严重缺钾病人补钾往往需要病人及家属较长时间的配合。

（二）主要护理诊断/合作性问题

1. 疲乏　与低钾血症导致的肌肉无力、软瘫有关。
2. （有）便秘（的危险）　与平滑肌无力及肠蠕动变慢有关。
3. 潜在并发症　高钾血症。

（三）护理措施

1. 鼓励能经口进食者口服补钾。氯化钾是常用的口服药物，但易出现胃肠道反应，必要时可改用枸橼酸钾以减少胃肠道刺激。指导病人选择含钾量高的食物种类，如蛋类、豆类、鱼类、水果等。
2. 遵医嘱静脉补钾时，应注意浓度、速度、用量等要求。

（1）尿量正常：静脉补钾前应先了解肾功能，因肾功能不良可影响钾离子排出，每日尿量需大于600ml，或每小时尿量大于30ml，才能达到安全静脉补钾。

（2）浓度不高：静脉输液钾浓度不大于0.3%，禁止静脉直接推注氯化钾，以免血钾突然升高导致心脏骤停。

（3）速度勿快：成人静脉滴注速度每分钟不宜大于60滴。

（4）总量限制、严密监测：定时监测血钾浓度，并及时调整每日补钾总量。一般禁食病人，每日补钾量为2~3g，重症缺钾者24小时补钾量不宜超过6~8g。

3. 协助病人满足其进食、卫生、如厕等日常生理需求。
4. 鼓励病人多饮水、进食富含纤维素的食物，给予腹部按摩，以保持排便通畅。出现便秘时，给予缓泻剂。
5. 监测病人的血钾情况、心率、心律、心电图以及意识状况，及时发现并发症。

二、高钾血症

高钾血症是指血清钾浓度超过5.5mmol/L。

【病因】

1. 钾摄入过多　如口服或静脉补钾过多、大量输库存血等。
2. 肾排泄功能减退　是高钾血症的主要原因。如急性及慢性肾衰竭、应用保钾利尿剂、盐皮质激素不足等。
3. 细胞内钾外逸　如大量溶血、缺氧、酸中毒、休克、组织损伤、中毒反应等，使钾从细胞内移向细胞外。

【临床表现】

早期无特异性症状，仅有心电图改变。当血清钾高至7mmol/L时，可引起神经肌肉传导障碍，表现为四肢及口唇周围麻木、感觉异常，并逐渐由兴奋状态转为抑制状态，继而出现肌颤动、肌无力，甚至影响呼吸肌运动；心肌应激能力下降，心率缓慢、心律失常、传导阻滞，甚至心跳停搏，血压变化。

【辅助检查】

心电图表现为T波高而尖，QT间期延长，继之QRS波增宽，PR间期延长（图2-2）。血清钾高于5.5mmol/L。

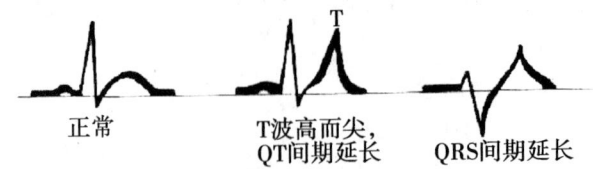

图 2-2 高钾血症的心电图

【处理原则】
1. 去除诱发高血钾的原因。
2. 禁钾　停止使用一切含钾药物和食物。
3. 抗钾　心律失常者，使用10％葡萄糖酸钙20ml静脉推注，直接对抗过量的钾对心肌的抑制作用。
4. 转钾　静脉注射乳酸钠或碳酸氢钠，或静脉输注高渗葡萄糖及胰岛素，使钾进入细胞内。
5. 排钾　①口服阳离子交换树脂，以从消化道带走钾。为防止便秘、粪块阻塞，可同时口服山梨醇或甘露醇导泻。②透析疗法，可采用血液透析或腹膜透析，是降低血钾最有效的方法。

【护理】
（一）护理评估
1. 目前身体状况　评估肌力、感觉、心率和心律以及血钾、心电图状况。
2. 与疾病相关的健康史　评估病人肾功能；评估病人是否进行过补钾治疗、疗程及补钾方式；评估病人是否有钾体内转移的病因。
3. 心理社会状况　高钾血症常起病快，威胁病人的生命，易引发病人及家属的焦虑和恐惧。

（二）主要护理诊断/合作性问题
1. 疲乏　与高钾血症导致的肌肉无力、软瘫有关。
2. 潜在并发症　心律失常、心脏骤停。

（三）护理措施
1. 指导病人停用含钾药物，避免进食含钾量高的食物。
2. 遵医嘱用药，对抗心律失常以及降低血钾水平。
3. 透析病人做好透析护理，参见内科护理学相关章节。
4. 监测病人的血钾情况、心率、心律、心电图，及时发现并发症。

第三节　酸碱平衡失调

正常人体的血液 pH 为 7.35～7.45。人体在代谢过程中不断产生多种酸性和碱性物质，使体液中的氢离子浓度发生变化，机体通过血液缓冲系统、肺和肾3种途径来维持机体正常的酸碱水平。由 Henderson-Hasselbach 公式 $pH = 6.1 + \log(HCO_3^-/0.03 \times PaCO_2)$ 可见，pH、HCO_3^- 及 $PaCO_2$ 是反映机体酸碱平衡的三大基本要素。其中，HCO_3^- 反映代谢性因素，其减少或增加可引起代谢性酸中毒（metabolic acidosis）或代谢碱中毒（metabolic alkalosis）；$PaCO_2$ 反映呼吸性因素，其减少或增加可引起呼吸性酸中毒（metabolic acidosis）或呼吸性碱中毒（metabolic alkalosis）。

一、代谢性酸中毒

代谢性酸中毒是外科临床上最常见的酸碱平衡紊乱，由于体内酸性物质积聚或产生过多，或 HCO_3^- 丢失过多所致。

【病因】

1. **代谢性产酸过多** 如严重损伤、腹膜炎、休克等，失血性或感染性休克致急性循环衰竭，组织缺血缺氧，可使丙酮酸及乳酸大量产生，出现乳酸性酸中毒；糖尿病或长期不能进食，体内脂肪分解过多，形成大量酮体，引起酮症酸中毒；抽搐、心脏骤停等也可引起体内有机酸形成过多。

2. **碱性物质丢失过多** 见于腹泻、肠瘘、胆瘘、胰瘘等，经粪便、消化液丢失的 HCO_3^- 过多；输尿管乙状结肠吻合术、回肠代膀胱术，尿在肠道内潴留时间过长，Cl^- 与 HCO_3^- 交换，尿中的 Cl^- 进入细胞内，HCO_3^- 留在肠道内被排出。

3. **肾功能不全** 由于肾小管功能障碍，不能将体内产生的 H^+ 排出而积聚在体内，或造成 HCO_3^- 再吸收减少。

【病理生理】

血浆中 HCO_3^- 不足，而 H_2CO_3 相对过多。机体出现代偿反应。H^+ 浓度增高刺激呼吸中枢，使呼吸加深加快，加速 CO_2 的呼出。同时，肾小管上皮细胞中的碳酸酐酶和谷氨酰胺酶活性升高，增加 H^+ 和 NH_3 的生成，从而使 H^+ 排出增加，$NaHCO_3$ 吸收增加。

【临床表现】

呼吸加深加快（Kussmaul 呼吸）是最突出的表现，有时呼吸中带有酮味。病人面部潮红、口唇樱红色，心率加快，血压下降。腱反射减弱或消失、神志不清或昏迷。

【辅助检查】

血气分析可见 pH 下降，HCO_3^- 明显下降，$PaCO_2$ 正常或下降。尿液呈强酸性，但合并高血钾时可出现反常性碱性尿。

【处理原则】

1. 治疗原发病，去除引起代谢性酸中毒的原因是最根本的治疗。

2. 矫正 HCO_3^- 的不足，轻症（血浆 HCO_3^- 16~18mmol/L）可自行代偿，不必纠正。重症（血浆 HCO_3^- <10mmol/L）时，需补充碱性液。目前 $NaHCO_3$ 是临床上最常用的纠正酸中毒的药物，此外还可用乳酸钠、氨丁三醇（THAM）等，但肝功能不良、休克、组织缺氧时不宜使用乳酸钠。

【护理】

（一）护理评估

1. **目前身体状况** 评估呼吸频率、呼吸深度，关注神志感觉状况，了解血气分析、血电解质检查结果。

2. **与疾病相关的健康史** 评估病人肾功能状况，是否有碱性肠液丢失病史以及损伤、感染、休克等产酸增多的病因。

3. **心理社会状况** 代谢性酸中毒常伴随原发疾病产生，对呼吸、循环功能影响明显，病人及家属常出现明显焦虑和恐惧。

（二）主要护理诊断/合作性问题

1. 心排出量减少　与代谢性酸中毒有关。
2. （有）口腔黏膜改变（的危险）　与代谢性酸中毒呼吸深快有关。
2. 潜在并发症　意识障碍、心律失常、低钙或低钾血症。

（三）护理措施

1. 遵医嘱使用碱性溶液，纠正酸中毒。注意不可过快提高 HCO_3^-，以免发生低钙血症、低钾血症。5% $NaHCO_3$ 是高渗液，过快输入可导致高钠血症。使用氨丁三醇时注意量及速度，大量快速滴注可引起呼吸抑制、低血压、低血糖、低血钙等，且因对组织刺激大，可致血栓性静脉炎。
2. 遵医嘱使用钙剂及含钾药物，预防和处理因治疗引起的低钙或低钾血症，注意钙剂与 $NaHCO_3$ 混合可能出现沉淀。
3. 做好口腔护理，避免口腔黏膜干燥、损伤。
4. 定时监测并记录病人生命体征、出入量、意识状况、血气分析、血清电解质等。

二、代谢性碱中毒

体内 H^+ 丢失或 HCO_3^- 增多，可引起代谢性碱中毒。

【病因】

1. 酸性胃液丧失过多　如幽门梗阻、严重呕吐、长期胃肠减压等，可丧失大量的 H^+ 及 Cl^-。
2. 碱性物摄入过多　长期服用碱性药物，可中和胃内盐酸，使肠液中的 HCO_3^- 增多；大量输注库存血，抗凝剂入血后可转化成 HCO_3^-，导致碱中毒。
3. 缺钾　钾缺乏时，K^+ 从细胞内移至细胞外，引起细胞内的酸中毒和细胞外的碱中毒。
4. 利尿剂的作用　呋塞米、依他尼酸抑制肾近曲小管对 Na^+ 和 Cl^- 的重吸收，可引发低氯性碱中毒。

【病理生理】

血浆 H^+ 浓度降低使呼吸中枢受到抑制，呼吸变浅变慢，使 CO_2 的呼出减少。同时，肾小管上皮细胞中的碳酸酐酶和谷氨酰胺酶活性降低，H^+ 和 NH_3 的生成减少，从而使 H^+ 排出减少，HCO_3^- 重吸收也减少。

【临床表现】

一般无明显症状，有时可有呼吸变浅变慢，或神经精神方面的异常，如谵妄、精神错乱或嗜睡等。严重时，可因脑和其他器官的代谢障碍而发生昏迷。可伴低钾血症、低钙血症表现。

【辅助检查】

血气分析提示 pH 和 HCO_3^- 值升高，$PaCO_2$ 正常或升高。

【处理原则】

1. 治疗原发病。
2. 积极处理并发症如低渗性脱水、低钾血症、低钙血症等。
3. 纠正碱中毒，减少 HCO_3^-。轻度只需补充等渗盐水、氯化钾即可纠正碱中毒。对重度病人，能口服者，可给予氯化铵。紧急情况下可使用 0.1mmol/L 的盐酸溶液。注意纠正碱中毒不宜过于迅速,也不要求完全纠正。

【护理】

(一)护理评估

1. 目前身体状况　了解呼吸状况、神志状况,注意血气分析结果。

2. 与疾病相关的健康史　评估病人是否有胃酸丢失病史;评估病人是否有长期应用碱性药物、利尿剂等病史。

3. 心理社会状况　代谢性碱中毒常伴随原发疾病产生,对呼吸功能、神志影响明显,病人及家属常出现明显焦虑和恐惧。

(二)主要护理诊断/合作性问题

1. 有受伤的危险　与代谢性碱中毒意识障碍有关。

2. 潜在并发症　意识障碍、低钾血症、低钙血症。

(三)护理措施

1. 遵医嘱使用纠正碱中毒的药物。盐酸溶液经中心静脉滴入,应注意滴速,以免造成溶血等不良反应。每4～6小时监测血气分析及电解质。必要时第二天可重复治疗。

2. 注意保护,避免意外损伤。

3. 遵医嘱应用含钙、钾药物。

4. 定时监测并记录病人生命体征、出入量、意识状况、血气分析、血清电解质结果等。

三、呼吸性酸中毒

呼吸性酸中毒是由肺部通气或换气功能减弱,致使体内产生的 CO_2 不能充分排出,或 CO_2 吸入过多而引起的高碳酸血症。

【病因】

一切引起肺泡通气及换气功能减弱的疾病,如呼吸道梗阻、肺广泛纤维化、肺气肿、呼吸机使用不当、中枢神经系统损伤、全麻过深、镇静剂过量等。

【病理生理】

呼吸性酸中毒时机体主要通过血液缓冲系统进行调节,其次,肾也可以发挥一定的代偿作用,增加 H^+ 和 NH_3 的生成,从而使 H^+ 排出增加,$NaHCO_3$ 吸收增加。

【临床表现】

1. 病人可有呼吸困难、乏力、气促、发绀、头痛、胸闷,严重者可有血压下降、谵妄、昏迷等。

2. 持续性头痛多见于高碳酸血症病人,尤以夜间、清晨为重,高浓度 CO_2 引起脑血管扩张,继而使颅内血容量增多,导致颅内压增高所致。

3. 严重酸中毒时,血钾浓度升高,导致心肌应激性改变而出现心律失常、心室颤动等。

【辅助检查】

血气分析可见血 pH 降低,CO_2CP 增高,血 $PaCO_2$ 增高,HCO_3^- 升高或正常。

【处理原则】

1. 治疗原发病。

2. 积极采取措施改善病人的通气功能,如解除呼吸道梗阻、辅助呼吸、使用呼吸兴奋剂等。酸中毒较重者,适当使用氨丁三醇(THAM),既可增加 HCO_3^- 浓度,也可降低 $PaCO_2$。

【护理】
(一)护理评估
1. 目前身体状况　评估生命体征、头痛、头晕、神志与感觉、血气分析结果等。
2. 与疾病相关的健康史　评估病人呼吸功能,检查病人是否有呼吸中枢抑制;评估病人是否有呼吸道梗阻、胸廓活动受限等病史。
3. 心理社会状况　呼吸性酸中毒病人有明显呼吸困难、头痛,病人及家属常出现明显焦虑和恐惧。

(二)主要护理诊断/合作性问题
1. 疼痛　与通气或换气不足、脑血管扩张、颅内压增高有关。
2. 潜在并发症　心律失常、意识障碍。

(三)护理措施
1. 改善病人通气状况　如解除呼吸道梗阻、调节呼吸机参数、协助医师行气管插管或气管切开等。
2. 低流量吸氧　由于高浓度吸氧可减弱呼吸中枢对缺氧的敏感性,使呼吸更抑制,故吸入的氧浓度不可过高。
3. 药物监护　使用氨丁三醇时,若剂量过大、注射过快可抑制呼吸,同时因生成碳酸氢盐,经肾排出可加重肾负担,应给予重视。
4. 定时监测并记录病人生命体征、出入量、意识状况、血气分析、血清电解质结果等。

四、呼吸性碱中毒

呼吸性碱中毒系肺泡通气过度,体内生成的 CO_2 排出过多,以致血中 $PaCO_2$ 减低,引起的低碳酸血症。

【病因】
凡可导致通气过度的疾病均可引起呼吸性碱中毒,如休克、高热、昏迷刺激呼吸中枢发生过度换气;用呼吸机辅助通气或手术麻醉期辅助呼吸时,呼吸过深过快,潮气量过大,且持续时间过长;中枢神经系统外伤或疾病也可引起换气过度。

【病理生理】
血中 $PaCO_2$ 减低虽可抑制呼吸中枢,使呼吸变浅、变慢,血中 H_2CO_3 代偿性升高,但此代偿需要时间较长,故肾发挥代偿作用,肾小管上皮细胞分泌 H^+ 减少,HCO_3^- 重吸收也减少。

【临床表现】
1. 呼吸不规则,呼吸由快而深转为快而浅或短促。
2. 手足、面部麻木,感觉异常、肌肉颤动、强直、抽搐,以及 Trousseau 征阳性,昏厥。
3. 因 $PaCO_2$ 下降、HCO_3^- 下降而致血管收缩使脑缺氧,出现头昏、眩晕、意识障碍。

【辅助检查】
血气分析可见血 pH 升高,$PaCO_2$ 下降,HCO_3^- 下降或正常,CO_2CP 降低。

【处理原则】
治疗原发病的同时,进行对症治疗,力求减少 CO_2 呼出,如用长筒、长袋罩住口鼻,以便增加呼吸道无效腔,减少 CO_2 直接呼出,或吸入含 5% CO_2 的氧气,可以改善症状。

适量应用镇静剂也可减少通气。呼吸机使用造成的过度通气则应调整其相应参数。

【护理】

(一) 护理评估

1. 目前身体状况 评估呼吸状况、神志与感觉状况以及血气分析结果。

2. 与疾病相关的健康史 评估病人呼吸功能，检查病人是否有过度通气；评估辅助呼吸病人呼吸机的使用情况。

3. 心理社会状况 呼吸性碱中毒病人常出现呼吸过快，肌肉应激性增加，病人及家属常出现明显焦虑和恐惧。

(二) 主要护理诊断/合作性问题

1. 有受伤的危险 与中枢神经系统功能异常及神经肌肉应激性增加有关。

2. 潜在并发症 意识障碍。

(三) 护理措施

1. 指导病人深呼吸、放慢呼吸速度，向病人介绍使用纸袋呼吸的意义和方法。

2. 根据病情鼓励并协助病人活动，注意采取保护性措施，如使用床栏或移除障碍物等，避免损伤发生。

3. 定时监测并记录病人生命体征、出入量、意识状况、血气分析、血清电解质结果等。

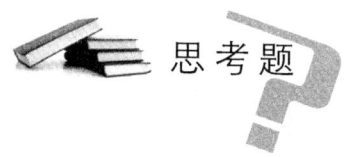

思考题

1. 男性，68岁，因急性胃肠炎进食后频繁呕吐、呼吸困难而就诊。血气分析：pH 7.55，$PaCO_2$ 57mmHg，PaO_2 63.9mmHg，HCO_3^- 52.6mmol/L。血清电解质示：Na^+ 141mmol/L，K^+ 2.5mmol/L，Cl^- 72mmol/L。

请问：① 该病人出现何种水、电解质、酸碱平衡失调？② 原因是什么？③ 目前主要的护理措施有哪些？

2. 女性，58岁，全身无力2天，呕吐、腹泻1天。血常规：WBC 8.6×10^9/L，N%为72.5%。当天下午开始出现恶心，呕吐胃内容物4～5次，腹泻为水样便，7～8次。血电解质：K^+ 2.69mmol/L，Na^+ 142mmol/L，Cl^- 100mmol/L。精神不佳，未进食，大小便正常。体检：T 36.5℃，P 57次/分，R 20次/分，BP 120/80mmHg，神志清楚，营养中等。咽红，扁桃体无肿大，双肺呼吸音清，未闻及干性啰音。心尖搏动正常，心律齐，无杂音。腹平软，上腹部轻压痛，其余无压痛及反跳痛，墨菲征阴性，麦氏点无压痛，移动性浊音阴性。生理反射正常，病理反射未引出，肌力及肌张力正常。

请问：① 该病人出现何种电解质平衡失调？② 原因是什么？③ 目前主要的护理措施有哪些？

(王大成　路　潜)

第三章

外科营养支持病人的护理

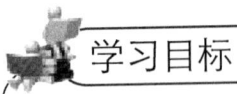 学习目标

1. 说出营养不良、肠内营养支持、肠外营养支持、完全胃肠外营养支持的概念。
2. 列举营养评定的常用指标及临床意义。
3. 列举常用的肠内与肠外营养制剂。
4. 比较肠内营养与肠外营养支持的优缺点。
5. 为外科营养支持病人提供整体护理。

案例

男性,67岁,6个月前开始出现进食哽噎感,进食干硬食物难以下咽,近2周症状较前明显加重,进半流食也出现吞咽困难。近半年体重减轻10kg。

体检:T 37℃,P 80次/分,R 20次/分,BP 130/75mmHg。身高170cm,体重54kg。双下肢可见凹陷性水肿。

实验室检查:血清白蛋白30g/L,血清转铁蛋白1.3g/L,血清前清蛋白150mg/L,淋巴细胞总数$1.0×10^9$/L。

请问:① 该病人的营养状况如何?② 该病人目前与营养相关的主要护理诊断/合作性问题是什么?③ 该病人目前与营养相关的护理措施有哪些?

外科病人由于疾病、手术等原因,常存在不同程度的营养不良。营养不良势必影响病人对手术的耐受能力,并将影响其术后康复,增加术后并发症的发生率,延长住院时间,增加医疗费用。因此,应当根据病人的营养状况和实际需要,给予恰当的营养支持(nutritional support)。

一、营养状况评估

(一)营养风险筛查

营养风险(nutritional risk)是指现存的或潜在的营养和代谢状况对疾病或手术有关的不良临床结局的影响。而营养支持可能给这类病人带来更好的临床结局。营养风险筛查(nutrition risk screening)则是由医护人员实施的简便的筛查方法,用于决定是否需要制订

或实施肠外、肠内营养支持计划。2002年，欧洲肠外肠内营养学会（ESPEN）推出了基于循证医学方法开发的、用于成年住院病人的营养风险筛查工具（nutritional risk screening 2002，NRS 2002）。2006年中华医学会肠外肠内营养学会（CSPEN）建议应用NRS 2002进行营养风险筛查。筛查的结果主要有两方面：一是没有风险，但需要间隔一定时间后再次筛查；二是存在营养风险，需要医护人员或专业营养师的营养支持与照顾。

（二）营养评定

营养评定（nutritional assessment）是由专业人员对病人的营养代谢、机体功能等进行全面检查和评估。目的是判断病人有无营养不良及营养不良的类型与程度，也是评估营养支持治疗效果的客观手段和方法。

1. 病史采集　应了解病人疾病史、手术史等，外科的诸多疾病可能影响病人的进食。同样，手术也会在一定程度上影响病人营养物质的摄入。某些病症，如呕吐、肠瘘、肾病综合征等可使营养物质丢失增加，而长期发热、外科大手术、创伤、大面积烧伤、感染、肿瘤可使营养需要量增加。此外，评估中还要注意病人的膳食习惯及近期进食情况。

2. 体格检查　关注病人的一般检查以及重要脏器如心、肝等检查。营养不良病人可能出现毛发脱落、指甲无光、皮肤干燥、肝大、心界缩小、肌力减弱、水肿或腹水等情况，并注意与其他疾病相鉴别。

3. 人体测量

（1）体重：是既方便又实用的评价病人营养状况的重要指标，但应注意水肿和脱水会影响指标判断。排除脱水原因出现的体重下降可反映病人体内蛋白质或脂肪被消耗。可根据实测体重占标准体重的百分比判断病人的营养状况。80%～90%为轻度营养不良，60%～80%为中度营养不良，低于60%为重度营养不良。通常标准体重计算公式为：标准体重（kg）＝身高－105（cm）。此外，还可以用近期体重损失率判断病人营养状况。1周内体重下降大于1%～2%，1月内下降大于5%，3个月内下降大于7.5%，或半年内下降大于10%，都表明病人存在营养不良。

（2）体质指数（body mass index，BMI）：$BMI = 体重（kg）/身高^2（m）^2$，$18.5 \sim 23.9 kg/m^2$为正常，$<18.5 kg/m^2$为消瘦，$\geqslant 24 kg/m^2$为超重。

（3）三头肌皮褶厚度（triceps skinfold，TSF）：是间接测定机体脂肪储存的一个指标。测量方法：病人坐位，上臂自然下垂；也可平卧，上臂在胸前交叉，用特制夹子以一定夹力（$10g/mm^2$）捏住肩峰与尺骨鹰嘴连线中点处的上臂伸侧皮肤，测定其厚度。正常值：男性为11.3～13.7mm；女性为14.9～18.1mm。若低于正常的10%则提示营养不良。

（4）臂肌围（arm muscle circumference，AMC）：用于判断骨骼肌或体内瘦体组织群量。计算公式为：AMC（cm）＝上臂中点周长（cm）－3.14×TSF（cm）。正常值：男性为22.8～27.8cm；女性为20.9～25.5cm。

4. 实验室检查

（1）血清白蛋白：反映内脏蛋白的储备。血清白蛋白小于35g/L常提示肌肉组织已经耗竭到一定程度，开始消耗内脏蛋白；31～34g/L表明内脏蛋白轻度消耗，26～30g/L为中度，≤25g/L为重度。因白蛋白半衰期为20天，故不能及时反映病人营养状态的变化。肝功能、炎症、体内容量过多时可能对此指标有影响。

（2）血清转铁蛋白：正常值为2.0～3.0g/L，1.5～2.0g/L表明内脏蛋白轻度消耗，1.0～1.5g/L为中度，<1.0g/L为重度。血清转铁蛋白半衰期为8天，在反映内脏蛋白变

化方面较白蛋白敏感。机体铁储备情况可能对此指标有影响。

(3) 血清前清蛋白：正常值大于180mg/L，160～180mg/L为轻度营养不良，120～150mg/L为中度，<120mg/L为重度。血清前清蛋白半衰期为2天，能反映短期内的营养状态变化。

(4) 淋巴细胞总数：是反映细胞免疫状态的一项简易参数。周围血液中淋巴细胞总数＝(周围血白细胞总数×淋巴细胞%)，正常值应大于1.5×10^9/L，$(1.2～1.5)\times10^9$/L为轻度减少，$(0.8～1.2)\times10^9$/L为中度，小于0.8×10^9/L为重度减少。在严重感染时，该指标的参考价值受影响。

(三) 营养不良的类型

营养不良(malnutrition)是指摄入的营养成分不能满足或超过机体正常需要而引起的一系列临床症状和体征，包括营养不足和营养过剩。外科最为常见的是蛋白质与能量的不足，即蛋白质-热量营养不良(protein-calorie malnutrition，PCM)，分为三种类型：① 消瘦型，能量不足，人体测量指标值下降为主。② 低蛋白血症型，蛋白质不足，主要表现为血清蛋白类水平降低及全身水肿，故又称水肿型。③ 混合型，系慢性能量缺乏及慢性或急性蛋白质丢失所致，临床兼有上述两种类型的特征。

二、营养支持方法与实施

营养支持是指经口、肠道或肠外途径为病人提供较全面的营养素，包括肠内营养(enteral nutrition，EN)和肠外营养(parenteral nutrition，PN)两种。前者是将营养物质经胃肠道途径供给病人，后者是将营养物质经静脉途径供给病人。其中病人所需的全部营养物质都经静脉供给称为完全胃肠外营养(total parenteral nutrition，TPN)。

(一) 肠内营养

胃肠道不仅可以消化吸收营养，还具有内分泌和免疫防御功能。较之肠外营养，肠内营养的优点除体现在营养素的吸收、利用更符合生理、给药方便和费用低廉外，还有助于维持肠黏膜结构和屏障功能的完整性。同时，肠内营养无严重并发症，也是其明显的优点。因此，凡胃肠道功能正常或存在部分胃肠道功能者，在营养支持时应首选肠内营养。

1. 适应证　凡有营养支持的指征，且有胃肠道功能并可利用的病人均可实施肠内营养支持。如大面积烧伤、大手术后、昏迷、吞咽和咀嚼困难病人等胃肠道功能正常，但不能摄入营养素或摄入不足者；肠瘘、短肠综合征、胰腺炎等胃肠功能不良者。

2. 肠内营养制剂

(1) 按营养素预消化的程度分类

1) 大分子聚合物：包括自制匀浆膳和大分子聚合物制剂两种。① 自制匀浆膳：是根据病人的病情需要，将牛奶、豆浆、鸡蛋、谷类、蔬菜、油脂和食盐等混合配制。其优点是具有"天然食物"的良好口感，价格低廉，制作方便。不足之处是受食品种类限制而不能保证完整的营养成分，且营养素含量难以精确计算。② 大分子聚合物制剂：含有大分子蛋白质、糖类、脂肪、维生素、矿物质等，有些配方含有膳食纤维。大分子聚合物可经口摄入或经喂养管注入，适用于胃肠功能正常或基本正常者。

2) 要素膳：指从自然食物或合成食物中提取的氨基酸(或短肽)、葡萄糖(或其他单糖、低聚糖)、脂肪、无机盐、矿物质和维生素的混合物。是以氨基酸混合物或蛋白质水解物为氮源，以不需要消化或很容易消化的糖类为能量，混以矿物质、维生素及少量必需脂肪酸的完全膳食。也有以脂肪提供热量20%～30%的高脂肪要素膳。其特点是成分明确，营养全面，无须消化或稍加消化即可吸收利用，残渣极少。缺点是价格较高，渗透压高。较适用于消化功能减弱的病人。由于高渗透压趋于吸引游离水进入肠腔而易产生腹泻，应用时需加强护理。

（2）按配方成分分类

1）平衡配方制剂：营养素全面而均衡，适合于普通营养不良病人。

2）不平衡配方制剂：用于特殊病人，或与其他营养制剂结合使用的配方制剂。① 特殊配方制剂：针对某些特殊疾病病人的特殊配方制剂，在常用配方中添加或去除某种营养素以满足其特殊的代谢要求的专用配方。如适用于肝功能异常病人的高支链氨基酸配方、适用于肾衰竭病人的必需氨基酸配方、具有调节免疫系统功能的免疫增强配方等。② 组件制剂：也称不完全制剂，是以某种或某类营养素为主的营养制剂，可以对完全制剂进行补充或强化，以增强该成分的比例。主要包括蛋白质组件、脂肪组件、糖类组件、维生素及矿物质组件等。应用时可互相混合或以单独形式提供，也可将某一组件制剂加入其他配方中。

3. 肠内营养实施方法

（1）输入途径：有经口和管饲两种途径。由于肠内营养制剂均有特殊气味，病人常不愿口服，或口服量不能达到治疗剂量，因此肠内营养的实施多采用管饲。

1）经鼻胃管或鼻肠管：① 鼻胃管：适用于短期肠内营养、胃肠功能良好的病人。有些鼻胃管壁内含有不透X线的标志物，可作定位用。为使鼻胃管易于进入消化道，有些管端含钨或硅，有些附有金属导引丝。② 鼻肠管：有鼻十二指肠管和鼻空肠管两种，鼻肠管适用于需长期肠内营养治疗且胃功能不良或消化道手术后需胃肠减压者又需营养支持者。

2）胃造瘘或空肠造瘘：胃造瘘可在术时或经内镜放置。适用于需较长时期肠内营养的病人。空肠造瘘可以用细针穿刺空肠造瘘，也可在手术时实施。适用于已做胃切除或误吸危险性较大的病人。近年来，经皮内镜下空肠造瘘因其能在门诊病人中实施而得以逐渐开展，使需要长期肠内营养而无须手术的病人得益。

（2）注入方式

1）间歇性分次注入：用注射器或漏斗，在5～10分钟内缓慢注入，每次200～400ml，每日4～6次。适用于胃功能良好及经鼻胃管或胃造瘘管行胃内营养者。优点是操作方便、费用低廉。缺点是较易引起误吸以及恶心、呕吐、腹胀、腹泻等胃肠道症状。

2）持续性注入法：利用重力或肠内营养输液泵连续24小时滴注，以后者为佳。因输液泵可调节灌注速度，显示流速和已灌注量，还可就管道堵塞、容器排空等问题报警。适用于胃肠道耐受性差或导管尖端位于十二指肠的病人。优点是减少误吸危险性，降低胃肠道症状的发生。缺点是限制活动、花费较高。

3）循环间歇性输注法：介于以上二者之间，利用重力或肠内营养输液泵滴注，但每日仅持续10余小时。

4. 护理评估

（1）目前身体状况：评估营养状况、营养支持方法与途径、营养液种类等；营养支持过程中有无相关并发症迹象；了解相关检查结果，初步判断病人肠道功能情况。

（2）与疾病相关的健康史：询问疾病史、既往膳食偏好与习惯以及进食状况。

（3）心理社会状况：评估病人及家属的营养相关知识、心理状况、家庭经济、社会支持能力。

5. 主要护理诊断/合作性问题

（1）营养失调（低于机体需要量） 与进食不足、疾病或手术造成营养素丢失增多而需求提高有关。

（2）（有）口腔黏膜改变（的危险） 与胃管刺激、黏膜干燥等有关。

（3）有误吸的危险 与病人意识障碍、营养管位置不当、胃排空障碍等有关。

（4）潜在并发症 胃肠道并发症、血糖紊乱、水电解质失衡等。

6. 护理措施

（1）保持营养液输入通畅：滴注的食物最好用过滤器过滤，避免食物渣滓过大阻塞造瘘管。每次注入食物后，用20ml温开水冲洗管道，以免管道堵塞。为刺激病人食欲，可以让病人在灌食前闻或咀嚼少量食物，有助于刺激消化液的分泌和保持口腔卫生，但咀嚼过的食物务必请病人吐出并用清水漱口。若有口服药，应研碎用水冲淡后灌入。若出现阻塞，可试用胰酶溶液冲洗。

（2）防止误吸的发生

1）妥善固定营养管：避免营养管移位，输入食物前明确管道位置。

2）选择合适的体位：伴有意识障碍、胃排空延迟、经鼻胃管或胃造瘘灌注者，喂食期间或喂食后1小时抬高床头30°～45°，以促进食物借重力通过胃十二指肠括约肌，减少误吸的危险。经鼻肠管或空肠造瘘管灌注者可以取随意体位。

3）估计胃残留量：灌注前及灌注期间，定期抽吸并估计胃内残留量。若残留量大于150ml，应延迟或暂停灌注，必要时给予胃动力药，以促进胃排空。

4）病情观察：在喂食过程中，监测呼吸状态，咳嗽、呼吸短促都是误吸的指征。若病人突然出现呛咳、呼吸急促或咳出类似营养液的痰液，应怀疑误吸可能，应停止输注食物，立即吸出气管内的液体或食物，鼓励病人咳嗽、排痰，必要时进行气管内吸引。

（3）预防胃肠道并发症发生

1）原因：胃肠道并发症是肠内营养最多见的并发症，主要有恶心、呕吐、腹胀、腹泻、便秘等。其中腹泻是肠内营养最常见的并发症。腹泻的主要原因包括：① 营养液输注速度过快或温度过低；② 应用高渗性食物；③ 乳糖酶缺乏者应用含乳糖的营养液；④ 肠腔内脂肪酶缺乏、脂肪吸收障碍所致；⑤ 细菌污染营养液；⑥ 低蛋白血症和营养不良，病人小肠吸收能力下降；⑦ 同时应用某些治疗性药物。

2）预防

① 注意输注量和速度：开始时输入速度要慢、浓度要低、总量宜少，按照医嘱逐渐增加输入速度、浓度和量。经空肠喂养起始速度为每小时20～40ml，如无不适，每日可按每小时20ml的速度递增，通常最大不超过每小时120ml。开始250～500ml，一般5～7天可达到全量。

② 输入营养液的温度应适宜：应保持接近正常体温为宜，因温度太低，易刺激肠蠕动而引起腹泻。

③ 注意观察病人肠鸣音、大便的次数和性质，便频、便稀均是不耐受管喂饮食的表现。

④ 避免营养液污染、变质：营养液应现用现配，配好的营养液在室温下放置不能超过8小时，避免因放置时间过长而变质，且必须在24小时内用完。滴注瓶及配制器材应每天消毒，以防消化道感染。

(4) 其他护理

1) 做好口腔、鼻腔护理：观察口腔黏膜有无干燥、破溃，经鼻插管迫使病人张口呼吸，病人易出现口干。应鼓励病人用鼻呼吸。如医嘱许可，鼓励其进食、进水。也可以通过含服口含片来刺激唾液分泌。注意口、鼻腔的清洁。每日定期行口腔护理，必要时用液体石蜡润滑鼻孔。

2) 注意造口周围皮肤观察及护理：每天检查固定于鼻部的胶布或腹部造瘘管出口处的缝线，如有松动，立即更换，或通知医师处理。胃或空肠造瘘口处应2~3天换药一次，并注意检查有无消化液流出腐蚀皮肤，保持局部清洁、干燥。

3) 病情观察：定期测体重评估病人营养状况，观察生命体征，尤其是体温及呼吸情况，定期测定血糖、血电解质等指标。

(二) 肠外营养

1. 适应证　凡是营养不良或有营养不良可能，且无胃肠道功能或胃肠道功能不全的病人，均是应用肠外营养的适应证。

2. 肠外营养制剂

(1) 葡萄糖：是肠外营养主要的热能来源，有节约蛋白质的作用。高浓度的葡萄糖输注液对静脉壁的刺激很大，需经中心静脉输注。过快或过量输注可能导致高血糖、糖尿，甚至高渗性非酮性昏迷，且部分葡萄糖可转化为脂肪沉积于肝，导致脂肪肝。

(2) 脂肪：是肠外营养的另一种重要能源。肠外营养中脂肪是以脂肪乳剂的形式供给的。脂肪乳剂可以供给人体必需脂肪酸和三酰甘油（甘油三脂），维持细胞结构和人体脂肪组织恒定，防止单用糖类引起的必需脂肪酸缺乏症，且单位体积可提供更多热量。脂肪与葡萄糖共同供能，更符合生理需求。

(3) 氨基酸：是肠外营养配方中唯一的氮源，是供给机体合成蛋白质及其他生物活性物质的氮源，而不用来供给机体能量。复方氨基酸溶液都是按一定模式配比而成，可归纳为平衡型与非平衡型两类。平衡型氨基酸溶液所含必需与非必需氨基酸的比例符合人体基本代谢所需，适用于多数营养不良病人；非平衡型氨基酸溶液的配方系针对某一疾病的代谢特点而设计，兼有营养支持和治疗的作用。在营养支持时，氮与非蛋白质热量的比例一般在1g氮：419~627kJ（100~150kcal）为宜。

(4) 维生素：维生素在人体代谢及生理功能上占有重要地位。目前应用于肠外营养中的维生素种类较多，按其溶解性可分为水溶性和脂溶性两大类，均为复方制剂。每支注射液中含有正常人各种维生素的每日基本需要量。

(5) 电解质：由于输入高渗葡萄糖，尿液排出多会造成水、电解质的不平衡，同时病人在疾病进程中也会出现各种电解质紊乱，故肠外营养中需适当补充钾、钠、氯、钙、镁及磷等电解质。

(6) 微量元素：微量元素有参与酶、核酸、多种维生素及激素的作用，肠外营养使用的微量元素也是复方注射液，每支含锌、铜、锰、铁、铬、碘等多种微量元素，每支含正常人每天需要量。

3. 肠外营养实施方法

(1) 输注途径

1) 周围静脉输注：适用于营养支持在两周以内，用量少，或因单纯肠内营养不能满足需要而需同时辅以静脉营养的病人。

2) 中心静脉输注：适用于 2 周内不能应用肠内营养，或因需要的热量高而难以由周围静脉营养提供的病人。该导管常经颈内静脉或锁骨下静脉穿刺置入上腔静脉。也可经头静脉、贵要静脉等置入中心静脉。

（2）输注方式

1) 全营养混合液方式：即在无菌条件下，将氨基酸、脂肪乳剂、葡萄糖、电解质、维生素、微量元素等营养素混匀配制在静脉输液袋中。由于这种静脉输液袋的容量是 3000ml，所以也称 3 升袋。

2) 单瓶输注：由于各营养素输入不同步可造成某些营养素的浪费。此外，若单瓶输注葡萄糖或脂肪乳剂，可因单位时间内进入体内的葡萄糖或脂肪酸量较多而增加代谢负荷甚至发生与此相关的代谢性并发症，故应适当控制速度。

4．护理评估

（1）目前身体状况：评估营养状况、营养支持方法与途径、营养液种类等，营养支持过程中有无相关并发症迹象。

（2）与疾病相关的健康史：询问疾病史、既往膳食偏好与习惯以及进食状况。

（3）心理社会状况：评估病人及家属的营养相关知识、心理状况、家庭经济、社会支持能力。

5．主要护理诊断/合作性问题

（1）营养失调（低于机体需要量） 与进食不足、疾病或手术造成营养素丢失增多而需求提高有关。

（2）潜在并发症 感染（导管脓毒症）、空气栓塞、低糖血症、高糖血症与高渗性非酮性昏迷等。

6．护理措施

(1) 确保营养液的输注顺利

1) 保持周围或中心静脉导管在位通畅：定期巡视，保证输液通畅。最好使用输液泵控制营养液输入速度。输注结束时，使用肝素液封管，以防导管内血栓形成。

2) 妥善固定输液管道，避免导管受压、扭曲或滑脱。

3) 遵医嘱按时、按量补充营养素。

(2) 预防导管性脓毒症发生

1) 置管过程中应严格遵守无菌原则，穿刺点应定期换药。密切观察插管局部情况，一旦发生感染迹象，应及时拔除导管。

2) 定期更换管道及静脉营养袋。

3) 营养液现用现配，配好后若不能马上输入，放在 4℃ 的冰箱内冷藏，最常时限不超过 24 小时。

4) 不要在配好的静脉营养液中添加任何成分。禁止通过静脉营养液输入管道输入其他药物、输血、取血标本或测中心静脉压。

5) 如果可疑有与管道有关的感染发生，协助医师在新的部位重新进行静脉穿刺，使用新的静脉营养液、管道和滤器，拔除旧导管并对导管尖端做细菌培养及药敏测试。如果发生感染，遵医嘱输入抗菌药。

(3) 预防空气栓塞

1) 锁骨下静脉穿刺时，置病人于头低平卧位，屏气，使上腔静脉充盈。

2) 置管成功后及时、妥善连接输液管道。输液过程中，不要让输液走空。如果液体走空，要终止输液，将空气抽出后方可继续输入。输液结束，应旋紧导管塞。

3) 少量空气进入循环可无症状，大量空气进入时病人可出现呼吸困难、发绀及意识障碍。若疑有空气栓子，应嘱病人取左侧卧位，头低脚高；通知医师，并协助医师用大注射器从导管吸出空气；必要时准备开胸手术。

(4) 维持血糖水平稳定

1) 血糖紊乱的原因：肠外营养支持病人可出现低糖血症或高糖血症。前者易发生在不用脂肪乳剂、仅输入高浓度葡萄糖、突然中断输液或减慢输液速度时，由于内源性胰岛素水平较高，而葡萄糖相对不足；后者因单位时间内输入过量葡萄糖，而胰岛素相对不足，或隐性糖尿病病人和严重应激的病人短时间内输入大量高浓度葡萄糖，而内生胰岛素一时不能相应增加，不能调节血糖水平所致。严重的高血糖可导致高渗性非酮性昏迷，由于血糖过高，血浆渗透压显著升高，造成渗透性利尿。病人表现为多尿、口渴、头痛甚至昏迷，有生命危险。

2) 预防与处理：① 以适当的速度输入静脉营养液。如果输液中断，可输入10%葡萄糖，直至重新开始输入静脉营养液。② 随时监测血糖水平，保持血糖在6.67~8.89mmol/L，尿糖在±~++。③ 怀疑低血糖时，可让病人口服或遵医嘱静脉推注葡萄糖。④ 出现高渗性非酮性昏迷时，应停输葡萄糖溶液或含有高糖的营养液；输入低渗或等渗氯化钠溶液，以降低血浆渗透压，同时输入胰岛素，以降低血糖水平。

(5) 严密观察病情：定期对病人进行详细的营养评估；观察并记录出入量，监测血糖水平、血清电解质水平、血气分析、肝肾功能等。

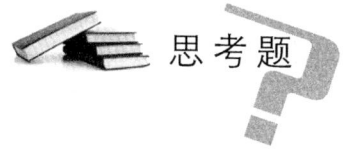

思考题

1. 男性，49岁，因胃癌行胃大部切除术。术后第2天经鼻肠管输入肠内营养液约500ml后出现腹胀、腹泻。

请问：① 引起上述问题的主要原因是什么？② 如何预防和处理病人出现的上述问题？

2. 男性，36岁，因小肠扭转行小肠切除、肠吻合术。经中心静脉导管行肠外营养支持。术后第1天输注肠外营养制剂约1000ml时，病人出现多尿、口渴、头痛、神志不清。

请问：① 该病人目前发生了什么并发症？② 此种并发症应如何处理？

(路　潜)

第四章

外科休克病人的护理

学习目标

1. 说出休克的概念。
2. 列举休克的病因和病理生理改变。
3. 描述休克的临床表现及处理原则。
4. 为外科休克病人提供整体护理。

案例

　　男性，22岁，1小时前被他人用刀刺伤右侧上臂，急诊给予加压包扎后收入院。查体：T 36.8℃、P 112次/分、R 22次/分、BP 85/50mmHg。神志清晰，烦躁不安。营养中等，体型偏瘦。右侧上臂内侧有一斜形伤口，长约3cm，创缘整齐，搏动性出血，右侧桡动脉搏动较对侧减弱，右侧上肢肢端末梢血运欠佳。血常规：Hb 95g/L，RBC $3.2×10^{12}$/L，WBC $7.6×10^{9}$/L。诊断为：失血性休克，右侧肱动脉损伤。

　　请问：①该病人护理评估的主要内容包括哪些？②目前的主要护理诊断/合作性问题有哪些？③目前的主要护理措施是什么？

　　休克（shock）是机体受到强烈有害因素侵袭后，导致有效循环血容量锐减、组织灌注不足引起的以微循环障碍、代谢障碍和细胞受损为特征的病理性综合征，是严重的全身性应激反应。休克发病急、进展快，若未能及时发现和治疗，可发展至不可逆阶段而威胁病人的生命。

【病因与分类】

　　根据引起休克的原因，可分为低血容量性、感染性、心源性、神经性和过敏性休克五类。其中，低血容量性和感染性休克是外科最常见的休克，称为外科休克。

　　1. 低血容量性休克　包括创伤性和失血性休克两类。创伤性休克多由严重损伤如骨折、挤压综合征等引起；失血性休克常因大量失血如消化道大出血、肝脾破裂出血等所致。

　　2. 感染性休克　主要由细菌及毒素的作用引起，常继发于严重胆道感染、弥漫性腹膜炎、绞窄性肠梗阻和脓毒症等。

【病理生理】

各类休克共同的病理生理基础是有效循环血量锐减、组织灌注不足和炎症介质释放，以及由此导致的微循环障碍、代谢改变及内脏器官继发性损害。

(一) 微循环障碍

1. 微循环收缩期　休克早期，由于有效循环血量急剧减少，引起循环血容量降低、动脉血压下降，刺激主动脉弓和颈动脉窦压力感受器，引起血管舒缩中枢加压反射，交感-肾上腺轴兴奋导致大量儿茶酚胺释放以及肾素-血管紧张素分泌增加，使心跳加快、心排出量增加；选择性收缩外周和内脏的小血管，使循环血量重新分布，以保证心、脑等重要器官的有效灌注；毛细血管前括约肌强烈收缩，真毛细血管网内血流减少，压力降低，有助于组织液回吸收，一定程度补充了循环血量；动静脉短路和直捷通路开放，使回心血量增加。故此期称为休克代偿期。

2. 微循环扩张期　若休克继续进展，动静脉短路和直捷通路大量开放，流经毛细血管的血流继续减少，原有的组织灌注不足会更加严重。组织细胞因严重缺氧而处于无氧代谢状态，并出现能量不足、乳酸类代谢产物蓄积及舒血管介质如组胺、缓激肽等的释放。这些介质可引起毛细血管前括约肌舒张，而后括约肌由于对其敏感性低仍处于收缩状态。结果大量血液淤滞于毛细血管，导致毛细血管网内静水压升高、管壁通透性增强，引起血浆外渗、血液浓缩和血液黏稠度增加，使回心血量进一步减少，心排出量继续下降，心、脑等重要器官灌注不足，休克加重并进入抑制期。

3. 微循环衰竭期　由于微循环内血液浓缩、血液黏稠度增加及酸性环境中血液的高凝状态等，使红细胞与血小板易发生聚集并在血管内形成微血栓，甚至引起弥散性血管内凝血 (disseminated intravascular coagulation, DIC)。随着各种凝血因子的消耗，纤维蛋白溶解系统的激活，可出现出血倾向。此时，组织的血液灌注严重不足，细胞处于严重缺氧和缺乏能量状态，加之酸性代谢产物和内毒素的作用，使细胞内的溶酶体膜破裂，释放多种水解酶，引起组织细胞自溶和死亡，导致广泛的组织损害，甚至多器官功能受损。此期称为休克失代偿期。

(二) 代谢变化

1. 代谢性酸中毒　休克时，组织灌注不足、细胞缺氧，体内葡萄糖以无氧酵解供能，产生的腺苷三磷酸（ATP）较有氧代谢时明显减少，而丙酮酸和乳酸生成增多；肝血液灌流量减少，处理乳酸的能力减弱，结果使乳酸在体内的清除率降低、血液内含量增多，出现代谢性酸中毒。

2. 能量代谢障碍　休克时，儿茶酚胺大量释放，可促进胰高血糖素生成并抑制胰岛素分泌，使肝糖原和肌糖原分解加速，同时刺激垂体分泌促肾上腺皮质激素，使血糖水平升高。儿茶酚胺和肾上腺皮质激素明显升高，还可抑制蛋白质合成、促进蛋白质分解，使血尿素氮、肌酐、尿酸含量增加。

(三) 内脏器官继发损害

休克时，内脏器官处于持续缺血、缺氧状态，可发生变性、出血、坏死，导致器官功能障碍甚至衰竭。若两个或两个以上的重要器官或系统同时或序贯性发生功能障碍或衰竭，称为多器官功能障碍综合征 (multiple organ dysfunction syndrome, MODS)，是休克病人死亡的主要原因。

1. 肺　低灌注和缺氧可损伤肺毛细血管的内皮细胞和肺泡上皮细胞。内皮细胞损伤可致毛细血管壁通透性增加而引起肺间质水肿;肺泡上皮细胞损伤可使表面活性物质生成减少,肺泡表面张力升高,继发肺泡萎陷、局限性肺不张,进而出现氧弥散障碍,通气/血流比例失调,肺内分流和无效腔样通气增加,临床表现为进行性呼吸困难和缺氧,称为急性呼吸窘迫综合征(acute respiratory distress syndrome,ARDS)。常发生于休克期内或休克稳定后48~72小时内。

2. 肾 正常生理状况下,80%的肾血流供应肾皮质的肾单位。休克时儿茶酚胺、醛固酮分泌增加,引起肾血管收缩,肾血流量减少和肾小球滤过率降低,水、钠潴留,尿量减少。此时,肾内血流重新分布,主要转向髓质,使肾皮质血流锐减,肾小管上皮细胞缺血坏死,引起急性肾衰竭(acute renal failure),表现为少尿或无尿等。

3. 心 冠状动脉灌流量的80%来源于舒张期,休克时由于心率过快、舒张期过短或舒张压降低,可使冠状动脉灌流量减少,心肌因缺血缺氧而受损。一旦心肌微循环内血栓形成,可引起局灶性心肌坏死和心功能衰竭。此外,缺血、再灌注损伤、酸中毒以及高血钾等均可加重心肌功能的损害,导致急性心力衰竭(acute heart failure)。

4. 脑 休克早期,由于机体血液的重新分布及脑血管对儿茶酚胺的作用不敏感,使脑的血供基本能得以满足。但休克晚期,持续性的血压下降,使灌注压和血流量下降,可出现脑缺氧。缺血、二氧化碳潴留和酸中毒会引起脑细胞肿胀、血管壁通透性升高和血浆外渗,出现继发性脑水肿和颅内压增高,表现为意识障碍,甚至出现脑疝。

5. 肝 肝细胞缺血、缺氧,肝血窦及中央静脉内微血栓形成,肝小叶中心区坏死。肝脏灌流障碍还可使网状内皮细胞受损,肝的解毒及代谢能力减弱,易发生内毒素血症,加重代谢紊乱及酸中毒。临床可出现黄疸、转氨酶升高,严重者表现为肝性脑病。

6. 胃肠道 胃肠道黏膜缺血、缺氧可使正常黏膜上皮细胞屏障功能受损,引起急性糜烂出血性胃炎或溃疡形成,称为应激相关胃黏膜损伤,表现为上消化道出血。此外,还可引起肠道内的细菌或毒素经淋巴或门静脉途径侵害机体,发生细菌易位或内毒素易位,形成肠源性感染,这是导致休克继续发展和发生多系统器官功能障碍综合征的重要原因。

【临床表现】

1. 休克早期 相当于微循环痉挛期。此期机体处于代偿阶段,表现为精神紧张、兴奋或烦躁不安;口渴;皮肤苍白、手足湿冷;呼吸急促、脉率增快;收缩压正常或略低、舒张压升高、脉压减小;尿量正常或减少。此期若能得到及时处理,休克可很快好转。

2. 休克期 相当于微循环扩张期。此期机体失去代偿能力,表现为神情淡漠、反应迟钝;皮肤和黏膜发绀、四肢湿冷;呼吸浅快、脉搏细快;收缩压低于80mmHg、脉压小于20mmHg;浅静脉瘪陷、毛细血管充盈时间延长;尿量少于每小时30ml。此期若能正确处理,休克尚有逆转的可能。

3. 休克晚期 相当于微循环衰竭期。此期已经发展至DIC和重要脏器功能衰竭阶段。表现为不同程度的意识障碍;皮肤、黏膜发绀加重或有花纹、四肢厥冷;脉搏微弱,甚至摸不清;血压进行性下降,甚至测不出;尿量进行性减少,甚至无尿;有出血症状如皮肤黏膜出血点或瘀斑、呕血、便血等。此期病人常因继发多器官功能衰竭而死亡。

【辅助检查】

1. 血常规 失血性休克可显示红细胞计数、血红蛋白含量及血细胞比容减低;感染性休克可见白细胞计数及中性粒细胞比例增高,甚至出现中毒颗粒。

2. 动脉血气分析 休克时可有动脉血pH降低、氧分压(PaO_2)降低、二氧化碳分压

（$PaCO_2$）升高等代谢性酸中毒和急性呼吸功能障碍的表现。

3. 动脉血乳酸盐测定　休克时动脉血乳酸可升高，其水平越高，预后越差。

4. 凝血功能检查　发生DIC时，可有血小板计数、纤维蛋白原含量减低、凝血酶原时间延长、鱼精蛋白副凝固试验阳性等。

5. 电解质及其他检查　可出现血清电解质浓度异常、血尿素氮和肌酐增高、肝酶谱改变等。

【处理原则】

尽早去除病因，迅速恢复有效循环血量，纠正微循环障碍，增强心肌功能，恢复机体正常代谢。

1. 紧急处理　主要包括安置休克卧位、控制出血、应用抗休克裤（military anti-shock trousers，MAST）（图4-1）、保持呼吸道通畅、给氧、调节体温及镇静止痛等措施。

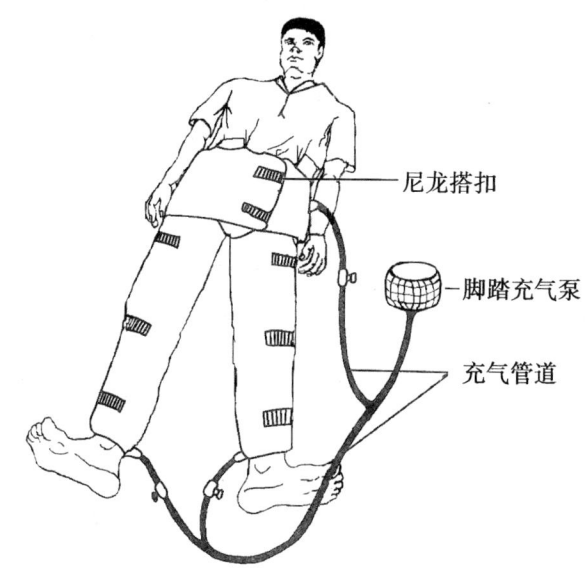

图4-1　抗休克裤

2. 恢复有效循环血量　是抗休克的基本措施，也是纠正休克引起的组织低灌注和缺氧的关键。

3. 积极处理原发病　在治疗休克中，消除引起休克的病因和恢复有效循环血量同等重要。

4. 纠正酸碱平衡失调　休克时微循环改变、细胞代谢异常和重要器官功能障碍，可引起酸碱平衡紊乱，应积极采取防治措施，维持机体的酸碱平衡。

5. 应用血管活性药物和强心剂　根据病情可应用血管活性药物，缓解周围血管舒缩功能的紊乱，以维持脏器的血液灌注。必要时，使用强心剂。

6. 改善微循环　对诊断明确的DIC，可用肝素抗凝。必要时，使用抗纤维蛋白溶解药、抗血小板黏附聚集药等。

7. 应用糖皮质激素　适用于严重休克，特别是感染性休克。其主要作用包括：① 抑制炎性因子的产生，减轻全身炎症反应综合征，使微循环血流动力学恢复正常，改善休克状态；② 稳定溶酶体膜，减少心肌抑制因子的形成；③ 扩张痉挛收缩的血管、增强心肌收缩力；④ 提高机体对细菌内毒素的耐受力。

8. 应用其他药物　如腺苷三磷酸-氯化镁（$ATP-MgCl_2$）、纳洛酮、超氧化物歧化酶

(SOD)、依前列醇（PGI$_2$）等，也有助于休克的治疗。

【护理】

(一) 护理评估

1. 目前身体状况　评估病人意识和精神状态、皮肤色泽及温度、生命体征、尿量和尿比重以及24小时液体出入量；了解血常规、动脉血气分析、动脉血乳酸盐测定、凝血功能、血生化检查等结果，以确定休克的原因、严重程度及有无继发重要器官功能损害等。

2. 与疾病相关的健康史　了解病人有无严重创伤如大面积烧伤、骨折、挤压综合征等；有无急性大出血如大量呕血和黑便、肝脾破裂、大血管损伤等；有无严重感染如急性胆道感染、急性弥漫性腹膜炎、绞窄性肠梗阻等；了解是否合并其他系统疾病如肾、肺、脑、心、肝和消化道疾病等；原有这些器官或系统疾病者，休克发生后更容易发生多器官系统功能障碍综合征。

3. 心理社会状况　观察病人及家属的情绪反应，了解其心理承受能力及对治疗和预后的知晓程度。休克起病急、病情重、变化快，加之抢救中使用的监测和治疗仪器较多，易使病人和家属产生遭受死亡威胁的感觉，出现不同程度的紧张、焦虑或恐惧心理。

(二) 主要护理诊断/合作性问题

1. 体液不足　与急性大量失血、失液或体液异常分布等有关。
2. 组织灌注量改变　与循环血量不足、微循环障碍有关。
3. 气体交换障碍　与微循环障碍、缺氧和呼吸型态改变有关。
4. 体温过高或体温过低　与感染、毒素吸收或体表灌注减少等有关。
5. 潜在并发症　多器官功能障碍。

(三) 护理措施

1. 补充血容量　迅速建立2条静脉通路，一条用于快速补液，另一条用于静脉给药。一般先补给晶体溶液如平衡盐溶液、生理盐水、葡萄糖溶液等，以增加回心血量和心搏出量。以后根据情况补充胶体溶液如全血、血浆、白蛋白等，以减少晶体液渗出至血管外第三间隙。应根据病人的心肺功能、失血或失液量及血压、中心静脉压监测结果等调整补液速度（表4-1）。准确记录输入液体的种类、数量、时间及速度等，并详细记录24小时出入量，为后续治疗提供依据。

表4-1　中心静脉压、血压与补液的关系

中心静脉压	血压	原因	处理原则
低	低	血容量严重不足	充分补液
低	正常	血容量不足	适当补液
高	低	心功能不全或血容量相对过多	给强心药，纠正酸中毒，舒张血管
高	正常	容量血管过度收缩	舒张血管
正常	低	心功能不全或血容量不足	补液试验*

*补液试验：取生理盐水250ml，于5～10分钟内经静脉滴入，若血压升高而中心静脉压不变，提示血容量不足；若血压不变而中心静脉压升高0.29～0.49kPa（3～5cmH$_2$O），则提示心功能不全。

2. 改善组织灌注

(1) 取休克卧位：安置病人于平卧位或头和躯干抬高20°～30°、下肢抬高15°～20°卧位，有利于膈肌下降，促进肺扩张，增加肢体回心血量，改善重要器官血供。

(2) 使用抗休克裤：抗休克裤通过对腹部和下肢施加可测量和可控制的压力，使体内有限的血液实现最优分配，进而迅速改善心、脑等重要内脏器官的血供，同时可以控制腹部和下肢出血，迅速纠正休克。当休克纠正后，由腹部开始缓慢放气，每15分钟测量血压一次，若血压下降超过5mmHg，应停止放气，并重新注气。

(3) 遵医嘱用药

1) 使用血管收缩剂及血管扩张剂：常用的血管收缩剂有去甲肾上腺素、间羟胺、多巴胺、异丙肾上腺素等；常用的扩血管剂有酚妥拉明、阿托品、硝普钠等。用药注意事项包括：① 应从低浓度、慢滴速开始用药，逐渐达到理想的治疗水平。当生命体征和病情平稳后逐渐减慢速度，直至停药。② 使用缩血管药物时，应慎防药液外渗，以免引起皮下组织坏死。若出现脉搏细速、四肢厥冷、出冷汗、尿量减少，应停止用药，以防因血管收缩而加重器官功能损害。③ 扩血管药物只有在血容量补足的情况下方可使用，以防血管扩张导致血压进一步下降而加重休克。④ 用药期间应严密观察血压、脉搏、尿量、末梢循环等变化，视具体情况调整静脉滴注药物的浓度及速度。

2) 使用强心药物：对于心功能不全的病人，应遵医嘱给予强心药物如静脉注射毛花苷C，注意观察有无心律失常、黄视或绿视、胃肠道反应等中毒症状。

3. 维持有效气体交换

(1) 保持呼吸道通畅：为病人定时活动双侧上肢，以促进肺的扩张；定时翻身、叩背，鼓励深呼吸和有效咳嗽，痰液黏稠者行雾化吸入，必要时行机械吸痰，以促进呼吸道分泌物的排出。昏迷病人，头应偏向一侧，以免舌后坠或呕吐物误吸，引起窒息。

(2) 改善缺氧状态：遵医嘱行鼻导管给氧，氧浓度为40%～50%，流量为6～8L/min，以提高动脉血氧浓度。严重呼吸困难者，应协助医生行气管插管或气管切开，并尽早使用呼吸机辅助呼吸。

4. 调节体温 多数病人体温偏低，应采取保暖措施，但禁忌体表加温（如使用热水袋保暖），以防血管扩张加重休克。感染性休克者可有高热，应采取降温措施。

5. 观察病情

(1) 意识：反映脑组织灌流情况。若病人由烦躁不安转为平静或由意识模糊、反应迟钝转为清醒、对刺激反应正常，表明循环血量已基本补足，脑组织灌流改善，抗休克治疗有效。

(2) 生命体征：若血压上升且稳定、脉搏有力、休克指数〔脉率（次/分）÷收缩压（mmHg）〕在1.0以下，呼吸平稳，体温维持在正常范围，表示休克好转。若休克指数超过1.0表示休克未纠正，超过2.0表明有严重休克。若呼吸急促、变浅、不规则表示休克恶化；当呼吸超过30次/分或低于8次/分时，表示病情危重；若出现进行性呼吸困难、发绀、动脉血氧分压低于60mmHg，吸氧后无改善，则提示已出现急性呼吸窘迫综合征。若体温突升至40℃以上或骤降至36℃以下，提示病情危重。

(3) 皮肤、黏膜：皮肤、黏膜的色泽和温度能反映体表灌流情况。若皮肤和口唇颜色由苍白或发绀转为红润，手足温度由湿冷或冰凉转为温暖，表示血容量补足，末梢循环恢复，休克有好转。但暖休克时，皮肤表现为干燥潮红、手足温暖，观察时应注意这一点。若皮肤青紫，并出现瘀点、瘀斑，提示已发生DIC。

(4) 周围静脉充盈度和毛细血管充盈时间：周围静脉由瘪陷转为充盈，毛细血管充盈时间恢复正常，表示血容量恢复，休克有好转。

(5) 尿量及尿比重：是反映肾血流灌注情况的重要指标，也是判断血容量是否充足最简单而有效的指标。尿量少于 25ml/h、尿比重增高,表明血容量不足;血压正常,尿量仍少且比重降低,应考虑急性肾衰竭;尿量超过 30ml/h、比重正常,表示休克已纠正。

(6) 实验室检查:遵医嘱定时采集血液标本,送实验室检查。

1) 血常规检查:红细胞计数和血红蛋白含量,可提示失血是否纠正;血细胞比容变化,可反映血浆丢失情况;白细胞计数和中性粒细胞比例变化,可提示有无感染存在。

2) 动脉血气分析:有助于判断酸碱平衡情况。$PaCO_2$ 正常值为 36~44mmHg。若超过 45~50mmHg,提示肺通气功能障碍;若 PaO_2 低于 60mmHg,吸入纯氧后仍无改善,应考虑急性呼吸窘迫综合征。

3) 动脉血乳酸盐测定:反映细胞的缺氧程度,正常值为 1.0~1.5mmol/L。动脉血乳酸盐浓度越高,提示预后越差。

4) 血清电解质测定:测定血清钾、钠、氯、碳酸氢根离子等浓度,可了解电解质代谢及酸碱平衡失调的程度。

5) DIC 的监测:疑有 DIC 时,应做血小板计数、血凝分析、纤维蛋白含量、凝血酶原时间等测定。若血小板计数少于 $80×10^9$/L、纤维蛋白原低于 1.5g/L、凝血酶原时间较正常延长 3 秒以上,应考虑存在 DIC。

(7) 特殊监测

1) 中心静脉压(CVP):CVP 代表右心房或胸腔内上、下腔静脉内的压力,正常值为 5~12cmH_2O。CVP 变化可反映血容量和右心功能,若低于 5cmH_2O 表示血容量不足;高于 15cmH_2O 表示有心功能不全;高于 20cmH_2O 则提示充血性心力衰竭。临床常与血压变化结合,进行综合分析,指导补液治疗。

2) 肺毛细血管楔压(PCWP):是应用 Swan-Ganz 漂浮导管测得的肺毛细血管内的压力,正常值为 6~15mmHg。PCWP 变化可反映肺静脉、左心房及右心室压力,若低于 6mmHg 表示血容量不足;超过 15mmHg 提示肺循环阻力增加;高于 30mmHg 提示发生了肺水肿。

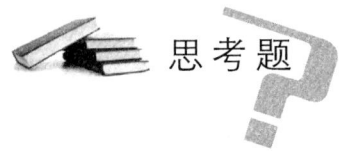
思考题

1. 男性,46 岁,40 分钟前因车祸致左上腹部损伤,急诊送入医院。查体:BP 85/65mmHg,P 120 次/分,R 25 次/分,面色苍白,表情淡漠,心肺正常,腹稍隆,左上腹见擦痕,并有轻压痛,移动性浊音(+)。血常规:Hb 80g/L,RBC $3×10^{12}$/L,WBC $8.5×10^9$/L,N 占 80%。腹腔穿刺:穿刺液为不凝固的血液。B 超示:脾破裂。

请问:① 目前的医疗诊断是什么?② 主要的护理诊断/合作性问题是什么?③ 目前最主要的处理方法是什么?

2. 男性,42 岁,无诱因出现腹痛 48 小时。查体:BP 95/75mmHg,P 100 次/分,面色苍白,四肢湿冷,腹平坦,全腹均有压痛、反跳痛(+),肌紧张(+),肠鸣音弱。诊断为急性弥漫性腹膜炎,伴有休克。

请问:① 该病人休克类型是什么?② 出现休克的原因是什么?

(张燕京)

第五章

手术前病人的护理

学习目标

1. 说出围术期及围术期护理的概念。
2. 列举手术的类型。
3. 描述手术前一般准备和特殊准备的内容及方法。
4. 为手术前病人提供整体护理。

案例

女性，65岁，结肠癌术后1个月，上腹胀痛10天，停止排气、排便3天来院就诊。入院后多次呕吐，呕吐物为胃内容物。体检：T 36.2℃，P 86次/分，R 22次/分，BP 110/70mmHg。病人精神差，痛苦面容，全腹膨隆，可见胃型、肠型及蠕动波，压痛、反跳痛（一）。诊断为肠梗阻。病人精神紧张，哭泣，拒绝回答问题。

请问：①该病人术前评估内容有哪些？②目前病人主要的护理诊断/合作性问题有哪些？③术前主要准备有哪些？

手术是治疗外科疾病的重要手段。根据手术时限分为择期手术、限期手术、急症手术等；根据手术目的不同分为诊断性手术、治疗性手术、姑息性手术、美容性手术等。手术虽可以治愈疾病，但也可能会产生并发症和后遗症。外科病人不仅要忍受疾病所带来的痛苦，还要经历手术、麻醉所带来的创伤和应激。手术和麻醉不仅给病人带来生理上的负担，也会导致病人沉重的心理压力。

围术期（perioperative period）是指从确定手术治疗时起至与这次手术相关的治疗基本结束为止的时期。围术期护理（perioperative nursing care）是指在此期为病人提供身、心的整体护理，将手术的危险性及病人的不良心理反应降低，改善病人的手术耐受力，使手术得以顺利进行，术后病人能够良好康复，预防或减少术后并发症的出现。围术期分为手术前期（preoperative phase）、手术中期（intraoperative phase）和手术后期（postoperative phase）3个阶段。手术前期指病人入院至进手术室这段时间，可能短至数分钟，也可长至数周。在此期应对病人进行全面评估，包括生理、心理及社会状态，判断病人对手术的耐受力，并通过充分的术前准备纠正和改善脏器功能，提高病人的手术耐受力。

【护理评估】

(一) 目前身体状况

评估病人的发病诱因、患病过程、症状和体征及辅助检查结果等,以判断疾病严重程度;了解病人拟采取的手术方式、麻醉方式以及可能出现的并发症。

(二) 与疾病相关的健康史

了解病人是否有可能影响手术的伴随疾病以及心、肝、肺、肾等重要脏器的功能状况。了解病人家族史、药物使用史、过敏史、外伤手术史等。此外,年龄、性别、受教育程度、职业背景、民族、居住地、婚姻状况和医疗费用支付方式等都可影响病人对疾病和手术的认识和承受程度。

目前临床常用美国麻醉医师协会(American Society of Anesthesiologists,ASA)的病情分级方法来判断病人对手术和麻醉的耐受力(表5-1)。

表 5-1 ASA 病情分级

病情分级	健康状况
第 1 级	正常健康
第 2 级	有轻度系统性疾病(包括>70岁者或新生儿)
第 3 级	有严重系统性疾病,日常活动受限
第 4 级	有严重系统性疾病,且经常面临威胁生命的危险
第 5 级	不论手术与否,生命均难以维持24小时的濒死病人

注:如系急症,在每级数字前标"急"或"E"字。

一般认为,1~2级病人对麻醉和手术的耐受性良好,风险性较小。3级病人对麻醉和手术的耐受能力减弱,风险性较大,但如术前准备充分,尚能耐受麻醉。4级病人因器官功能代偿不全,麻醉和手术的风险性很大,即使术前准备充分,围术期的死亡率也很高。5级者为濒临死亡的病人,麻醉和手术都异常危险,不宜行择期手术。

(三) 心理社会状况

手术不仅是生理性的压力源,也是心理性压力源。病人会产生紧张、焦虑、恐惧等心理反应。最常见的术前心理反应为焦虑。手术前的焦虑程度并不一定与疾病的严重性成比例。引起病人术前焦虑的常见原因有担心手术过程中出现危险、害怕疼痛、担心器官或肢体的丧失、担心麻醉的安全性、害怕最后的诊断为恶性疾病、担心意识不清时受到伤害等。总之,对"未知"的害怕是引起病人术前焦虑的主要原因。

【主要护理诊断/合作性问题】

1. 焦虑　与担心麻醉、手术意外、疼痛等有关。
2. 知识缺乏　缺乏术前准备的相关知识。
3. 营养失调(低于机体需要量)　与能量、蛋白质摄入不足有关。
4. 睡眠型态紊乱　与环境改变、恐惧等有关。

【护理措施】

(一) 一般准备

1. 心理准备

(1) 意义:术前良好的心理准备,可以有效减轻病人焦虑,促进病人术后血压、脉搏稳定；可减少术中麻醉剂的用量，减少病人术后对止痛药的需求；可增加病人术后活动的主动性；可降低术后感染的发生率，缩短病人的住院时间。护士应正视病人的情绪反应，鼓励其表达焦虑、感受或疑问，及时给予疏导和支持。

（2）方法：① 建立良好的护患关系，理解病人的病情及需要，给予安慰，取得病人的信任。② 给予心理支持和疏导，鼓励病人表达感受，宣泄情绪，耐心解释手术的必要性，增强治疗的信心。③ 认知干预，帮助病人正确认识病情，指导病人提高认知和应对的能力，积极配合治疗和护理。④ 制订健康教育计划，向病人讲述手术相关知识、注意事项。向病人说明术前准备的必要性，以及术后配合技巧和康复知识，使病人及家属对手术风险及其可能出现的并发症有足够的认识及心理准备。

2. **环境准备** 温度应保持在18～20℃，湿度50%～60%，病室内保持整洁、安静。护士还应帮助病人熟悉病房环境等，使病人从生理上和心理上感到舒适，增加病人的安全感。

3. **完善各项检查** 向病人介绍术前各项检查的意义、要求、过程及配合方法等，并督促完成。

4. **皮肤准备**

（1）洗浴：术前1日下午或晚上，清洗皮肤。细菌栖息密度较高的部位（如手、足），或不能接受强刺激消毒剂的部位（如面部、会阴），术前可用氯己定（洗必泰）反复清洗。督促病人剪短指甲、理发、沐浴及更衣，必要时协助完成。腹部及腹腔镜手术的病人应注意脐部清洁。若皮肤上有油脂或胶布粘贴的残迹，用松节油或75%乙醇擦净。

（2）备皮：目的是消除皮肤上的微生物，减少感染导致的伤口不愈合。手术区域若毛发细小，可不必剃毛；若毛发影响手术操作，手术前应予剃除。手术区皮肤准备范围包括切口周围至少15cm的区域，不同手术部位的皮肤准备范围如表5-2和图5-1所示。近年来有研究认为：剃毛后细菌会在表皮创面上定植，增加手术部位感染的机会。建议毛发稀疏部位采用先乙醇后碘酒再乙醇消毒的方法进行皮肤准备。在毛发稠密区可以剪毛或用电动剃刀剃毛。必须用剃刀剃毛时，应在手术室内术前即时剃毛。与传统剃毛相比，不剃毛或术前即时剃毛有利于减少细菌繁殖的机会，预防手术部位的感染。

表5-2 不同手术部位的皮肤准备范围

手术部位	备皮范围
颅脑手术	剃除全部头发及颈部毛发、保留眉毛
颈部手术	上自唇下，下至乳头水平线，两侧至斜方肌前缘
胸部手术	上自锁骨上及肩上，下至脐水平，包括患侧上臂和腋下，胸背均超过中线5cm以上
上腹部手术	上自乳头水平，下至耻骨联合，两侧至腋后线
下腹部手术	上自剑突，下至大腿上1/3内侧及会阴部，两侧至腋后线，剃除阴毛
腹股沟手术	上自脐平线，下至大腿上1/3内侧，两侧至腋后线，包括会阴部，剃除阴毛
肾手术	上自乳头平线，下至耻骨联合，前后均过正中线
会阴部及肛门手术	上至髂前上棘，下至大腿上1/3，包括会阴部及臀部，剃除阴毛
四肢手术	以切口为中心包括上、下方各20cm以上，一般超过远、近端关节或为整个肢体

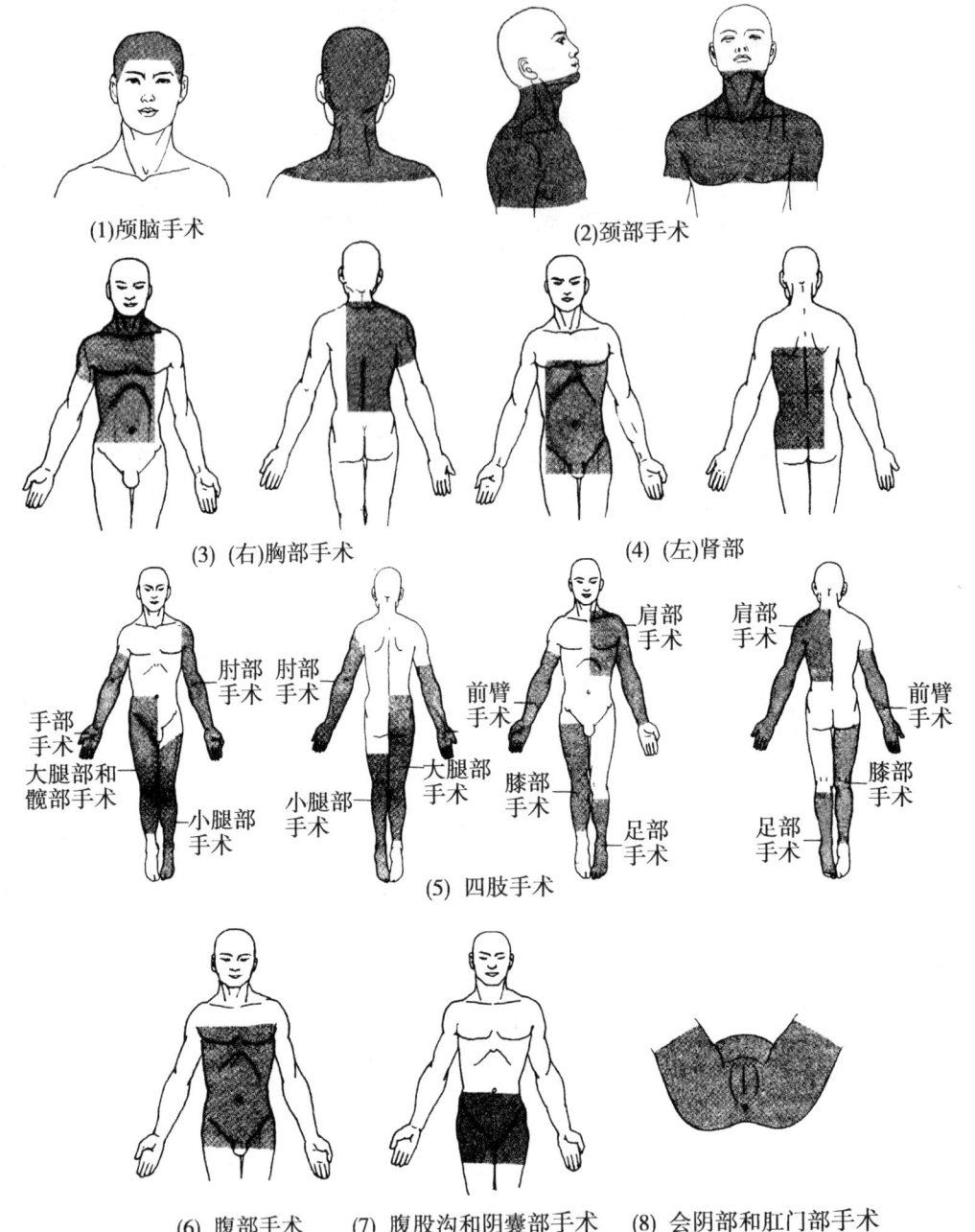

图 5-1　常用手术皮肤准备范围

5. 呼吸道准备　目的是改善通气功能，预防术后并发症。主要措施包括戒烟 2 周、深呼吸、咳嗽和咳痰训练。已患有呼吸系统疾病者应进行雾化吸入、体位引流、抗感染等治疗。

（1）深呼吸的正确方法是横膈和腹式呼吸，通过用鼻吸气，用嘴呼气来实现（图 5-2）。具体方法是平卧、半卧或坐卧，屈膝，放松腹部，双手放在两侧肋缘下感觉胸腹部的移动。用鼻吸气使腹部膨隆，坚持几秒钟，然后缩唇吐气同时收缩腹肌。每做 5～6 次后放松休息，术后每小时做 5～10 次。

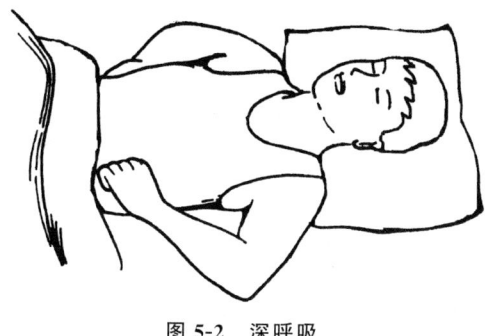
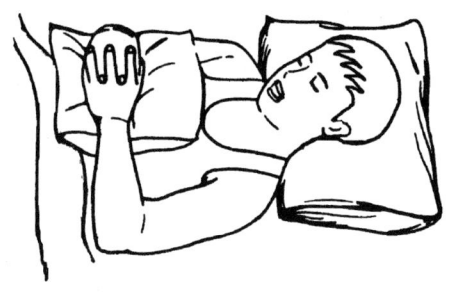

图 5-2 深呼吸　　　　　　　　　　　　图 5-3 咳嗽、咳痰

（2）咳嗽、咳痰的具体方法是采用坐位或半坐卧位，上身稍前倾，双手十指交叉，压在切口部位上方，像夹板一样保护切口。做数次深呼吸，然后微张开口，深吸一口气，从肺部深处向外咳嗽（图 5-3）。

6. 胃肠道准备　目的是减少麻醉时由于呕吐引起窒息或吸入性肺炎；防止术中括约肌松弛后粪便污染手术台；减少肠道细菌数量，降低肠道手术感染率。具体方法包括：

（1）饮食：一般非肠道手术，成人术前应禁食 8～12 小时，禁饮 4 小时，以保证胃排空；小儿术前应禁食（奶）4～8 小时，禁水 2～3 小时；急症手术病人应充分考虑胃排空问题。肠道手术术前一般术前 3 天起少渣饮食，术前 2 天流食，术前 1 天禁食补液。

（2）灌肠：急诊手术前一般不灌肠。一般手术病人，督促其前晚排便，必要时使用开塞露或肥皂水灌肠，以防止麻醉后肛门括约肌松弛，粪便排出，增加污染机会。肠道手术术前 3 日起口服肠道不吸收抗生素，术前晚及术日晨行清洁灌肠，以减少术后感染的机会。目前临床上有使用高渗性泻剂进行导泻，以替代传统灌肠，或与传统灌肠配合达到清洁灌肠的目的。这种泻剂口服后不被肠道所吸收，高渗透压将肠道中的水分吸入肠管中，增加肠内容物容积，反射性地增加肠蠕动，而引起容积性腹泻。

（3）留置胃管：一般于术日晨放置，多用于胃肠道手术病人，通过吸出胃内容物，降低胃肠内压力，增加手术的安全性。

7. 增加机体抵抗力　通过给予高热量、高蛋白质、高维生素饮食和保证休息时间来提高病人的抵抗力。必要时术前晚可给予安眠药以保证睡眠。

8. 术前特殊练习　教会病人练习术中要求的特殊体位，以及床上大、小便练习和术后改变体位技巧、肢体功能锻炼方法（图 5-4）等。

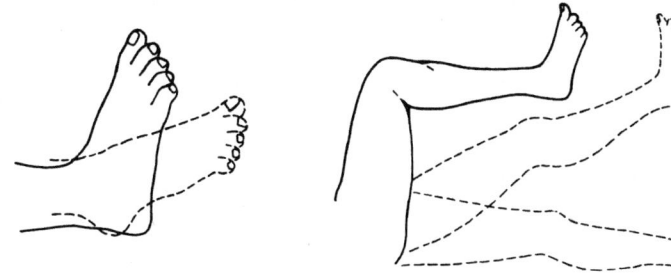

图 5-4 下肢、足部活动方法

9. 麻醉前用药

（1）目的：减少病人的恐惧感，使其情绪安定而易合作，缓解术前疼痛，减少麻醉药副

作用，使麻醉过程平稳。通常麻醉前用药因人而异。

（2）常用药物

1）镇静催眠药：具有镇静、催眠、抗焦虑及抗惊厥作用，对局麻药的毒性反应也有一定程度的预防作用。常用巴比妥类（苯巴比妥、司可巴比妥）、苯二氮䓬类（地西泮、咪达唑仑）等。

2）镇痛药：具有镇静及镇痛作用，与全麻药有协同作用。椎管内麻醉时作为辅助用药，能减轻内脏牵拉反应。常用吗啡、哌替啶等。

3）抗胆碱能药：能阻断 M 胆碱能受体，抑制腺体分泌而减少唾液、呼吸道黏液的分泌，解除平滑肌痉挛和迷走神经兴奋对心脏的抑制等作用。常用阿托品、东莨菪碱等。

4）抗组胺药：可以拮抗或阻滞组胺释放。H_1 受体阻滞剂作用于平滑肌和血管，解除其痉挛。常用有异丙嗪，具有较好的镇静和抗组胺作用，并可抗呕吐、抗心律失常。

（二）特殊准备

病人合并某些疾病或状况可能会降低其对手术的耐受性，导致手术的并发症和死亡率增高，对此类病人不仅要做好手术前的一般准备，还应根据病人的具体情况做好特殊准备。

1. 营养不良　营养不良的病人常伴有低蛋白血症，往往与贫血、血容量减少同时存在，因而耐受失血、休克的能力降低。低蛋白血症可引起组织水肿，影响伤口愈合。营养不良的病人抵抗力低下，容易并发感染。生化检查血白蛋白测定值在 30～35g/L 或以下、血清转铁蛋白低于 1.5mg/L、体重 1 个月内下降 5％者，存在营养不良，术前应尽可能改善其营养，提高机体抵抗力。

2. 高血压　血压过高可增加麻醉和手术应激，导致脑血管意外和充血性心力衰竭的危险性，因此，术前应选用合理的降血压药物，使血压稳定在一定水平，但并不要求血压降至正常，通常在 160/100mmHg 以下即可手术。

3. 心脏病　伴有心脏疾患的病人，其术前准备应注意：① 水、电解质平衡失调者，术前需纠正。② 有心律失常者，偶发的室性期前收缩一般不需要特别处理。急性心肌梗死病人发病 6 个月内，不宜施行择期手术。心力衰竭病人，最好在心力衰竭控制 3～4 周后，再施行手术。

4. 呼吸功能障碍　有肺病史或预期行肺切除术、食管或纵隔肿瘤切除术的病人，术前应重点评估呼吸功能。术后肺部并发症的危险因素包括慢性阻塞性肺疾病、吸烟、年老、肥胖、急性呼吸系统感染等。急性呼吸系统感染者，如为择期手术应推迟至治愈后 1～2 周。痰液稠厚的病人，可采用雾化吸入或口服药物使痰液稀薄，易于咳出。

5. 肝脏疾病　肝炎和肝硬化是最常见的肝脏疾病。一般来说，肝功能轻度损害者，不影响手术耐受力。肝功能损害较严重或濒于失代偿者，手术耐受力显著减弱，必须经过较长时间的准备，方可施行择期手术。至于肝功能有严重损害，表现为明显营养不良、腹水、黄疸者或急性肝炎病人，除急症抢救外，多不宜施行手术。

6. 肾疾病　麻醉、手术创伤、某些药物会加重肾负担。术前做各项肾功能检查，了解病人术前肾功能的状态。根据 24 小时内生肌酐清除率和血尿素氮测定值来判断肾功能状况。轻、中度肾功能损害病人，经适当内科治疗后均能较好地耐受手术；重度损害者需要在有效透析疗法的处理下，才能实施手术。

7. 糖尿病　糖尿病病人术后并发症的发生率和死亡率较高，对手术耐受力差。因此，术前应控制病人的血糖水平，并纠正水、电解质代谢失调和酸中毒，改善营养情况。改用胰岛素控制血糖，一般血糖应控制在 5.6～11.2mmol/L，尿糖＋～＋＋即可。

8. **凝血障碍** 常规进行凝血功能检查，并应仔细询问病史和既往史，了解病人是否存在白血病、贫血、血友病等可增加手术危险性的疾病。术前可通过应用药物治疗或改善凝血功能障碍。

9. **其他** 非手术部位的感染会影响手术的进行。肾上腺皮质功能不全在半年内曾用激素治疗超过1周者，手术的应激性增加。

（三）术日晨准备

1. **了解一般情况** 测量生命体征，注意有无发热、感冒等变化。检查手术区有无皮疹、感染。询问女病人有无月经来潮。认真检查、确定各项准备工作的落实情况。

2. **更衣及物品保管** 嘱病人摘去耳环、项链、戒指、手表、眼镜（包括隐形眼镜）、义齿等交家属保管。让病人更换干净手术衣，去掉发卡，长发可扎起，勿化妆。

3. **其他准备** 遵医嘱给予术前用药。嘱病人排空膀胱，盆腔手术或手术时间较长者应留置尿管。根据疾病或手术需要留置胃管。根据需要将病人病历、X线片、CT片、MRI片、引流瓶、胸腹带、腰围、药品等物品清点，交送手术室人员。与手术室人员仔细核对病人、手术部位及名称等，认真交接。

（四）健康教育

告知病人及家属疾病相关知识，了解手术的重要性；术前加强营养、注意活动与休息、提高抗菌能力；做好预防术后并发症的相关准备，如呼吸功能锻炼、床上活动。

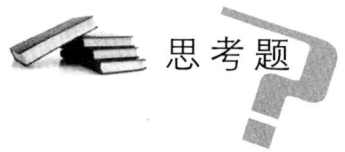

思考题

女性，18岁，晚餐后出现脐周疼痛，伴恶心、呕吐，呕吐物为胃内容物。6小时后转为右下腹痛。查体：T 38.9℃，P 100次/分，R 22次/分，BP 105/70mmHg。急性痛苦面容，腹平坦，肝脾肋下未及，腹部未触及包块，右下腹麦氏点处有压痛、反跳痛及肌紧张。血常规检查示：WBC $12.6×10^9$/L，N 0.92。

请问：① 该病人术前应评估哪些内容？② 此时病人主要的护理诊断/合作性问题有哪些？③ 列举该病人术前主要的护理措施。

（韩斌如）

第六章

手术中病人的护理

学习目标

1. 描述手术室布局、环境、设施要求以及手术室常用物品的准备。
2. 复述手术人员和病人的准备。
3. 列举手术室护士的工作职责以及手术室的无菌原则。
4. 描述麻醉常见并发症的原因、表现、预防及处理。
5. 为手术中期及麻醉恢复期病人提供整体护理。

案例

女性，34岁，在局部浸润麻醉下行"左侧乳腺纤维瘤切除术"，局部注入利多卡因300mg。注药后约10分钟，病人出现眩晕、寒战、四肢抽搐、惊厥，继而出现呼吸困难、血压下降、心率减慢。

请问：①该病人目前主要的护理诊断/合作性问题是什么？②该病人主要的护理措施有哪些？

自病人进入手术室，直至手术完毕返回病房的这一阶段称为手术中期。此期，病人主要在手术室及麻醉恢复室内。手术室是病人实施手术治疗的重要场所，是医院内重要技术及仪器装备部门。手术室应建立严格的无菌管理制度，以保证手术安全。手术室护理工作是医院护理工作的重要组成部分，重点在于保证病人安全、严格遵守无菌原则和恰当的术中配合，以确保麻醉和手术的顺利完成，防止病人发生感染。

一、手术室布局、环境及设施要求

（一）手术室的建筑布局

手术室应选择在大气含尘浓度较低，自然环境较好的地方。一般位于低层建筑的中上层或顶层，高层建筑不宜设在首层或顶层，可设在单独一端或专用一层，并尽可能减少尘埃，远离污染源以保持空气清洁。同时要与手术科室病房、化验室、血库、病理科、放射科、消毒供应室、监护室等相关科室邻近。一般大手术间面积40～50m^2，中小手术间面积20～40m^2。手术室内净高2.8～3.0m，走廊宽2.2～2.5m。手术室内分内、外走廊，内走廊为无菌手术通道，供医护人员、病人和洁净物品的供应使用，外走廊为非洁净处置通道，供术后手术器械、敷料等污物的运送。手术室的布局应符合功能流程和无菌技术要求，要做到分区明确、供应方便、洁污分流、无交叉感染、使用合理。

（二）手术室的环境

1. 一般要求　手术室内温度应保持在22～25℃，相对湿度40%～60%。门窗结构应考虑密闭性，一般为封闭无窗手术间。天花板、墙壁、地面应坚实、光滑无孔隙、易清洗、不易受化学消毒剂的侵蚀，用耐湿、防火、不着色、易清洁的材料制成。墙面用油漆或瓷砖涂砌，不宜有凹凸。地面有微小倾斜度，可采用水磨石材料，并可设地漏。墙面、地面、天花板交界处呈弧形，防积尘埃。手术间应有隔音设备、空气过滤净化装置，以防手术间相互干扰和保持空气清洁。应采用感应自动开启门，便于平车进出。

2. 洁净手术室

（1）特别洁净手术间（Ⅰ级）：适用于瓣膜置换手术、关节置换手术、器官移植手术、心脏外科、神经外科、全身烧伤、感染率大的无菌手术。

（2）标准洁净手术间（Ⅱ级）：适用于眼外科、整形外科、非全身烧伤、骨科、普外科中Ⅰ类切口的无菌手术。

（3）一般洁净手术间（Ⅲ级）：适用于胸外科、泌尿外科、妇产科、耳鼻喉科、普外科的非Ⅰ类切口的手术。

（4）准洁净手术间（Ⅳ级）：适用于肛肠外科、污染类手术。

3. 手术室的空气净化技术　空气净化技术是指通过过滤进入手术室的空气以控制尘埃含量，可选用不同的气流方式和换气次数，使空气达到净化的一定级别。空气在进入手术室之前要经过初、中、高效三级过滤器。净化空气的气流组织一般分为三种形式，即乱流式气流、水平层流和垂直层流。

（三）手术室的设备

手术间的基本配备包括多功能手术床、大小器械桌、升降台、麻醉机、无影灯、器械药品柜、观片灯、输液轨、脚踏凳、各种扶托及固定病人的物品。现代手术室有中心供氧、中心负压吸引和中心压缩空气等装置设施，配备监护仪、X线摄影、显微外科设备及多功能控制面板（包括空调、无影灯、手术台电源、照明、观灯片、呼叫系统、计时器、温湿度显示器及调节开关等），还有观摩设施供教学、参观之用。

（四）手术室的管理

手术室应建立严格的规章制度确保环境的洁净，保证病人手术过程中的安全，降低感染发生率。手术室的规章制度包括环境管理、工作人员管理、物品管理等多方面内容。

1. 划区管理

（1）洁净区：包括手术间、洗手间、洁净走廊、无菌物品间、药品室、麻醉准备室等。洁净要求严格，设在内侧。非手术人员或非在岗人员禁止入内，此区内的一切人员及活动都必须严格遵守无菌原则。

（2）准洁净区：包括器械室、敷料室、洗涤室、消毒室、清洁走廊、恢复室、石膏室等。设在中间。该区是非洁净区进入洁净区的过渡区域，进入者不得大声谈笑或喊叫，凡已做好手臂消毒或已穿无菌手术衣者，不可进入此区。

（3）非洁净区：包括办公室、会议室、实验室、标本室、污物室、资料室、电视教学室、值班室、更衣室、更鞋室、医护人员休息室、手术病人家属等候室等。设在外侧。交接病人处应保持安静，核对病人及病历无误后，病人换乘手术室平车进入手术间。

2. 清洁和消毒　每日手术结束后应及时对手术间进行清洁及消毒。采用湿式打扫，用消毒液擦拭溅到地面、墙面的血液和药液，用清水擦拭手术间内的设备、物品。特殊感染手术后用500mg/L有效氯消毒液擦拭地面及房间物品。每日手术前1小时开启净化空调系统。禁止物品遮挡各手术间回风口，以免影响空气回流。每日做好回风口的清洁处理，每周清洗一次过滤网，每周至少1次彻底大扫除。每月做1次空气洁净度和生物微粒监测。

3. 管理制度　除手术室人员和当日手术者外，与手术无关人员不得擅自进入；患有急性感染性疾病，尤其是上呼吸道感染者不得进入手术室。工作人员进入洁净区必须更换手术室的清洁鞋帽、衣裤、口罩，中途离开需穿外出服、换外出鞋。手术开始后，应尽量减少开门次数、减少走动和不必要的活动，不可在无菌区中间穿行，或在无菌区内大声叫喊、咳嗽。手术间内的人数应根据手术间的大小决定。无菌手术与有菌手术严格分开，若在同一手术间内接台，应先安排无菌手术，后做污染或感染手术。

二、无菌物品的准备

手术过程中所有使用的器械和物品都必须经过灭菌处理，达到无菌要求。最常用的灭菌方法是高压蒸气灭菌法。手术室常用物品种类及其常用的消毒灭菌方法如下：

（一）布类用品

主要有手术衣和手术单，多用质地细柔且厚实的棉布制作，颜色以绿色或蓝色为宜。采用高压蒸气灭菌，灭菌后保存时间，夏季为7日，冬季为10～14日，过期应重新灭菌。经环氧乙烷消毒的密封包装纸及塑料袋，灭菌后的有效期可保持半年至一年。目前，应用一次性无纺布的手术衣帽和布单类可直接使用，减少了清洗、消毒等消耗，但并不能完全代替布类物品。

（二）敷料类

包括纱布类和棉花类，采用吸水性强的脱脂纱布、脱脂棉花制作，用于术中止血、拭血及压迫、包扎等。纱布类包括不同大小和尺寸的纱布垫、纱布块、纱布球及纱布条。棉花类包括棉垫、带线棉片、棉球及棉签。各种敷料制作后包成小包或存放于敷料罐内，经高压蒸气灭菌后使用。特殊敷料如碘伏纱条不可高压蒸气灭菌，需使用其他方法进行灭菌。

（三）引流物

有乳胶片引流条、纱布引流条、烟卷式引流条、管状引流管等。目前使用最多的引流物是各种粗细不同的橡胶管、硅胶管和塑料类制品，包括普通引流管、双腔（或三腔）引流套管、T形引流管、蕈状引流管等。可按橡胶类物品灭菌或压力蒸气灭菌处理。

（四）缝线和缝针

缝线类用于术中缝合各类组织和内脏器官，以促进手术伤口的愈合，也用来结扎血管，起到止血的作用。缝线的粗细以号码标明，常用的有1～10号线，号码越大表示线越粗。缝线类分为不可吸收和可吸收两类。不可吸收缝线指不能被组织酶消化的缝线，如丝线、金属线、尼龙线等，丝线是手术时最常用的缝线和结扎线。可吸收缝线包括天然和合成两种：天然缝线有肠线和胶原线，肠线常用于胃肠、胆道、膀胱等黏膜肌层的吻合；合成缝线有聚乳酸羟基乙酸线（XLG）、聚二氧杂环己酮线（PDS）等，更易吸收、组织反应更轻，但价格较高。目前缝线类多在出厂时已分别包装和灭菌，可在术中直接使用，也可用环氧乙烷熏蒸灭菌。

缝针常用的有三角针和圆针两类。三角针用于缝合皮肤或韧带等坚韧组织；圆针对组织的损伤少，用于缝合血管、神经、内脏器官、肌肉等软组织。两类针都有不同的大小、型号，可根据缝合的组织选择适当的种类。

（五）器械类

手术器械是外科手术操作时的必备物品，包括基本器械和特殊器械。

基本器械可分为五类，包括刀刃及解剖器械、挟持及钳制器械、牵拉用器械、探查及扩张器及取拿异物钳，多用不锈钢制成，术前清洗消毒后上油保护，分类打包后高压蒸气灭菌备用。锐利器械因加热后容易变钝，可采用化学灭菌法，如2%戊二醛浸泡10小时，使用前用灭菌水冲洗，防止刺激组织。

特殊器械包括内镜类、吻合器类和其他精密仪器（如高频电刀、电钻、激光刀等），可根据制作材料选用不同的消毒灭菌方法，较好的方法是环氧乙烷灭菌。

三、手术人员配备和职能

手术人员必须有明确的分工和职责，同时也要相互协作和配合。每台手术的人员配备包括手术医师、麻醉医师、护士及其他工勤人员等。

（一）手术医师

1. 手术者　负责并主持整个手术操作的全过程。除按术前计划执行手术方案和操作步骤外，还应根据术中发现作出决定。手术者需站在手术操作最方便的位置。

2. 助手　包括第一、第二助手，必要时还有第三助手。其主要职责是完成手术野皮肤的消毒和铺巾，协助手术者进行止血、结扎、拭血、暴露手术野、拉钩、剪线等操作，维持手术区整洁。各助手的位置可根据需要进行调整。

（二）麻醉医师

负责手术病人的麻醉、给药、监测及处理；协助巡回护士做好输液和输血工作；观察、记录病人整个手术过程中的病情变化，出现异常及时通知手术者，组织抢救处理；术毕，协同手术室人员将病人送回病房。

（三）护士

1. 器械护士（scrub nurse）　也称"刷手护士"，主要任务是准备手术器械，按手术程序向术者及助手直接传递器械，共同完成手术。工作范围是在无菌区内。

（1）术前一天访视病人，了解手术情况，填写手术访视单。备齐手术所用敷料和手术备用物品，认真查对有效期。

（2）术前15~20分钟刷手、穿无菌手术衣、戴无菌手套、铺无菌手术台。检查各种器械、敷料等物品是否备齐，各种器械性能是否良好，根据手术步骤将各种物品分类摆放。

（3）协助医师做手术区域皮肤消毒及铺无菌手术单，连接并固定电刀、吸引器等。

（4）术前、术中关闭体腔及缝合伤口前，与巡回护士共同准确清点各种器械、敷料、缝针等的数目，核对后登记。

（5）手术过程中，按手术步骤向手术医师传递器械、敷料、缝针等手术用物，做到主动、迅速、准确无误。传递任何器械，都要以柄轻击术者伸出的手掌。传递时，手术刀的刀锋朝上，弯钳与弯剪类将弯曲部向上，弯针应以持针器夹在中、后1/3交界处。

（6）保持手术台面干燥、整洁、无菌，器械分类摆放整齐。器械用后及时取回擦净，做到"快递、快收"，暂时不用的器械可放器械台一角。器械如接触过污染部位如阴道、肠道后应分开放置,以防污染扩散。

(7) 密切关注手术进展,若出现大出血、心搏骤停等紧急情况时,应保持沉着、冷静,备好抢救用品,积极配合医生进行抢救。

(8) 整个手术过程中,监督手术参与人员的无菌操作,维护手术区的无菌。

(9) 妥善保管术中切下的组织、标本,按要求及时送检。

(10) 术后协助医师消毒处理伤口,包扎伤口并固定好各种引流物。

(11) 术后再次与巡回护士共同清点核对手术器械、敷料,清洗手术器械,按要求分类处理各种用品和敷料。

2. 巡回护士(circulating nurse) 又称辅助护士,主要任务是做好手术准备,对病人实施整体护理,执行术中医嘱,配合手术台下的各项工作。工作范围是在无菌区外。

(1) 术前严格检查手术所需的药品、物品及固定设备,核对病人的床号、姓名、性别、年龄、诊断、手术方式、携带物品情况,了解病情,询问病人有无过敏史,检查病人手术区皮肤的准备情况,为病人开放静脉、输液。

(2) 保持手术间的整洁、安静,随时调节手术间内的光线、温度。防止病人着凉,注意保暖和遮盖,注意保护病人的隐私。

(3) 协助麻醉师进行麻醉,根据手术种类,做好术前各项准备工作。

(4) 协助手术医生给病人摆好体位并固定,暴露手术区域,对好无影灯,协助参加手术人员穿手术衣。

(5) 术前、术中关闭体腔及缝合伤口前,与器械护士共同准确清点各类手术用品,严格执行核对制度,避免造成差错。

(6) 术中随时观察手术进展情况,随时调整灯光,及时供应、补充手术台上所需物品。

(7) 密切观察病情变化,根据术中医嘱给药,随时做好配血、输液准备,保证静脉通路通畅,随时做好危重病人的抢救配合工作,保证病人术中安全。

(8) 填写手术护理记录单,执行术中用药制度,监督手术人员的无菌操作并及时给予纠正。

(9) 术后协助医师清洁病人皮肤、包扎伤口,整理病人物品随病人带回病房。

(10) 整理手术间,补充手术间内的各种备用药品、物品。

四、常用麻醉方法的实施

麻醉(anesthesia)是指用药物或其他方法,使病人的整个机体或机体的一部分暂时失去感觉,以达到无痛的目的,多用于手术或某些疼痛的治疗。成功的麻醉应符合下述要求:① 保证病人最大的安全性;② 让病人感到舒适;③ 有利于手术的进行;④ 麻醉药效迅速,且容易恢复;⑤ 药物毒性最低且副作用最小;⑥ 不仅能够有效麻醉,还能产生足够的肌肉松弛。麻醉主要分为全身麻醉(general anesthesia)和部位麻醉(local anesthesia)两大类。全身麻醉是指麻醉药作用于中枢神经系统,使其产生抑制,病人的意识和痛觉消失,肌肉松弛,反射活动减弱;部位麻醉或称为局部麻醉是指麻醉药作用于周围神经系统,使某些或某一神经阻滞,达到躯体的某一部位感觉丧失,而病人意识清醒。根据麻醉药阻滞部位的不同,部位麻醉又可分为椎管内麻醉(intrathecal anesthesia)、神经丛阻滞(nerve block)、区域阻滞麻醉(regional anesthesia)、局部浸润麻醉(local infiltration anesthesia or block)和表面麻醉(topic anesthesia)。

(一)局部麻醉

1. **常用局麻药物** 局麻药依其分子结构的不同可分为两大类。

(1) 酯类:包括普鲁卡因、丁卡因等。酯类药在血浆内被胆碱酯酶分解,胆碱酯酶的量在肝硬化、严重贫血、恶病质和晚期妊娠等情况下可减少,所以使用该类药物时须注意。

(2) 酰胺类:包括利多卡因、丁哌卡因等。酰胺类局麻药在肝内被肝微粒体酶系水解,肝功能不全者应慎用。

2. **常用局部麻醉方法**

(1) 表面麻醉:将穿透力强的局麻药用于局部黏膜表面,使其透过黏膜而阻滞黏膜下的神经末梢,从而使黏膜感觉消失的方法称为表面麻醉。临床最常用的是1%~2%丁卡因或2%~4%利多卡因。通常根据手术部位不同,选择不同的给药方法,如眼科手术用滴入法;尿道和膀胱手术用注入法;鼻腔、口腔手术用棉片贴敷法及喷雾法等。对滴入眼内或注入尿道者,由于局麻药能较长时间与黏膜接触,宜用较低浓度,以防吸收过快或全身中毒。

(2) 局部浸润麻醉:将局麻药注射于手术区的组织内,阻滞神经末梢而达到麻醉作用。常用药物为0.5%普鲁卡因或0.25%~0.5%利多卡因。施行浸润麻醉一般先取24~25G皮内注射针,针头斜面紧贴皮肤,进入皮内后推注局麻药液,形成橘皮样皮丘,然后取22G穿刺针经皮丘刺入,分层注药。若需浸润远方组织,穿刺针应由先前已浸润过的部位刺入,以减少穿刺疼痛。每次注药前应回抽,以防药液注入血管。注射完毕后需等待4~5分钟,使其作用完善。感染及癌肿部位不宜用局部浸润麻醉。

(3) 区域阻滞:围绕手术区,在其四周和底部注射局麻药,以阻滞支配手术区的神经干和末梢。用药同局部浸润麻醉。较适用于肿块切除术,如乳房良性肿瘤的切除以及头皮手术、腹股沟疝修补术等。

(4) 神经阻滞麻醉:在神经干、丛、节的周围将局麻药注入,阻滞相应区域的神经冲动传导并产生麻醉作用,称神经阻滞麻醉。它的操作比较简单,往往只需注射一处就可获得较大区域的阻滞麻醉。常见臂丛神经阻滞、颈丛神经阻滞、肋间神经阻滞和指(趾)神经阻滞。

3. **局麻药毒副作用**

(1) 局麻药毒性反应

1) 常见原因:① 用药过量。② 局麻药误注入血管内。③ 注射部位血管丰富,或局麻药中未加入血管收缩药,导致局麻药吸收加速。④ 病人全身情况差,对局麻药耐受能力降低等。

2) 临床表现:① 呼吸系统:胸闷、气短、呼吸困难或呼吸抑制,惊厥时有发绀,严重者可发生呼吸停止和窒息。② 循环系统:轻度出现面色潮红,血压升高,脉搏增快,脉压变小;随后面色苍白,出冷汗,血压下降,脉搏细弱,并趋向缓慢;心律失常,严重者可发生心力衰竭甚至心搏骤停。③ 中枢神经系统:早期有精神症状,如眩晕、多语、烦躁不安或嗜睡,动作不协调,眼球震颤;中期常有恶心呕吐、头痛、视物模糊、颜面肌肉震颤抽搐;晚期全身肌肉痉挛抽搐,严重者可发生昏迷。

3) 处理:发生后立即停药,尽早吸氧、补液,维持呼吸、循环稳定。给予地西泮5~10mg静脉或肌内注射,抽搐、惊厥者还可加用硫喷妥钠、异丙酚等;若效果欠佳,可进行气管插管控制呼吸;有呼吸抑制或停止、严重低血压、心律失常或心搏骤停者,加用升压药、输血输液、心肺脑复苏等。预防措施包括:小剂量分次注射;麻醉前给巴比妥类药、地西泮或异丙嗪预防局麻药的毒性反应;限量使用,普鲁卡因每次极限量1.0g,利多卡因0.4g,丁卡因0.4g。麻醉操作应细心,注药前必须回吸,防止药液误注入血管。

(2) 过敏反应:临床上酯类发生机会较多。酰胺类罕见病人在使用少量局麻药后,出现荨麻疹、咽喉水肿、支气管痉挛、低血压以及血管神经性水肿等,可危及病人生命。应立即静脉注射肾上腺素0.2~0.5mg,然后给予肾上腺糖皮质激素和抗组胺药物。为预防过敏反应的发生一般在术前做皮试。

(二) 椎管内麻醉

将局部麻醉药注入椎管内的某一腔隙使部分脊神经的传导功能发生可逆性阻滞的麻醉方法,称为椎管内麻醉。其中,将局麻药注入蛛网膜下腔者,称蛛网膜下腔阻滞,又称脊椎麻醉(spinal anesthesia),简称腰麻;将局麻药注入硬膜外间隙者,称为硬膜外阻滞(epidural anesthesia)。

1. 蛛网膜下腔阻滞 是将局麻药注入蛛网膜下腔,作用于脊神经前根和后根,产生不同程度的阻滞。主要适用于手术时间在2~3小时以内的下腹部、盆腔、下肢、会阴、肛门直肠及泌尿生殖器的手术等。若穿刺部位感染,中枢神经系统有病变,如颅内高压或炎症,全身情况差,如恶病质、休克病人及婴幼儿不合作者禁用腰麻。

(1) 常用药物:常用普鲁卡因、丁卡因、利多卡因和丁哌卡因等,均为纯度较高的白色结晶,加入5%或10%的葡萄糖溶液可配制成重比重液(其比重较脑脊液高),加入注射用蒸馏水可配制成轻比重液(其比重较脑脊液低)。最常用的丁卡因重比重溶液俗称为1:1:1液,即1%丁卡因、3%~5%麻黄碱和10%葡萄糖溶液各1ml混合而成的3ml溶液,其轻比重液是指用注射用水配制的0.1%溶液。

(2) 麻醉方法:病人侧卧于手术台上,取低头、弓腰、抱膝姿势,充分伸展脊椎棘突间隙,背部与手术台面垂直。病人背部用碘酊、乙醇消毒后铺巾。两侧髂嵴最高点的连线为第4腰椎的椎体或第3~4腰椎间隙,一般于第2~3腰椎、第3~4或第4~5腰椎间隙穿刺。确定穿刺点后,用1%普鲁卡因做一皮丘,然后将腰椎穿刺针垂直刺入皮肤,并依次穿过皮下组织、棘上韧带、棘间韧带和黄韧带。当刺破黄韧带和硬脊膜时有突破感,阻力顿时减少,拔出针芯后可见脑脊液流出,说明穿刺成功,即可注入事先配好的药液2~3ml。注药后将病人改为仰卧位,并可用针刺皮肤或冰棉棒来测定阻滞平面。倘若平面过低或过高,可用变动病人体位的方法进行调整,直到手术所需的平面为止。

(3) 并发症

1) 低血压:腰麻病人的部分交感神经被抑制,阻滞区域血管扩张,回心血量减少,心排出量减少,迷走神经相对亢进,故可出现血压下降,并可出现心动过缓。应快速静脉输液,以扩充血容量。必要时静脉或肌内注射麻黄素15~30mg;心动过缓者可静脉注射阿托品0.3~0.5mg。

2) 呼吸抑制:因麻醉平面过高使呼吸肌运动无力或麻痹所致。其症状为胸闷气短、呼吸无力,甚至发绀。应立即吸入氧气或行辅助呼吸,保证足够的通气量。一旦呼吸停止,立即进行气管内插管和人工呼吸。

3) 恶心、呕吐:许多原因如低血压和呼吸抑制导致脑缺氧而兴奋呕吐中枢,术中牵拉腹腔脏器、迷走神经亢进使胃肠蠕动增强、局麻药作用于脊髓、麻醉前给药的副作用及精神因素等均可引起恶心、呕吐。应做好呕吐护理,可给予吸氧、镇静药和止吐药等对症处理。

4) 尿潴留:主要因支配膀胱的第2、3、4骶神经被阻滞后恢复较迟,下腹部、肛门或会阴部手术后切口疼痛，下腹部手术时膀胱的直接刺激以及病人不习惯床上排尿体位等所致。一般针刺足三里、三阴交、阴陵泉、关元和中极等穴位，或热敷、按摩下腹部、膀胱区有助于解除尿潴留。必要时应进行导尿。

5）头痛：多发生于腰麻后1~3天，轻者3~4天内缓解，重者可持续1周至数周。发病机制尚未完全阐明，穿刺后脑脊液外漏是一个主要原因。出现头痛应让病人卧床休息，减少起动，使用镇痛药并给予对症治疗。顽固性头痛，可向硬膜外腔注入生理盐水或右旋糖酐15~30ml。

2. 硬脊膜外阻滞　将局麻药注入硬脊膜外间隙，从而使一部分脊神经的传导受到阻滞的麻醉方法，称为硬脊膜外阻滞，简称硬膜外阻滞。适用范围比腰麻广，最常用于横膈以下的各种腹部、腰部和下肢手术，尤其适用于上腹部手术，也可用于颈、胸壁和上肢手术。且不受手术时间限制。

(1) 常用药物：1.5%~2%利多卡因、0.5%~0.75%丁哌卡因，以及1%普鲁卡因和0.3%丁卡因合剂等。

(2) 麻醉方法：硬膜外间隙穿刺置管，病人的准备和体位与腰麻相同。穿刺针较腰麻针粗，且其前端为勺形头。局麻后，将穿刺针依次穿过皮肤、皮下组织，各层韧带。当针头刺破黄韧带时有一种突破感，阻力顿时消失，回抽无脑脊液流出，证实确在硬膜外间隙后，即可注药或置入硬膜外导管行连续硬膜外阻滞，导管一般置入3~5cm，退出穿刺针，导管用胶布固定于皮肤。一般给药时先注入试验剂量3~5ml，观察5~10分钟，并测试有无阻滞平面，然后再注入全量局麻药。

(3) 并发症

1）全脊髓麻醉：是硬膜外阻滞最危险的并发症，是指麻醉药经导管误注入蛛网膜下间隙且剂量较大时，全部脊神经甚至脑神经都可被阻滞，称全脊髓麻醉，简称全脊麻。病人首先感到进行性呼吸困难，随即呼吸停止、血压下降、意识消失。一旦发现，立即停药，行面罩正压通气，必要时行气管内插管维持呼吸，快速输液速度，遵医嘱给予升压药，维持循环功能。

2）局麻药毒性反应：多因导管误入血管内或局麻药吸收过快所致。轻度毒性反应可出现精神紧张，心跳过速、头晕、耳鸣等症状，严重毒性反应较为稀少，表现为心动过缓、外周循环迟滞、呼吸抑制甚至停止等。静脉注射麻黄碱30mg及阿托品0.25~0.5mg，病情可缓解，兴奋型者可静脉注射地西泮及异丙酚或其他药物（巴比妥类）治疗。

3）血压下降：因交感神经被阻滞，阻力血管和容量血管扩张所致。尤其是上腹部手术时，因胸腰段交感神经阻滞范围较广，并可阻滞心交感神经引起心动过缓，更容易出现血压下降。一旦发生，加快输液速度，必要时静脉注射麻黄碱10~15mg，以提升血压。

4）硬膜外麻醉血肿：若硬膜外穿刺或这关时损伤血管，可引起出血。血肿压迫脊髓可并发截瘫。病人表现为剧烈背痛，进行性脊髓压迫症状，伴肌无力、尿潴留、括约肌功能障碍，甚至完全截瘫。一旦发生，应尽早行硬膜外穿刺抽除血液，必要时切开椎板，清除血肿。

5）其他并发症：穿刺部位感染、导管折断都很少见，也能避免；穿刺时刺破血管造成血肿，严重者可造成麻醉后截瘫。有的老年病人因局麻药中加入过多的肾上腺素可致脊髓前动脉痉挛而致截瘫。疑有硬膜外血肿者应立即做蛛网膜下间隙造影，及早进行手术治疗。

(三) 全身麻醉

麻醉药经呼吸道吸入或静脉、肌内注射进入人体内，产生中枢神经系统的抑制，表现为神志消失、全身的痛觉丧失、遗忘、反射抑制和一定程度的肌肉松弛，这种方法称为全身麻醉。全身麻醉是临床上最常使用的麻醉方法，其安全性、舒适性均优于局部麻醉和椎管内麻醉。全身麻醉主要包括吸入麻醉和静脉麻醉两种。前者是将挥发性麻醉剂或气体吸入肺内，经肺泡毛细血管吸收进入血液循环，到达中枢神经系统，产生麻醉效应的一种方法。由于麻醉药是经肺通气进入体内和排出，故麻醉深度的调节较其他方法更为容易。后者是经静脉注射进入人体内，通过血液循环作用于中枢神经系统而产生全身麻醉的方法。其优点是诱导迅速，对呼吸道无刺激，不污染手术室，麻醉苏醒期也较平稳，使用时无须特殊设备；缺点为麻醉深度不易调节，容易产生快速耐药，无肌松作用，长时间用药后可产生体内蓄积和苏醒延迟。

1. 常用药物

(1) 吸入麻醉药：指经呼吸道吸入体内产生全身麻醉作用的药物。可分为挥发性麻醉剂和气体麻醉剂两类。一般用于全身麻醉的维持，有时也用于麻醉诱导。临床用于衡量麻醉深度的指标是最低肺泡有效浓度（minimal alveolar concentration，MAC），是指某种吸入麻醉剂在一个大气压下和纯氧同时吸入时，能使50%的病人对手术刺激不发生摇头、四肢运动等反应的最低肺泡浓度。MAC越小，麻醉效能越强。常用的吸入麻醉药如下：

1) 恩氟烷（安氟醚）：其麻醉性能较强。MAC为1.7%，对中枢神经系统有抑制作用，可使脑流量增加和颅内压增高，吸入浓度过高可产生惊厥。用于麻醉诱导和维持，诱导较快。因其可使眼压降低，故对眼内手术有利。有严重心脏病、癫痫、颅内压过高者慎用。

2) 异氟烷（异氟醚）：是恩氟烷的异构体，其麻醉性能强。MAC为1.15%。浓度低时对脑血流无影响；浓度高时，可使脑血管扩展、脑血流增加和颅内压增高。用于麻醉诱导和维持，也可用于术中控制性降血压。

3) 七氟烷（七氟醚）和地氟烷（地氟醚）：其麻醉性能较强。MAC为2.05%，对中枢神经系统有抑制作用，对脑血管有舒张作用，可引起颅内压增高。用于麻醉诱导和维持，麻醉后苏醒迅速，苏醒过程平稳。

4) 氧化亚氮（笑气，N_2O）：是一种不燃烧、不爆炸的气体麻醉剂。其MAC为105%，麻醉作用甚弱，常与强效吸入全身麻醉药复合应用。以降低后者的用量，减少副作用，并可加快麻醉诱导和苏醒。但是，N_2O可致弥散性缺氧，故需与氧气同时使用，氧浓度控制在30%以上。

(2) 静脉麻醉药

1) 硫喷妥钠：是临床麻醉中常用的超短效巴比妥类静脉麻醉药。由于无镇痛作用，一般不单独作为麻醉药使用，而以静脉诱导时的应用为主。常用剂量为4～6mg/kg静脉注射，注药后10～20秒即可出现呼吸抑制、意识消失。麻醉作用时间为4～10分钟。硫喷妥钠还是迄今最强的抗惊厥药，静脉注射几乎能使任何原因引起的惊厥停止。皮下注射可引起组织坏死，动脉内注射可引起动脉痉挛、剧痛及远端肢体坏死。哮喘、肌强直性萎缩症以及循环抑制、严重低血压病人禁用此类药。

2) 氯胺酮：以神志抑制较浅、镇痛作用显著为特点。体表镇痛作用强，临床主要用于体表小手术、清创、换药及全身麻醉的诱导。常用剂量为1～2mg/kg静脉注射，30～60秒起效，维持10～14分钟，肌内注射的剂量为4～10mg/kg。氯胺酮可引起一过性呼吸暂停、幻觉、噩梦和精神症状。使用较大剂量时,应注意氯胺酮对循环和呼吸的抑制作用。对于癫痫、颅内压增高、高眼压以及缺血性心脏病病人,应慎用。

3)异丙酚:为静脉催眠药,起效快、维持时间短,苏醒迅速而完全,醒后无明显后遗症。主要用于全身麻醉的诱导与维持、门诊小手术和检查的麻醉,对老年人和术前循环功能不全者剂量应减半。注射时疼痛较明显,经深静脉给药或同时注射少量利多卡因可改善。

(3)肌肉松弛药:肌肉松弛药(又称肌松药)是骨骼肌松弛药的简称,它可以选择性地作用于神经肌肉接头,暂时干扰正常神经肌肉兴奋传递,使肌肉松弛。主要分为去极化肌松药和非去极化肌松药两类。

1)去极化肌松药:主要以琥珀胆碱为代表,起效快,肌松完全且短暂。临床主要用于全麻时气管内插管,用量为1～2mg/kg由静脉快速注入。不良反应有眼内压升高、颅内压升高、高血钾、心律失常等。

2)非去极化肌松药:以筒箭毒碱为代表,还有泮库溴铵(潘可罗宁)、维库溴铵(万可罗宁)、阿曲库铵(卡肌宁)等。临床用于全麻诱导插管和术中维持肌肉松弛。重症肌无力者禁用,有哮喘史及过敏体质者慎用。其中筒箭毒碱和泮库溴铵作用时间较长,维库溴铵和阿曲库铵作用时间较短。

(4)麻醉辅助用药

1)地西泮:具有镇静、抗焦虑、催眠、遗忘及抗惊厥作用,静脉注射后迅速起效,在静脉麻醉中作为麻醉诱导的辅助药。

2)咪达唑仑:为短时间作用药,其作用强度为地西泮的1.5～2倍,给药时无注射痛,其作用同地西泮,但呼吸和循环抑制较地西泮重。

3)芬太尼:是现今临床上应用较多的人工合成的强镇痛药。作用强度为吗啡的75～125倍,作用时间约30分钟,但其呼吸抑制的时间可达1小时。镇痛剂量为2～10μg/kg静脉注射,麻醉剂量为30～100μg/kg静脉注射。

4)吗啡:具有镇静、镇痛作用,对心肌无明显抑制。副作用为恶心、呕吐、瘙痒等。哮喘者可引起哮喘发作。成人用量为5～10mg皮下或肌内注射。

2.全身麻醉的实施

(1)麻醉诱导:是指病人接受全麻药物后,由清醒状态到神志消失,并进入全麻状态后进行气管内插管,此阶段称为全麻诱导期。麻醉诱导是麻醉过程中的危险阶段,病人在该阶段从清醒转入麻醉状态,机体各器官功能因麻醉药的影响而表现出亢进或抑制,可引起一系列的并发症而威胁病人生命。因此应尽可能缩短诱导期,使病人平稳地转入麻醉状态。实施麻醉诱导前,应监测心电图、血压和血氧饱和度。

1)吸入麻醉的诱导:有开放点滴法及面罩吸入诱导法两种,目前常用面罩吸入诱导法,将麻醉面罩叩于病人的口鼻部,开启麻醉药蒸发器并逐渐增加吸入浓度,麻醉药通过麻醉机回路输送给病人,病人通过自主呼吸将药物吸入,达到麻醉诱导的目的。

2)静脉诱导法:先以面罩吸入纯氧2～3分钟,增加氧储备并排出肺及组织内的氮气。根据病情选择注入合适的静脉麻醉药,并严密监测病人的意识、循环和呼吸的变化。待病人神志消失后再注入肌松药,全身骨骼肌及下颌逐渐松弛,呼吸由浅到完全停止。这时应麻醉面罩进行人工呼吸,然后进行气管内插管。插管成功后,立即与麻醉机相连接并行人工呼吸或机械通气。为减轻气管内插管引起的心血管反应,可在插管前静脉注射芬太尼3～5μg/kg。与吸入诱导法相比,静脉诱导较迅速,病人也较舒适,无环境污染,但麻醉深度的分期不明显，对循环的干扰较大。

（2）麻醉维持：此期的主要任务是维持适当的麻醉深度以满足手术的要求，同时，保证循环和呼吸等生理功能的稳定。

1）吸入麻醉维持：可经面罩或气管插管维持麻醉，前者需特别注意呼吸道不全梗阻的问题。一般需要用口咽或鼻咽通气道保持上呼吸道的通畅。可经呼吸道吸入一定浓度的吸入麻醉药，以维持适当的麻醉深度。临床上常将50%～70%的N_2O与挥发性麻醉药合用，挥发性麻醉药的吸入浓度可根据需要调节。需要肌松时可加用肌松药。

2）静脉麻醉药维持：静脉给药方法有单次、分次和连续注入法三种。可根据手术需要和不同静脉全麻药的药理特性来选择给药方法。因为目前所用的静脉麻醉药中，除氯胺酮外，多数都属于催眠药，缺乏良好的镇痛作用，所以单一的静脉全麻药仅适用于全麻诱导和短小手术，对复杂和长时间的手术，多选择复合全身麻醉。

3）复合全身麻醉：是指两种或两种以上的全麻药和（或）复合应用，彼此取长补短，以达到最佳临床麻醉效果。随着静脉和吸入全麻药品种的日益增多，复合麻醉在临床上得到越来越广泛的应用。根据给药的途径不同，复合麻醉可大致分为全静脉复合麻醉和静脉与吸入麻醉药复合的静吸复合麻醉。

3. 并发症

（1）呕吐与误吸：是全麻后的常见并发症。麻醉前准备不充分、胃扩张、上消化道出血等都可发生呕吐和误吸。病人意识、咽喉反射消失，发生呕吐很容易引起误吸，所导致的后果因误吸物的量和性质而有所不同。故麻醉前应减少胃内容物滞留。此外，麻醉期间应加强呼吸道的保护。

（2）呼吸道梗阻：以声门为界，可以分为上呼吸道梗阻和下呼吸道梗阻。

1）上呼吸道梗阻：常见原因有：① 麻醉后病人的下颌肌肉松弛引起舌后坠；② 刺激性麻醉药物及异物刺激导致喉头水肿。一旦发生则应立即处理。舌后坠所致之梗阻者托起下颌，置入口咽或鼻咽通气道，同时清除咽喉部的分泌物和异物；喉头水肿者可用激素，严重者行紧急气管切开。严重喉痉挛时，可用粗针头行环甲膜穿刺。

2）下呼吸道梗阻：常见原因有：① 既往有哮喘或对某些麻醉药过敏者出现急性支气管痉挛；② 胸腔及上腹部术后病人术后由于害怕疼痛或体位的影响导致咳痰无力；③ 炎症和药物刺激引起呼吸道分泌物增多。处理及预防方法：及时清除呼吸道分泌物；在保证循环稳定的情况下，快速加深麻醉，松弛支气管平滑肌。

（3）低血压：麻醉中收缩压<80mmHg或收缩压下降超过基础值的30%时，应根据原因及时处理。原因包括麻醉药引起的血管扩张、术中脏器牵拉所致的迷走反射以及术中长时间容量补充不足或不及时等。应根据手术刺激强度，调整麻醉状态；根据失血量，快速输注晶体和胶体液，酌情输血。血压急剧下降者，快速输血、输液仍不足以纠正低血压时，应及时使用升压药。预防：施行全麻前后应给予一定量的容量负荷，并采用联合诱导、复合麻醉，避免大剂量、长时间使用单一麻醉药。

（4）高血压：也是全身麻醉的常见并发症，除原发性高血压者外，多与麻醉浅、镇痛药用量不足、未能及时控制手术刺激引起的强烈应激反应有关。故诱导期应在快速补液扩容的基础上逐渐加深麻醉。术中病人舒张压>100mmHg或收缩压高于基础值的30%时，应立即处理，如加深麻醉、应用降压药和其他心血管药物。

（5）心律失常：以窦性心动过速和房性期前收缩比较多见，可因麻醉过浅、心肺疾病、麻醉药对心脏起搏系统的抑制、麻醉和手术造成的全身缺氧、心肌缺血而诱发。对频发室性期前收缩以及心室颤动者,应在给予药物治疗的同时电击除颤。心搏骤停者需立即施行心肺复苏。

(6) 高热、惊厥:可能与全麻药引起中枢性体温调节失调有关,或与脑组织细胞代谢紊乱、病人的体质因素有关。由于婴幼儿体温调节中枢尚未完全发育成熟,所以在小儿麻醉中比较常见。应及时给予降温、镇静处理;如果抢救不及时,会导致呼吸、循环功能的衰竭。

(7) 术后苏醒延迟与躁动:苏醒期躁动与苏醒延迟有关,常由苏醒不完全和镇痛不足所致。在麻醉变浅、病人将要苏醒时,病人常出现躁动不安和幻觉,易发生坠床、抓挠伤口等,应提高警惕。

(四) 麻醉期间监护

1. **呼吸功能的监护**　呼吸功能是麻醉时最容易和最先受到影响的重要功能之一,保持呼吸功能正常是麻醉期间一项十分重要的任务。主要监测指标有:① 呼吸:密切注意呼吸的频率、节律、深度、呼吸运动的类型等。② 皮肤、黏膜:观察皮肤、口唇、指甲有无发绀。③ 血氧饱和度(SpO_2):将病人的手指或脚趾伸入监护仪的探头套内,可获得血氧饱和度,可以此早期发现低氧血症,正常值>95%。④ 动脉血气分析:PaO_2、$PaCO_2$和pH是衡量呼吸管理是否合理的参数。⑤ 潮气量和每分通气量:在麻醉机和呼吸机面板上可看到病人的潮气量和每分通气量。正常成人潮气量为400～500ml,每分通气量为6～8L,低于3L为通气不足,高于10L为通气过度。⑥ 有条件还可检测呼吸末二氧化碳($PETCO_2$)以了解呼吸功能是否正常,正常值为4.67～6.0kPa(35～45mmHg)。

2. **循环功能的监护**　维持循环功能的稳定在麻醉管理中占有重要地位,循环系统的变化将直接影响病人的安全和术后的恢复。麻醉过程中应针对原因采取适当的预防措施。当发生循环障碍时,应对血容量、心脏代偿功能和外周血管的舒缩状态作出正确判断,并进行针对性的处理。主要监测指标有:血压、脉搏、CVP、PCWP、CO、尿量和失血量、心电图。

3. **其他**

(1) 全身情况:注意表情、神志的变化,严重低血压和缺氧可使病人表情淡漠和神志丧失;局麻药中毒时,可出现精神兴奋症状,严重者可发生惊厥。

(2) 体温的监测:小儿的体温调节中枢发育尚未完善,体温易受麻醉及周围环境温度的影响。体温过高可导致代谢性酸中毒和高热惊厥,体温过低容易发生麻醉过深而引起循环抑制,麻醉后苏醒时间也延长。

五、手术人员的准备

无菌技术是外科治疗的基本原则,是确保手术成功、预防手术感染的关键环节之一。手术人员在进行手臂清洗、消毒后需穿无菌手术衣,戴无菌手套,防止细菌进入手术切口。

(一) 外科手消毒

也称刷手,是指手术人员通过机械刷洗和化学消毒方法去除并杀灭双手和前臂的暂居菌和部分常驻菌,从而达到消毒皮肤的目的。

1. **刷手前的准备**　手术人员应在进入洁净区之前穿好手术衣裤和手术室专用鞋,自身衣服不得外露,将衣袖卷至上臂上1/3处。戴好口罩、手术帽,头发、口鼻不外露,剪短指甲,去除饰物,检查手臂皮肤有无破损及感染。

2. **刷手方法**　常用的方法有肥皂水刷手法和碘伏刷手法,随着各种手部消毒剂的产生和发展，也出现了很多新的手臂消毒方法，目前较常用的有美逸柔刷手法等。

（1）肥皂刷手法：① 清洁：按照普通洗手方法将双手和手臂用肥皂和清水洗净。② 刷洗：用消毒毛刷蘸取消毒肥皂液刷洗双手及手臂，范围从指尖至肘上10cm。顺序是从指尖至手腕、从手腕至肘部、从肘部至肘上部三个区域依次刷洗，左、右两侧交替进行，特别要注意甲缘、甲沟、指蹼等处的刷洗。刷完一遍后，手指朝上、肘朝下用自来水冲洗，然后更换消毒毛刷再依照前面的方法再刷洗两遍，反复刷三遍，刷洗持续大约10分钟。③ 擦干：用无菌巾从手至上臂将水擦干，擦过肘部以上的毛巾不可再擦手部。④ 浸泡：将双手及前臂在75％乙醇内浸泡3～5分钟，浸泡范围至肘上6cm，若有乙醇过敏者，可用0.1％苯扎溴铵浸泡。⑤ 待干：浸泡消毒后，保持拱手姿势待干，此后双手不得下垂，不能接触未经消毒的物品。

（2）碘伏刷手法：① 用肥皂或洗手液清洗双手及手臂，流动水冲净。② 用无菌刷接取0.5％碘伏液，自手指开始向上刷至肘关节上10cm，方法与肥皂刷手法相同，共刷手5分钟。③ 用无菌巾从手至手臂擦干碘伏，不能超过刷手范围区域，不能回擦。④ 保持双手拱手姿势，自然干燥。

（3）美逸柔刷手法：① 用美逸柔™4％氯己定外科洗手液清洗双手及手臂至肘上10cm，用流动水冲洗。② 用美逸柔™4％氯己定外科洗手液按顺序刷洗3分钟，刷手的顺序是双手交替、循序渐进、从指尖开始，沿甲缘、指间、手掌、腕部、前臂、肘部至肘上10cm。③ 刷手后将刷手液用流动水彻底冲净，待水略干后用无菌巾将双手及手臂擦干。④ 用美逸柔™消毒擦手液涂抹双手及前臂，搓擦至干。

（二）穿无菌手术衣

1. 选取适当号码的无菌手术衣，在无菌区域范围内较宽敞的地方双手持衣领打开手术衣，举至与肩同齐水平，内面朝向自己。

2. 向上轻抛手术衣，顺势将双手同时伸入左、右袖筒中，两臂前伸，不可过肩，也不可左右伸开。

3. 巡回护士在穿衣者背后抓住衣领内面，协助拉袖口，并系住衣领后带。

4. 双手交叉，身体略向前倾，用手指夹住腰带递向后方，由巡回护士接住并系好。

5. 手术衣的无菌范围为腋前线、肩以下、腰以上及袖子。穿好无菌手术衣后，双手应置于胸前，不可上举过肩、下垂过腰或伸于腋下。等待时，应靠近无菌区域，避免污染（图6-1）。

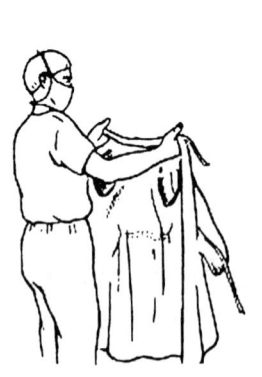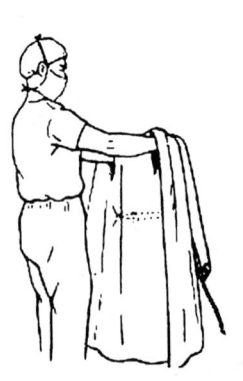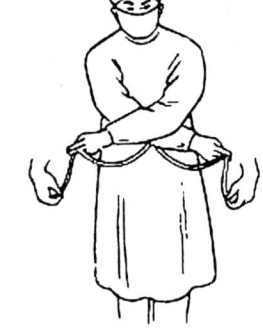

图6-1 穿无菌手术衣

(三)戴无菌手套

穿好手术衣后再戴无菌手套,方法分为闭合式和开放式两种。开放式戴手套的方法参见基础护理学相关章节,在此详细介绍闭合式戴手套(图6-2)的方法。

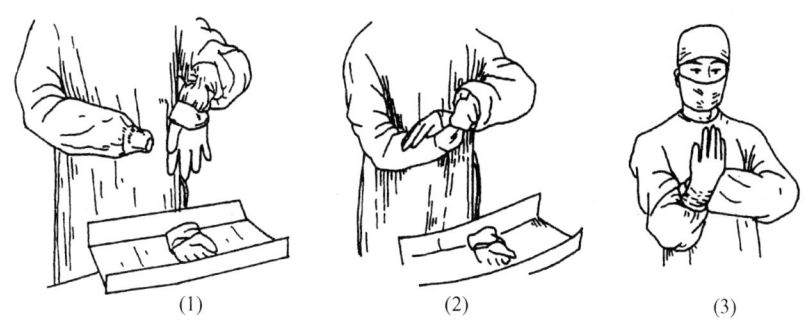

图 6-2 闭合式戴手套法

1. 双手伸入左右袖管后,不要伸出袖口,双手在袖筒内将无菌手套包装打开平放于无菌台面上。

2. 左手隔着衣袖将左手手套的大拇指与袖筒内的左手大拇指对正,右手将手套边反翻向左手背,左手五指张开伸进手套,同样方法戴好右手套。未戴手套的手不可接触手套外面,已戴手套的手不可接触未戴手套的手和非无菌物。

3. 戴好手套后用无菌生理盐水冲洗手套上的滑石粉,以防引起病人术后肠粘连。手术中手套如有破损或污染,应立即更换。

六、手术病人的准备

(一)接病人入室

提前将病人接入手术室,护士应按照手术安排仔细完成三查七对,根据手术要求准备相应用品。

(二)手术体位准备

巡回护士应根据病人的手术部位,调整手术床并利用体位垫、体位架、固定带等物品协助病人摆好适当的手术体位。正确的手术体位可以良好地暴露手术部位,防止神经、肢体等意外损伤的发生,缩短手术时间。手术体位摆放的总体要求是:① 最大限度保证病人的舒适与安全;② 充分暴露术野,便于医师操作;③ 不影响呼吸、循环功能;④ 皮肤受压最小;⑤ 不过度牵拉肌肉、骨骼;⑥ 不压迫外周神经(图6-3)。

1. 仰卧式 是最常见的手术体位,主要包括以下几种:① 水平仰卧位:适用于胸、腹部、下肢等手术。② 头低仰卧位:适用于下腹部及盆腔手术。③ 颈后仰卧位:适用于甲状腺、颈前路手术、腭裂修补等手术。④ 侧头仰卧位:适用于耳部、颌面部、侧颈部、头部等手术。

2. 侧卧位 适用于肺、食管、侧胸壁、侧腰部手术。包括胸部手术侧卧位、肾手术侧卧位等。

3. 俯卧位 适用于脊柱、颅后窝及其他背部手术,头可侧向一边或使用头架进行支撑。

4. 膀胱截石位 适用于肛门、尿道、阴道、会阴部手术及膀胱镜检查。

5. 坐位 主要用于颅后窝和颈脊髓部位的手术。

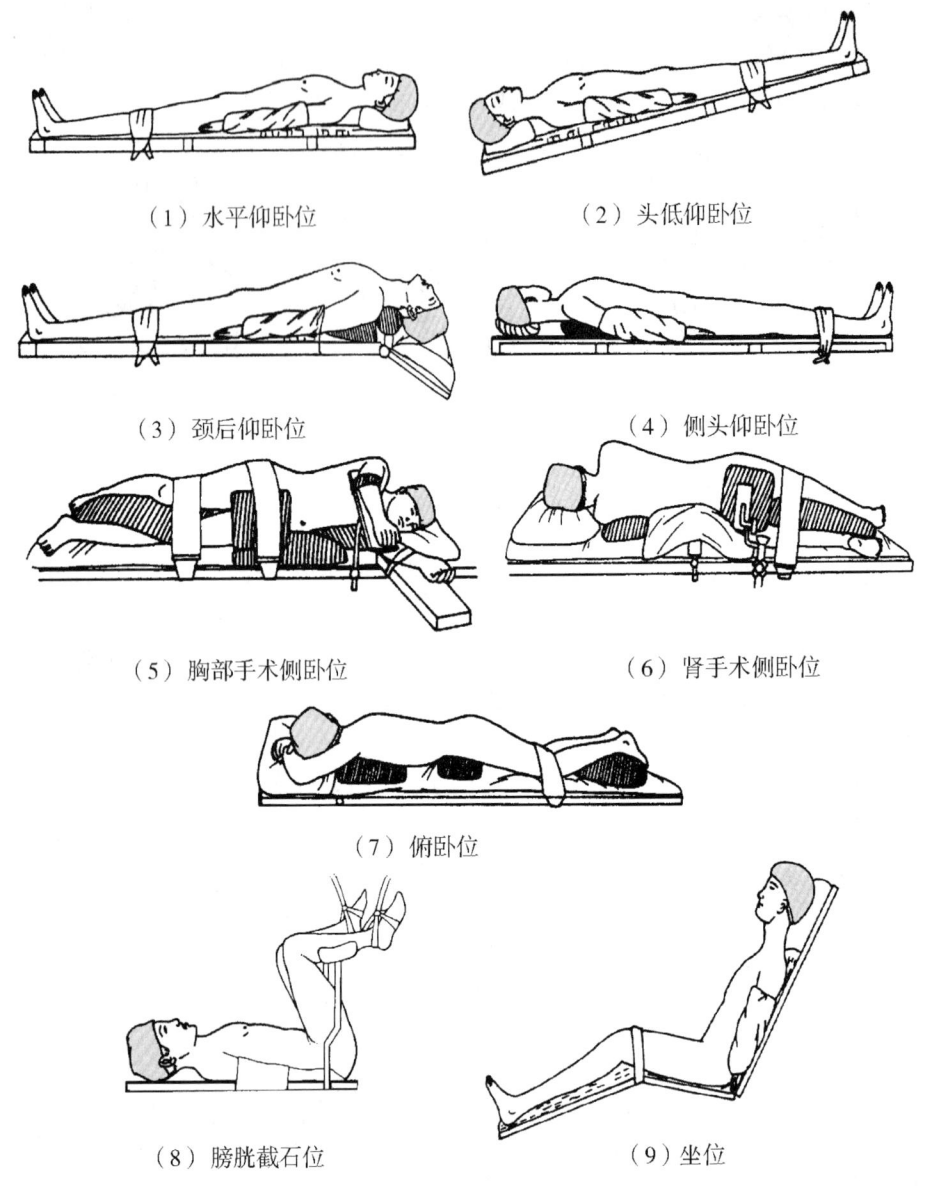

图 6-3　常见手术体位

（三）手术区皮肤消毒

病人在病房做好初步皮肤准备之后要在手术室进行最后的手术区域皮肤消毒，目的是杀灭切口及其周围皮肤上的微生物。消毒范围包括切口周围 15～20cm 的区域。消毒前先检查手术区域皮肤的清洁程度、有无破损及感染，然后用 2.5%～3% 碘酊消毒 1 遍，75% 乙醇脱碘 2 遍；或用 0.5% 的碘伏消毒 2 遍。一般以手术切口为中心向四周涂擦；感染伤口或肛门、会阴部皮肤消毒应由外向内涂擦；消毒中用药液不可过多，以免造成皮肤损伤；已接触污染部位的药液纱球不能回擦；消毒者手臂不能接触病人，消毒后要再次刷手。

（四）手术区铺无菌单

手术区消毒后，铺无菌单的目的是建立无菌安全区，显露手术切口所必需的皮肤区域，遮盖切口周围，以避免和减少术中污染。

1. 手术切口周围及手术托盘上应铺置 4 层以上, 其他部位应至少 2 层以上, 无菌单下垂应超过桌面下 35cm。

2. 护士在传递治疗巾或中单时, 手持两端向内翻转遮住双手, 医师接时可避免接触护士的手。

3. 手术区铺无菌治疗巾的顺序是先下后上、先对侧再近侧。治疗巾铺好后 4 个交角可用巾钳固定, 也可用无菌皮肤保护膜粘贴固定。已铺好的治疗巾不可随意移动, 如需移动只能向切口外移动。

4. 无菌中单分别铺在手术切口的上、下方, 铺单时无菌单不可触及腰以下的无菌手术衣。

5. 最后铺手术孔单, 将有孔的大单正对手术切口, 短端向头部、长端向下肢, 先上再下分别展开。铺单者手应卷在单内, 避免污染。

(五) 手术过程中的无菌原则

手术过程中的无菌操作是预防切口感染、保证病人安全的关键, 是手术成功的重要因素。所有参加手术的人员都要充分认识到无菌操作的重要性, 严格遵守无菌原则, 保证手术的顺利进行。

1. 无菌物品的保管　手术所使用的一切器械和物品在使用前应经过严格的消毒、灭菌并保持无菌状态。无菌物品的保存期限在 5 月 1 日~10 月 1 日的有效期为 7 日, 10 月 1 日~5 月 1 日的有效期为 14 日。打开的无菌包、无菌容器可保持无菌 4 个小时, 4 个小时后不可使用, 如需使用需重新消毒、灭菌。任何怀疑有被污染可能的物品、坠地的物品、潮湿或灭菌日期不清的物品均应视为污染, 需经重新消毒灭菌后方可使用。

2. 工作人员的要求　手术人员应保持良好的健康状况。有上呼吸道感染、皮肤感染、手指破损者应避免手术。所有手术人员均应更换洁净的衣裤、鞋帽、口罩, 刷手、穿无菌手术衣、戴无菌手套。中途离开再次返回参加手术操作者应重新刷手和更衣。

3. 明确无菌范围　手术人员刷手后手臂不可接触未经消毒的物品。穿好手术衣后, 手术衣的无菌范围为身体前面肩以上、腰以下及袖子。肩以下、腰以上和背部均为有菌区。手术人员前臂应保持在腰水平以上, 肘部内收, 不能下垂。手术人员在操作过程中也要保证手在无菌区内活动。所有手术人员应面对无菌区进行操作, 不可在手术人员的背后传递器械及手术用品。如需交换位置, 应背对背移动。

4. 无菌区的建立　无菌操作时应建立无菌区, 无菌台台面以上为无菌区, 台边缘以下均视为有菌区。所有无菌物品都应放在无菌区内, 并注意减少暴露和被污染的机会。未刷手的工作人员应与手术台保持一定距离, 不可将手伸入无菌区内。参观手术人员要与手术区域保持 30~40cm 以上的距离。

5. 保持物品无菌　手术过程中任何无菌物品不能低于手术人员腰以下或手术台面以下。手套、手术衣及手术用物 (如无菌巾、布单) 如疑有污染、破损、浸湿时应立即更换。

6. 无菌物品的使用　一份无菌物品只能用于一个病人, 打开后即使未用, 也不能留给其他病人使用, 需重新包装、灭菌后才能使用。

七、麻醉恢复期护理

(一) 恢复期监护

1. 局部麻醉的护理　局麻对机体影响较小, 一般不需特殊护理。若手术中出现毒性或过敏反应,即使恢复,也会有精神不振、乏力或嗜睡等表现,血压有时偏低。应注意观察,至完全恢复为止,必要时进行静脉输液及继续药物治疗。门诊手术病人,如术中用药较多者,应嘱咐病人在手术室外休息15～30分钟,观察无主观不适及异常反应后方可离去。

2. 椎管内麻醉的护理

(1) 蛛网膜下腔阻滞：为了预防麻醉后头痛,手术后常规去枕平卧6～8小时。定时测量血压、脉搏,直至麻醉作用完全消失。麻醉平面超过第6胸椎水平的病人,手术后应常规吸氧。

(2) 硬膜外阻滞：硬膜外麻醉穿刺时不穿透蛛网膜,不会引起头痛,但因交感神经阻滞后,血压多受影响,故回病房后需平卧4～6小时,但不必去枕。麻醉后定时测量血压、脉搏,如果平稳,即可按手术本身需要取适当卧位。

3. 全身麻醉的护理　手术结束后,除意识障碍病人需带气管插管回病房外,一般应待病人意识恢复、拔除导管后送回病房或重症监护病房(ICU)。

(1) 保持呼吸道通畅：因全麻后即使病人清醒,残留的药物对机体的影响仍将持续一段时间,因此在药物未完全代谢之前,随时可出现循环、呼吸等方面的异常。特别是苏醒前病人容易发生舌后坠、喉痉挛、呼吸道黏液堵塞、呕吐物窒息等,引起呼吸道梗阻。如为气管内麻醉,还有发生喉头水肿的可能。为防止呕吐物误吸,全麻后未清醒的病人应去枕平卧,头偏向一侧,也可取侧卧位,以防误吸而引起窒息。各种呼吸道梗阻均需紧急处理,喉头水肿需用地塞米松静脉注射,儿童喉头水肿易迅速发展为完全性呼吸道阻塞,应在床边准备好气管切开包和吸痰器。对于痰液黏稠、量多的病人,应鼓励有效咳痰,并使用抗生素、氨茶碱、皮质类固醇以及雾化吸入等,帮助排痰和预防感染。

(2) 维持循环功能：病人血压过低常因血容量不足引起,应检查输液是否顺利,有无内出血等。如发生心律失常,应连续监测心电图,随时告诉医生病情进展。

(3) 防止意外损伤：病人苏醒过程中常出现躁动、不安和幻觉,应加强保护。如见病人眼球活动,睫毛反射恢复,瞳孔稍大,呼吸加快,甚至有呻吟、转动,是即将苏醒的表现。此时最易发生躁动,必要时需加约束,防止病人不自觉地拔除静脉输液管和各种引流导管,造成意外。

(4) 注意保暖：可用热水袋或电热毯,但需防止烫伤;也可采用提高室内温度的方法。

(5) 保持静脉输液及各种引流管的通畅,记录苏醒期用药、引流量。

(6) 观察、记录病人清醒程度：根据麻醉后评分法评定病人苏醒进展(表6-1),病人入室后,术后1小时、2小时、3小时分别进行评估。总分＞7分,提示可离开麻醉恢复室。

(7) 把握气管插管的拔管指征：① 意识及肌力恢复,根据指令可睁眼、开口、舌外伸、握手等,上肢可抬高10秒以上。② 自主呼吸恢复良好,无呼吸困难的表现。潮气量＞5ml/kg,肺活量＞15ml/kg,呼吸频率15次/分左右,最大吸气负压：$-25cmH_2O$,$PaCO_2<6kPa$(45mmHg),$PaO_2>8kPa$(60mmHg)(吸空气时),$PaO_2>40kPa$(300mmHg)(吸纯氧时)。③ 咽喉反射恢复。④ 鼻腔、口腔及气管内无分泌物。

(二) 病人的转送

体位变化对循环影响很大,尤其在血容量不足时,故在转运前应补足容量,轻柔、缓慢地搬动病人。转送过程中确保静脉、动脉、气管中等各种管道的妥善固定,防止脱出。有呕吐可能者应将其头侧倾。全麻未醒状态下病人应在人工呼吸状态下转送。一般病人可在呼吸空气状态下转送。心脏及大手术、危重病人应在吸入纯氧及循环、呼吸等生命体征监测下转送。

表 6-1　麻醉后评定病人苏醒进展评分表

评估内容		得分	入室后	术后		
				1小时	2小时	3小时
肌肉活动：（自发或在指令下移动）	能够移动四肢	2				
	能够移动两个肢体	1				
	不能控制任何的肢体	0				
呼吸	能够进行深呼吸和咳嗽	2				
	呼吸能力有限（呼吸困难或）	1				
	无自主能力	0				
循环	术前血压 BP±20%	2				
	术前血压 BP±20%～49%	1				
	术前血压 BP±50%	0				
意识水平	完全清醒	2				
	可被叫醒	1				
	无反应	0				
氧饱和度	室内空气情况下＞92%	2				
	需要辅助给氧，保持＞90%	1				
	虽辅助给氧，但＜90%	0				
总分：						
离开时间：_____			护士签字：_____			

不用评分者，达到以下标准，可转回病房：① 神志清醒，有定向力，回答问题正确；② 呼吸平稳，能深呼吸及咳嗽，SpO_2＞95%；③ 血压及脉搏稳定 30 分钟以上，心电图表现无严重的心律失常和心肌缺血。

思考题

1. 男性，56 岁，因出血性脑卒中行颅内血肿清除术。在手术过程中，器械护士不慎将纤维镊子坠落于地面上。此时巡回护士应怎样应对？

2. 男性，70 岁，左背部脂肪瘤多年，近年来逐渐增大约有 10cm×12cm 大小，需门诊手术切除，术前经普鲁卡因、青霉素皮试。手术日禁食、禁饮，病人情况良好，无感冒、发热。手术用 1% 普鲁卡因做局部浸润麻醉，因肿瘤较大，术中用局部麻醉药约 130ml。病人在手术刚开始出现了谵妄、惊厥，心率加快为 120 次/分，血压升高为 180/120mmHg，呼吸为 24 次/分。

请问：① 该病人发生了什么情况？② 有哪些原因可导致此情况的发生？③ 如何处理？

（韩斌如）

第七章

手术后病人的护理

学习目标

1. 列举术后评估内容。
2. 描述术后常见不适及其护理要点。
3. 描述术后常见的并发症及其观察、护理要点。
4. 为手术后病人提供整体护理。

案例

男性，72岁，右肺下叶鳞癌病人。在全麻下行右下肺叶切除术。术后第1天，病人咳嗽、咳痰，痰中带血，诉因切口疼痛，不敢用力咳嗽。查体：T 38.2℃，P 92次/分，R 30次/分，BP 138/90mmHg，身高165cm，体重80kg。右上、下胸腔闭式引流管通畅，均有气体排出，引流液为血性液。留置尿管通畅，引流为正常色尿液。

请问：① 该病人目前的护理诊断/合作性问题是什么？② 该病人术后的观察、护理要点是什么？

病人自手术结束后回到病房直至出院的这个阶段称为手术后期。此期的护理重点是维持病人各系统的生理功能，减轻疼痛与不适，预防术后并发症，为病人实施出院计划。

【护理评估】

1. 术中情况　病人的麻醉及手术方式，手术是否顺利，出血情况，术中用药、补液情况，病人术后留置的治疗性管道及其用途等。

2. 目前身体状况

(1) 生命体征：评估病人的生命体征、意识水平，病人有何不适以及有无潜在并发症的迹象等。

(2) 切口状况：有无切口渗血、渗液情况，有无感染和切口愈合不良。

(3) 引流管：病人留置引流管的数量、部位以及引流管的作用，术后引流是否通畅，观察引流物的量、色、质。

3. 心理社会状况　评估术后病人及家属对手术的认识和看法，了解病人术后的心理感受，进一步评估有无引起术后心理变化的原因：① 担心不良的病理检查结果、预后效果、术后生活质量等；② 术后出现切口疼痛等不适；③ 身体恢复缓慢，出现并发症；④ 担心费用昂贵，经济能力难以维持后续治疗。

【主要护理诊断/合作性问题】

1. （进食、如厕、沐浴）自理缺陷　与术后疼痛、虚弱、活动受限有关。
2. 疼痛　与手术损伤组织及手术切口有关。
3. 活动无耐力　与手术创伤、机体负氮平衡有关。
4. 尿潴留　与麻醉造成排尿功能受到抑制及不习惯卧床排尿有关。
5. 潜在并发症　术后出血、切口感染、肺部感染、泌尿系统感染或下肢深静脉血栓形成等。

【护理措施】

（一）一般护理

1. 安置病人　床边常规准备输液架、胃肠减压装置、吸氧装置、体温表、血压计、胶布、固定引流管的别针、接呕吐物的弯盘等。专科手术病人或重症病人应做特殊准备。

（1）搬运：搬运病人时应动作轻柔、平稳，切勿压迫手术部位，保护输液肢体和引流管等，接好各种引流管并妥善固定。

（2）卧位：根据麻醉、病人全身情况、手术方式、疾病性质等选择卧位。全麻未醒的病人应平卧，头偏向一侧，使口腔内分泌物或呕吐物易于流出，避免吸入气管。蛛网膜下腔麻醉病人，应去枕平卧6～8小时，以防脑脊液外漏致头痛。全麻清醒后、蛛网膜下腔麻醉6～8小时后、硬膜外腔麻醉6小时后、局部麻醉等病人，生命体征平稳后，可根据手术部位需要安置卧位。颅脑部手术者可取15°～30°头高脚低斜坡卧位。颈、胸手术后多采用高半坐卧位，利于呼吸和有效引流。腹部手术后多取低半坐卧位，以减小腹壁张力。脊柱或臀部手术后，可采用俯卧或仰卧位。

2. 病情监测　术后常规监测生命体征，包括体温、脉搏、呼吸、血压、每小时尿量，记录出入量。有心、肺疾患或有心肌梗死危险的病人应给予无创或有创中心静脉压、肺动脉压、心电监护及血氧饱和度监测。

3. 休息与活动　保持室内安静，减少对病人的干扰，保证其安静休息及充足的睡眠。原则上应鼓励病人早期活动，可增加肺活量，减少肺部并发症；改善全身血液循环，促进切口愈合；减少因静脉血流缓慢并发深静脉血栓形成；有利于肠道蠕动和膀胱收缩功能的恢复，减少腹胀和尿潴留的发生。对于休克、心肌衰竭、严重感染、出血、极度衰弱、有特殊固定和制动要求的病人，不宜早期活动。活动时应根据病人的耐受程度，逐步增加活动量，固定好引流管，防止跌倒，并给予协助。

4. 饮食与输液　饮食的时机、种类与手术范围的大小、是否涉及胃肠道相关。

（1）非腹部手术：根据手术大小、麻醉方法、病人反应来决定开始饮食的时间。一般的体表或肢体手术，术后即可进食；手术范围大，全身反应较明显的，需待2～3日后方可进食。局麻后无不适，可根据病人要求给予饮食。蛛网膜下腔麻醉和硬脊膜外腔麻醉，术后3～6小时即可根据病人需要进食。全麻清醒后，如无恶心、呕吐，方可进食。

（2）腹部手术：一般术后常规禁食、补液24～48小时，待肠蠕动恢复、肛门排气后拔除胃管，试进少量流食，逐步增加到全量流食、半流食，直至恢复普食。

5. 切口护理

（1）外科手术切口分类：根据外科手术切口微生物污染情况分为：① 清洁切口：手术未进入感染炎症区，未进入呼吸道、消化道、泌尿生殖道及口咽部位。② 清洁-污染切口：

手术进入呼吸道、消化道、泌尿生殖道及口咽部位，但不伴有明显污染。③污染切口：手术进入急性炎症但未化脓区域；开放性创伤手术；胃肠道、尿路、胆道内容物及体液有大量溢出污染；术中有明显污染（如开胸心脏按压）。④感染切口：有失活组织的陈旧创伤手术；已有临床感染或脏器穿孔的手术。

（2）愈合分级：切口的愈合也分为三级：①甲级愈合指愈合良好，无不良反应。②乙级愈合指愈合处有炎症反应，如红肿、硬结、血肿、积液等，但未化脓。③丙级愈合指切口化脓，需要切开引流等处理。

（3）缝线拆除的时间：根据切口部位、局部血液供应情况、病人年龄、营养状况来决定。一般头、面、颈部术后4～5日拆除；下腹部、会阴部6～7日拆除；胸部、上腹部、背部、臀部7～9日拆除；四肢10～12日拆除，近关节处伤口拆线时间可适当延长，减张缝线术后14日拆线。

6.引流管护理　引流管的种类较多，护理要点主要是妥善固定、保持通畅、观察并记录引流物的颜色、性质和量。如有异常及时通知医师。各种引流管放置的时间依引流目的而定，原则上是不宜过久留置引流，当引流量逐渐减少后，即可考虑拔除。伤口引流管留置时间不宜过长。

（二）术后不适的护理

1.切口疼痛　麻醉作用消失后，病人开始感觉切口疼痛，在术后最初24小时内最剧烈，2～3日后疼痛明显减轻。疼痛除会造成病人痛苦外，还会影响各器官的生理功能。受到刺激时会加剧切口疼痛。护士应指导病人在咳嗽、翻身、活动肢体时用手按住伤口部位，以减少对切口张力刺激而引起的疼痛。

采用口述疼痛评分法、数字评分法等，评估和了解病人疼痛程度。观察病人疼痛时间、部位、性质和规律。给予病人术后切口疼痛规律的相关指导。遵医嘱给予镇痛、镇静药物。术后常用的镇痛药有非甾体消炎药和阿片类镇痛药两类。非甾体消炎药有对乙酰氨基酚、布洛芬、酮洛酸等；阿片类药物有吗啡、哌替啶和芬太尼等。非甾体消炎药一般用于轻度至中度疼痛的治疗，阿片类药物是治疗中度至重度疼痛的主要方法。

传统的术后镇痛方法是当病人出现疼痛时再给予药物，病人自控止痛（patient controlled analgesia，PCA）是应用计算机控制的微量泵向体内注射既定剂量的药物，允许病人在严格的控制下，自行给药进行镇痛（图7-1）。

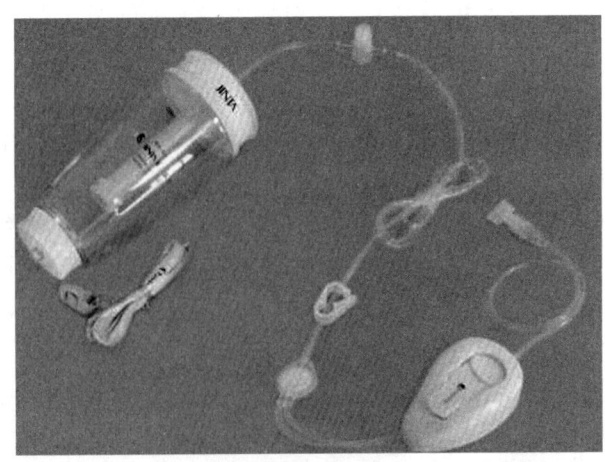

图7-1　自控止痛泵

2. 发热　由于手术创伤的反应，术后病人的体温可略升高，变化幅度在 0.5~1℃，一般不超过 38℃，称为外科手术热。术后 1~2 天可逐渐恢复正常，不需特殊处理。如体温升高幅度过大，或恢复接近正常后再度发热，或发热持续不退，应考虑病人是否出现了感染。

3. 恶心、呕吐　常见原因是麻醉反应，待麻醉作用消失后，恶心、呕吐即可停止；其他原因如开腹手术对胃肠道的刺激或引起幽门痉挛、颅内压增高、糖尿病酮症酸中毒、低钾、低钠等。术后病人出现呕吐时，需要头偏向一侧。除了应用镇静、止吐药物减轻症状外，还应着重查明原因，进行针对性治疗。

4. 腹胀　术后早期腹胀一般是由于胃肠道蠕动受抑制、肠腔内积气不能排出所致。随着胃肠道功能恢复，肛门排气后，腹胀可自行缓解。如手术后已数日未排气而兼有腹胀，没有肠鸣音，可能是腹膜炎或其他原因所致的肠麻痹。如腹胀伴有阵发性绞痛，肠鸣音亢进，可能是早期肠粘连或其他原因所引起的机械性肠梗阻。严重腹胀可使膈肌升高，影响呼吸功能，也可使下腔静脉受压，影响血液回流。此外，腹胀对胃肠吻合口和腹壁切口的愈合也有影响。可采取非手术治疗的方法，多翻身、下床活动、禁食、胃肠减压、放置肛管等可减轻腹胀。在严密观察下，经过非手术治疗不能好转者，需再次手术。

5. 呃逆　术后病人发生呃逆多为暂时性，是由于神经中枢和膈肌直接受到刺激引起。但有时可为顽固性，如上腹部手术后病人出现的顽固性呃逆，要特别警惕膈下感染的可能。手术后早期发生者，可采用压迫眶上缘，短时间吸入二氧化碳，抽吸胃内积气、积液，给予镇静或解痉药物等措施。对于出现顽固性呃逆的病人，应做 X 线摄片或超声检查，一旦明确有膈下积液或感染，需要及时给予处理。

6. 尿潴留　主要原因是全身麻醉或蛛网膜下腔麻醉后排尿反射受抑制，切口疼痛引起膀胱和后尿道括约肌反射性痉挛，以及病人不习惯在床上排尿等。手术后尿潴留可引起尿路感染。凡是手术后 6~8 小时尚未排尿，或者虽有排尿，但尿量甚少，次数频繁，都应在下腹部耻骨上区作叩诊检查，如发现有明显浊音区，即表明有尿潴留，应及时处理。首先应稳定病人情绪，采用诱导排尿法，如变换体位、下腹部热敷、听流水声等。如上述措施无效，则应在严格无菌技术下进行导尿。尿潴留时间过长，导尿时尿液量超过 500ml 者，应留置导尿管 1~2 日。

（三）术后并发症的观察与处理

术后并发症一类为各种手术都会存在的并发症，另一类是与手术方式相关的并发症，将在相关章节中予以介绍。

1. 术后出血　常见原因包括：术中止血不完善，创面渗血未完全控制，之前痉挛的小动脉断端舒张、结扎线脱落等。术后出血可以发生在手术切口、空腔脏器及体腔内。覆盖切口的敷料被血液渗湿时，就应考虑手术切口出血。胸腔手术后，从胸腔引流管内每小时引流出血液量持续超过 100ml，提示有内出血。术后早期病人出现失血性休克的表现有烦躁、心率增快（常先于血压下降）；中心静脉压低于 $5cmH_2O$，每小时尿量少于 30ml；在输入足够的血液和液体后，休克征象无明显好转，都提示有术后出血。

预防措施包括：手术时务必严格止血；结扎务必规范、牢靠；切口关闭前务必检查手术野有无出血点。一旦确诊为术后出血，都须再次手术止血。

2. 切口感染　指清洁切口和可能污染切口并发的感染。除了细菌入侵外，还受血肿、异物、局部组织血供不良、全身抵抗力削弱等因素的影响。术后 3~4 日，切口疼痛加重，或减轻后又加重，并伴有体温升高、脉率加速、白细胞计数增高，即提示切口可能感染。切口局部有红、肿、热和压痛,或有波动感等典型体征。

手术过程中应严格遵守无菌技术;严格止血,避免切口渗血、血肿;术后切口保持清洁干燥,出现早期炎症现象,及时通知医师,应使用有效的抗生素和局部理疗等;对已形成脓肿者,应切开引流、二期缝合,缩短愈合时间。

3. 切口裂开　多见于腹部及肢体邻近关节部位。常发生于术后1周之内,或拆除缝线后24小时内。主要原因有营养不良,组织愈合能力差;切口缝合时缝线打结不紧,组织对合不全等;腹腔内压力突然增高,如剧烈咳嗽或严重腹胀等。往往发生于病人腹部突然用力时,自觉切口疼痛和切口突然松开,肠或网膜脱出,淡红色液体自切口流出。切口裂开可分为完全裂开和部分裂开。

预防方法包括:缝合腹壁切口时加用全层腹壁减张缝线;在腹壁松弛条件下缝合切口,避免强行缝合造成腹膜等组织撕裂;及时处理腹胀;咳嗽时最好平卧,以减轻咳嗽时腹压的突然增加;适当的腹部加压包扎,也有一定的预防作用。

切口完全裂开时,要立刻用无菌敷料覆盖切口,送手术室,在良好的麻醉条件下重新缝合,同时加用减张缝线。切口部分裂开,视具体情况进行处理。

4. 肺部感染　常发生在胸、腹部大手术后,多见于老年人、长期吸烟和患有急、慢性呼吸道感染者。临床表现为术后早期发热、呼吸和心率增快等。胸部叩诊时,常在肺底部发现浊音或实音区,听诊时有局限性湿性啰音、呼吸音减弱、消失或为管性呼吸音。继发感染时,体温明显升高,白细胞和中性粒细胞计数增加。

保持呼吸道通畅是主要的预防措施。术前病人如有吸烟习惯,术前2周应停止吸烟,锻炼深呼吸,术后保持室内适应的温度、适度,协助病人取半卧位,病情许可应尽早下床活动。避免限制呼吸的固定或绑扎。鼓励病人咳痰,并利用体位或药物协助排出支气管内分泌物,防止呕吐物或口腔分泌物误吸。术后并发肺不张,要鼓励病人深吸气,帮助病人多翻身,用双手帮助病人按住季肋部或切口两侧,嘱病人深吸气后用力咳痰,并做间断深呼吸。痰液黏稠不易咳出,可使用蒸气吸入、雾化吸入等使痰液变稀,利于咳出。给予抗生素进行针对性治疗。

5. 尿路感染　尿潴留是术后并发尿路感染的基本原因。感染可起自膀胱炎,上行感染引起肾盂肾炎。急性膀胱炎的主要表现为尿频、尿急、尿痛,有时有排尿困难,一般无全身症状,尿液检查有较多的红细胞和脓细胞。急性肾盂肾炎多见于女性,主要表现为发冷发热,肾区疼痛,白细胞计数增高,中段尿做镜检可见大量白细胞和细菌。

术后防止尿潴留,及时处理尿潴留,可预防术后尿路感染。如尿潴留量超过500ml时,应放置导尿管作持续引流。尿路感染的治疗,主要是应用有效抗生素,维持充分的尿量,以及保持排尿通畅。

6. 下肢深静脉血栓形成　血流淤滞、血液高凝状态和静脉壁损伤是血栓形成的三大因素。手术引起血小板改变,形成血液高凝状态,加之长期卧床、血流缓慢、白细胞积聚损害血管内膜,更易形成血栓。术后出现下肢深静脉血栓的危险因素有年龄大于40岁、肥胖、吸烟、静脉曲张、大手术、卒中、腿部瘫痪等。在评估病人时要给予重视。下肢深静脉血栓形成后表现为小腿轻度疼痛和压痛,下肢出现可凹性水肿,腓肠肌挤压试验或足背曲试验阳性。

下肢深静脉血栓形成后应停止患肢静脉输液;抬高患肢,制动;局部用50%硫酸镁湿敷;配合全身使用低分子右旋糖酐等;使用抗凝治疗,监测凝血功能;局部严禁按摩。

预防方法包括：①术后早期鼓励病人进行床上或床下活动，多进行下肢屈伸活动。②血液高凝者口服阿司匹林、复方丹参片，静脉给低分子右旋糖酐，或用小剂量肝素抗凝，预防血栓形成。③保护性使用静脉血管，输液时严格无菌操作；若有静脉损伤，尽可能不在患肢输液。

（四）心理护理

加强巡视，建立相互信任的护患关系，明确其所处的心理状态，给予适当的解释和安慰。解除焦虑的情绪。提供有关术后康复、疾病方面的知识，帮助病人建立疾病康复的信心，告知其配合治疗与护理的要点，鼓励病人加强生活自理能力，指导病人正确面对疾病及预后。

（五）健康教育

1. 指导病人学会自我护理、自我保健，避免疾病的诱发因素，防止疾病复发。
2. 针对病人的心理特点，指导病人保持乐观的心理状态。
3. 饮食卫生知识指导：根据疾病性质及手术的具体情况，教育病人遵守有关饮食要求。
4. 合理用药知识指导。
5. 术后功能恢复及活动指导：指导病人在身体条件允许下，循序渐进开展有关功能训练，最大限度地恢复生活和工作能力。
6. 确定复诊的要求和时间等。

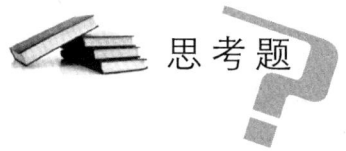

1. 男性，69岁，结肠癌根治术后第7天，既往有糖尿病病史，空腹血糖13.3mmol/L，体形较肥胖。今日进食时发生剧烈呛咳，之后出现切口剧烈疼痛。护士检查伤口敷料，发现有淡红色液体渗出，打开切口敷料发现有部分大网膜脱出。请问：①该病人可能出现了什么并发症？②可能引起该并发症的原因是什么？③目前应如何进行处理？

2. 女性，75岁，引起该并发症，吸烟30年，子宫切除术后第4天。今晨病人体温升至39℃，呼吸困难，听诊双肺呼吸音减弱，伴湿啰音。请问：①该病人可能出现了什么并发症？②该并发症的护理要点是什么？

（韩斌如）

第八章 外科感染病人的护理

学习目标

1. 说出外科感染、非特异性感染、特异性感染、二重感染、机会性感染、医院内感染、脓毒症、菌血症等概念。
2. 列举外科感染的病因、病理生理改变、辅助检查方法。
3. 描述外科感染病人的临床表现、处理原则。
4. 为外科感染病人提供整体护理。

案例

女性,53岁,因冬季取暖不慎引起居室火灾,造成全身大面积烧伤,急诊入院治疗。伤后第4天病人突发寒战高热、面色潮红、呼吸急促、头痛、恶心呕吐、精神萎靡。查体:T 40℃,P 92次/分,R 22次/分,BP 95/70mmHg。血白细胞计数 16×10^9/L。血细菌学检查结果显示金黄色葡萄球菌感染。诊断为全身性外科感染。

请问:①此类病人的护理评估重点有哪些?②如何治疗和护理?

第一节 概 述

感染指致病微生物侵入人体后导致局部或全身性炎症反应的病理过程。临床上将需要外科治疗的感染称为外科感染(surgical infection),包括创伤、烧伤、手术、器械检查、留置导管等并发的感染。外科感染的特点包括:①病变常集中在局部,发展后引起化脓、坏死,愈合后形成瘢痕,影响功能。②多有突出和明显的局部症状和体征。③多是由几种细菌引起的混合感染。

【病因及分类】

1. 病因 外科感染的发生与病菌数量、毒力及机体易感性有关。当人体的抗感染能力低下时,机体正常菌群变成致病菌,或者当外界致病微生物大量侵入人体内繁殖,就可能引起外科感染。

2. 分类

（1）按致病菌种类分类

1）非特异性感染（nonspecific infection）：又称化脓性感染或一般感染，为外科最常见的感染，如疖、痈、丹毒、急性乳腺炎、阑尾炎等。常见致病菌有葡萄球菌、链球菌、大肠埃希菌、铜绿假单胞菌、变形杆菌等。同一种细菌可引起不同感染，不同细菌也可引起同一种感染，还可有几种细菌共同致病形成混合感染的情况，感染时都有红肿热痛和功能障碍等临床表现。

2）特异性感染（specific infection）：由特种细菌引起的感染，如结核分枝杆菌、破伤风梭菌、产气荚膜杆菌、新型隐球菌、产气荚膜梭菌等。特点是一种病菌仅引起一种特定的感染，不同感染的病程演变和防治措施各不相同。

（2）按疾病的进展分类

1）急性感染：发病急骤，以急性炎症为主，病程小于3周。

2）慢性感染：起病较缓慢，病程大于2个月。

3）亚急性感染：病程在3周至2个月。

（3）其他分类

1）按病菌侵入时间分类：① 原发性感染：致病菌在损伤发生时立即侵入伤口引起的感染；② 继发性感染：伤口愈合过程中发生的感染。

2）按感染发生条件分类：二重感染指大量使用抗生素后造成人体菌群失调引起的感染；机会性感染指在人体抵抗力低下时，非致病性病原菌数量和毒力增大而发生的感染；医院内感染指在医院内获得的感染。

【病理生理】

1. 炎症反应　致病菌从局部组织的破损处侵入后，人体即启动防御性反应以限制其扩散。局部组织出现充血、水肿、坏死和功能障碍等，另有体温升高、白细胞增高等全身表现。

2. 感染的结局　机体感染后的转归与感染部位、细菌数量、毒力、机体抵抗力、治疗效果等因素有关。

（1）炎症消退：在人体抵抗力较强、治疗及时有效时，炎症可以消退，感染痊愈。

（2）炎症局限：机体抵抗力占优势时，组织细胞崩解产物和渗液可形成脓性物质，积聚在创面或组织间隙，形成脓肿。经有效治疗，小脓肿可被机体自行吸收，较大的脓肿破溃或经手术引流脓液后肉芽组织逐渐生长，形成瘢痕而愈合。

（3）炎症扩散：当致病菌数量多、毒性大和（或）机体抵抗力差时，感染迅速扩散，引起菌血症或脓血症等，严重者可危及生命。

（4）转为慢性炎症：在机体抵抗力与病菌毒力相持情况下，致病菌大部分被消灭，尚存少量细菌，形成组织慢性炎症。一旦人体的抵抗力降低，致病菌可再次繁殖，感染可重新急性发作。

【临床表现】

1. 局部表现　典型表现为红、肿、热、痛、局部功能障碍。局部化脓后形成脓肿，疼痛减轻，触之有波动感。深部组织感染者局部症状不明显。

2. 全身表现　轻者无全身症状。较重者有体温升高、头晕头痛、全身不适、乏力、食欲减退、心率加快等。

3. 器官-系统功能障碍　感染侵及某一器官或系统时可导致其功能异常，如胆道感染或肝脓肿时，病人可出现腹痛和黄疸。

4. 特异性表现 如结核分枝杆菌感染病人表现为结核中毒症状、局部的干酪样坏死；破伤风病人表现为强直性痉挛等。

【辅助检查】

1. 实验室检查 血常规示白细胞计数及中性粒细胞比例增加。若白细胞计数大于$12×10^9/L$或低于$4×10^9/L$或发现未成熟白细胞，常提示感染严重。血、尿、痰、分泌物、渗出液、脓液做涂片、细菌培养及药物敏感试验，可明确致病菌。

2. 影像学检查 B超、X线、CT、MR检查可发现相应表现。

3. 诊断性穿刺 确定感染部位，穿刺抽出液体做涂片、细菌培养及药物敏感试验，可明确致病菌。

【处理原则】

(一) 非手术治疗

1. 局部处理

(1) 保护感染部位：适当抬高患肢，限期制动，避免感染部位受压。

(2) 局部用药：浅表的急性感染在未形成脓肿阶段可选用鱼石脂软膏、金黄膏等外敷。组织肿胀明显者可用50%硫酸镁湿热敷，以促进局部血液循环，加速肿胀消退和感染局限。伤口或创面的感染需予换药。

(3) 物理疗法：炎症早期热敷，每日用红外线或超短波等物理疗法，以改善局部血液循环，促进炎症吸收、消退或局限。

2. 全身处理

(1) 支持疗法：① 保证病人充足的休息与睡眠，保持良好的免疫防御能力。② 加强营养，给高蛋白质、高热量、高维生素的易消化食物，必要时提供肠内或肠外营养支持。③ 体温超过38.5℃时予以物理降温或镇静退热药；体温过低时需保暖。④ 严重贫血、低蛋白血症或白细胞减少者，遵医嘱适当输液或输血。⑤ 糖皮质激素具有强大的抗炎作用，当全身严重感染时使用泼尼松口服或静脉用地塞米松、氢化可的松。

(2) 抗生素疗法：较轻或局限性的感染可不用或口服抗生素，较重或有扩散趋势的感染，则需要全身用药。发病早期可根据感染部位、临床表现及脓液性状等估计病原菌种类，选用适当抗生素。获得细菌培养和药物敏感试验结果后应选用敏感抗生素治疗。

(3) 多系统器官功能衰竭的防治：加强对脏器功能的支持和监护，防止并纠正水电解质、酸碱平衡失调；并发感染性休克时，应及时抗休克治疗。

(4) 中药治疗：内服中药调理，外敷中药，可有良好的作用。

(二) 手术治疗

脓肿形成时需手术切开引流。深部脓肿可在B超引导下穿刺引流。脏器感染或已发展为全身性感染时应积极处理或切除感染器官。

第二节 浅部组织的化脓性感染

一、疖

疖（furuncle）是指单个毛囊及其所属皮脂腺的急性化脓性感染，好发于头、面、背、腋窝、腹股沟、会阴等毛囊及皮脂腺丰富的部位。不同部位同时发生几处疖，或者在一段时间内反复发生疖,称为疖病。

【病因和病理】

多与皮肤不洁、局部擦伤或摩擦、环境温度较高或机体抵抗能力降低有关。大多数为金黄色葡萄球菌或表皮葡萄球菌感染。毛囊及其所属皮脂腺急性化脓性炎症,脓液常扩散至皮下组织。

【临床表现】

局部皮肤红、肿、痛和锥形隆起,化脓后有黄白色小脓栓,脓栓脱落、排脓后可自然愈合。位于面部,尤其鼻、上唇及其周围"危险三角区"的疖如被挤压或处理不当,病菌可沿内眦静脉、眼静脉进入颅内引起海绵状静脉窦炎,病人可出现寒战、高热、头痛、呕吐甚至昏迷等颅内感染症状,甚至可导致死亡。

【处理原则】

1. 非手术治疗

(1) 局部外敷:早期可局部热敷,也可将鱼石脂软膏外敷于硬肿部位,注意勿涂到破溃处,可消除炎症或促进局部化脓。

(2) 应用抗菌药物:对有全身中毒症状的疖病患者可遵医嘱口服抗生素治疗。

2. 手术治疗　局部化脓成熟后有波动感,可用消毒后的针头、刀尖将脓栓剔除,脓肿较大、较深者应切开引流,但禁忌挤压。

【护理】

(一)护理评估

1. 目前身体状况　评估疖的部位、范围,有无疼痛及全身表现。

2. 与疾病相关的健康史　了解病人是否有不良卫生习惯,发病的季节,是否有糖尿病、服用免疫抑制剂等使人体抵抗力降低的病史。

3. 心理社会状况　疖易被忽视,病人常常不去就诊。面、颈疖会影响美观,尤其会影响年轻病人对自身形象的信心。

(二)主要护理诊断/合作性问题

1. 知识缺乏　缺乏预防疖发生的知识。

2. 潜在并发症　颅内海绵状静脉窦炎。

(三)护理措施

遵医嘱局部或全身用药,保持敷料清洁干燥。指导病人勿擅自挤压长在"危险三角区"的疖,观察其有无颅内海绵状静脉窦炎表现。指导病人注意个人卫生,避免皮肤损伤,注意休息,加强营养,提高机体抵抗力。

二、痈

痈(carbuncle)指相邻的多个毛囊及其所属皮脂腺或汗腺的急性化脓性感染,也可由多个疖融合而成,好发于颈部、背部等皮肤厚韧之处。颈后痈俗称"对口疮",背部痈称为"搭背"。多见于免疫力差的老年人和糖尿病病人。

【病因和病理】

与皮肤不洁、局部擦伤和机体抵抗力下降有关,多为金黄色葡萄球菌感染。感染从毛囊底部开始,沿皮下组织蔓延,再沿深筋膜向四周扩散,上传入毛囊群形成具有多个"脓头"的痈(图8-1)。痈的急性炎症浸润范围广,病变可累及深层结缔组织,使表面皮肤血液运行障碍甚至坏死。病人全身反应较重,还可形成混合性感染。

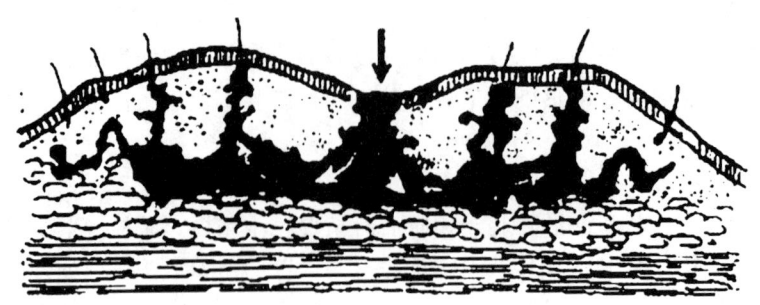

图8-1 痈的切面

【临床表现】

初起为皮肤小片暗红硬肿,可见数个脓点,疼痛较轻。继之红肿扩大、脓点增大、增多,界限不清,中央有多个脓栓,破溃后有多量脓液排出,中心处坏死塌陷如"火山口"状。病人可有畏寒、发热、疼痛、食欲不佳、疲乏无力等全身症状,严重者可因脓毒血症而危及生命。

【处理原则】

1. 非手术治疗

(1) 局部治疗:早期热敷,50％硫酸镁或鱼石脂软膏外敷。

(2) 全身治疗:遵医嘱及时、足量使用敏感抗生素以控制全身中毒症状。注意休息,加强营养。必要时用解热镇痛药物。糖尿病病人积极治疗糖尿病。

2. 手术治疗 有脓液形成时做"＋"或"＋＋"切口引流,深达筋膜,伤口用干纱布或碘仿纱条填塞。之后每日更换敷料,或伤口内使用生肌散,以促进肉芽生长。较大的创面,可在肉芽组织长出后,再行植皮术以加快组织修复。唇痈者不宜采用。

【护理】

(一) 护理评估

1. 目前身体状况 评估痈的局部及全身表现,判断严重程度。

2. 与疾病相关的健康史 此病多见于免疫力降低的高龄老人,了解病人是否有糖尿病、心脑血管病、低蛋白血症等全身性疾病,或有皮肤卫生状况不良。

3. 心理社会状况 由于患病部位多不易观察到,且颈背部对疼痛较不敏感,容易被忽视,直至病情较重或引起全身表现时才去就医,会引起病人紧张、焦虑等情绪。

(二) 主要护理诊断/合作性问题

1. 疼痛 与局部皮肤受到炎症刺激有关。

2. 潜在并发症 脓肿形成、感染扩散。

(三) 护理措施

抬高感染肢体并适当制动,以免加重疼痛。疼痛严重者,遵医嘱给予止痛药物。及时治疗疖,防止感染扩散。免疫力差的老年人及糖尿病病人尤应注意防护和治疗原发病。对体温较高者给予物理降温(冰囊、冰袋、温水或乙醇擦浴),必要时按医嘱给予退热药,同时鼓励病人多饮水。其他参见"疖"病人的护理。

三、急性蜂窝织炎

急性蜂窝织炎（acute cellulitis）指发生在皮下、筋膜下、肌间隙或深部疏松结缔组织的急性感染。

【病因】

常因皮肤、黏膜损伤或皮下疏松结缔组织受感染而引起。致病菌主要是溶血性链球菌，其次为金黄色葡萄球菌，亦可为大肠埃希菌或厌氧菌。

【病理】

由于致病菌释放毒性较强的溶血素、透明质酸酶和链激酶等，加之受侵组织较疏松，导致病变扩散迅速，不易局限，感染灶附近淋巴结受累，可致明显毒血症。

【临床表现】

1. 一般性皮下蜂窝织炎　表现为局部皮肤和组织红肿、剧痛、向四周蔓延、边界不清，中央部位常出现缺血性坏死。若病变部位的组织疏松则疼痛较轻。深部组织感染时表面皮肤红肿不明显，但有局部组织肿胀和深压痛，且寒战、高热、乏力等全身症状明显。

2. 特殊部位蜂窝织炎　口底、颌下、颈部等处的蜂窝织炎可致喉头水肿而压迫气管，引起呼吸困难甚至窒息。炎症亦可蔓延至纵隔影响心肺功能，预后较差。会阴部或下腹部的感染多由厌氧菌引起，表现为进行性的皮肤、皮下组织及深筋膜坏死，脓液恶臭，局部有捻发音。

【辅助检查】

1. 实验室检查

（1）血常规检查：白细胞计数和中性粒细胞比例增多。

（2）脓肿穿刺或脓液涂片：抽出脓液或脓性分泌物可做涂片检查或做细菌培养及药物敏感试验，可明确病菌种类。

2. 影像学检查　有助于了解深部组织的感染情况。

【处理原则】

1. 非手术治疗　早期一般性皮下蜂窝织炎可予50%硫酸镁湿敷，或敷以金黄散、鱼石脂软膏等。遵医嘱服用抗菌药物，注意休息，加强营养，必要时给予止痛退热药物，做好病情观察和急救准备。

2. 手术治疗　脓肿形成应尽早实施多处切开减压、引流并清除坏死组织。颌下急性蜂窝织炎时尤其应尽早切开减压。厌氧菌感染的伤口用3%过氧化氢溶液冲洗并湿敷。

【护理】

(一) 护理评估

1. 目前身体状况　评估局部与全身状况，判断感染严重程度。

2. 与疾病相关的健康史　了解病人是否有皮肤损伤，或有手、足等部位的化脓性感染，是否有糖尿病、低蛋白血症等全身性疾病。

3. 心理社会状况　由于病变进展较快，若处理不及时，一些特殊部位感染可能预后不良，因此容易引起病人和家属的紧张情绪。捻发音性蜂窝织炎由于脓液有臭味而影响病人对自身形象的认同。

(二) 主要护理诊断/合作性问题

1. 体温过高　与感染有关。

2. 气体交换障碍　与口底、颌下、颈部等部位炎症肿胀压迫有关。

3. 潜在并发症　窒息。

(三) 护理措施

对特殊部位如口底、颌下、颈部等的蜂窝织炎病人，应注意观察有无呼吸困难和发绀等症状，并备好气管插管等急救物品，警惕突发喉头痉挛而窒息。其他参见"疖"和"痈"病人的护理。

四、急性淋巴管炎和急性淋巴结炎

急性淋巴管炎（acute lymphangitis）指致病菌经破损的皮肤、黏膜或其他感染灶侵入淋巴管，引起淋巴管及其周围组织的急性炎症。急性淋巴管炎波及所属淋巴结时，即为急性淋巴结炎（acute lymphadenitis）。浅部急性淋巴结炎好发于颈部、腋窝和腹股沟，肘内侧或腘窝部也可以发生。

【病因】

主要致病菌为乙型溶血链球菌、金黄色葡萄球菌等，可来源于口咽部炎症、足癣、皮肤损伤以及各种皮肤、皮下化脓性感染灶。

【病理】

淋巴管炎可引起管内淋巴回流障碍，并使感染向周围组织扩散。淋巴结炎为急性化脓性感染，病情加重可向周围组织扩散，其毒性代谢产物可引起全身性炎症反应。若大量组织细胞崩解液化，则可集聚成脓肿。

【临床表现】

1. 急性淋巴管炎　分为网状淋巴管炎和管状淋巴管炎。

(1) 网状淋巴管炎：又称丹毒（erysipelas），好发于面部和下肢。发病急，病人有畏寒、发热和头疼等全身不适症状。局部呈鲜红的片状红疹、中央较淡、边界清楚并略隆起。红肿范围扩散较快，中央红色可稍退、脱屑，颜色转为棕黄。红肿区可有水疱，局部有烧灼样疼痛，常伴有周围淋巴结肿大、疼痛，感染加重可导致脓毒症。下肢丹毒若反复发作可引起淋巴水肿，甚至发展为"象皮肿"。

(2) 管状淋巴管炎：常见于四肢，以下肢多见，病人可有畏寒、发热、乏力、食欲不振等全身症状。皮下浅层急性淋巴管炎病人在伤口近侧表皮下出现一条或多条"红线"（中医学称"红丝疔"），触之硬而有压痛。皮下深层急性淋巴管炎病人无表面红线，但患肢肿胀，有条形触痛区。

2. 急性淋巴结炎　初期局部淋巴结肿大，有疼痛和触痛，与周围软组织分界清楚，表面皮肤正常。轻者常能自愈，感染加重时多个淋巴结可融合形成肿块，疼痛加重，表面皮肤发红、发热。脓肿形成时有波动感，少数可破溃流脓。

【辅助检查】

1. 血常规　显示白细胞计数和中性粒细胞增多。

2. 脓液细菌培养　严重淋巴结炎形成脓肿时，穿刺抽出脓液做细菌培养及药物敏感试验。

【处理原则】

积极处理原发病灶。局部外敷金黄散、玉露散或呋喃西林溶液湿热敷。遵医嘱合理应用抗生素。注意休息，抬高患肢。急性淋巴结炎形成脓肿时应切开引流。

【护理】
(一) 护理评估
1. 目前身体状况　评估局部与全身表现,判断感染严重程度。
2. 与疾病相关的健康史　了解病人是否有口咽部炎症、足癣、皮肤损伤等病变。
3. 心理社会状况　局部肿痛、发热等症状影响工作和生活,病人可有紧张不安。
(二) 主要护理诊断/合作性问题
1. 体温过高　与病原菌感染有关。
2. 潜在并发症　脓毒血症。
(三) 护理措施
1. 维持正常体温　测体温,注意病人体温的变化,对体温≥38.5℃时,按医嘱给予物理或药物降温,同时鼓励病人饮水;必要时静脉补液并监测24小时出入水量;根据细菌培养和药物敏感试验及时、合理应用抗生素。
2. 监测生命体征　观察病人有无寒战、高热、头晕、头痛等症状,根据血白细胞计数、血细菌培养结果以及时发现和处理脓毒血症。

第三节　手部急性化脓性感染

手部急性化脓性感染包括甲沟炎(paronychia)、脓性指头炎(felon)、手掌侧化脓性腱鞘炎(suppurative tenosynovitis)、滑囊炎(bursitis)和手掌深部间隙感染。甲沟炎是指甲沟或其周围组织的感染。脓性指头炎指手指末节掌面的皮下化脓性感染。后三者均为手掌深部化脓性感染。

【病因】
手部急性化脓性感染可发生于手部各种外伤后,如刺伤、擦伤、小切割伤、剪指甲过深、逆剥新皮倒刺等,也可由临近感染蔓延而来。主要致病菌为金黄色葡萄球菌。

【病理】
由于指甲阻碍脓性物排出,甲沟炎感染可向深层蔓延而形成指头炎。拇指和小指的腱鞘炎可分别蔓延到桡侧和尺侧的滑液囊,引起相应的滑囊炎。同时,因这两侧滑液囊在腕部相通,故感染可互相传播。示指、中指和无名指的腱鞘不与滑液囊相通,腱鞘感染时不侵犯滑液囊。但是,示指腱鞘炎的脓液穿破后可致鱼际间隙感染,中指和无名指的腱鞘炎加重时可致手掌深部间隙感染(图8-2)。

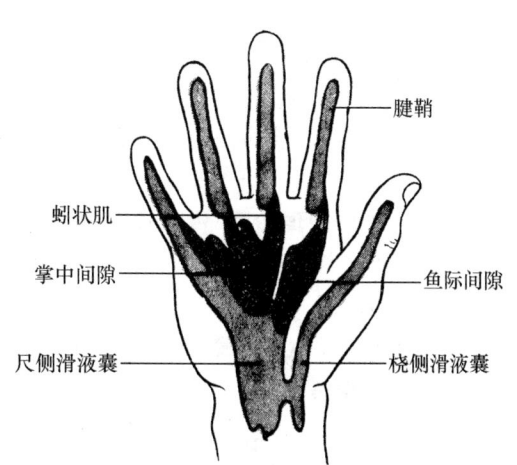

图8-2　手掌侧的腱鞘、滑液囊和手掌深部间隙

【临床表现】
1. 甲沟炎　初期表现为指甲一侧皮肤组织红肿、疼痛,可自愈或治疗后消退,也可迅速形成脓肿。炎症可蔓延至甲根部的皮下及对侧甲沟,形成半环形脓肿。若未及时切开减压引

流，感染向甲下蔓延而形成指甲下脓肿或指头炎。若处理不及时，可发展为慢性甲沟炎或慢性指骨骨髓炎。

2. 指头炎　发病初期，指头轻度肿胀、发红、针刺样痛。继之指头肿胀加重、剧烈跳痛，肢体下垂时更为明显，多伴寒战、发热、全身不适、白细胞计数增加等。若感染进一步加重，组织缺血坏死，神经末梢因受压和营养障碍而麻痹，指头疼痛反而减轻，皮色由红转白。若治疗不及时，常可引起骨缺血性坏死，形成慢性骨髓炎，伤口经久不愈。

3. 化脓性腱鞘炎　患指疼痛、均匀肿胀，皮肤明显紧张，指关节仅能轻微弯曲，勉强伸直或触及肌腱处可加剧疼痛。若治疗不及时，感染可向掌侧深部蔓延，且可能导致肌腱坏死而失去手指功能。

4. 化脓性滑囊炎　桡侧滑囊炎常伴有拇指腱鞘炎，表现为拇指腱鞘区和大鱼际肿胀、压痛，拇指微屈、不能伸直和外展。尺侧滑囊炎多伴有小指腱鞘炎，表现为小指腱鞘区和小鱼际肿胀、压痛，小指及无名指呈半屈状，被动伸指疼痛。感染加重时，肿胀向腕部扩展。

5. 手掌深部间隙感染　包括掌中间隙感染和鱼际间隙感染。掌中间隙感染时，手掌心正常凹陷消失，呈肿胀、隆起，皮肤紧张、发白，压痛明显，掌背和指蹼肿胀更明显。中指、无名指和小指呈半屈位，被动伸直可引起剧痛。鱼际间隙感染时，大鱼际和"虎口"（拇指与示指间指蹼）明显肿胀、疼痛和压痛，但掌心凹陷仍存在。示指与拇指微屈和活动受限，拇指不能对掌，被动伸直时引起剧痛。

化脓性腱鞘炎、滑囊炎和掌深间隙感染者均可引起病变组织内压力升高，可继发肘内或腋窝淋巴结肿痛。病人还可伴有全身症状，如寒战、发热、全身不适、脉搏加快等。

【处理原则】

感染早期平置患侧手臂，患处外敷药物或理疗，服用抗菌药物。已形成脓肿者，应积极切开引流。

【护理】

(一) 护理评估

1. 目前身体状况　评估局部疼痛、肿胀及功能状况，以及全身感染中毒表现。

2. 与疾病相关的健康史　了解病人手部有无刺伤、割伤、剪指甲过深、逆剥新皮倒刺、手足癣等情况；了解手部创伤时间、部位、治疗过程和康复情况等。

3. 心理社会状况　手具有重要功能，且手部感染会出现难以忍受的患指疼痛，病人常有焦虑、恐惧等表现；注意评估病人对疾病及拟采取的治疗方案和预后的认知程度及适应情况。

(二) 主要护理诊断/合作性问题

1. 疼痛　与手部化脓性感染和肿胀有关。

2. 体温过高　与细菌感染有关。

3. 潜在并发症　骨髓炎、骨缺血坏死、肌腱坏死。

(三) 护理措施

1. 病情观察　观察手部肿胀、疼痛和肤色变化等局部情况。对经久不愈的创面，应警惕骨髓炎的发生。对在炎症进展期疼痛反而减轻者，应警惕是否发生腱鞘组织坏死或感染扩散。严密监测体温、脉搏、血压的变化，及时发现和处理全身性感染。

2. 疼痛处理　制动并抬高患肢，有利于促进局部静脉和淋巴回流，减轻炎症引起的充血、水肿，以缓解疼痛。创面换药时，应动作轻柔，尽量使病人放松。指导病人听音乐、看书等以分散其对疼痛的注意力。必要时遵医嘱使用止痛药物。

3. 控制感染　遵医嘱及时、准确应用抗菌药物。对脓肿切开者应密切观察伤口引流情况，引流物的性状、色及量等，敷料湿透时应及时更换。

4. 功能锻炼　炎症开始消退时，指导病人活动患处附近的关节，也可同时理疗，以尽早恢复手部功能。

第四节　全身性感染

当前国际上用脓毒症（sepsis）和菌血症（bacteremia）来描述全身性感染。前者是指感染引起的全身性炎症反应，体温、循环、呼吸、神志有明显改变者；后者是指细菌侵入血液循环，血培养检出病原菌者。

【病因】

当致病菌数量多，毒力强和（或）机体抵抗力低下时，容易发生全身性感染，通常为继发性感染。常见致病菌包括：① 革兰染色阴性杆菌：最常见，主要有大肠埃希菌、拟杆菌、铜绿假单胞菌、变形杆菌等；② 革兰染色阳性球菌：最常见为金黄色葡萄球菌，其次为表皮葡萄球菌和肠球菌；③ 无芽胞厌氧菌；④ 真菌：多见的是白色念珠菌、曲霉菌等，属于条件致病菌。

【病理生理】

细菌产生的毒素除自身具有的毒性外，还能刺激机体产生多种炎症介质，包括肿瘤坏死因子、白介素-1、白介素-6等。若感染未得到及时控制，可因炎症介质的产生失控并互相介导、发生级联或网络反应而致全身炎症反应综合征，以致脏器受损和功能障碍，严重者可致感染性休克和多器官功能障碍综合征。

【临床表现】

全身性感染包括原发感染病灶、全身炎症反应和器官灌注不足三个方面。病人共同的临床表现包括：① 起病急骤，发展快，病情重；② 全身症状明显，如体温可高达40～41℃（老年人及衰弱病人可表现为体温不升，体温低于36℃），且有头痛、头晕、关节疼痛、食欲不振、恶心、呕吐、腹胀、大汗、贫血，甚至神智淡漠、烦躁、谵妄或昏迷；③ 心率加快、脉搏细速、呼吸急促；④ 可有肝脾大，严重者出现黄疸、皮下淤血或出血；⑤ 若感染未能及时控制，甚至可出现感染性休克、水电酸碱失衡、多器官功能障碍或衰竭等。

【辅助检查】

1. 血常规检查　白细胞计数显著增高或降低，中性粒细胞核左移、幼稚型粒细胞增多，出现中毒颗粒。多数病人有贫血征象且进行性加重。

2. 血生化检查　可有肝肾功能受损、酸中毒、血脂和血糖水平异常等。

3. 尿常规检查　可见蛋白、血细胞和酮体等。

4. 血细菌或真菌培养和药物敏感试验　在病人寒战、高热时采血行细菌或真菌培养，较易发现致病菌。

【处理原则】

1. 非手术治疗

（1）应用抗菌药物：在未获得细菌培养结果前，应先根据原发感染灶的感染特点早期、足量、联合应用两种以上的抗菌药；以后再根据细菌培养及药物敏感试验结果予以调整。真菌性脓毒症时应用针对性强的窄谱抗生素，并全身应用抗真菌药物。

（2）支持治疗：提供富含能量、蛋白质和维生素的易消化饮食，必要时提供肠内或肠外营养支持。遵医嘱补液、输注新鲜血或成分血。高热者给予物理降温或药物降温。休克者积极抗休克。治疗原有的全身性疾病，如糖尿病等。

2. 手术治疗　对局部感染灶应尽早、彻底、充分引流排脓，清除坏死组织和异物，消灭死腔，去除与感染相关的因素，如血循环障碍、梗阻、静脉内导管感染等。

【护理】

（一）护理评估

1. 目前身体状况　评估局部原发感染灶的部位、炎症的范围、分泌物或脓液的性状；有无皮肤瘀点、瘀斑等；生命体征变化，有无寒战、高热等全身中毒反应、代谢性酸中毒、感染性休克及多器官功能障碍等征象。了解血常规、细菌培养等结果。

2. 与疾病相关的健康史　感染的发生情况，病人是否有严重创伤、局部感染及化脓性感染；感染发生的时间、经过、病情进展及发病后的治疗情况等。病人有无静脉内留置导管。病人有无免疫缺陷、营养不良、糖尿病等全身性疾病。有无长期应用广谱抗生素、免疫抑制剂、皮质激素或抗癌药物等病史。

3. 心理社会状况　由于起病急、发展快，病人和家属常有焦虑、恐惧等心理反应；了解情绪变化的原因，评估病人和家属对疾病和拟采取治疗方案的认识，以及对防治感染知识的了解程度等，为心理护理计划的制订提供依据。

（二）主要护理诊断/合作性问题

1. 体温过高　与致病菌感染有关。

2. 潜在并发症　感染性休克、水电解质代谢紊乱。

3. 焦虑　与发病突然、病情严重有关。

（三）护理措施

1. 防治感染，维持体温正常　① 密切观察病人生命体征变化，寒战、高热发作时采集血标本做细菌或真菌培养。② 遵医嘱及时、准确应用抗菌药物。③ 遵医嘱合理安排输液、输血或肠内、肠外营养支持，以增强机体抗感染能力。④ 高热病人给予物理降温或遵医嘱应用退热药，体温不升者注意保暖。⑤ 加强静脉留置导管的护理，严格无菌操作，以免并发导管性感染。⑥ 保证病人充分休息和睡眠。

2. 观察和防治并发症

（1）感染性休克：密切观察病情，若发现病人有意识障碍、体温降低或升高、脉搏及心率加快、呼吸急促、面色苍白或发绀等感染性休克的表现，应及时报告医师，并积极配合抢救。具体措施参见第四章"外科休克病人的护理"。

（2）水电解质代谢紊乱：注意观察有无口渴、皮肤弹性降低、尿量减少及红细胞比容增高等脱水表现，定时监测血电解质，发现异常及时报告。高热、大汗病人若病情许可应鼓励多饮水，遵医嘱及时补液。

3. 心理护理　治疗、护理过程中注意与病人及家属沟通，及时了解病人的情绪变化。针对病人和和家属顾虑的问题详细解释，以减轻其焦虑情绪。

4. 健康教育　① 注意个人卫生和自我保护，避免损伤。② 注意饮食卫生，避免肠源性感染。③ 发现局部感染灶或受伤后应及早就诊。④ 积极治疗糖尿病、氮质血症等全身性疾病。⑤ 加强营养、锻炼身体，提高机体抵抗力。

第五节 破伤风

破伤风（tetanus）是最常见的特异性感染之一。破伤风是指破伤风梭菌侵入人体伤口，在缺氧环境下生长繁殖，产生毒素而引起的一种特异性感染。

【病因】

破伤风梭菌为革兰染色阳性厌氧芽胞杆菌，广泛存在于泥土和人畜粪便中，当人体皮肤和黏膜出现损伤时可侵入人体致病，因此常继发于各种创伤后，亦可发生于不洁条件下分娩的产妇和新生儿。破伤风的发生除与细菌毒力强、数量多或抵抗力低等因素有关外，伤口缺氧是一个非常重要的因素。

【病理】

破伤风梭菌产生的外毒素包括痉挛毒素与溶血毒素。痉挛毒素经血液循环和淋巴系统至脊髓前角灰质或脑干的运动神经核，与中间联络神经细胞的突触相结合，抑制突触释放抑制性传递介质，使α-运动神经系统因失去抑制而兴奋性增强，导致随意肌紧张与痉挛；亦可阻断脊髓对交感神经的抑制而致交感神经过度兴奋，引起血压升高、心率增快、体温升高、出汗等。溶血毒素可引起局部组织坏死和心肌损害。

【临床表现】

1. 潜伏期　一般为6～12天，最短24小时，最长可达数月。潜伏期越短，症状越严重，病人的危险性也就越大，预后越差。新生儿破伤风常在断脐后7日左右发病，故俗称"七日风"。

2. 前驱期　表现为乏力、头晕、头痛、嚼肌无力、烦躁不安、打呵欠等症状。

3. 发作期　典型症状是在肌肉紧张性收缩（肌肉强直、发硬）的基础上，呈阵发性强烈痉挛。首先累及咀嚼肌，病人有张口困难、牙关紧闭等表现。随着病情进一步加重，病人表情肌痉挛，出现"苦笑"面容；颈部肌肉痉挛时出现颈项强直、头后仰；背部、腹部和四肢肌肉痉挛时，由于背部肌群较为有力，病人出现"角弓反张"；呼吸肌或喉痉挛时，病人有呼吸困难甚至呼吸暂停。病人全身肌肉阵发性痉挛的特点为：① 在肌肉紧张性收缩的基础上，任何声、光、震动、触摸等均能诱发。② 每次发作持续数秒至数分钟不等。③ 发作间期肌肉不能完全松弛。④ 神志始终清楚，一般无高热。

强烈肌肉痉挛可致肌肉断裂甚至骨折。膀胱括约肌痉挛可致尿潴留。持续呼吸肌和膈肌痉挛可致呼吸骤停。肌肉痉挛和大量出汗可致水电酸碱失衡。病人的死因主要为窒息、心力衰竭或肺部感染。本病病程一般为3～4周，自第2周开始症状逐渐缓解。

【辅助检查】

伤口渗出物做涂片检查可发现破伤风梭菌。

【处理原则】

1. 消除毒素来源　彻底清除坏死组织和异物，敞开伤口充分引流，局部可用3%过氧化氢溶液冲洗。

2. 中和游离毒素

（1）注射破伤风抗毒素（TAT）：一般用2万～5万U肌内注射或加入5%葡萄糖溶液500～1000ml内静脉缓慢滴入。注射前需进行皮肤过敏试验。若破伤风毒素已与神经组织结合,则难以起效,故应尽早使用。

(2) 注射破伤风人体免疫球蛋白:早期应用有效,一般只肌内注射一次,剂量为3000～6000U。

3. **控制和解除痉挛** 是治疗的重要环节。根据病情可交替使用镇静及解痉药物,如10%水合氯醛、苯巴比妥钠、地西泮等。病情严重者可用冬眠Ⅰ号合剂经静脉缓慢滴入,但低血容量时忌用。痉挛发作频繁不易控制者,可用2.5%硫喷妥钠缓慢静脉注射,但需警惕发生喉头痉挛和呼吸抑制,因此对已做气管切开者较适用。新生儿破伤风要慎用镇静解痉药物,酌情使用洛贝林、尼可刹米等。

4. **防治并发症** ① 主要为呼吸道并发症,如窒息、肺不张、肺部感染等。抽搐频繁不易控制者,尽早气管切开,必要时机械通气。② 抽搐时防止坠床、骨折、咬伤舌头等意外发生。③ 青霉素不仅可防治肺部感染,而且对破伤风梭菌有抑制和杀灭作用。④ 严格无菌操作,防止交叉感染。⑤ 纠正营养失调和水电解质失衡。

5. **预防**

(1) 伤口处理:创伤后早期彻底清创是预防的关键。

(2) 人工免疫

1) 主动免疫法:以破伤风类毒素为抗原,注射后可产生相当高的抗体,应推广使用。小儿对本病的主动免疫可与白喉、百日咳等疫苗联合应用而获得,合称"白百破"疫苗。

2) 被动免疫法:伤前未接受过主动免疫者,伤后尽早皮下注射 TAT 1500～3000U。对深部创伤、有潜在厌氧菌感染可能的病人,应在1周后追加注射一次 TAT。TAT 过敏试验阳性者,应按脱敏法注射。

【护理】

(一) 护理评估

1. **目前身体状况** 评估病人有无乏力、头晕、嚼肌无力、烦躁不安、打呵欠等前驱症状;肌肉收缩和痉挛症状发作的持续时间、间隔时间、严重程度等;注意病人有无呼吸困难、窒息或肺部感染等并发症;了解伤口渗出物的涂片检查结果。

2. **与疾病相关的健康史** 了解病人有无开放性损伤病史,如火器伤、开放性骨折、木刺或锈钉刺伤等;询问有无产后感染或新生儿脐带消毒不严;注意询问伤口大小、深度、污染程度,是否及时进行彻底清创、引流;了解破伤风预防接种史等。

3. **心理和社会状况** 破伤风发病突然、病情严重、反复发作、隔离性治疗措施等均可使病人产生焦虑、恐惧,而开口困难又使其难以及时表达需求,故护士应注意观察,善于通过眼神或形体动作了解病人的情绪反应。同时应了解家属对疾病的认识和对病人的身心支持程度。

(二) 主要护理诊断/合作性问题

1. 有窒息的危险 与持续性喉头痉挛及气道堵塞有关。

2. 有受伤的危险 与强烈的肌肉痉挛有关。

3. 有体液不足的危险 与反复肌肉痉挛和大量出汗有关。

4. 潜在并发症 肺部感染、尿潴留、心力衰竭等。

(三) 护理措施

1. **减少刺激** 将病人置于隔离病室,室内遮光、安静,温度、湿度适宜。减少探视,医护人员要走路轻、语声低、操作稳、使用器具无噪声。治疗和护理操作尽量集中,可在使用镇静剂30分钟内进行。

2. 保持呼吸道通畅 准备气管切开包和氧气吸入装置,以及急救药物和物品。协助病人翻身、叩背、雾化吸入等,以利排痰。对抽搐频繁、药物不易控制的严重病人,应尽早行气管切开,必要时行人工辅助呼吸,并做好气道管理,如定时做气道雾化、湿化。紧急状态下,在气管切开前可行环甲膜粗针头穿刺,并给予吸氧。

3. 防止受伤 使用带护栏的病床,必要时使用约束带。关节部位放置软垫,以防止肌腱断裂和骨折。病人抽搐时使用牙垫防止舌咬伤。

4. 加强营养 协助病人进食高热量、高蛋白质、高维生素的饮食。进食应少量多次,避免引起呛咳、误吸。病情严重者给予肠内、肠外营养支持。

5. 用药护理 遵医嘱给予药物治疗和补液。在每次抽搐发作后检查静脉通路,防止因抽搐致静脉通路堵塞、脱落而影响治疗。

6. 严密观察病情 设专人定时监测生命体征,观察痉挛发作征兆,记录抽搐的发作情况等,并及时报告和处理。对人工冬眠者更应加强各项监测,保证病人处于浅睡状态。

7. 对症处理 对尿潴留病人应留置导尿;高热病人给予物理和药物降温。

8. 严格隔离消毒 为防止交叉感染,应严格执行接触隔离制度。医务人员接触病人前应穿隔离衣、戴帽子、口罩和手套等,身体有伤口者不能参与护理。所有器械均为专用,使用后灭菌处理,敷料使用后须焚烧,病人的用品和排泄物均应消毒。室内空气、地面、用物等需定时消毒。

9. 健康教育

(1) 避免身体外伤,避免不洁生产;儿童应定期接受主动免疫。

(2) 发生下列情况,应及时就医和注射破伤风抗毒素:① 较深伤口和深部感染,如锈钉刺伤、化脓性中耳炎;② 伤口虽浅,但沾染人畜粪便或污土;③ 未经严格消毒的急产或流产等。

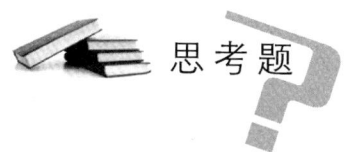

思考题

1. 女性,56岁,5天前右侧肩背部出现直径3cm的暗红硬肿,内有多个脓点,轻微疼痛,未予处理。近2天该肿块变大、脓点增大、增多,触之有波动感且疼痛明显。同时,病人体温升高至38.5℃,出现全身乏力、食欲减退等全身症状,诊断为背部痈。该病人患糖尿病4年,近期血糖控制不够满意。

请问:① 该病人目前主要的局部处理措施是什么?② 主要护理措施有哪些?

2. 男性,42岁,1周前不慎踩到木头中露出的生锈铁钉,未予处理。1天前病人感到困倦、头痛、咀嚼无力、颈部和胸背部肌肉僵硬。病人今晨开始出现全身肌肉阵发性痉挛,发作时大汗、流涎、牙关紧闭、呼吸急促、口唇发绀,有苦笑面容、颈项强直和角弓反张,但神志清楚。以"破伤风"急诊收入院。查体:T 37.5℃,P 88次/分,R 22次/分,BP 120/70mmHg,右足底有1个直径约0.4cm伤口,局部红肿,挤压时有脓液流出。

请问:① 病人目前存在哪些主要的护理问题?② 如何预防该病人全身肌肉痉挛发作?③ 为保持病人呼吸道通畅的护理措施有哪些?

(庞 冬)

第九章

损伤病人的护理

学习目标

1. 说出损伤、烧伤的概念。
2. 叙述损伤的分类和处理原则。
3. 描述损伤、烧伤的病理生理变化。
4. 说出烧伤的面积、深度、严重度的评估方法。
5. 为烧伤病人提供整体护理。

案例9-1

某建筑工人在施工过程中不慎被砖块砸伤背部，查体：背部有多处软组织挫伤，右背部有一开放性伤口，约6cm×2cm，边缘不整齐，伤口有少量出血，局部组织肿胀。病人主诉伤口疼痛较重。

请问：①该病人损伤的类型是什么？②此类病人的护理评估重点有哪些？③如何治疗和护理？

损伤（injury）指外界各种致伤因子作用于机体造成的组织器官结构破坏和功能障碍及其引起的局部和全身反应。引起损伤的原因有：① 机械性因素，如锐器切割、重物挤压、钝器撞击、火器伤等；② 物理性因素，如高温、冰冻、电流、放射线、激光、声波等；③ 化学性因素，如强酸、强碱、毒气等；④ 生物性因素，如毒蛇、狂犬、昆虫等咬、抓、螫等。

第一节 创 伤

创伤（trauma）是指机械性致伤因素作用于人体造成组织结构的完整性破坏和功能障碍，是临床最常见的一种损伤。

【分类】

1. 按受伤部位分类 可分为颅脑伤、颌面部伤、颈部伤、胸（背）部伤、腹（腰）部伤、骨盆伤、脊柱脊髓伤、四肢伤和多发伤等，在诊治过程中还可进一步按照组织器官区分，如心脏损伤、软组织损伤、骨折、内脏破裂等。

2. 按伤后皮肤完整性分类　可分为开放性损伤和闭合性损伤两类。有皮肤破损的称为开放性损伤，如擦伤、撕裂伤、切割伤、砍伤、刺伤等。开放性损伤中，还可根据伤道类型分为贯通伤、盲管伤、切线伤等。皮肤保持完整无开放性伤口的是闭合性损伤，如挫伤、挤压伤、扭伤、振荡伤、关节脱位、闭合性骨折等。一般来说，开放性损伤容易引起伤口感染。

3. 按受伤程度分类　按照对组织器官的损伤程度及对全身的影响分为轻、中、重伤。轻伤主要是局部软组织伤，无内脏损伤；中度伤主要是广泛软组织损伤、开放性骨折、肢体挤压伤及一般的腹腔脏器损伤等，但一般无生命危险；重伤多为重要脏器和部位的严重损伤，呼吸、循环、意识等发生障碍，病人有生命危险。

【病理生理】

1. 局部反应　主要表现为炎症反应，与组织细胞破坏、释放出多种炎性介质和细胞因子有关。血管通透性增加、组织肿胀，局部炎症出现红、肿、热、痛症状，微血管扩张、收缩以致栓塞，造成组织、器官灌注不足。损伤后炎症反应是一种非特异的防御反应，有利于清除坏死组织，稀释、中和毒素，促进伤口愈合。

2. 全身反应　主要是指致伤因素作用于人体所导致的一系列神经内分泌活动增强，并引发各种功能和代谢改变的过程，是一种非特异性应激反应。疼痛、失血、缺氧等因素可兴奋交感神经，使儿茶酚胺释放增多，导致心率增快、心肌收缩增强，皮肤、骨骼肌、肾、胃肠道血管收缩。机体处于分解代谢的状态，基础代谢率增高，能量消耗增加，糖、蛋白质、脂肪分解增加，糖异生增加。因此伤后常出现高血糖、高乳酸血症以及负氮平衡。损伤会抑制机体的免疫系统功能，使机体对感染的易感性增加。

3. 损伤修复　组织修复在损伤中具有非常重要的作用，修复的基本方式是由增生的细胞和细胞间质充填、连接或替代损伤后的缺损。组织缺损完全由与原来性质相同的细胞来修复，恢复原有的结构和功能，称为完全修复。不完全修复是指组织损伤由其他性质的细胞（常见成纤维细胞）增生替代来完成。

（1）修复的基本过程

1）炎症期：损伤后立即发生，常可持续3～5天。损伤组织止血和炎症反应是此期的重要特征，目的是清除损伤或坏死的组织，为组织再生和修复做好准备。

2）增殖期：局部炎症反应开始后就有新生细胞出现。2～3天时成纤维细胞、血管内皮细胞等迁移至伤口，形成肉芽组织充填组织裂隙。浅表的损伤可通过上皮细胞的增殖、迁移来覆盖创面而修复。大多数的软组织损伤需要肉芽组织填充来修复，肉芽组织最终转化为瘢痕组织。此期的主要功能是止血和封闭创面。

3）塑型期：这一过程需要持续12～18个月。瘢痕组织形成后经过较长时间的改建、重塑，最终形成按应力方向排列的胶原纤维束，但难以恢复到组织未损伤时的强度和弹性。

（2）创伤愈合的类型

1）一期愈合（原发愈合）：组织修复以原来的细胞为主，仅含少量纤维组织，局部无感染、血肿或坏死组织，愈合后结构和功能良好。多见于损伤程度轻、范围小、无感染的创口或创面。

2）二期愈合（瘢痕愈合）：以纤维组织修复为主，结构和功能受到不同程度的影响。多见于损伤程度重、范围大、坏死组织多,且常伴有感染并未经合理早期处理的伤口。

(3) 影响愈合的因素:主要包括局部和全身两个方面。局部因素中伤口感染是最常见的原因。损伤范围大、坏死组织多或有异物存留的伤口伤缘不能直接对合,不易愈合。局部血液循环障碍使组织缺血缺氧,或采取措施不当造成组织继发损伤也不利于愈合。全身因素中主要有营养不良、大量使用皮质激素、免疫功能低下及全身性严重并发症等。在损伤处理时要重视影响损伤愈合的因素,并积极采取措施给予纠正。

【临床表现】

1. 局部症状

(1) 疼痛:伤后1~2日逐渐减轻。疼痛的程度与组织损伤程度相关。内脏损伤所致的疼痛常定位不准确。损伤后疼痛若持续或加重,则可能并发感染。

(2) 肿胀:因局部出血、炎症反应所致,伤后2~3日达到高峰。可伴有发红、青紫、瘀斑、血肿或肿胀,严重肿胀可致局部或远端肢体血供障碍。

(3) 出血:内出血可形成血肿、血胸、血腹或心包、关节腔积血等。

(4) 功能障碍:因解剖结构破坏、疼痛或炎症反应所致。

(5) 伤口:见于开放性损伤,常见的伤口有挫伤、擦伤、刺伤、切割伤、撕裂伤、穿透伤。

2. 全身症状

(1) 发热:创伤出血、组织坏死分解或创伤产生的致热因子均可导致发热。创伤性炎症反应所致的发热,体温一般不超过38.5℃。

(2) 生命体征变化:创伤后释放的炎性介质、疼痛、精神紧张、血容量减少等均可引起心率加速,血压稍高或偏低,呼吸深快等改变。

(3) 其他:因失血、失液,病人可有口渴、尿少、纳差、疲倦、失眠甚至月经异常。

【辅助检查】

1. 实验室检查 血常规可判断失血和感染的情况,尿常规可检查有无泌尿系统损伤等。电解质检查可分析水、电解质、酸碱平衡紊乱的情况。还可做凝血功能、动脉血气分析、肝肾功能检查等了解损伤对机体的影响。

2. 诊断性穿刺 胸腔穿刺可明确血胸或气胸,腹腔穿刺或灌洗可证实内脏破裂、出血,心包穿刺可证实心包积液或积血。

3. 导管检查 放置导尿管或灌洗可诊断尿道或膀胱的损伤,留置导尿管可观察每小时尿量,作为补液、休克观察的指标。留置中心静脉导管可监测中心静脉压,辅助判断血容量和心功能。

4. 影像学检查 X线平片可了解骨折类型和损伤程度,对怀疑有胸部、腹部损伤者可明确有无气胸、血气胸、腹腔积气等。B超可发现胸、腹腔的积血及肝、脾的包膜是否完整。CT可以诊断颅脑损伤和某些腹部实质器官及腹膜后的损伤。

5. 手术探查 是诊断闭合性损伤的重要方法之一,目的是明确诊断、抢救和进一步治疗。

【处理原则】

1. 现场急救 首先应抢救生命,优先处理危及病人生命的情况。必须优先抢救的急症包括心跳、呼吸骤停,窒息,大出血,张力性气胸和休克等。

(1) 复苏:心跳、呼吸骤停时,现场就要进行胸外心脏按压和人工呼吸,有条件的情况下应连接呼吸机支持呼吸、进行心脏电除颤,并进行脑复苏。

(2) 通气:解除呼吸道的阻塞,维持呼吸道的通畅,防止病人窒息、死亡。常用方法有清理口腔、抬起下颌、环甲膜穿刺或切开、气管插管及气管切开等。

(3) 止血:大出血可使病人休克,甚至死亡,必须及时进行止血。常用方法有指压法、加压包扎法、填塞法和止血带法等。

(4) 包扎:目的是保护伤口,减少污染,压迫止血,固定骨折、关节脱位并止痛。常用的包扎材料有绷带、三角巾和四头带,也可就地取材用干净毛巾、包袱布、手绢、衣服等替代。

(5) 固定:骨关节损伤时必须固定制动,以减轻疼痛,避免骨折断端损伤血管和神经,并有利于防治休克和搬运。固定范围一般包括骨折远端和近端两个关节,既要牢固又不能过紧。急救时如果缺乏固定材料,可行自体固定法,如将上肢固定于胸廓上,受伤下肢固定于健侧下肢。若伤口有出血,则应先止血包扎再固定。

(6) 搬运:伤员经过初步处理后,需从现场运送到医院进一步检查和治疗。转送应尽量做到迅速、安全、平稳,搬动和转运途中应防止再次损伤和医源性损害。多采用担架或徒手搬运。在救护车内,伤员应足向车头、头向车尾平卧。

2. 院内救治 在医院内应对伤情进行判断、分类,再采取针对性的措施进行救治。

(1) 判断伤情:可根据创伤分类方法及指标进行伤情判断和分类,常简单分为三类。第一类:致命性损伤,如危及生命的大出血、窒息、开放性或张力性气胸。对于这类病人,只能做短时间的紧急复苏,就应手术治疗。第二类:生命体征尚属平稳的病人,可先观察或复苏1~2小时,尽快做好检查和手术准备。第三类:潜在性损伤,有可能需要手术治疗,应注意密切观察,进一步检查以明确病情。

(2) 呼吸支持:维持呼吸道通畅,必要时行气管插管或气管切开,连接呼吸机维持呼吸。保持足够、有效的供氧。

(3) 循环支持:积极抗休克,开放一条以上的静脉通路,必要时做中心静脉插管或周围静脉切开插管。尽快恢复有效循环血量,维持循环稳定。

(4) 镇静止痛:在不影响病情观察的情况下选用药物进行镇静止痛,无昏迷和瘫痪的伤员可皮下或肌内注射哌替啶或吗啡止痛。

(5) 防治感染:伤口处理过程应遵循无菌操作原则。根据病情酌情使用抗菌药物,做到早期、广谱、联合应用。开放性损伤还需加用破伤风抗毒素。

(6) 观察病情:密切观察病情变化,必要时进行生命体征的监测和进一步的检查,如有病情变化应及时给予处理。

(7) 支持治疗:维持水、电解质平衡,必要时给予营养支持,注意保护重要脏器的功能。

(8) 心理治疗:损伤对于病人是一个重大的应激,部分病人可出现恐惧、焦虑等,甚至发生伤后精神病,因此积极的心理治疗对于病人的康复非常重要。

3. 局部处理

(1) 闭合性损伤:处理原则是复位、局部制动、配合理疗,有血管或内脏损伤者需手术治疗。伤后早期可局部冷敷或加压包扎,12小时后改用热敷或理疗以促进淤血吸收消散。还可选用止痛、活血化瘀的中药外敷和内服。

(2) 开放性损伤:处理的目的是改善局部组织修复的条件,促进伤口愈合。擦伤、表浅的小刺伤和小切割伤可采用非手术疗法,其他的开放性损伤均需手术处理。伤口分清洁伤口、污染伤口和感染伤口。清洁伤口可以直接缝合;污染伤口早期(伤后8小时内)可行清创术,再直接缝合或者延期缝合;感染伤口先要引流,然后再做其他处理。

【护理】
(一)护理评估
1. 目前身体状况　评估局部及全身表现,有无合并损伤情况,有无并发症发生。
2. 与疾病相关的健康史　询问致伤原因,受伤经过,受伤时间、地点、受伤部位,受伤时的体位等,了解受伤当时的表现及伤后的处理情况。此外,还应评估既往史、药物过敏史、合并疾病、药物使用情况等。
3. 心理社会状况　创伤的意外性会给病人及家庭带来很大的心理压力,注意关注病人及其家人的心理反应。由于创伤后的疼痛、出血以及不了解病情的严重程度,病人会出现焦虑、恐惧等心理反应。病人的痛苦表情、呻吟会加重家人的焦虑情绪。

(二)主要护理诊断/合作性问题
1. 体液不足　与创伤导致的失液、失血有关。
2. 疼痛　与创伤有关。
3. 潜在并发症　休克、感染、挤压综合征等。

(三)护理措施
1. 急救护理　及时处理呼吸道梗阻、心跳呼吸骤停、大出血等危及生命的情况。妥善处理创面,避免沾染。肢体或创伤局部适当固定。稳妥转运病人。
2. 缓解疼痛　根据疼痛的强度,遵医嘱合理使用镇静、镇痛药物,同时注意病情变化和药物的不良反应。
3. 妥善护理伤口

(1)清创术:损伤后伤口一般均为污染伤口,主要的处理方法是进行清创,使伤口接近清洁伤口,达到一期愈合。清创的时间越早越好,伤后6~8小时内的清创一般都可以达到一期愈合。清创术一般在局部浸润麻醉或全身麻醉下施行,具体方法是:① 清洁:剪去伤口周围毛发,取出浅层可见的异物,用3%过氧化氢溶液、大量无菌生理盐水等冲洗伤口。② 清创:用70%乙醇或碘伏消毒伤口周围皮肤,在伤口外周(距边缘1~2cm)做局部浸润麻醉。仔细检查伤口内各层受损组织,除去血块和破碎组织,结扎活动的出血点,修剪出较整齐的健康组织创面和皮缘。③ 缝合:用生理盐水消毒创面,彻底止血后进行缝合。④ 包扎:缝合后消毒皮肤、伤口并加盖敷料后包扎,包扎时应注意松紧适度。

(2)换药:是处理感染伤口的基本措施。其目的是引流分泌物,去除坏死组织,控制感染,使伤口尽快愈合。对清洁伤口或手术切口换药的目的是对伤口进行检查和消毒。具体步骤是:① 取下敷料:先取下外层敷料,若内层敷料与创面粘贴,应用生理盐水浸湿后轻柔揭去。② 消毒皮肤:消毒范围应略大于敷料范围,用70%乙醇棉球擦拭2~3遍,避免擦入伤口内。③ 清理伤口:用生理盐水棉球或其他药物棉球沾拭创面,拭净分泌物、脓液、纤维素膜等。坏死组织、痂皮等应剪除,酌情取标本送细菌培养。④ 创面用药:一般不主张创面用药。感染创面,可根据细菌培养、药敏试验结果使用抗菌药物,或用3%过氧化氢溶液等冲洗。⑤ 置引流物:根据伤口深度和创面情况置入适宜的引流物。⑥ 包扎伤口:根据伤口分泌物量,加盖纱布,至少6~8层以上,外用胶布固定或使用绷带等包扎。

换药时间依伤口愈合情况而定。脓性分泌物较多的伤口,每日换药一次或多次,以保持表层敷料不被分泌物湿透为准。分泌物不多、肉芽组织生长较好的伤口，可1～3日换药一次。肿、痛加重的伤口，应立即换药观察。清洁伤口一般在缝合后第3日换药一次，至伤口愈合或拆线时，再度换药。

4. 并发症的观察与护理　观察受伤部位的出血、疼痛、伤口修复等情况，对肢体损伤严重者，应定时测量肢体周径，注意末梢循环、肤色和温度。尤其是闭合性内脏损伤，需要严密观察有无休克及创伤后各种并发症的发生。

（1）休克：密切监测意识、呼吸、血压、脉搏、中心静脉压和尿量等，并认真做好记录。有效止血后，迅速建立静脉输液通道，给予输液、输血或应用血管活性药物等，以尽快恢复有效循环血量并维持循环的稳定。

（2）感染：开放性损伤应及早行清创术，使用抗菌药物和破伤风抗毒素。若伤口已发生感染，应及时引流、换药处理。

（3）挤压综合征：凡四肢或躯干肌肉丰富的部位受到重物长时间挤压致肌肉组织缺血性坏死，继而引起肌红蛋白血症、肌红蛋白尿、高血钾和急性肾衰竭为特点的全身性改变，称为挤压综合征，又称为Bywaters综合征。当病人局部压力解除后，出现肢体肿胀、压痛、肢体主动活动及被动牵拉活动引起疼痛、皮温下降、感觉异常、弹性减弱，在24小时内出现茶褐色尿或血尿等改变时，提示可能并发了挤压综合征，应及时报告医师配合处理。① 早期禁止抬高患肢和对患肢进行按摩和热敷。② 协助医师切开减压，清除坏死组织。③ 遵医嘱应用碳酸氢钠及利尿剂，防止肌红蛋白阻塞肾小管；对行腹膜透析或血液透析治疗的肾衰竭病人做好相应护理。

第二节　烧　伤

案例9-2

男性，30岁，厨师。工作过程中不慎被热油烫伤右手及右前臂，伤后自行在创面涂抹牙膏后来医院就诊。检查时可见右手及右前臂皮肤水肿明显，有多个大水疱，疱壁较薄，破裂水疱的基底潮红，病人主诉疼痛剧烈。

请问：① 该病人的护理评估重点有哪些？② 该病人受伤后应如何进行处理？③ 如何治疗和护理？

烧伤（burn）泛指各种热力、光源、化学腐蚀剂、放射线等因素所致，始于皮肤、由表及里的一种损伤。通常烧伤多指单纯因热力，如火焰、热液、热蒸汽、热金属物体等所致的组织损伤。

【病因及分类】

1. 热力烧伤　火焰、热液、热蒸汽、热金属等引起的烧伤最为多见，占烧伤的85%～90%。

2. 化学烧伤　由强酸、强碱造成的烧伤，如硫酸、盐酸、氢氧化钾、氢氧化钠等。

3. 电烧伤　包括电弧烧伤和电接触烧伤，前者为高压电放电产生电弧的热力烧伤。常引起广泛的组织凝固性坏死，电阻低的组织损伤大。体内各种组织中电阻最小的是血管，其他依次为神经、肌肉、皮肤、脂肪、肌腱和骨组织。

4. 放射性烧伤　由放射线所致的烧伤。

【病理生理】

1. 局部病变　热力作用于局部的皮肤、黏膜，导致蛋白质变性坏死。组织坏死后会释放组胺类血管活性物质，使毛细血管通透性增加，血浆样液体渗出至细胞间隙或皮层间隙，形成水肿或水疱。深度烧伤可致皮肤脱水、凝固，甚至炭化，形成焦痂。

2. 全身变化　面积较大的烧伤，可引起全身性反应，诱发休克、肺部感染和急性呼吸衰竭、烧伤脓毒症、急性肾衰竭、呼吸窘迫、应激性溃疡等并发症，使病情恶化。烧伤致死的主要原因是窒息、烧伤败血症和多器官功能障碍综合征（MOSF）。

3. 临床分期　根据烧伤的病理生理特点，为了突出各阶段临床处理的重点，可将烧伤的病程大致分为三期。

（1）急性体液渗出期（休克期）：组织烧伤后立即出现体液渗出，伤后2~4小时最为急剧，8小时达高峰，48小时后逐渐恢复，渗出的组织间液开始回吸收，此期为临床休克期。

（2）感染期：烧伤水肿回吸收开始后，感染就成为主要问题，将持续到创面愈合。烧伤造成了生理屏障损害，同时组织坏死和渗出形成了微生物良好的培养基，这些都可引起感染。创面处理不当可形成烧伤创面脓毒症，创面晦暗、糟烂、凹陷，出现坏死斑。感染期有三个感染高峰，分别是伤后7~10天内、伤后3~4周内、伤后1个月以后。

（3）修复期：炎症反应的同时，组织也已开始修复。浅度烧伤多能自行修复，深二度烧伤靠残存的上皮岛融合修复，三度烧伤靠皮肤移植修复。大面积深度烧伤的康复需要较长的时间，有的还需要做整形手术。

【临床表现】

1. 烧伤面积评估

（1）手掌法：以病人的一个手掌（五指并拢）的面积占体表面积的1%（图9-1）。一般用于小面积烧伤评估或新九分法的补充。

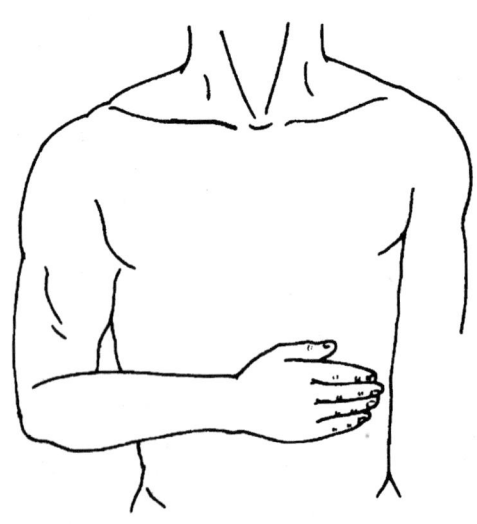

图 9-1　手掌法

(2)中国新九分法：根据我国人体体表面积而获得的烧伤面积估算方法。将全身体表面积划分为 11 个 9% 的等分，另加 1% 构成 100% 的体表面积（图 9-2，表 9-1）。

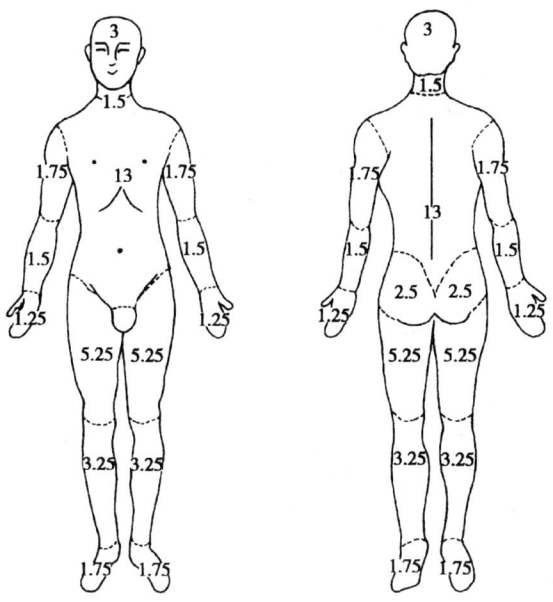

图 9-2　中国新九分法

表 9-1　中国新九分法

部　位		成人面积（%）	小儿面积（%）
头颈部	发际部 面　部 颈　部	3 3　　1×9＝9 3	9＋（12－年龄）
双上肢	双上臂 双前臂 双　手	7 6　　2×9＝18 5	9×2＝18
躯　干	躯干前面 躯干后面 外　阴	13 13　　3×9＝27 1	9×3＝27
双下肢	双　臀 双大腿 双小腿 双　足	5 21 13　　5×9＋1＝46 7	46－（12－年龄）

成年女性的特点是臀部大、足小，因此在计算女性烧伤面积时，臀部面积应加上 1%，双足面积应减去 1%。儿童（≤12 岁）头大、双下肢小，随着年龄的增长，各部位的体表面积所占比例也发生变化，可按简易公式计算：头颈部面积＝[9＋（12－年龄）]%，双下肢面积＝[46－（12－年龄）]%。

2. 烧伤深度评估　根据热力损伤的组织层次，可将烧伤深度分为一度、浅二度、深二度和三度烧伤，即三度四分法（图 9-3）。

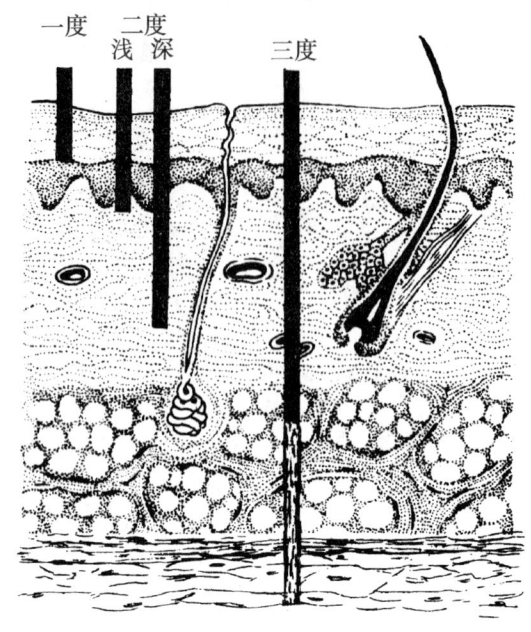

图 9-3 烧伤深度分度示意图

(1) 一度烧伤：又称红斑烧伤，仅伤及表皮层，皮肤灼红，感觉过敏，无水疱，3～5 天愈合，初期有色素加深，后渐消退，不留痕迹。计算烧伤总面积时，不包括一度烧伤。

(2) 浅二度烧伤：伤及表皮及真皮浅层。有较大水疱，疱壁较薄，基底潮红，疼痛剧烈，水肿明显。1～2 周愈合，有色素沉着，无瘢痕。

(3) 深二度烧伤：伤及真皮深层，可有小水疱，疱壁较厚，基底红白相间、湿润，痛觉迟钝。创面若无感染，3～4 周愈合，会留有瘢痕。

(4) 三度烧伤：伤及皮肤全层，可深达皮下、肌肉、骨骼。创面无水疱，痛觉消失，无弹性，干燥如皮革样，或蜡白、焦黄甚至炭化成焦痂，痂下可见树枝状栓塞血管。3～4 周焦痂脱落，创面上会有肉芽组织生长，需植皮才能修复。愈合后会留有瘢痕或畸形。

3. 烧伤严重性评估 对烧伤轻、重程度评估的最主要因素是烧伤面积和烧伤深度。我国多用下列分度法估计烧伤的严重程度：

(1) 轻度烧伤：二度烧伤面积 10% 以下。

(2) 中度烧伤：二度烧伤面积 11%～30%，或三度烧伤面积不超过 10%。

(3) 重度烧伤：烧伤总面积 31%～50%；或三度面积 11%～20%；或二度、三度面积虽不足上述百分比，但已发生休克、吸入性损伤或有复合伤。

(4) 特重烧伤：烧伤总面积在 50% 以上；或三度烧伤面积在 20% 以上；或存在较重的吸入性损伤、复合伤等。

4. 吸入性损伤 较危重的部位烧伤。致伤因素不仅因为热力作用，燃烧时产生的烟雾中含有大量的化学物质（如 CO 中毒、氰化物等），可被吸入深达肺泡，这些化学物质有局部腐蚀和全身中毒的作用。所以在相对封闭的火灾现场，死于窒息者多于烧伤。目前，合并严重吸入性损伤仍是烧伤救治中的突出难题。

吸入性损伤的诊断：① 燃烧现场相对密闭；② 呼吸道刺激，咳出炭末痰，呼吸困难，肺部可有哮鸣音；③ 面、颈、口鼻周常有深度烧伤，鼻毛烧伤，声音嘶哑。

【处理原则】

小面积浅表烧伤按外科原则，清创、保护创面，能自然愈合。大面积深度烧伤的全身性反应重，处理原则是：

1. 早期及时补液，维持呼吸道通畅，纠正低血容量休克；
2. 深度烧伤组织是全身性感染的主要来源，应早期切除，自、异体皮移植覆盖；
3. 及时纠正休克，控制感染是防治多器官功能障碍的关键；
4. 用手术和非手术的方法促进创面早日愈合，尽量减少瘢痕增生所造成的功能障碍和畸形。

【护理】

（一）护理评估

1. 目前身体状况　病人烧伤的面积、烧伤深度以及烧伤的严重程度，有无吸入性损伤等。
2. 与疾病相关的健康史　对受伤过程及现场情况进行评估，包括受伤时间、致伤原因、接触热源时间、是否叫喊、有无昏迷、昏迷时间、现场急救情况、曾做过哪些处理、药物过敏史等。
3. 心理社会状况　烧伤是一种意外事件，病人、家属对此往往难以接受。头面部烧伤以及大面积的烧伤给病人带来严重的生命威胁。创面修复后病人会存在容颜的损坏及功能的障碍，因此病人可能会出现自我形象紊乱或社交障碍等问题。病人的心理反应有焦虑、抑郁，甚至会对生活失去信心。烧伤的治疗还会给家庭造成沉重的经济压力。

（二）主要护理诊断/合作性问题

1. 皮肤完整性受损　与热力造成皮肤损伤、坏死有关。
2. （有）体液不足（的危险）　与烧伤时血管通透性增强、大量体液渗出有关。
3. 营养失调（低于机体需要量）　与烧伤后机体处于高代谢状态有关。
4. 身体意象紊乱　与烧伤造成面部损伤有关。
5. 潜在并发症　感染、窒息等。

（三）护理措施

1. 急救护理　应先抢救生命，再处理烧伤。

（1）迅速脱离热源：火焰烧伤应尽快灭火，可脱去燃烧衣物、就地翻滚或是跳入水池来熄灭火焰，也可以用非易燃物品（如棉被、毛毯）覆盖，隔绝灭火。忌奔跑呼叫，以免风助火势，烧伤头面部和呼吸道。避免用双手扑打火焰，造成双手的损伤。热液浸渍的衣裤，可用冷水冲淋后剪开取下，强力剥脱易撕脱水疱皮。附近若有水源，可用大量冷水冲淋或湿敷，既能阻止热力向深部组织渗透，又能减轻创面疼痛。

（2）保护创面：可防止创面的二次污染和损伤。贴身衣物应剪开，不可强行撕脱。裸露的体表或创面，应用无菌敷料或干净布类覆盖包裹。避免用有色药物涂抹创面，这会给判断烧伤深度增加困难。协助病人调整体位，避免创面受压。寒冷环境下要注意保暖。

（3）保持呼吸道通畅：检查病人口腔内是否有烟熏味、炭颗粒，口腔黏膜是否出现红肿、声音是否嘶哑、有无呼吸困难等。必要时行气管插管或切开，给予氧气。合并CO中毒者应移至通风处，必要时应吸入氧气。

（4）处理复合伤：对于大出血、开放性气胸、骨折等应先施行相应的急救处理，进行止血、骨折脱位外固定、开放性气胸的闭合及伤口的包扎等。

(5) 补液：尽早建立静脉通路，大量补液抗休克。高度口渴、烦躁不安者常示休克严重，应加快输液。现场无输液条件，可口服盐水进行补液。

(6) 镇静止痛：安慰、鼓励受伤病人，使其情绪稳定；对严重惊恐或出现心理障碍者可给予镇静、止痛剂，但应尽量减少镇静、止痛剂的应用。疼痛剧烈可酌情应用哌替啶、吗啡类药物，严密观察有无呼吸抑制。

(7) 妥善转运：病人没有休克表现，最好在伤后 4 小时内转送到医院，否则应等休克期度过后再进行转送。大面积严重烧伤早期应避免长途转送，休克期最好就近输液抗休克，必须转送者应建立静脉输液通道持续输液。转送途中忌用冬眠药物，以防出现体位性低血压。保持呼吸道通畅，有呼吸道烧伤用湿纱布覆盖口鼻，密切观察呼吸情况。转送路远者应留置导尿管，观察尿量。病人的位置尽量与行驶方向垂直或足前头后，以防出现低血压。

2. 心理护理　注意病人心理、生理需要，加强护患之间的沟通。护士应耐心倾听病人的诉说，鼓励病人说出对意外、损伤、手术等的自我感觉。不回避病人的提问，尽量稳定其情绪，不可让病人对愈后产生错误期望。在病情稳定好转时，让病人了解自己的病情及创面愈合的大致情况。协助病人进行自理性活动，增强其独立性及参与自我护理的意识。了解医生对严重烧伤的治疗性评价，尤其是对严重毁形病人的评价，做到与病人的正确有效交流。

3. 创面处理

(1) 初期处理：大面积烧伤的病人，要待病人病情平稳后进行清创。已并发休克者须先抗休克治疗，待休克好转后方可施行创面清创术，清创前可注射镇痛、镇静剂。一度烧伤创面一般只需保持清洁和防止再损伤，二度以上烧伤创面需行清创术。

1) 先剃净创周毛发，用无菌生理盐水清洁皮肤，用 1：1000 苯扎溴铵或 1：2000 氯己定清洗、移除创面异物。

2) 一度烧伤无须特殊处理，能自行消退，如烧灼感重，可涂薄层牙膏或面霜减痛。

3) 浅二度烧伤的水疱皮应予保留，水疱大者，可用消毒空针抽去水疱液后消毒包扎。如水疱皮已撕脱，可以无菌油性敷料包扎，不必经常换药，以免损伤新生上皮。如创面的敷料浸湿、有异味或有其他感染迹象，应勤换敷料，清除脓性分泌物，保持创面清洁，多能自行愈合。

4) 深二度烧伤的水疱皮应予清除，正确选择外用抗菌药物，目前证实有效的外用药有 1‰磺胺嘧啶银霜剂、碘附等。

5) 肢体、躯干部位的三度烧伤，因环形焦痂可压迫影响呼吸、循环，应及早切开焦痂进行减压。创面应早期切痂或削痂，并应考虑尽早进行皮肤移植。

(2) 包扎疗法：目的是保护创面，避免外来污染，减少局部渗出液。适用于小面积或四肢部位二度烧伤为主的创面。

1) 方法：可用生理盐水、1‰苯扎溴铵、0.5‰氯己定或碘附等消毒后，清洁创面上先敷以单层凡士林油纱，外加脱脂纱布和棉垫，包扎厚度为 3～5cm，包扎范围应超过创面边缘 5cm。用绷带由远端至近端开始均匀加压包扎。更换敷料时间应根据渗出多少来定，一般为 3～5 天。

2) 注意事项：① 尽量使指、趾端外露，以便观察血运；② 指、趾分开包扎以防并指畸形的发生，保持关节的功能位，防止畸形；③ 包扎后应将肢体抬高，经常变换受压部位；④ 经常检查包扎敷料松紧度，观察肢体的血运情况；⑤ 观察创面有无疼痛加重、体温和白细胞升高、渗出增多、闻到创面有恶臭等感染迹象。

(3) 暴露疗法：目的是保持创面干燥，防止细菌生长，易观察创面。适用于头、面、颈、躯干、会阴、臀部等不易包扎的部位，包扎后敷料也容易松动或被分泌物、排泄物污染。方法：将创面直接暴露于温暖、干燥、清洁的空气中，患者呈大字形，充分暴露创面；病室内温度为28～32℃，相对湿度40%，并有湿度监测仪、加热保暖措施（烤灯、电热吹风、红外线辐射）。另外，还应具备通风设施和消毒隔离装置（紫外线消毒仪），建立病室消毒隔离制度。二度创面可涂抹的药物有成膜剂、成痂的中药制剂、磺胺嘧啶银糊剂、磺胺嘧啶锌糊剂或0.5%碘伏。三度创面可涂抹2%碘酒。病人要经常变换体位，大面积烧伤病人可应用翻身床（病情平稳后方可使用）。

(4) 植皮术：按皮肤移植的方法可区分为游离皮片移植和带蒂皮瓣移植两大类。游离皮片包括刃厚皮片（含表皮和部分真皮乳头层，0.15～0.25mm）、中厚皮片（表皮和真皮的1/3～1/2，0.3～0.6mm）和全厚皮片（皮肤全层，真皮下浅层血管网）。大面积烧伤的植皮一般采用大张异体皮开洞嵌植自体皮、自体微粒植皮、网状皮片移植等方法。植皮术后，供皮区应及时换药，防止感染；植皮区要防止皮瓣移动，局部应制动。

4. 休克的预防及护理

(1) 液体种类：包括晶体液、胶体液和水分。晶体首选平衡液、林格液等，并适当补充碳酸氢钠；胶体首选同型血浆，亦可给全血或血浆代用品；水分通过5%葡萄糖液来补充。晶体与胶体量的比例应保持2:1，严重烧伤病人晶体与胶体量的比例可改为1:1。

(2) 补液量计算

1) 伤后第一个24小时：① 成人应补充的晶体和胶体溶液的总量应为1.5ml×烧伤面积（%）×体重（kg）；② 儿童应补充的晶体和胶体溶液的总量应为2ml×烧伤面积（%）×体重（kg）；③ 还应补充每日生理需水量2000～3000ml（成人），100ml/kg（儿童）。

2) 伤后第二个24小时：晶体和胶体总量减半，水分保持不变。

3) 伤后第三个24小时：晶体和胶体总量再减半，水分仍保持不变。

(3) 补液方法：先晶后胶，先盐后糖，先快后慢。第一个24小时，晶体和胶体总量的一半应在第一个8小时内输完，其余的晶体和胶体在16小时内均匀输入。水分在24小时内保持均匀输入。

(4) 补液效果评价：抗休克期应严密观察，根据病人的反应，随时调整输液的速度和成分。有价值的几项观察指标如下：

1) 尿量：烧伤面积大于30%的病人应考虑留置尿管，观察每小时尿量、比重、pH，并注意有无血红蛋白尿。成人每小时尿量不低于20ml，以30～50ml为宜，小儿每公斤体重每小时不低于1ml。

2) 口渴：无明显口渴症状。

3) 精神状态：病人神智清楚、安静，无烦躁不安。

4) 生命体征：呼吸平稳，脉搏、心跳有力，脉率在120次/分以下，收缩压维持在90mmHg，脉压在20mmHg以上。

5. 感染的预防和护理

(1) 密切观察病情：监测病人生命体征、意识状况、创面情况以及实验室检查结果，及时发现感染迹象。

(2) 感染防治：及时积极地纠正休克，正确处理创面，进行创面细菌培养和药敏试验，选择适宜的抗菌药，感染后应及早用药。

6. 营养支持　应加强烧伤病人的营养补充。烧伤病人处于高代谢状态，每日需要热量可达2500～5000kcal，蛋白质消耗在100g以上。可经肠内或肠外营养，尽可能用肠内营养。

7. 康复护理　维持肢体功能位，鼓励病人早期下床活动，进行肢体和关节活动锻炼。制订并实施康复计划。避免创面长时间的日光暴晒，因紫外线和红外线会促使瘢痕增生。可在创面适当加压以减少瘢痕组织的增生，如穿紧身衣等。

思考题

1. 女性，50岁，行走时被摩托车撞倒，急诊就诊，检查发现双手、膝部皮肤多发擦伤，有少量渗血，周围组织肿胀，病人疼痛明显。X线检查未见骨折。

请问：① 该病人损伤的类型是什么？② 目前的护理措施有哪些？

2. 男性，75岁，在家不慎被开水烫伤，检查发现双小腿皮肤水肿，有多个大水疱，疱壁较薄，疼痛较明显，双足有多个小水疱，疱壁较厚，基底红白相间、湿润，痛觉迟钝。

请问：① 该病人的烧伤面积、深度及严重程度如何？② 目前应如何处理？

（杨　萍）

第十章

肿瘤病人的护理

学习目标

1. 说出肿瘤的概念。
2. 列举肿瘤的病因和分类、病理、辅助检查方法。
3. 描述肿瘤病人的临床表现、处理原则。
4. 为肿瘤病人提供整体护理。

案例

男性，52岁，患胃十二指肠溃疡30余年，未予规范治疗。2个月前不明原因出现胃部隐痛、呃逆、反酸不适，食欲不振；近1周来食量减少，只能进食稀粥。经胃镜检查被诊断为"胃癌"。查体：T 36.6℃，P 86次/分，R 16次/分，BP 135/90mmHg，身高175cm，体重65kg。发病以来体重减轻3kg。入院后，该病人担心疾病的预后，入睡可，凌晨有早醒。

请问：① 此类病人的护理评估重点有哪些？② 该病人目前有哪些主要的护理诊断/合作性问题？③ 如何治疗和护理？

肿瘤（tumor）是人体正常细胞在不同的始动与促进因素长期作用下，发生过度增生或异常分化所形成的新生物。新生物一旦形成，不因病因消除而停止增生，也不受生理调节，而是破坏正常组织和器官。随着人口老龄化和疾病谱的改变，肿瘤的发生率也越来越高。目前恶性肿瘤在我国已成为常见的死亡原因之一。

【病因及分类】

(一) 病因

1. 环境因素

(1) 物理因素：如电离辐射可致皮肤癌、白血病；紫外线可引起皮肤癌。

(2) 化学因素：如烷化剂（有机农药、硫芥等）可致肺癌及造血器官肿瘤；多环芳香烃类化合物（3,4-苯并芘）与皮肤癌和肺癌有关；氨基偶氮类染料易诱发膀胱癌、肝癌；亚硝胺类与食管癌、胃癌和肝癌有关；黄曲霉素易污染粮食而致肝癌等。

(3) 生物因素：如EB病毒与鼻咽癌有关；乳头瘤病毒反复感染与宫颈癌有关；乙型肝

炎病毒与肝癌有关；幽门螺杆菌与胃癌有关；日本血吸虫与大肠癌有关。

2. 机体因素

(1) 遗传因素：癌症具有遗传倾向性，即遗传易感性。相当数量的食管癌、肝癌、胃癌、乳腺癌、鼻咽癌等患者都有家族史。

(2) 内分泌因素：较为明确的是雌激素和催乳素与乳腺癌的发生有关；长期服用雌激素可引起子宫内膜癌；生长激素可以刺激癌肿的发展。

(3) 免疫因素：先天或后天免疫缺陷者易发生恶性肿瘤，如获得性免疫缺陷综合征（AIDS，艾滋病）病人易患恶性肿瘤；器官移植后长期使用免疫抑制剂者肿瘤发生率明显高于正常人群。

其他方面的因素包括营养、微量元素、精神因素等。内外因素交互作用，综合病因的概念，更符合临床和试验的实际情况。

(二) 分类

肿瘤可分为良性与恶性两大类。一般将良性肿瘤称为"瘤"，如脂肪瘤。恶性肿瘤，来源于上皮组织者称为"癌"，如肺癌；来源于间叶组织者称为"肉瘤"，如骨肉瘤；胚胎性肿瘤常称为母细胞瘤，如肾母细胞瘤；但某些恶性肿瘤仍沿用传统名称"瘤"或"病"，如恶性淋巴瘤、白血病。还有少数肿瘤，在形态学上属于良性，但常浸润性生长，切除后易复发，甚至可转移，其生物学行为界于良性与恶性之间，称为交界性或临界性肿瘤，如包膜不完整的纤维瘤。

【病理】

1. 恶性肿瘤的发生发展过程　包括癌前期、原位癌及浸润癌三个阶段。一般情况下，致癌因素作用约30~40年，经10年左右的癌前期恶变为原位癌。在促癌因素作用下，原位癌经过3~5年发展为浸润癌。浸润癌的病程一般约为1年，但低度恶性者可达约10年。

2. 肿瘤细胞的分化　恶性肿瘤的恶性程度可分为高分化、中分化和低分化（或未分化）三类，或称Ⅰ、Ⅱ、Ⅲ级。高分化或Ⅰ级分化细胞接近正常分化程度，显示低度恶性。未分化或Ⅲ级分化细胞显示高度恶性。中分化或Ⅱ级分化细胞的恶性程度介于二者之间。

3. 肿瘤生长方式　良性肿瘤多为膨胀性生长，挤压周围组织，形成包膜样纤维包绕，彻底切除后少有复发。恶性肿瘤主要呈浸润性生长，肿瘤沿组织间隙、神经纤维间隙或毛细血管扩展，边界不清，甚至扩展范围远超过肉眼所见，局部切除后极易复发。

4. 生长速度　良性肿瘤多生长缓慢，病程长。恶性肿瘤生长快、病程较短。但良性肿瘤若发生恶变亦可较快增大，若合并出血或感染，可于短期内明显增大。

5. 转移　恶性肿瘤的转移方式有：① 直接蔓延：肿瘤细胞向与原发灶相连续的组织扩散生长，如胃癌浸润至网膜、结肠、肝、脾等临近器官；② 淋巴转移：多数为邻近区域淋巴结转移，如甲状腺癌的颈部淋巴结转移。也可跳跃式转移，即不经区域淋巴结而转移至"第二、第三站"淋巴结；③ 血行转移：肿瘤细胞侵入血管，随血流转移至远隔部位，如胃肠道肿瘤可经门脉系统转移到肝；④ 种植性转移：肿瘤细胞脱落后"播种"在体腔或空腔脏器内发生转移，如胃癌细胞脱落种植转移至盆腔。

6. 分期　为了合理制订治疗方案，正确评价治疗效果，判断预后，国际抗癌联盟提出了TNM分期法。T指原发肿瘤（tumor）、N为淋巴结（node）、M为远处转移（metastasis），再根据肿块大小、浸润程度在字母后标以数字0~4，以示肿瘤发展程度。0代表无，1代表小，4代表大。根据TNM的不同组合，诊断为Ⅰ、Ⅱ、Ⅲ、Ⅳ期。临床无法判断肿瘤体积

时则以 T_X 表示。肿瘤分期有临床分期（CTNM）和术后的临床病理分期（PTNM）。各类肿瘤 TNM 分期的具体标准由各专业会议协定。

【临床表现】

(一) 局部表现

1. 肿块　肿块常为体表或浅在肿瘤的首发症状，位置深在或位于内脏的肿块则不易触及。良性肿瘤肿块生长缓慢，肿块界限清楚，表面光滑，质地软、韧或囊性，无压痛，活动度大。恶性肿瘤肿块生长较快，界限不清，表面不光滑或有结节感，质地坚硬，可有压痛，活动度小或固定不动，多出现转移灶，如肿大淋巴结、内脏肿块等。

2. 疼痛　由于肿瘤生长、破溃、感染等侵犯或刺激神经组织，可出现局部的胀痛、刺痛、跳痛、烧灼痛或放射痛等，夜间尤甚。空腔脏器肿瘤引起梗阻时，可引起阵发性绞痛。

3. 溃疡　体表或空腔脏器的恶性肿瘤因生长迅速、血供不足可出现继发性坏死、感染而形成溃烂，有恶臭味及血性分泌物。

4. 出血　恶性肿瘤自身破溃或侵蚀血管可引起出血。消化道肿瘤者可有呕血、便血；泌尿系肿瘤者可出现血尿；肺癌者可出现咯血或血痰；肝癌结节破裂可导致腹腔内出血。

5. 梗阻　空腔脏器或其邻近器官的肿瘤可引起空腔脏器梗阻症状。如胰头癌或壶腹部肿瘤可压迫胆总管而出现黄疸；直肠癌者可有低位肠梗阻症状。

6. 转移症状　恶性肿瘤转移时可有相应症状。如淋巴转移可有区域淋巴结肿大；肺转移者可有咳嗽、咯血、血丝痰等；肝转移者可有肝大、黄疸、腹水、肝性脑病等；骨转移者可有疼痛、硬结及病理性骨折等。

(二) 全身表现

良性肿瘤及恶性肿瘤早期没有或仅有非特异性全身症状，如消瘦、乏力、体重下降、低热、贫血等。中晚期恶性肿瘤者可有全身衰竭，呈现恶病质。

【辅助检查】

1. 实验室检查

(1) 血、尿及粪便常规：结果异常并不一定是恶性肿瘤特异的标志，但常可提供诊断线索，如：消化道肿瘤者大便隐血试验可呈阳性，泌尿系肿瘤者可有血尿。

(2) 肿瘤标志物检测：肿瘤标志物是指表达或表达水平与肿瘤相关的分子，包括蛋白质、酶、激素、免疫球蛋白、糖蛋白、DNA、RNA 等。此类检测结果具有辅助或提示诊断的作用，如癌胚抗原（CEA）对大肠癌、甲胎蛋白（AFP）对原发性肝癌、前列腺抗原（PSA）对前列腺癌等的诊断、治疗和预后判断等都有重要意义。

(3) 基因诊断：核酸中碱基排列具有极严格的特异序列，基因诊断即根据有无特定序列以确定是否有肿瘤或癌变的特定基因存在，从而做出诊断。如检测乳腺癌淋巴结有无突变的 $P53$ 或角蛋白基因，有助于发现有无淋巴结或血液的微转移，以判断分期。

2. 影像学检查　常用的方法有 X 线、超声波、各种造影、计算机断层扫描（CT）、磁共振成像（MRI）等。可明确有无肿块及肿块的部位、形态、大小及与邻近器官的关系等，有助于肿瘤的诊断。

3. 内镜检查　常用的有食管镜、胃镜、结肠镜、直肠镜、腹腔镜、胸腔镜、纵隔镜、膀胱镜等，能直接观察空腔脏器、胸腹腔和纵隔等部位的病变，并可取活体组织作病理学检查等。在某些情况下，还可对肿瘤进行治疗，如息肉摘除。

4. 病理学检查　是目前确诊肿瘤直接而可靠的依据。包括：① 细胞学检查，即对体液内自然脱落细胞、黏膜细胞、细针穿刺涂片或超声导向穿刺涂片等进行检查；② 病理组织学检查，对小手术能完整切除者行切除送检；否则，可在超声或CT导引下行穿刺活检或于手术中切取组织行快速冷冻切片诊断。

【处理原则】

良性肿瘤及临界性肿瘤以手术切除为主，临界性肿瘤必须彻底切除，以免复发或恶变。恶性肿瘤是一种全身性疾病，有转移与扩散的可能，应采取以手术切除为主的综合性治疗措施。一般恶性肿瘤Ⅰ期以手术切除为主；Ⅱ期以局部切除或放疗为主，辅以全身化疗；Ⅲ期采取综合治疗，手术前、后及术中化疗或放疗；Ⅳ期以全身治疗为主，辅以局部对症治疗。

（一）非手术治疗

1. 化学药物治疗（chemotherapy） 简称化疗，是用化学药物抑制或杀灭肿瘤细胞而达到治疗目的的一种方法。化疗只能杀灭一定比例的肿瘤细胞，因此临床常将几种化疗药物联合应用，以提高疗效。化疗药物在抑制或杀灭肿瘤细胞的同时，对机体正常组织或细胞也有不同程度的损害，因而可出现各种不良反应，常见的有骨髓抑制（白细胞和血小板减少）、消化道反应（恶心、呕吐、腹泻、口腔溃疡等）、脱发及免疫功能降低等。静脉给药还可出现静脉炎和局部组织坏死等。

(1) 根据化疗药物作用原理分类：① 细胞毒素类：如烷化剂（氮芥、环磷酰胺、白消安等）；② 抗代谢类：如氨甲蝶呤、氟尿嘧啶、阿糖胞苷等；③ 抗生素类：如阿霉素、丝裂霉素、更生霉素等；④ 生物碱类：如长春新碱、长春碱、羟喜树碱等；⑤ 激素类：如三苯氧胺、乙烯雌酚等；⑥ 其他：如羟基脲、顺铂等。

(2) 给药方法：一般采用的方法有静脉注射、口服、肌内注射（全身性用药）等。也可用肿瘤内注射、腔内注射、动脉内注入或局部灌注等，具有用药量少、肿瘤局部药物浓度高、全身毒性低等优点。

2. 放射治疗（radiotherapy） 简称放疗，是利用各种放射线的电离辐射作用，破坏或杀灭肿瘤细胞而达到治疗目的的一种方法。放疗在抑制或杀灭肿瘤细胞的同时，对机体正常组织也会造成不同程度的损害，引起相应的临床症状和体征，如骨髓抑制、消化道反应、皮肤黏膜改变、放射性器官炎症等。

(1) 放射治疗源：常用的放射治疗源有光子类的X线、γ射线以及粒子类的电子束、中子束等。放疗方法有外照射与内照射两种。

(2) 肿瘤对放疗的敏感性：① 高度敏感：如淋巴造血系统肿瘤、性腺肿瘤等，宜选用放疗；② 中度敏感：如基底细胞癌、鼻咽癌、乳癌、食管癌、肺癌等，放疗可作为综合治疗的一部分；③ 低度敏感：如胃肠道腺癌、肉瘤等，不宜采用放疗。

3. 生物治疗 是利用生物学技术改善个体对肿瘤应答反应的一种方法，包括免疫治疗与基因治疗两类。免疫治疗能调动人体的防御系统、提高免疫功能，达到抗肿瘤的效果。分为非特异性和特异性免疫两种，前者如接种卡介苗、麻疹疫苗，注射干扰素等；后者如接种自身或异体瘤苗、肿瘤免疫核糖核酸等。基因治疗是应用基因工程技术，干预存在于靶细胞的相关基因的表达水平以达到治疗目的的一种方法，目前多处于实验阶段。

4. 其他 如中医中药治疗，可应用于配合手术及放、化疗，促进肿瘤病人的康复。内分泌治疗，对某些肿瘤可进行增添激素或内分泌去势治疗。

（二）手术治疗

手术切除目前仍是治疗恶性肿瘤最常用和最有效的方法。常用的术式有以下几种：

① 根治性手术：包括原发肿瘤所在器官的部分或全部，连同周围正常组织及区域淋巴结在内的整块组织的切除；② 扩大根治手术：在根治手术的基础上进一步扩大手术范围，适当切除附近的器官及区域淋巴结；③ 姑息性手术：为解除或减轻症状而行的非根治性手术，如胃癌伴幽门梗阻时行胃空肠吻合术，以解决进食问题；④ 其他：如激光手术切割或激光气化治疗、超声手术切割、冷冻手术等，可用于不同部位肿瘤的治疗。

【护理】

(一) 护理评估

1. 目前身体状况　了解肿块发生的时间、生长速度，是否伴有疼痛、出血、溃疡、梗阻等症状。检查肿块的部位、大小、质地、光滑度、活动度及有无压痛等；有无颈部、锁骨上、腋窝、腹股沟等淋巴结肿大；有无低热、消瘦、乏力、贫血、水肿等全身症状。了解实验室、影像学、内镜及病理学等检查的结果。

2. 与疾病相关的健康史　有无长期接触有害理化因素或病毒、血吸虫感染史；有无不良生活习惯；有无肿瘤家族史、内分泌紊乱或使用激素治疗史；有无免疫缺陷疾病及长期免疫抑制剂使用史；有无经历重大精神刺激或心理压力等。是否合并肾、肺、心、肝、胃肠及内分泌等器官或系统疾病；有无肺、肝、脑、骨等转移症状。

3. 心理社会状况　观察病人的情绪、行为反应，评估病人心理状态和心理承受能力。肿瘤病人的心理变化可分为：① 震惊否认期：病人在震惊之后表现出对事实的否认、怀疑，甚至辗转求医；若过分强烈，可延误治疗；② 愤怒期：病人接受事实，并出现愤怒和不满情绪，常迁怒于亲属和医务人员，甚至百般挑剔、无理取闹、出现冲动行为；若长期存在，会导致心理异常；③ 磋商期：病人心存侥幸，寻求各种治疗信息，祈求延长生命，此期有利于治疗；④ 抑郁期：病人对治疗失去信心，不遵医嘱，甚至有自杀倾向，此期对治疗无益；⑤ 接受期：能以平和的心态配合治疗和护理。还应了解病人和亲属对治疗方法、预后和康复等的知晓程度，家庭经济状况和可利用的社会资源等。

(二) 主要护理诊断/合作性问题

1. 焦虑/恐惧　与恶性肿瘤诊断、害怕治疗痛苦和并发症、担心预后和治疗费用等有关。

2. 营养失调（低于机体需要量）　与肿瘤所致高分解代谢、营养摄入减少及吸收障碍等有关。

3. 疼痛　与肿瘤侵犯或压迫神经、手术创伤等有关。

4. 潜在并发症　骨髓抑制、消化道反应、脱发、免疫力降低、皮肤黏膜改变、放射性器官炎症、静脉炎和局部组织坏死等。

(三) 护理措施

1. 心理护理　根据病人的心理状态采取不同的措施。在震惊否认期，应鼓励家属多给病人感情上的支持和生活上的照顾，使之有安全感，并适时地向病人吐露真相。在愤怒期，应引导病人表达内心感受，纠正其感知错误，也可请其他病友介绍成功治疗的经验，引导病人正视现实。在磋商期，应及时对病人进行劝导，尊重病人的要求。在抑郁期，应安排家属多陪伴病人，防止意外事件发生。在接受期，应尊重病人的意愿，尽量满足其各方面的需求，最大限度地提高生活质量。

2. 营养支持　指导病人摄取高蛋白质、高维生素、高热量、易消化的饮食，多饮水，多吃水果，少量多餐。必要时遵医嘱给予肠内或肠外营养。

3. **疼痛护理**　对疼痛较轻者，可通过安置舒适体位、分散注意力如读书、看报、听音乐等来减轻疼痛。对疼痛严重者，遵医嘱按三级止痛方案给予镇痛药物。一般应遵守口服、按时、按阶梯、剂量个体化的基本原则。必要时，也可采用病人自控镇痛法。

4. **化疗病人的护理**

（1）化疗的实施：给病人讲解化疗的基本知识，使其能配合治疗。创造舒适环境，保证病人充分休息，适当活动。药物应现用现配，有些药物需避光。用后的注射器和空药瓶应单独处理。

（2）化疗副作用的观察和护理

1）骨髓抑制：是最严重的化疗反应。应观察有无贫血、出血及感染征象，每周查血常规 $1\sim2$ 次。白细胞低于 $3.5\times10^9/L$ 时，应遵医嘱停药或减量，可给予升白细胞药物。白细胞低于 $1.0\times10^9/L$ 时，应实施保护性隔离或将病人置于层流室。血小板低于 $80\times10^9/L$ 时，应避免肌内注射，并指导病人做好自身防护，如使用软毛牙刷刷牙；血小板低于 $50\times10^9/L$ 时，应要求病人绝对卧床休息，限制活动，以预防出血。同时，做好病室空气消毒、减少探视，以预防院内感染。白细胞低于 $3\times10^9/L$，血小板低于 $80\times10^9/L$ 时需暂停治疗。

2）消化道反应：观察有无口腔黏膜损害及胃肠道不适症状。嘱病人进食清淡易消化饮食，忌辛辣、油腻等刺激性食物，忌烟酒。对口腔黏膜损害者，给予漱口液于睡前和三餐后漱口，若影响进食可提供吸管吸食流质；对恶心、呕吐者或腹泻者，遵医嘱给予止吐剂或输液治疗，并做好肛周清洁护理。

3）脱发：告知病人化疗停止后头发会重新生长，对严重脱发者可协助其选择和佩戴假发。

4）免疫功能降低：观察病人有无细菌或真菌感染征象，遵医嘱给予提高免疫力的药物，如免疫球蛋白。

5）静脉炎和局部组织坏死：若为静脉给药，应将药物用适当的溶媒稀释至规定浓度，合理安排给药顺序，按操作规程给药。有计划地两臂交替、由远及近穿刺静脉。妥善固定穿刺针头，以防针头滑脱导致药液外渗和皮下组织坏死。若药物刺激性强、作用时间长，而病人的外周血管条件差，可行深静脉置管化疗。一旦发生外渗及时停药。

5. **放疗病人的护理**

（1）放疗的实施：放疗是在放疗科由专门人员通过专门设备来实施的，应给病人讲解放疗的基本知识，使其能配合治疗。

（2）放疗副作用的观察和护理

1）骨髓抑制、消化道反应、脱发：同化疗病人的护理。

2）皮肤黏膜改变：表现为放射性皮肤炎症反应。保持照射野皮肤的清洁、干燥，指导病人穿着宽松、柔软、吸湿性强的棉质内衣。避免冷、热刺激及阳光直射，忌用肥皂清洁和粗毛巾搓擦，沐浴后局部可用软毛巾吸干。若有脱屑和瘙痒忌自行撕脱、搔抓或用乙醇、碘酒涂擦，应让其自然脱落，必要时遵医嘱使用止痒剂，一旦撕破难以愈合。

3）放射性器官炎症：肺、食管、肠道、膀胱、脊髓等接受放疗后可出现放射性炎症，表现为干咳、吞咽困难、便血和腹泻、血尿、肢体无力或瘫痪等。放疗期间加强对照射器官功能状态的观察，一旦出现上述症状及时报告医生处理。

6. **手术病人的护理**　参见围术期病人的护理。但应注意：①手术前，备皮、灌肠、插胃管等操作应轻柔仔细，防止刺激相应部位的肿瘤而引起瘤细胞扩散；②手术中，应遵守无瘤原则,提供电刀切割、电凝止血,妥善保存肿瘤标本,提供化疗药物冲洗创腔;③手术后,应注重器官功能障碍、身体形象改变和手术后并发症的护理。

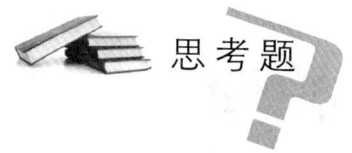
思考题

1. 女性,56岁,被诊断为肺癌晚期,暂时无法进行手术,拟通过静脉途径行化学药物治疗。化疗期间,该病人出现严重的恶心、呕吐,没有食欲,由于口腔溃疡导致咀嚼和吞咽食物困难。

请问:①该病人可能出现了何种化疗副作用?②应如何处理?③为预防静脉炎和局部组织坏死,化疗期间应采取哪些预防措施?

2. 男性,45岁,2个月前不明原因出现大便8~10次/天,便中带血、黏液、脓液。1个月前大便变细,3~4次/天。经结肠镜检查示"直肠癌"。该病人在手术前放疗过程中,会阴肛门部皮肤变得干燥,出现瘙痒、脱屑和色素沉着,使其经常忍不住搔抓。

请问:①病人可能出现了何种放疗副作用?②应如何预防和处理?

(庞 冬)

第十一章

颅内压增高病人的护理

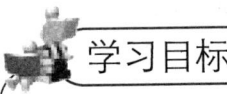

1. 说出颅内压增高与脑疝的概念。
2. 列举颅内压增高的病因、病理生理改变、辅助检查方法。
3. 描述颅内压增高与脑疝的临床表现、处理原则。
4. 为颅内压增高与脑疝病人提供整体护理。

案例

男性,35岁,近半年来额部及两颞部疼痛,用力时加重,晨起时及傍晚较重。常伴有恶心,偶有呕吐。查体:T 36.5℃,P 80次/分,R 20次/分,BP 120/75mmHg。神志清楚,视神经乳头边缘模糊,静脉充盈迂曲,视乳头略隆起,肢体运动正常。CT示:颅内占位性病变。拟诊为颅内占位?颅内压增高。

请问:① 颅内压增高的原因有哪些?② 此类病人的护理评估重点是什么?③ 如何治疗和护理?

颅内压(intracranial pressure,ICP)是指颅腔内容物对颅腔壁所产生的压力。颅腔是由颅骨形成的半封闭的体腔,成年后颅腔容积固定不变,为1400~1500ml。颅腔内容物包括脑组织、脑脊液和血液,三者与颅腔容积相适应,使颅内保持一定的压力。颅内压可通过侧卧位腰椎穿刺或直接脑室穿刺测定。正常情况下,成年人颅内压为0.7~2.0kPa(70~200mmH$_2$O),儿童颅内压为0.5~1.0kPa(50~100mmH$_2$O)。

颅内压增高(intracranial hypertension)是许多颅脑疾病所共有的综合征,是指因各种原因,如颅脑损伤、脑肿瘤、脑出血、脑积水等,使颅腔内容物体积增加或颅腔容积减少,超过颅腔可代偿的容量,导致颅内压持续高于2.0kPa(200mmH$_2$O),并出现头痛、呕吐和视神经乳头水肿三大病征。

【病因】

(一) 颅腔内容物的体积或量增加

1. **脑体积增加** 如脑组织损伤、炎症、缺血缺氧、中毒等导致脑水肿。
2. **脑脊液增多** 脑脊液的分泌过多、吸收障碍,或脑脊液循环受阻导致脑积水。

3. 脑血流量增加 如高碳酸血症时，血液中二氧化碳分压增高，脑血管扩张，脑血流量增多。

（二）颅内空间或颅腔容积缩小

1. 先天性因素 如狭颅症、颅底凹陷症等先天性畸形使颅腔容积变小。
2. 后天性因素 颅内占位性病变，如颅内血肿、脑肿瘤、脑脓肿等，使颅内空间相对变小；或大片凹陷性骨折使颅腔变小。

【病理生理】

通常颅内压可随血压、呼吸的波动有细微的起伏。颅内压的调节主要依靠脑脊液量的增减来实现。由于脑脊液总量仅占颅腔容积的10%，当颅内压增加到一定程度时，上述生理调节能力将逐渐丧失，最终产生严重的颅内压增高，并引起一系列中枢神经系统功能紊乱和病理生理变化。主要病理生理改变是脑血流量减少或脑疝（brain hernia）。

1. 脑血流量减少 颅内压增高时，脑灌注压下降，最初机体通过脑血管扩张及脑血管阻力减小，维持脑血流量稳定。但当颅内压急剧增高，脑灌注压过低时，脑血管的自动调节功能失效，从而导致脑血流量急剧下降，脑组织严重缺血缺氧，最终可导致脑死亡。

2. 脑疝 当颅腔内某一分腔有占位性病变时，该分腔的压力高于邻近分腔，脑组织由高压区向低压区移动，部分脑组织被挤入颅内生理空间或裂隙，产生相应的临床症状和体征，称为脑疝。脑疝主要表现为脑组织移位，压迫脑干，抑制循环和呼吸中枢，是颅内压增高的危象和引起死亡的主要原因。常见有小脑幕切迹疝和枕骨大孔疝（图11-1）。

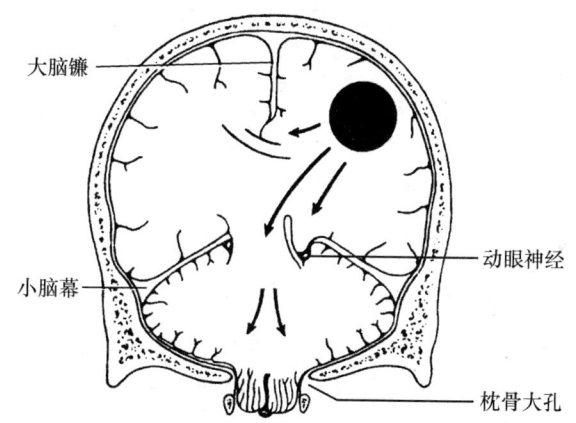

图11-1 大脑镰下疝（上）、小脑幕切迹疝（中）和枕骨大孔疝

【临床表现】

颅内压增高病人主要表现为头痛、呕吐、视神经乳头水肿，合称颅内压增高的"三主征"。

1. 头痛 是最常见的症状，因颅内压增高时脑膜血管和神经受刺激与牵拉所致。以清晨和晚间多见，多位于前额及颞部，为持续性头痛。头痛的部位与特性和颅内原发病变的部位和性质有一定关系。程度可随颅内压增高而进行性加重，咳嗽、打喷嚏、用力、弯腰、低头时可加重。

2. 呕吐 多呈喷射状，因迷走神经受激惹所致。常出现于剧烈头痛时，亦易发生于饭后，可伴恶心。

3. 视神经乳头水肿 是颅内压增高的客观征象。因视神经受压、眼底静脉回流受阻引起。持续时间长可引起视神经萎缩而导致失明。

4. 意识障碍 急性颅内压增高者，常有明显的进行性意识障碍甚至昏迷。慢性颅内压增高病人，往往神志淡漠，反应迟钝。

5. 生命体征变化 急性颅内压增高病人可伴有典型的生命体征变化（Cushing反应），即血压升高，尤其是收缩压增高，脉压增大，脉搏缓慢，宏大有力；呼吸深慢等（图11-2）。严重时病人可因呼吸、循环衰竭而死亡。

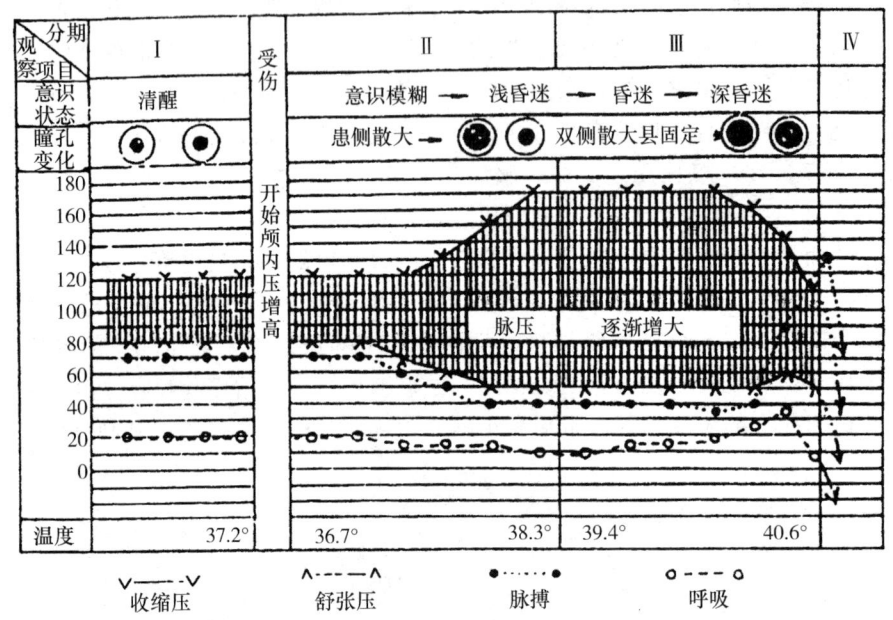

图11-2 头伤后颅内压增高、意识、瞳孔、生命体征典型变化图解

6. 脑疝表现

（1）小脑幕切迹疝（tentorial herniation）：又称颞叶钩回疝。是因一侧幕上压力增高，使位于该侧小脑幕切迹缘的颞叶的海马回、钩回疝入小脑幕裂孔下方。病人除有严重的颅内压增高表现外，脑疝初期由于患侧动眼神经受刺激导致患侧瞳孔缩小，随病情进展，患侧动眼神经麻痹，患侧瞳孔逐渐散大，直接和间接对光反应消失，并伴上睑下垂及眼球外斜（图11-3）。晚期，对侧动眼神经因脑干移位也受到推挤时，则相继出现类似变化。此外，因钩回直接压迫大脑脚，锥体束受累后，病变对侧肢体肌力减弱或麻痹，病理征阳性。若脑疝不能及时解除，病情进一步发展，则病人出现深昏迷，双侧瞳孔散大固定，去大脑强直，血压骤降，脉搏快弱，呼吸浅而不规则，呼吸、心跳相继停止而死亡。

（2）枕骨大孔疝（transforamen magnum herniaton）：又称小脑扁桃体疝。小脑扁桃体及延髓经枕骨大孔被挤向椎管中，由于颅后窝容积较小，对颅内高压的代偿能力也小，病情变化更快。病人常有进行性颅内压增高的临床表现，表现为剧烈头痛、频繁呕吐、颈项强直或强迫头位；生命体征紊乱出现较早，意识障碍出现较晚。病人早期即可突发呼吸骤停而死亡。

7. 其他症状和体征 颅内压增高还可有头晕、猝倒以及因展神经麻痹而出现复视等。婴幼儿颅内压增高时可见头皮静脉怒张、囟门饱满、张力增高、骨缝分离。

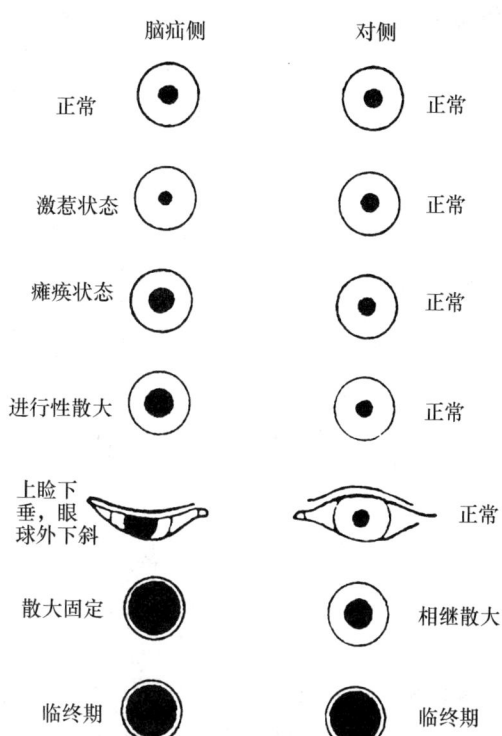

图 11-3 一侧颞叶钩回疝引起的典型瞳孔变化过程

【辅助检查】

1. 腰椎穿刺　可以测定颅内压力，同时取脑脊液做检查。但对有明显颅内压增高症状和体征的病人，因腰椎穿刺可能引发脑疝而视为禁忌。

2. 其他　头颅 X 线摄片、CT 及 MRI、脑血管造影或数字减影血管造影可以帮助判断引起颅内压增高的原因。

【处理原则】

1. 非手术治疗　用于原因不明或一时不能解除病因者。

(1) 脱水治疗：采用高渗性脱水剂和利尿性脱水剂，使脑组织间的水分通过渗透作用进入血循环再由肾排出，从而达到缩小脑体积、降低颅内压的目的。常用 20% 甘露醇、呋塞米等。此外，口服碳酸酐酶抑制剂乙酰唑胺也可达到降低颅内压的目的。

(2) 激素治疗：肾上腺皮质激素通过稳定血脑屏障，预防和缓解脑水肿，改善病人症状。常用地塞米松、氢化可的松或泼尼松。

(3) 过度换气：通过增加血液中的氧分压，排出 CO_2，使脑血管收缩减少脑血流量，从而降低颅内压。

(4) 冬眠低温治疗：应用药物和物理方法降低病人体温，以降低脑耗氧量和脑代谢率，减少脑血流量，改善细胞膜通透性，增加脑对缺血缺氧的耐受力。可防止脑水肿的发生和发展，同时有一定的降低颅内压的作用。

(5) 其他：使用抗生素控制颅内感染、支持治疗等。

2. 手术治疗　对于颅内占位性病变，争取手术切除。有脑积水者，行脑脊液分流术。颅内压增高造成急性脑疝时，应尽快手术，去除病因。若难以确诊或虽确诊但病变无法切除者，可通过脑脊液分流术、侧脑室外引流术或病变侧颞肌下、枕肌下减压术等降低颅内压、治疗脑疝。

【护理】

(一) 护理评估

1. 目前身体状况

(1) 症状、体征：关注生命体征、瞳孔、意识状况，有无脑疝迹象。头痛的部位、性质、程度、持续时间及变化，有无诱因及加重因素，了解头痛是否影响病人休息、睡眠。病人有无因视力障碍或肢体功能障碍而影响自理能力。呕吐的时间、量、次数等，病人进食是否受到影响，监测24小时出入液量。

(2) 辅助检查：注意CT、MRI等检查结果，以判断颅内病变情况，尤其注意病变的部位以及伴发脑水肿情况，以判断有无病情骤变可能。注意血电解质检查结果，了解有无水、电解质紊乱。

2. 与疾病相关的健康史　了解病人有无脑外伤、颅内炎症、脑肿瘤及高血压、脑动脉硬化病史，初步判断颅内压增高的原因；注意病人的年龄，因年龄不同，颅腔的代偿能力也不同；是否合并其他系统疾病；注意病人是否有高热。有无呼吸道梗阻、便秘、剧烈咳嗽、癫痫等因素。

3. 心理社会状况　头痛、呕吐等不适可引起病人烦躁不安、焦虑等心理反应。慢性颅内压增高可能导致病人视力障碍，病人可对生活失去信心。了解病人及家属对疾病的认知程度、社会支持状况。

(二) 主要护理诊断/合作性问题

1. 脑组织灌注异常　与颅内压增高有关。

2. 疼痛　与颅内压增高有关。

3. (有) 体液不足 (的危险)　与颅内压增高引起剧烈呕吐及应用脱水剂等有关。

4. 潜在并发症　脑疝。

(三) 护理措施

1. 体位　抬高床头15°~30°，以利于颅内静脉回流，减轻脑水肿。

2. 给氧　持续或间断吸氧，改善脑缺氧，使脑血管收缩，降低脑血流量。

3. 饮食与补液　控制液体摄入量。不能进食者，成人每日补液量不超过2000ml，保持每日尿量不少于600ml。神志清醒者，可予普通饮食，但需适当限盐，注意防止水、电解质紊乱。

4. 症状护理

(1) 缓解头痛：适当应用止痛剂，但禁用吗啡、哌替啶，以免抑制呼吸中枢；避免使头痛加重的因素，如咳嗽、打喷嚏，或弯腰、低头以及用力活动等。

(2) 呕吐护理：及时清理呕吐物，避免误吸，观察并记录呕吐物的量、性质。

(3) 高热护理：因高热可使机体代谢率增高，加重脑缺氧，故应及时采取有效降温措施。

5. 病情观察　监测病人意识状态、生命体征、瞳孔变化，警惕颅内高压危象的发生。有条件者可做颅内压监测。

(1) 意识状态：传统方法分为清醒、模糊、浅昏迷、昏迷和深昏迷五级。① 意识模糊：保持简单的精神活动，但对时间、地点、任务的定向力发生障碍。② 浅昏迷：无自主活动，对声光无反应,对疼痛有防御反应,角膜反射、瞳孔对光反射、吞咽反射存在。③ 昏迷:对周围事物及各种刺激均无反应。剧烈刺激可出现防御反应,角膜反射、瞳孔对光反射下降。④ 深昏迷:全身肌肉松弛,对各种刺激无反应,深浅反射均无。Glasgow 昏迷评分法根据病人睁眼、语言及运动反应进行评定,得分相加表示意识障碍程度,最高 15 分,表示意识清醒,8 分以下为昏迷,最低 3 分,分数越低表明意识障碍越严重(表 11-1)。

表 11-1　Glasgow 昏迷评分法

睁眼反应		语言反应		运动反应	
自动睁眼	4	回答正确	5	遵命动作	6
呼唤睁眼	3	回答错误	4	*定痛动作	5
痛时睁眼	2	吐词不清	3	*肢体回缩	4
不能睁眼	1	有音无语	2	*异常屈曲	3
		不能发音	1	*异常伸直	2
				*无动作	1

*指痛刺激时的肢体运动反应

（2）生命体征：注意呼吸节律和深度、脉搏快慢和强弱以及血压和脉压变化。若血压上升，脉搏缓慢有力，呼吸深慢，提示颅内压升高。为避免病人躁动影响准确性，可先测呼吸，再测脉搏，最后测血压。

（3）瞳孔变化：正常瞳孔等大、圆形，在自然光线下直径 3~4mm，直接、间接对光反应灵敏。严重颅内压增高继发脑疝时可出现相应变化。

（4）颅内压监护：将导管或微型压力感受器探头安置于颅腔内，另一端与颅内压监护仪连接，将颅内压压力变化动态转变为电信号，显示于示波屏或数字仪上，并用记录器连续描记压力曲线，以便随时了解颅内压情况。通常监护时间不超过 1 周。监护前注意调整记录仪与传感器的零点，一般位于外耳道水平。病人保持平卧或头抬高 10°~15°。避免外来因素干扰监护，保持呼吸道通畅，躁动病人适当使用镇静药。防止管道阻塞、扭曲、打折及传感器脱出。监护过程严格无菌操作，预防感染。

6. 避免引发颅内压骤升的因素

（1）避免情绪激动、正确处理躁动：劝慰病人安心休养，以免血压骤升而增加颅内压。对躁动病人应寻找原因及时处理，切忌强制约束，以免病人挣扎而使颅内压进一步增高。

（2）保持呼吸道通畅：因呼吸道梗阻时，病人用力呼吸致胸腔内压力增高以及 $PaCO_2$ 增高致脑血管扩张、脑血流量增多，均可使颅内压增高。故应加强呼吸道护理，预防肺部并发症，及时清除呼吸道分泌物和呕吐物；舌根后坠者可托起下颌或放置口咽通气道；防止颈部过曲、过伸或扭曲；必要时，应配合医师尽早行气管切开术。

（3）避免剧烈咳嗽和便秘：因咳嗽和用力排便均可使胸腹腔内压力骤然升高，故应避免并及时治疗呼吸道感染。注意饮食调理，防止便秘。对已有便秘者，予以开塞露或低压小剂量灌肠，必要时，戴手套掏出粪块。禁忌高压灌肠。

（4）及时处理癫痫发作：遵医嘱定时定量给予抗癫痫药物；一旦发作应及时给予抗癫痫药物及降颅内压处理。

7. 相关治疗的护理

(1) 脱水治疗的护理：准确记录24小时出入液量，观察脱水治疗的效果。并注意是否出现电解质紊乱。脱水治疗期间，为防止颅内压反跳现象，脱水药物应按医嘱定时、反复使用，停药前逐渐减量或延长给药间隔。

(2) 激素治疗的护理：由于激素可引起消化道应激性溃疡出血，并增加感染机会，应在按医嘱给药的同时加强相应观察及护理。

(3) 过度换气的护理：根据病情，按医嘱给予肌松剂后，调节呼吸机的各项参数。过度换气的主要副作用是脑血流减少，有时会加重脑缺氧，因此应定时进行血气分析，维持病人PaO_2于90~100mmHg、$PaCO_2$于25~30mmHg水平为宜。

(4) 冬眠低温治疗的护理

1) 降温的护理：根据医嘱首先给予足量冬眠药物，待病人御寒反应消失，进入昏睡状态后，方可加用物理降温措施。否则，病人会出现寒战，可使机体代谢率升高、耗氧量增加、无氧代谢加剧及体温升高，从而增高颅内压。采用头部戴冰帽，在颈动脉、腋动脉、肱动脉、股动脉等主干动脉表浅部放置冰袋，或以降低室温、减少盖被、体表覆盖冰毯或冰水浴巾等方法降低体温。降温速度以每小时下降1℃为宜，体温以降至肛温32~34℃，腋温31~33℃较为理想。体温过低易诱发心律失常、低血压、凝血障碍等并发症，且病人反应极为迟钝，影响观察；体温高于35℃，则疗效不佳。注意避免体温大起大落，使病人体温稳定在治疗要求的范围内。

2) 严密病情观察：注意生命体征、意识状态、瞳孔和神经系统病征。冬眠低温期间，若脉搏超过100次/分，收缩压低于100mmHg，呼吸次数减少或不规则时，应及时通知医师处理。

3) 饮食：随着体温的降低，机体代谢率也降低，对能量及水分的需求量也相应减少。每日液体入量不宜超过1500ml。食物温度应与当时体温相同。低温时病人肠蠕动减弱，应观察病人有无胃潴留、腹胀、便秘、消化道出血等，注意防止反流和误吸。

4) 预防并发症：① 肺部并发症：由于病人处于昏睡状态且因药物作用，肌肉松弛，病人易出现舌下坠、吞咽、咳嗽反射均较正常减弱，故应定时为病人翻身、拍背、予以雾化吸入，以防肺部并发症。② 低血压：低温使心排出量减少，冬眠药物使周围血管阻力降低而引起低血压，在搬动病人或为其翻身时，动作要缓慢、轻稳，以防发生体位性低血压。③ 冻伤及压疮：冰袋外加用布套并定时更换部位，观察放置冰袋处的皮肤及肢体末端，如手指、脚趾、耳郭（廓）等处的血循环情况，定时局部按摩，以防冻伤；加强皮肤护理，避免压疮。④ 暴露性角膜炎：冬眠低温时，角膜反射减弱，保护性分泌物减少，应注意眼的保护。

5) 复温的护理：停用冬眠低温治疗时，应先停物理降温，再逐步减少药物剂量或延长相同剂量的药物维持时间直至停用；为病人加盖被毯，让体温自然回升，必要时加用电热毯或热水袋复温，温度应适宜，严防烫伤，复温不可过快，以免出现颅内压"反跳"、体温过高或酸中毒等。

(5) 脑室引流的护理

1) 妥善固定：避免引流管滑脱，适当限制病人头部活动范围，活动及翻身时应避免牵拉引流管。导管开口需高于侧脑室平面10~15cm，以维持正常的颅内压。

2) 保持引流通畅：导管不可受压、扭曲、成角、折叠，注意观察引流管是否通畅，若引流管内不断有脑脊液流出、管内的液面随病人呼吸、脉搏等上下波动则表明引流管通畅；若引流管无脑脊液流出，应查明原因。可能的原因有：① 颅内压低于 $12\sim15cmH_2O$，可将引流袋放低再观察有无脑脊液流出。② 引流管放入脑室过深、过长，在脑室内盘曲成角，X线摄片可判断引流管位置。处理方法是将引流管缓慢向外抽出至有脑脊液流出，然后重新固定。③ 管口吸附于脑室壁，可将引流管轻轻旋转，使管口离开脑室壁。④ 引流管被小凝血块或挫碎的脑组织阻塞，可在严格消毒管口后，用无菌注射器轻轻向外抽吸，切记此时不可冲洗，以免管内阻塞物被冲至脑室系统狭窄处，引起日后脑脊液循环受阻。经上述处理后，仍无脑脊液流出，必要时换管。

3）观察并记录脑脊液的颜色、量及性状：正常脑脊液无色透明，无沉淀，术后1～2日脑脊液可略呈血性，以后转为橙黄色。若脑脊液中有大量血液，或血性脑脊液的颜色逐渐加深，常提示有脑室内出血。一旦脑室内大量出血，需紧急手术止血。脑室引流时间一般不宜超过5～7日，时间过长有可能发生颅内感染。感染后的脑脊液混浊，呈毛玻璃状或有絮状物，病人有颅内感染的全身及局部表现。

4）维持适当引流速度和量：术后早期尤应注意控制引流速度，若引流过快、过多，可使颅内压骤然降低，导致意外发生。因此，术后早期应适当将引流袋挂高，以减低流速，待颅内压力平衡后再放低。此外，因正常脑脊液每日分泌 400～500ml，故每日引流量以不超过 500ml 为宜；颅内感染病人因脑脊液分泌增多，引流量可适当增加，但同时应注意补液，以避免水电解质失衡。

5）严格遵守无菌操作原则：每日定时更换引流袋时，应先夹闭引流管以免管内脑脊液逆流入脑室，注意保持整个装置无菌，必要时做脑脊液常规检查或细菌培养。需要搬动病人时应将引流管暂时夹闭，防止脑脊液反流引起感染。

6）拔管：拔管前应抬高引流袋或夹闭引流管24小时，以了解脑脊液循环是否通畅，有无颅内压再次升高的表现。若病人出现头痛、呕吐等颅内压增高症状，应立即放低引流瓶袋或开放夹闭的引流管，并告知医师。拔管时应先夹闭引流管，以免管内液体逆流入脑室引起感染。拔管后，切口处若有脑脊液漏出，也应告知医师妥为处理，以免引起颅内感染。

（6）脑脊液分流术后的护理：严密观察病情，判断分流术效果。警惕有无分流管阻塞和感染等并发症。观察有无脑脊液漏，一旦发现，应及时通知医师妥为处理。

8. 脑疝急救护理　快速静脉输入甘露醇、山梨醇、呋塞米等强力脱水剂，并观察脱水效果。保持呼吸道通畅，吸氧。准备气管插管盘及呼吸机，对呼吸功能障碍者，行人工辅助呼吸。密切观察呼吸、心跳、瞳孔变化。紧急做好术前特殊检查及术前准备。

思考题

1. 男性，45岁，2天前因车祸伤及头部，头痛、呕吐逐渐加重。用力咳嗽后突然不省人事。查体：昏迷状态，左侧瞳孔散大，对光反应消失，眼底视乳头水肿，右侧肢体瘫痪，呼吸、血压不稳定。

请问：① 病人目前出现何种问题？② 应如何处理？

2. 男性，45岁，头痛8个月，用力时加重，多见于清晨及晚间，常伴有恶心，有时呕吐。经 CT 检查诊断为颅内占位性病变、颅内压增高，为行手术治疗入院。入院后第 3 天，因便秘、用力排便，突然出现剧烈头痛、呕吐，右侧肢体瘫痪，随即意识丧失。体检：BP 150/88mmHg，R 16 次/分，P 56 次/分。左侧瞳孔散大，对光反应消失。

请问：① 病人目前出现何种问题？为什么？② 应如何解决此类病人便秘问题？③ 目前的急救护理措施有哪些？

（路　潜）

第十二章

颅脑损伤病人的护理

学习目标

1. 说出脑震荡、硬脑膜外血肿、硬脑膜下血肿、脑内血肿、逆行性遗忘、中间清醒期的概念。
2. 列举头皮损伤、颅骨骨折、脑损伤的病因。
3. 描述头皮损伤、颅骨骨折、脑震荡、脑挫裂伤、硬脑膜外血肿的临床表现。
4. 复述头皮损伤、颅骨骨折、脑震荡、脑挫裂伤、硬脑膜外血肿的处理原则。
5. 为颅脑损伤病人提供整体护理。

案例

男性，45岁，头部受棒击，昏迷8小时送至医院。查体：P 88次/分，R 20次/分，BP 130/85mmHg，T 37.0℃。右侧瞳孔散大，对光反应消失，右眼眶周围肿胀，皮下有淤血。左上肢不能活动，左侧巴氏征（+）。腰椎穿刺：脑脊液压力18cmH_2O，呈均匀血性脑脊液。颅骨X线平片示右眼眶骨折。CT扫描示右额颞部有低密度区。医疗诊断为脑挫裂伤、颅内压增高、脑疝。

请问：① 此类病人的护理评估重点是什么？② 如何治疗和护理？

颅脑损伤（craniocerebral trauma，head injury）占全身损伤的15%～20%，仅次于四肢损伤，常与身体其他部位的损伤复合存在，其致残率及致死率均居首位。颅脑损伤包括头皮损伤（scalp injury）、颅骨损伤（skull injury）、脑损伤（brain injury），三者可单独或合并存在。多见于交通、工矿等事故，以及自然灾害、爆炸、火器伤、坠落、跌倒、各种锐器、钝器对头部的伤害等。

第一节 头皮损伤

头皮损伤是颅脑损伤中最常见的损伤，常见有头皮血肿（scalp hematoma）、头皮裂伤（scalp laceration）和头皮撕脱伤（scalp avulsion）。

【病因】

1. 头皮血肿　主要因头部受钝性物体撞击形成。按血肿出现于头皮的层次分为皮下血肿（subcutaneous hematoma）、帽状腱膜下血肿（subgaleal hematoma）、骨膜下血肿（subperiosteal hematoma）。

（1）皮下血肿：血肿位于皮肤表层与帽状腱膜之间，常见于产伤或头部碰撞伤。皮下组织由致密的结缔组织和脂肪组织构成，且前者交织成网状，故皮下血肿较小，但疼痛较重。

（2）帽状腱膜下血肿：是由于头部受到斜向暴力，头皮发生剧烈滑动，撕裂该层间的导血管所致。帽状腱膜下层是位于帽状腱膜与骨膜之间的疏松结缔组织，范围较广，故帽状腱膜下血肿易扩散，严重时可充满整个帽状腱膜下层。

（3）骨膜下血肿：常由于颅骨骨折或产伤所致。因骨膜在颅缝处贴附紧密，故骨膜下血肿易被局限，不超过颅骨骨缝。

2. 头皮裂伤　是常见的开放性头皮损伤，多为锐器或钝器打击所致。头皮裂伤较浅时，因断裂血管受头皮纤维隔的牵拉，出血较多。

3. 头皮撕脱伤　是一种严重的头皮损伤。多因发辫受机械力牵拉，使大块头皮自帽状腱膜下层或连同骨膜一并撕脱。

【临床表现】

1. 头皮血肿　不同部位的头皮血肿的临床特点不一：① 皮下血肿通常体积小、张力高、压痛明显。② 帽状腱膜下血肿大而有波动，覆盖整个穹窿部，似戴一顶有波动的帽子；小儿及体弱者，可因此致休克或贫血。③ 骨膜下血肿多局限于某一颅骨范围内。

2. 头皮裂伤　出血较多，常引起病人紧张，使血压升高，加重出血。

3. 头皮撕脱伤　可导致失血性或疼痛性休克。较少合并颅骨损伤及脑损伤。

【处理原则】

1. 头皮血肿　血肿较小时，可自行吸收，无须特殊处理，早期可给予冷敷以减少出血和疼痛，24~48小时后改用热敷以促进血肿吸收，切忌用力揉搓。若血肿较大，则应分次穿刺抽吸后加压包扎，以便血肿尽快消退。

2. 头皮裂伤　局部压迫止血，争取早期清创缝合。常规应用抗菌药和破伤风抗毒素（TAT）。

3. 头皮撕脱伤　局部加压止血，预防休克；妥善保管撕脱下的头皮，并随伤员一同送往医院，争取清创后再植。头皮再植手术应争取在伤后6~8小时内进行，清创后头皮瓣复位再植或自体皮移植。对于骨膜已撕脱不能再植者，需清洁创面，在颅骨外板上多处钻孔，深达板障，待骨孔内肉芽组织生成后再行植皮。

【护理】

(一) 护理评估

1. 目前身体状况　了解损伤部位、范围、血肿范围或出血量等，判断损伤严重程度。注意有无合并损伤。

2. 与疾病相关的健康史　了解受伤经过、暴力类型、大小、方向等；了解既往疾病史及健康状况。

3. 心理社会状况　部分病人出血量较多，且头皮损伤可能合并脑损伤，病人及家属可能出现焦虑、紧张心理。头皮撕脱后可造成外形改变，对病人及家属心理也会带来影响。

（二）主要护理诊断/合作性问题

1. 疼痛 与头皮损伤有关。

2. 有感染的危险 与头皮血肿过大或头皮完整性破坏有关。

3. 潜在并发症 休克、颅内合并损伤。

（三）护理措施

1. 病情观察 密切监测血压、脉搏、呼吸、尿量和神志变化，注意有无休克、颅脑合并损伤的发生。

2. 预防伤口感染 遵医嘱使用抗菌药及 TAT，做好伤口护理，观察有无局部和全身感染症状。穿刺抽吸血肿时注意无菌操作。

3. 减轻疼痛 必要时给予镇静剂、镇痛剂，减轻疼痛，但对合并脑损伤者禁用吗啡类药物。告知头皮血肿病人不可揉搓局部，以免加重出血。

4. 保护撕脱的头皮 撕脱的头皮用无菌敷料包裹、隔水放置于有冰块的容器保存。头皮再植术后应保护植皮片不受压、不滑动，以利皮瓣成活。

第二节 颅骨骨折

颅骨骨折（skull fracture）指颅骨受暴力作用致颅骨结构改变。因骨折可能引起脑膜、脑、血管和神经损伤，而合并脑脊液漏、颅内血肿及颅内感染等，故应给予相应观察。颅骨骨折按骨折部位分为颅盖骨折（fracture of skull vault）和颅底骨折（fracture of skull base）；按骨折形态分为线性骨折（line fracture）和凹陷性骨折（depressed fracture）；按骨折是否与外界相通分为开放性骨折（open fracture）与闭合性骨折（closed fracture）。

【病因】

颅骨骨折是由直接暴力或间接暴力作用颅骨所致。

【病理】

外力作用于颅骨可造成相应颅骨改变，如果暴力强度较大、受力面积较小，多以颅骨的局部变形为主。当受力点呈锥形内陷时，内板首先受到较大牵张力而折裂。此时若外力作用终止，则外板可弹回复位保持完整，仅造成内板骨折。如果外力继续作用，则外板也将随之折裂，形成凹陷性骨折或粉碎性骨折。当外力较大，且受力面积也较大时，可不发生凹陷性骨折，而在较为薄弱的颞骨鳞部或颅底出现线性骨折。

【临床表现】

1. 颅盖骨折

（1）线形骨折：发生率最高，局部压痛、肿胀。

（2）凹陷性骨折：多为全层凹陷，局部可扪及局限性下陷区。部分病人仅有内板凹陷。若凹陷性骨折位于脑重要功能区，还可出现偏瘫、失语或局部癫痫等神经系统定位体征。若下陷范围较大或骨折片损伤脑组织导致脑出血或水肿，可出现颅内压增高表现。

2. 颅底骨折 颅底被蝶骨嵴和岩骨嵴分为颅前窝、颅中窝和颅后窝。颅底部的硬脑膜与颅骨贴附紧密，颅骨的气窦均贴近颅底，且气窦内壁与硬脑膜紧贴，故颅底骨折越过气窦时，相邻硬脑膜常被撕裂，形成脑脊液漏，而成为开放性骨折。骨折的部位不同，临床表现各异（表 12-1）。

表 12-1 颅底骨折的临床表现

骨折部位	脑脊液漏	瘀斑部位	可能累及的脑神经
颅前窝	鼻漏	眶周、球结膜下（"熊猫眼"征）	嗅神经、视神经
颅中窝	鼻漏和耳漏	乳突区（Battle征）	面神经、听神经
颅后窝	无	乳突部、咽后壁	少见

【辅助检查】

1. 头颅 X 线平片　颅盖骨折主要靠颅骨 X 线摄片确诊。凹陷性骨折 X 线摄片可显示骨折片陷入颅内的深度。

2. CT 扫描　可了解骨折情况，同时了解有无合并脑损伤。

【处理原则】

1. 颅盖骨折

（1）线形骨折：一般不需特殊处理，只需卧床休息，对症止痛或镇静。

（2）凹陷性骨折：如位于脑重要功能区，有脑受压或凹陷直径大于 5cm，深度达 1 cm 者，应予手术整复或摘除碎骨片。

2. 颅底骨折　本身无须特殊治疗，重点在于观察有无脑损伤及处理脑脊液漏、脑神经损伤等并发症。出现脑脊液漏时，应使用 TAT 及抗生素预防感染，大部分漏在伤后 1～2 周自愈。若 4 周以上仍未停止，可行手术修补硬脑膜。若骨折片压迫视神经，应尽早手术减压。

【护理】

（一）护理评估

1. 目前身体状况　了解骨折部位、类型、范围以及伴发症状，尤其关注脑脊液漏的部位及量，有无其他合并损伤，判断损伤严重程度。

2. 与疾病相关的健康史　了解受伤过程，如暴力大小、方向、受伤时有无意识障碍及口鼻出血情况，初步判断是否伴有脑损伤。同时了解病人有无合并其他疾病。

3. 心理社会状况　了解病人因头部外伤而出现的焦虑、害怕、恐惧等心理反应，以及对骨折能否恢复正常的担心程度。同时也应了解家属对疾病的认识及心理反应。

（二）主要护理诊断/合作性问题

1. 有感染的危险　与脑脊液外漏有关。

2. 潜在并发症　颅内出血、颅内压增高、颅内低压综合征。

（三）护理措施

1. 防止颅内感染

（1）保持外耳道、鼻腔和口腔清洁：每日清洁、消毒两次，注意棉球不可过湿，以免液体逆流入颅内引发感染。

（2）估计脑脊液外漏量：在鼻前庭或外耳道口松松地放置干棉球，随湿随换，记录 24 小时浸湿的棉球数，以估计脑脊液外漏量。

（3）避免颅内压骤然升降：避免用力咳嗽、打喷嚏、擤鼻涕及用力排便，以免颅内压骤然升降导致气颅或脑脊液逆流。

（4）严禁为脑脊液鼻漏者从鼻腔吸痰或放置胃管，禁止耳、鼻滴药、冲洗和堵塞，禁忌做腰椎穿刺。

(5) 密切观察有无颅内感染迹象。

(6) 根据医嘱预防性应用抗菌药物及 TAT 或破伤风类毒素。

2. 促进颅内外漏通道尽早闭合 颅前窝骨折病人神志清醒时，采用半坐位，昏迷时可抬高床头30°，患侧卧位；颅后窝、颅中窝骨折病人，采用患侧卧位。

3. 病情观察

(1) 明确有无脑脊液外漏：鉴别脑脊液与血液及脑脊液与鼻腔分泌物，可将血性液滴于白色滤纸上，若血迹外周有月晕样淡红色浸渍圈，则为脑脊液漏，或行红细胞计数并与周围血的红细胞比较，以明确诊断；另外，可根据脑脊液中含糖而鼻腔分泌物中不含糖，用尿糖试纸测定或葡萄糖定量检测以鉴别是否为脑脊液。

(2) 注意有无颅内继发性损伤：如脑组织、血管损伤，癫痫，颅内出血，继发性脑水肿，颅内压增高等。应严密观察意识、生命体征、瞳孔及肢体活动等情况，以及时发现颅内压增高及脑疝的早期迹象。

(3) 注意颅内低压综合征：若脑脊液外漏多，可使颅内压过低而导致颅内血管扩张，出现剧烈头痛、眩晕、呕吐、厌食、反应迟钝、脉搏细弱、血压偏低。应观察脑脊液的漏出量，出现颅压过低时可补充大量水分缓解症状。

4. 健康教育

(1) 告诉脑脊液外漏的病人如何摆放体位，告知病人勿挖鼻、抠耳，勿用力屏气排便、咳嗽、擤鼻涕或打喷嚏等。

(2) 一般线性骨折完全愈合，成人需2~5年，小儿需1年。若有颅骨缺损，可在伤后半年左右做颅骨成形术。

第三节　脑损伤

脑损伤是指脑膜、脑组织、脑血管以及脑神经的损伤。

【分类】

根据脑损伤病理改变的先后可分为原发性和继发性脑损伤。前者是指暴力作用于头部后立即发生的脑损伤，主要有脑震荡（cerebral concussion）、脑挫裂伤（cerebral contusion and laceration）等；后者是指头部受伤一段时间后出现的脑受损病变，主要有脑水肿和颅内血肿（intracranial hematoma）等。另外，根据受伤后脑组织是否与外界相通分为开放性和闭合性脑损伤。

【病因】

脑损伤主要因暴力直接作用或间接传导到头部引起。引起脑损伤的外力除可直接导致颅骨变形外，还可使头颅产生加速或减速运动，从而使脑组织受到压迫、牵张、滑动或负压吸附等多种应力。由于暴力作用的部位不同，使脑在颅腔内产生的超常运动各异，运动方式可以是直线性也可以是旋转性。如人体坠落时，运动着的头颅撞击于地面，受伤瞬间头部产生减速运动，脑组织因惯性力作用撞击在受力侧的颅腔内壁上，造成减速性损伤；与此同时，着力点对侧的脑组织因负压吸附而产生对冲伤。另外，由于脑组织在颅腔内急速移位，与颅底摩擦以及受大脑镰、小脑幕牵拉，更易导致多处或弥漫性脑损伤。当暴力过大并伴有旋转力时,可使脑组织在颅腔内产生旋转运动,不仅使脑组织表面在颅腔内摩擦、撞击引起损伤,而且在脑组织内不同结构间产生剪应力,引起更为严重的损伤。

此外,当胸部突然遭受巨大压力冲击时,胸腔内压力急剧增高,由于头部静脉无静脉瓣,致使上腔静脉血流逆行入颅内,脑淤血水肿,出现点状出血甚至小血管破裂,引起蛛网膜下腔出血、癫痫及昏迷。

【病理】

1. 脑震荡　是最常见的轻度原发性脑损伤。为一过性脑功能障碍,无肉眼可见的神经病理改变,但在显微镜下可见神经组织结构紊乱。

2. 脑挫裂伤　包括脑挫伤及脑裂伤,前者指脑组织遭受破坏较轻,软脑膜完整;后者指软脑膜、血管和脑组织同时有破裂,伴有外伤性蛛网膜下腔出血。伤后3～7天内易出现脑水肿,在此期间易发生颅内压增高甚至脑疝。

3. 颅内血肿　是颅脑损伤中最多见、最危险却又是可逆的继发性病变。根据血肿的来源和部位分为:① 硬脑膜外血肿(epidural hematoma,EDH):出血积聚于颅骨与硬脑膜之间。② 硬脑膜下血肿(subdural hematoma,SDH):出血积聚在硬脑膜下腔,是最常见的颅内血肿。③ 脑内血肿(intracerebral hematoma,ICH):出血积聚在脑实质内。有浅部和深部血肿两种类型。

根据血肿引起颅内压增高及早期脑疝症状所需时间分为:① 急性型,3天内出现症状;② 亚急性型,3天至3周出现症状;③ 慢性型,3周以上才出现症状。由于血肿直接压迫脑组织,常引起局部脑功能障碍的占位性病变症状和体征以及颅内压增高的病理生理改变,若未及时处理,可导致脑疝。

【临床表现】

(一) 脑震荡

1. 短暂的意识障碍　伤后立即出现短暂的意识障碍,持续数秒或数分钟,一般不超过30分钟。

2. 逆行性遗忘　清醒后常出现逆行性遗忘,即不能回忆受伤前及当时的情况。

3. 其他　可有头痛、头昏、恶心、呕吐等症状。神经系统检查无阳性体征,脑脊液中无红细胞,CT检查亦无阳性发现。

(二) 脑挫裂伤

1. 意识障碍　是脑挫裂伤最突出的临床表现。一般伤后立即出现,超过半小时,严重者可长期持续昏迷。

2. 局灶症状和体征　依损伤的部位和程度而不同,若伤及脑皮质功能区,可在受伤当时立即出现与受损区功能相应的神经功能障碍或体征。

3. 头痛、呕吐　若继发颅内血肿或脑水肿可出现颅内压增高与脑疝。

(三) 颅内血肿

1. 硬脑膜外血肿

(1) 意识障碍:可以是原发性脑损伤直接所致,也可由血肿导致颅内压增高、脑疝引起,后者常发生于伤后数小时至1～2日。典型的意识障碍是在原发性意识障碍之后,经过中间清醒期,再度出现意识障碍,并逐渐加重。如果原发性脑损伤较严重或血肿形成较迅速,也可能不出现中间清醒期。少数病人可无原发性昏迷,而在血肿形成后出现昏迷。

(2) 颅内压增高及脑疝表现:头痛、恶心呕吐剧烈,一般成人幕上血肿大于20ml,幕下血肿大于10ml，即可引起颅内压增高症状。

2. **硬脑膜下血肿**

（1）急性和亚急性硬脑膜下血肿：症状类似硬脑膜外血肿，脑实质损伤较重，原发性昏迷时间长，中间清醒期不明显，颅内压增高与脑疝的其他征象多在1~3日内进行性加重。

（2）慢性硬脑膜下血肿：由于致伤外力小，出血缓慢，病人可有慢性颅内压增高表现，如头痛、恶心、呕吐和视神经乳头水肿等，并有间歇性神经定位体征，有时可有智力下降、记忆力减退和精神失常。

3. **脑内血肿** 以进行性加重的意识障碍为主，若血肿累及重要脑功能区，可出现偏瘫、失语、癫痫等症状。

【辅助检查】

1. **脑脊液常规检查** 脑挫裂伤后的脑脊液常规涂片检查可发现红细胞。

2. **CT检查** 可以了解脑挫裂伤的具体部位、范围及周围脑水肿的程度，还可了解脑室受压及中线结构移位等情况。对确定血肿的位置、大小、数量、变化等具有重要的意义。

【护理】

（一）护理评估

1. **目前身体状况** 了解病人受伤后的症状及体征，确定是开放性或闭合性损伤；了解有无神经系统病征及颅内压增高征象；观察病人生命体征、意识状态、瞳孔及神经系统体征的动态变化。了解病人的营养状态、自理能力等。全面检查并结合X线、CT以及MRI检查结果判断脑损伤的严重程度及类型。

2. **与疾病相关的健康史** 详细了解受伤过程，如暴力大小、方向、性质、速度，病人当时有无意识障碍，其程度及持续时间，有无逆行性遗忘，受伤当时有无口鼻、外耳道出血或脑脊液漏发生，是否出现头痛、恶心、呕吐等情况；初步判断是颅伤、脑伤或是复合损伤；了解现场急救情况及效果。了解病人既往健康状况，如精神状况、有无癫痫、重要脏器功能等。

3. **心理社会状况** 病人常见心理反应有焦虑、恐惧、担心损伤引起功能障碍影响日后生活等。病人及家属常常担心疾病的预后，对伤后功能的恢复会有种种疑虑。

（二）主要护理诊断/合作性问题

1. **清理呼吸道无效** 与脑损伤后意识不清有关。
2. **营养失调（低于机体需要量）** 与脑损伤后高代谢、呕吐、高热等有关。
3. **有失用综合征的危险** 与脑损伤后意识障碍和肢体功能障碍及长期卧床有关。
4. **潜在并发症** 颅内压增高、脑疝、蛛网膜下腔出血、癫痫发作、消化道出血。

（三）护理措施

1. 现场急救护理

（1）保持呼吸道通畅：应尽快清除口腔和咽部血块或呕吐物，将病人安置于侧卧位或放置口咽通气道，必要时行气管切开。注意禁用吗啡止痛，以防呼吸抑制。

（2）妥善处理伤口：病人常为复合损伤。单纯头皮出血，可在清创后加压包扎止血；开放性颅脑损伤应剪短伤口周围头发，伤口局部不冲洗、不用药；外露的脑组织周围可用消毒纱布卷保护，外加干纱布适当包扎，避免局部受压。若伤情许可宜将头部抬高以减少出血。尽早进行全身抗感染治疗及TAT注射。

（3）防治休克：协助医师查明有无颅外部位损伤。病人应平卧，注意保暖、补充血容量。

(4) 做好护理记录：准确记录受伤经过、初期检查发现、急救处理经过及生命体征、意识、瞳孔、肢体活动等病情演变，供进一步处理时参考。

2. 昏迷护理

(1) 保持呼吸道通畅：及时清除呼吸道分泌物及其他血污。深昏迷病人应抬起下颌或放置口咽通气道。短期不能清醒者，宜行气管插管或气管切开，必要时使用呼吸机辅助呼吸。定期作血气分析。加强气管插管、气管切开病人的护理。使用抗菌药防治呼吸道感染。

(2) 保持正确体位：抬高床头15°~30°。深昏迷病人取侧卧位或侧俯卧位，以利于口腔内分泌物排出。保持头与脊柱在同一直线上，头部过伸或过屈均会影响呼吸道通畅以及颈静脉回流，不利于降低颅内压。

(3) 营养：早期可采用肠外营养，待肠蠕动恢复后，逐步过渡至肠内营养支持。当病人肌张力增高或癫痫发作时，应预防肠内营养液反流所致呕吐、误吸。定期评估病人营养状况，以便及时调整营养素供给量和配方。

(4) 预防并发症：昏迷病人因意识不清、长期卧床可造成多种并发症，应加强观察和护理。

1) 压疮：保持皮肤清洁干燥，定时翻身，尤应注意骶尾部、足跟、耳郭等骨隆突部位，亦不可忽视敷料包裹部位。

2) 泌尿系统感染：长期留置导尿管是引起泌尿系统感染的主要原因。必须导尿时，应严格执行无菌操作。留置尿管过程中，加强会阴部护理。若需长期导尿者，宜行耻骨上膀胱造瘘术，以减少泌尿系统感染。

3) 肺部感染：加强呼吸道护理，定期翻身拍背，保持呼吸道通畅，防止呕吐物误吸引起窒息和呼吸道感染。

4) 暴露性角膜炎：眼睑闭合不全者，给予眼药膏保护；无须随时观察瞳孔时，可用纱布遮盖上眼睑，甚至行眼睑缝合术。

5) 关节挛缩、肌萎缩：保持肢体于功能位，防止足下垂。每日做四肢关节被动活动及肌肉按摩，防止肢体挛缩和畸形。

3. 病情观察

(1) 意识：观察病人意识状态，不仅应了解有无意识障碍，还应注意意识障碍程度及变化。

(2) 生命体征：病人伤后可出现持续的生命体征紊乱。监测时，为避免病人躁动影响结果的准确性，应先测呼吸，再测脉搏，最后测血压。

(3) 神经系统病征：有定位意义，以眼征及锥体束征最为重要。

1) 瞳孔变化：可因动眼神经、视神经以及脑干部位的损伤引起。观察两侧睑裂大小是否相等，有无上睑下垂，注意对比两侧瞳孔的形状、大小及对光反应。观察瞳孔时应注意某些药物、剧痛、惊骇等也会影响瞳孔变化。眼球不能外展且有复视者，多为展神经受损。

2) 锥体束征：伤后立即出现的一侧上下肢运动障碍且相对稳定，多系对侧大脑皮层运动区损伤所致。伤后一段时间才出现一侧肢体运动障碍且进行性加重，多为幕上血肿引起的小脑幕切迹疝使中脑受压、锥体束受损所致。

(4) 其他：观察有无脑脊液漏、呕吐及呕吐物的性质，有无剧烈头痛或烦躁不安等颅内压增高表现或脑疝先兆。注意CT和MRI扫描结果及颅内压监测情况。

4. 对抗脑水肿　参见颅内压增高病人的护理。

5. 并发症的观察与护理

（1）蛛网膜下腔出血：可有头痛、发热、颈强直表现。遵医嘱给予解热镇痛药物对症处理。病情稳定、排除颅内血肿以及颅内压增高、脑疝后，为解除头痛可以协助医生行腰椎穿刺，放出血性脑脊液。

（2）外伤性癫痫：任何部位的脑损伤均可能导致癫痫，可采用苯妥英钠预防发作。发作时使用地西泮制止抽搐。

（3）消化道出血：可因应激性溃疡所致或大量使用皮质激素引起。除遵医嘱补充血容量、停用激素外，还应使用止血药物以及减少胃酸分泌的药物。

6. 伤口及引流管的护理　慢性硬脑膜下积液或硬脑膜下血肿，因已形成完整的包膜和液化，临床可采用颅骨钻孔、血肿冲洗引流术，术后在包膜内放置引流管继续引流，以排空其内血性液或血凝块，以利于脑组织膨出，消灭死腔，必要时可冲洗。术后病人取平卧位或头低脚高患侧卧位，以便充分引流。引流瓶（袋）应低于创腔 30cm。保持引流管通畅。注意观察引流液的性质和量，术后不使用强力脱水剂，亦不必严格限制水分摄入，以免颅压过低影响脑膨出。通常于术后 3 天左右行 CT 检查，证实血肿消失后拔管。

7. 健康教育

（1）心理指导：对轻型脑损伤病人，应鼓励其尽早自理生活。对恢复过程中出现的头痛、耳鸣、记忆力减退的病人应给予适当解释和宽慰，使其树立信心。

（2）外伤性癫痫病人：定期服用抗癫痫药物，症状完全控制后，坚持服药 1～2 年，逐步减量后才能停药，不可突然中断服药。注意防止意外伤害。

（3）康复训练：脑损伤遗留的语言、运动或智力障碍，在伤后 1～2 年内有部分恢复的可能，应提高病人自信心；同时协助病人制订康复计划，进行废损功能训练，以提高生活自理能力以及社会适应能力。

思考题

男性，78 岁，不慎在楼梯口摔倒，右侧额部着地，伤后进行性意识障碍加重 1 小时，肢体无自主活动，急诊入院。查体：右侧瞳孔 6mm，对光反应消失，左侧 3mm，对光反应迟钝。T 37.2℃，P 120 次/分，R 20 次/分，BP 150/70mmHg。意识不清，呼之不应，压眶上神经无反应，双侧腱反射可对称引出，左侧巴氏征（＋），右侧巴氏征（－）。辅助检查：头颅 CT 示慢性硬脑膜下血肿，右额叶广泛脑挫裂伤。

请问：①病人目前意识状态如何判断？②病人目前有何种问题需要紧急处理？为什么？③目前的紧急处理措施是什么？

（路　潜）

第十三章

甲状腺疾病病人的护理

学习目标

1. 列举甲状腺功能亢进、单纯性甲状腺肿的病因。
2. 描述甲状腺功能亢进、单纯性甲状腺肿、甲状腺腺瘤及甲状腺癌病人的临床表现和处理原则。
3. 为甲状腺大部切除术病人提供整体护理。

案例

女性，30岁，甲状腺肿大1年，性情急躁，失眠，怕热，食欲亢进，消瘦乏力。入院后检查见甲状腺弥漫性肿大，质软，腺体上极血管杂音明显，双手震颤，P 110次/分，BP 140/80mmHg。诊断为原发性甲亢。拟行甲状腺大部切除术。

请问：① 该病人甲亢程度如何？② 目前主要的护理诊断/合作性问题有哪些？③ 手术前主要护理措施有哪些？

第一节 甲状腺功能亢进

甲状腺功能亢进（hyperthyroidism）简称甲亢，是由于各种原因导致甲状腺素分泌过多而出现全身代谢亢进为主要特征的疾病总称，对人体身心影响极大。女性多于男性，男女发病比例为1:4。

【分类及病因】

按病因的不同甲亢可分为三类。

1. **原发性甲亢** 又称Graves病，最常见。目前认为该病是一种自身免疫性疾病，多见于20~40岁女性，在甲状腺肿大的同时出现甲亢症状，甲状腺弥漫性、对称性肿大，眼球突出，又称"突眼性甲状腺肿"。

2. **继发性甲亢** 较少见。指在结节性甲状腺肿基础上发生甲亢，病人先有结节性甲状腺肿多年，以后才出现功能亢进症状。多发生于单纯性甲状腺肿的流行地区。年龄多在40

岁以上。甲状腺肿大呈结节状，两侧不对称，容易发生心肌损害。

3. 高功能腺瘤　少见。无眼球突出，腺体内有单个的自主性高功能结节，结节周围的甲状腺组织呈现萎缩性改变，放射性碘扫描显示结节聚碘量增加，呈现"热结节"。

【临床表现】

1. 甲状腺肿大　一般不引起压迫症状。原发性甲亢，腺体多呈弥漫性，两侧对称。继发性甲亢，腺体多呈结节性，两侧不对称。由于腺体内血管扩张、血流加速，扪诊有震颤，听诊有杂音，尤其在甲状腺上动脉进入上极处更为明显。

2. 交感神经功能亢进　病人性情急躁，容易激动，失眠，双手扑翼样颤动，多汗怕热。

3. 突眼征　多见于原发性甲亢，典型者双眼球突出、眼裂增宽、瞳孔散大。严重者上下眼睑不能闭合，盖不住角膜，易致眼炎甚至失明；凝视时少瞬目，眼向下看时眼睑不能随眼球下闭，两眼内聚能力差等。突眼的严重程度与甲亢严重程度无关。

4. 心血管功能改变　病人多诉有心悸、胸部不适；脉快有力，大于100次/分，休息和睡眠时仍快；收缩压增高，舒张压降低，脉压增大。脉率增快和脉压增大是判断病情严重程度和治疗效果的重要标志。如左心逐渐扩张、肥大，心脏听诊可闻及收缩期杂音，严重者出现心律失常、心力衰竭。继发性甲亢容易发生心肌损害。

5. 基础代谢率增高　食欲亢进，但却消瘦，体重下降，疲乏，工作效率低。

6. 其他　有些病人出现肠蠕动亢进和腹泻、月经失调和阳痿。极个别病人伴有胫前黏液性水肿，常与严重突眼同时或先后发生。

【辅助检查】

1. 基础代谢率（BMR）测定　测定前须停服影响甲状腺功能的药物（甲状腺素制剂、抗甲状腺素药物等），测定时必须在清晨空腹静卧时进行。可用基础代谢率测定器测定，较可靠。也可根据脉率和脉压按公式简单计算：基础代谢率（BMR）＝（脉率＋脉压）－111，±10%为正常，＋20%～30%为轻度甲亢，＋30%～60%为中度甲亢，＋60%以上为重度甲亢（BMR可反映甲亢严重程度）。

2. 甲状腺摄^{131}I率测定　正常甲状腺24小时内摄取的^{131}I量为总量的30%～40%。若2小时内甲状腺摄取的^{131}I量超过总量的25%，或24小时内超过50%，且吸^{131}I高峰提前出现，均可诊断为甲亢。

3. 血清中T_3和T_4含量的测定　甲亢是血清中T_3可高于正常的4倍左右，而T_4仅为正常的2.5倍左右，故T_3测定对诊断甲亢具有较高的敏感性。

【处理原则】

1. 非手术治疗　抗甲状腺药物治疗或放射性^{131}I治疗。

2. 手术治疗　甲状腺大部切除术是目前治疗甲亢常用而有效的方法。即切除甲状腺的80%～90%，保留两叶腺体背面，避免损伤喉返神经和甲状旁腺，每侧保留成人拇指末节大小，以满足人体对甲状腺激素的需要。

手术适应证：① 中度以上的原发性甲亢，内科治疗无明显疗效者；② 继发性甲亢和高功能腺瘤；③ 甲状腺肿大明显，有压迫症状或胸骨后甲状腺肿；④ 应用抗甲状腺药物或^{131}I治疗后复发者或长期坚持用药有困难者。另外，甲亢可影响妊娠（流产、早产等），而妊娠又会加重甲亢，故妊娠早、中期的甲亢病人凡具有上述指征者，应考虑手术治疗。

手术禁忌证：① 症状较轻者；② 青少年患者；③ 老年病人或有严重器质性疾病，不能耐受手术者。

【护理】

(一) 护理评估

1. 目前身体状况　了解病人有无性情改变、失眠多汗、心悸、食欲亢进、体重减轻、易疲乏等症状；有无内分泌功能紊乱症状。检查甲状腺肿大的程度、质地、有无甲状腺震颤和杂音；有无眼球突出、眼裂增宽、瞳孔散大等眼征；有无皮肤温暖而潮湿、双手颤抖、脉率增快、脉压增大等体征。了解基础代谢率、甲状腺摄 ^{131} I 率、血清中 T_3 和 T_4 含量测定等结果，以评估甲亢的有无及严重程度。

2. 与疾病相关的健康史　以往有无甲状腺肿大或甲状腺肿块史，有无甲状腺疾病史。曾接受何种治疗、效果怎样。

3. 心理社会状况　观察病人的情绪反应和心理状态；了解病人和家属对疾病的知晓程度及对手术治疗的态度；了解家庭经济状况及有无可利用的社会资源等。

(二) 主要护理诊断/合作性问题

1. 营养失调（低于机体需要量）　与代谢率显著增高有关。
2. 身体意象紊乱　与甲状腺肿大、颈部手术有关。
3. 潜在并发症　呼吸困难、喉返神经损伤、甲状旁腺损伤、甲状腺危象等。

(三) 护理措施

1. 术前护理

(1) 心理护理：对病人的情绪状态表示理解，并告知家属不要和病人争执，避免向病人提供可能引起情绪波动的任何信息；鼓励病人做分散注意力的活动，如看电视、做拼图游戏等。注意发现和满足病人的需要，打消病人的各种顾虑。

(2) 改善营养：鼓励病人进食高热量、高蛋白质、高维生素食物，避免刺激性食物，如咖啡、浓茶等。每周测体重了解营养状况的变化。

(3) 药物准备：目的是降低甲状腺功能和基础代谢率，减轻甲状腺肿大及充血。通常有以下几种方法。

1) 单用碘剂：碘剂的作用是抑制蛋白水解酶，减少甲状腺球蛋白的分解，从而抑制甲状腺素的释放，并能使腺体缩小、变硬，减少充血，有利于手术。常用碘剂为复方碘化钾溶液，每日3次，口服，第1日每次3滴，第2日每次4滴，以后逐日每次增加1滴至每次16滴止，然后维持此剂量。2~3周后甲亢症状基本控制后即可手术（标准是：① 病人情绪稳定，安静和放松；② 睡眠好转；③ 体重增加；④ 脉率<90次/分，脉压恢复正常；⑤ 基础代谢率在+20%以下）。单用碘剂适用于中度甲亢。给药时要将碘溶液滴在水、果汁、牛奶里，并用吸管饮用，或滴在小块面包、馒头上一起吞服，以减少碘液的不良味道和对黏膜的刺激及对牙齿的损害。

2) 硫脲类药物加用碘剂：先用硫脲类药物，待甲亢症状基本控制后停药，再单独服用碘剂1~2周，再行手术，适用于重度甲亢病人。硫脲类药物主要抑制甲状腺素的分泌，但能使甲状腺肿大、充血。

3) 碘剂加用硫脲类药物后再单用碘剂：少数病人在服用碘剂2周后症状改善不明显，可加服硫脲类药物，待甲亢症状基本控制后停药，再单独服用碘剂1~2周，再行手术。

4) 普萘洛尔单用或加用碘剂：对于常规应用碘剂或合并应用硫脲类药物不能耐受或效果不佳的病人，目前常采用普萘洛尔（心得安）口服，替代抗甲状腺药物和碘剂做药物准备。常用剂量为20~60mg，单独使用或与碘剂合用，每6小时口服1次，一般服用4~7日后脉率将至正常水平,可以施行手术。由于普萘洛尔(心得安)在体内的有效半衰期不到 8 小时,故最末一次服用需在术前 1~2 小时。此外,术前不用阿托品,以免引起心动过速。

(4) 术前指导:除术前常规准备和指导外,还应指导病人进行头颈过伸体位训练,以适应术中卧位。告知术后咳嗽为甲状腺手术伤口出血的诱因,强调戒烟的特殊意义,鼓励病人戒烟。

(5) 完善术前检查和器械准备:包括颈部透视和摄片,喉镜检查(了解声带功能),心电图检查,血钙、磷、T_3、T_4 测定等。准备麻醉床,床旁备气管切开包、紧急拆线缝合包、无菌手套,以备术后急需。

2. 术后护理

(1) 体位:麻醉清醒后,病情平稳者可取半卧位,以减少切口部位张力,有利于呼吸和切口渗出物的引流。在床上变换体位、起身活动、咳嗽时用手固定切口,保持头颈部于舒适位置,以减少因震动引起的头痛。

(2) 饮食:麻醉清醒后,即可饮用少量温水和凉水,观察有无呛咳、误咽等现象。若无不适,逐渐给微温流质饮食,要注意热饮食可引起颈部血管扩张,加重切口渗血。术后 2~3 日可给半流质饮食,以后逐步过渡到普食。若病人出现呛咳,应暂停饮食。

(3) 用药护理:术后继续服用碘剂,10 滴/次,每天 3 次,用 1 周左右;或由 16 滴/次开始,每日 3 次,逐日每次减少 1 滴,至 3 滴/次停止。术前用普萘洛尔准备者,术后继续使用 4~7 天。

(4) 病情观察:严密观察生命征直至平稳,注意切口渗血及引流管情况,观察有无声音嘶哑和音调降低,有无面部、唇部或手足部的针刺样麻木感或强直感等。若发现并发症先兆,及时通知医生,并协助处理。

(5) 并发症的观察和护理

1) 呼吸困难和窒息:最危急的并发症。多发生在术后 48 小时内。表现为进行性呼吸困难、烦躁、发绀,甚至窒息。导致术后呼吸困难和窒息的主要原因有:① 切口出血压迫气管;② 喉头水肿;③ 气管塌陷;④ 黏痰堵塞;⑤ 双侧喉返神经损伤。

处理:首先辨明原因,做对因或对症处理。① 切口出血:注意体位和引流,禁忌过热食物;气管切开包放床旁;剪开缝线清除血肿;② 喉头水肿:给予吸氧、雾化及静脉注射肾上腺皮质激素治疗;③ 气管软化:可行气管悬吊术或气管切开术;④ 黏痰堵塞:立即吸痰;⑤ 双侧喉返神经损伤:立即行气管切开。

2) 喉返神经损伤:分暂时性损伤和永久性损伤。喉返神经单侧损伤病人出现声音嘶哑,喉返神经双侧损伤病人可出现失音、呼吸困难甚至窒息。

处理:术中注意保护,损伤及时处理;暂时性损伤理疗 3~6 个月可恢复,一侧损伤可经健侧代偿;双侧损伤需气管切开,以后可进行手术修补。

3) 喉上神经损伤:喉上神经内支(感觉支)损伤致咽部感觉迟钝,表现为误咽、呛咳;喉上神经外支(运动支)损伤致环甲肌瘫痪,声带松弛,表现为音调降低。处理方法:多不需处理,可于数日后恢复。发生呛咳时协助病人采取坐位进食半固体食物。

4) 甲状旁腺损伤:手术时甲状旁腺被误切、挫伤或血供障碍则引起低血钙,致神经肌肉兴奋性增高,出现手足抽搐。多于术后 1~3 日出现症状。轻者仅有面部、唇或手足针刺样麻木感;重者出现面肌、手足疼痛性的持续性痉挛,次数多,时间长,甚至出现喉肌痉挛死亡。

处理:① 监测血钙动态变化;② 限制肉类、乳品和蛋类等含磷高的食品,以减少对钙吸收的影响；③ 补钙：症状轻者口服钙剂或二氢速固醇，以二氢速固醇的效果最好；重者可加服维生素 D_3，以促进钙在肠道的吸收，提高血钙含量；④ 抽搐发作时，立即静脉注射10％葡萄糖酸钙 10～20ml。

5) 甲状腺危象：是甲亢的严重并发症，多发生于术后 12～36 小时，处理不及时可危及生命。可能与术前药物准备不充分、甲亢症状未控制好；手术创伤使甲状腺素过量释放诱发危象有关。表现为：T＞39℃，P＞120 次/分，大汗、烦躁、谵妄甚至昏迷，伴呕吐、水泻。如处理不及时或不当可迅速发展为昏迷、虚脱、休克甚至死亡，死亡率为 20％～30％。

处理：① 一般处理，包括给氧、建立静脉通路、降温；② 使用碘剂，立即口服复方碘化钾溶液 3～5ml，紧急时给 10％碘化钠 5～10ml 加入 10％葡萄糖溶液 500ml 中静脉滴注；③ 使用肾上腺皮质激素静脉滴注，如氢化可的松每日 200～400mg，拮抗应激反应；④ 使用肾上腺素能受体阻滞剂，降低组织对肾上腺素的反应，可给利血平和普萘洛尔；⑤ 使用镇静剂，常用苯巴比妥钠 100mg 或冬眠合剂Ⅱ号半量，每 6～8 小时肌内注射 1 次；⑥ 静脉滴注大量葡萄糖溶液，维持水电解质平衡，并补充维生素 C、维生素 B_1 等；⑦ 心力衰竭者可加强心药，如洋地黄制剂。

3. 健康教育

(1) 术后需要继续服用碘剂或普萘洛尔者，应告知服药的作用和方法，以减少甲亢症状再次发生甚至加重的可能性，促进病人康复。

(2) 告诉病人若再次出现心悸、食欲增大、消瘦、急躁易怒、注意力不集中、失眠或手颤等甲亢症状，应及时就诊。

第二节 单纯性甲状腺肿

单纯性甲状腺肿（simple goiter），俗称"大脖子"，是由于缺碘、致甲状腺肿物质以及甲状腺激素合成障碍等因素引起的甲状腺持续性肿大。依其形态可分为弥漫性甲状腺肿和结节性甲状腺肿。依发病流行情况又可分为地方性甲状腺肿和散发性甲状腺肿。发病率女性较男性略高。一般多发生于青春期，在流行地区亦常见于入学年龄的儿童。

【病因】

1. 碘的缺乏　是引起单纯性甲状腺肿的主要原因，多发生于山区和高原，又称"地方性甲状腺肿"。

2. 甲状腺素的需要量增加　处于青春期、妊娠期、哺乳期，机体代谢旺盛，甲状腺素的需要量暂时增加，能使甲状腺肿大，属生理性甲状腺肿，常能在成年或分娩、哺乳期后自行恢复。

3. 甲状腺素合成和分泌障碍　磺胺、硫脲类药物可阻碍甲状腺素的合成。

【临床表现】

双侧甲状腺弥漫性肿大，随吞咽上下移动，能扪及结节；囊肿样变可并发囊内出血，结节可在短期内迅速增大。结节性甲状腺肿大严重者可出现压迫症状。少部分结节性甲状腺肿可继发甲亢，也可恶变。

【辅助检查】

B 超检查可发现甲状腺肿大，其他与甲状腺有关的检查均无异常。

【处理原则】
1. 非手术治疗 以口服碘化物、甲状腺素和高碘食品为主。
2. 手术治疗 常采用甲状腺大部切除术，适用于以下情况：① 出现压迫症状；② 胸骨后甲状腺肿或巨大甲状腺肿影响工作和生活；③ 已经形成结节性甲状腺肿，特别是继发甲亢，疑有恶变者。

【护理】
（一）护理评估
1. 目前身体状况 评估甲状腺肿大程度，有无压迫症状及合并甲亢。
2. 与疾病相关的健康史 了解病人居住地、家族史、生长发育情况、所用药物、饮食习惯等。
3. 心理社会状况 了解病人及家属对疾病与健康的认识程度和心理适应情况等。甲状腺肿较大、有压迫症状或疑有恶变者，心理压力较大。了解家庭经济状况及社会支持等情况。

（二）主要护理诊断/合作性问题
1. 知识缺乏 缺少预防甲状腺肿的基本知识。
2. 潜在并发症 甲亢、恶性变、术后并发症（同甲亢）。

（三）护理措施
1. 预防 在甲状腺肿流行地区推广加碘食盐（每 10~20kg 食盐中加入碘化钾或碘化钠 1g 即可）。告知女性在特殊生理时期应多食海带、紫菜等含碘丰富的食品。
2. 用药护理 遵医嘱给予甲状腺素片等药物治疗，告知病人服药的重要性，没有医嘱不可随意增减剂量或停药。
3. 警惕并发症 告知结节性甲状腺肿有继发甲亢及恶变的可能，应定期到医院随访，以便及早发现和处理异常情况。
4. 手术前后护理 参见甲亢手术病人的护理。

第三节 甲状腺肿瘤

一、甲状腺腺瘤

甲状腺腺瘤（thyroid adenoma）是最常见的甲状腺良性肿瘤。病理上可分为滤泡状和乳头状囊性腺瘤两种。本病多见于40岁以下的妇女。

【临床表现】
多数病人无任何不适症状，无意中或体检时发现颈部有一圆形或椭圆形肿块，多为单发，质地较软，表面光滑，边界清楚，无压痛，能随吞咽上下移动。腺瘤生长缓慢，若乳头状囊性腺瘤因囊壁血管破裂而发生囊内出血，此时肿瘤体积可在短期内增大并出现胀痛。部分出现高功能腺瘤。

【辅助检查】
放射性 ^{131}I 扫描检查多显示为温结节，伴囊内出血时可为冷结节或凉结节，边缘一般较清晰。B超检查可发现甲状腺肿块，伴囊内出血时提示已发生囊性变。

【处理原则】
甲状腺腺瘤病人中有20%可继发甲亢，约10%可发生腺瘤癌变，故应及早行患侧大部切除术，较小的甲状腺腺瘤可行单纯腺瘤切除术。术中常规冷冻切片检查。

【护理】

(一) 护理评估

1. 目前身体状况　评估肿块大小、质地、活动度，了解辅助检查结果，以判断肿块的性质。

2. 与疾病相关的健康史　了解病人的发病情况、病程长短、有无家族史、既往健康状况等。

3. 心理社会状况　尽管甲状腺腺瘤是临床较为常见的甲状腺良性肿瘤，但由于其有诱发甲亢和恶变的可能，故应了解病人发病后的心理状况。

(二) 主要护理诊断/合作性问题

1. 焦虑　与担心疾病恶变有关。

2. 身体意象紊乱　与颈部手术有关。

(三) 护理措施

1. 重视病人的心理评估，做好沟通、交流工作，建立良好的护患关系。说明早期手术的必要性，增强病人战胜疾病的信心。

2. 指导病人颈部自我检查的方法，注意观察肿块的生长情况。建议应尽早就诊，及时手术。

3. 术后门诊随访，定期复查。

4. 其他护理参见甲状腺功能亢进病人的护理。

二、甲状腺癌

甲状腺癌（thyroid carcinoma）是最常见的甲状腺恶性肿瘤，约占全身恶性肿瘤的1%。病理类型有乳头状癌、滤泡状癌、未分化癌、髓样癌等四种。其中，乳头状癌最常见，低度恶性，生长慢，较早出现颈部淋巴结转移，预后较好。

【临床表现】

初期多无明显症状，仅在颈部发现单个、固定、质硬、表面高低不平、随吞咽上下移动的肿块。肿块逐渐增大，吞咽时上下移动度减低。晚期常因压迫喉返神经、气管或食管而出现声音嘶哑、呼吸困难或吞咽困难。若压迫颈交感神经丛，可产生Horner综合征，表现为病侧瞳孔缩小、上眼睑下垂、眼球内陷、同侧面部无汗等。可有颈部局部淋巴结肿大，远处转移多见于扁骨（颅骨、椎骨、胸骨、盆骨等）和肺。有些病人的甲状腺肿块并不明显，而以颈、肺、骨骼的转移癌为突出症状。髓样癌由于肿瘤本身可产生激素样活性物质，如5-羟色胺和降钙素，病人可出现腹泻、心悸、颜面潮红和血钙降低等症状。

【辅助检查】

放射性^{131}I扫描显示为冷结节，边缘较模糊。细针穿刺细胞学检查可取肿瘤组织做病理检查，诊断的正确率较高。B超及X线检查可了解有无甲状腺肿块、肿块压迫和转移情况。血清降钙素测定有助于诊断髓样癌。

【处理原则】

争取早期手术切除患侧腺体和峡部、对侧腺体的大部，或全腺体切除。如有淋巴结转移，同时进行颈淋巴结清扫术。未分化癌通常采用外放射治疗。

【护理】

(一) 护理评估

1. 目前身体状况　评估肿块大小、与周围组织的关系，有无局部压迫和远处转移。

2. 与疾病相关的健康史 了解病人的发病情况、病程长短、有无家族史、既往健康状况、有无手术史等。

3. 心理社会状况 颈部肿瘤的存在,手术的必要性、危险性及可能的并发症均会给病人与家属带来较大的心理压力。尤其在儿童甲状腺结节中,甲状腺癌的比例高达50%～70%。病人家属可能表现出恐慌、焦虑和对预后的担心,儿童则害怕手术,故需要了解病人及家属的情绪、心情。

(二) 主要护理诊断/合作性问题

1. 焦虑/恐惧 与肿块性质不明、担心手术及预后有关。
2. 身体意象紊乱 与甲状腺癌手术后造成的颈部外形改变有关。
3. 潜在并发症 术后呼吸困难和窒息、喉返神经损伤、喉上神经损伤、手足抽搐。

(三) 护理措施

1. 术前护理 做好心理护理,减轻病人的焦虑和恐惧。过分紧张者,遵医嘱给予镇静剂;指导进行手术体位练习;做好皮肤准备;备气管切开包和无菌手套;甲状腺癌根治术前遵医嘱备血。

2. 术后护理

(1) 体位：病人回病室后取平卧位。麻醉作用消失、生命体征平稳后,改半卧位,以利于呼吸和引流。

(2) 病情观察：监测生命体征,观察有无颈部肿胀、呼吸困难、声音改变(如嘶哑、音调降低或失音)、呛咳、手足抽搐等;对合并甲亢者,还应注意有无甲状腺危象表现,发现异常情况及时协助处理。

(3) 饮食和营养：病人若无特殊反应,术后6小时可进温热食物。但甲状腺癌颈部淋巴结清扫术后,因手术创伤较大,病人全身和局部反应较重,多在术后2～3日才开始进食。禁饮食和进食不足期间应遵医嘱补充水、电解质和必要的营养素。

(4) 切口和引流管护理：观察敷料有无渗血,必要时予以更换;甲状腺癌术后引流管接负压吸引,应保持引流通畅,观察引流液的量和性质,一般于术后48～72小时拔除。

(5) 特殊用药：甲状腺全切除术后,应遵医嘱用甲状腺制剂做替代疗法。

(6) 并发症的观察和护理：参见甲状腺功能亢进病人的护理。

3. 健康教育 指导颈淋巴结清扫术后病人,在切口愈合后开始肩关节和颈部的功能锻炼,坚持3个月,以促进颈肩部功能的恢复;对爱美的病人,可指导其选择高领衣服或扎丝巾等遮掩颈部形态缺陷。指导病人定期复诊,甲状腺癌术后随访期限应坚持10年以上;还应教会病人自行颈部检查的方法,如发现肿块、结节,及时复查。告知全甲状腺切除的病人,应遵医嘱终身服用甲状腺制剂做替代疗法。服药期间若出现心慌、手颤或倦怠、无力、怕冷等症状,应考虑药物过量或药量不足,及时到医院检查,并接受有关处理。

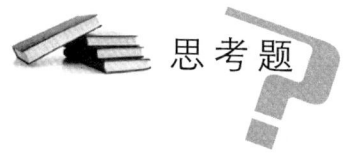
思考题

1. 女性,25岁,因中度甲状腺功能亢进入院,经充分术前准备后,在颈丛阻滞麻醉下行甲状腺大部切除术,手术经过顺利。术后返回病房,护士测 P 86 次/分,BP

130/80mmHg，引流管接负压引流瓶，流出 15ml 血性液体。病人发音正常，诉切口疼痛，咽喉有痰，不易咳出。

请问：① 该病人目前主要的护理诊断/合作性问题有哪些？② 目前护理措施有哪些？

2. 女性，33 岁，因甲状腺功能亢进入院。查体：T 36.6℃，P 110 次/分，R 19 次/分，BP 125/75mmHg，甲状腺Ⅱ°肿大。病人身高 165cm，体重 45kg，近 3 个月来体重下降 5kg，快步行走 200 米后即有心慌、气短和出汗。病人行甲状腺大部切除手术后第一天，突然出现 T 39.2℃，P 132 次/分，寒战、大汗、烦躁和呕吐等表现。

请问：① 该病人术后可能出现了哪种并发症？② 目前主要的处理措施有哪些？

（杨立慧）

第十四章

乳房疾病病人的护理

学习目标

1. 列举急性乳腺炎的病因及辅助检查。
2. 描述急性乳腺炎的临床表现和处理原则。
3. 列举乳腺癌的相关因素。
4. 描述乳腺癌的临床表现、辅助检查和处理原则。
5. 为乳腺疾病病人提供整体护理。

案例

女性，47岁，洗澡时发现左侧乳房外上方肿块1个月，自觉生长较快。查体：左侧乳房外上限扪及一约2cm×2.5cm×2cm肿块，质地较硬、与周围组织边界不清。乳房局部皮肤凹陷，左侧腋窝扪及2个约蚕豆大小淋巴结，可推动。初步诊断为"左侧乳腺癌"。

请问：① 该病人护理评估的主要内容是什么？② 目前的主要护理诊断/合作性问题有哪些？③ 主要护理措施有哪些？

第一节 急性乳腺炎

急性乳腺炎（acute mastitis）是乳腺的急性化脓性感染。病人多是产后哺乳的妇女，多见于初产妇，常发生在产后3~4周。致病菌大多为金黄色葡萄球菌，少数为链球菌。

【病因】

1. 乳汁淤积　是急性乳腺炎的主要原因。常见乳汁淤积的原因有：① 乳头发育不良：如乳头内陷、乳头过小；② 乳管不通畅；③ 乳汁过多或婴儿吸乳过少，乳汁未充分排出，导致乳汁淤积。

2. 细菌入侵　细菌从乳头破损或皲裂处沿淋巴管入侵是急性乳腺炎主要的感染途径。也可直接通过乳头侵入乳管，上行至腺小叶而致感染。多因初产妇缺乏哺乳经验，或婴儿口含乳头睡觉所致。

【病理生理】

乳腺炎初期,局部出现一个或多个炎性病灶,一般在数天后形成脓肿。浅部脓肿未及时治疗可向外破溃或破入乳管自乳头流出;深部脓肿可穿至乳房与胸肌间的疏松结缔组织中,形成乳房后脓肿(图14-1)。严重感染者,可发生脓毒血症。

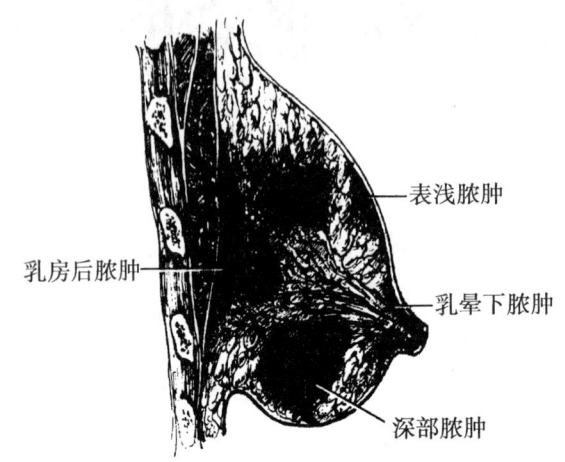

图14-1 乳房脓肿的不同部位

【临床表现】

局部红、肿、热、痛。随炎症发展,可出现高热、寒战、脉率加快,常伴有患侧腋窝淋巴结肿大。感染严重者,可并发脓毒症。

脓肿形成时,病变局部变软。脓肿可以是单个,也可为多个。浅部脓肿触诊有明显的波动感;深部脓肿早期局部表现常不明显,以局部疼痛和全身症状为主。

【辅助检查】

1. 实验室检查 血常规可见白细胞计数及中性粒细胞比例升高。
2. 诊断性穿刺 穿刺抽出脓液可确诊脓肿形成。
3. B超 可见液性暗区,提示脓肿形成,可了解脓肿的数目、部位和大小。

【处理原则】

处理的关键在于排空乳汁,促进局部炎症的消散。

1. 控制感染 应用抗菌药物控制局部炎症,预防全身感染及减轻全身中毒症状。临床常选用青霉素、头孢菌素和红霉素等。应避免使用四环素、氨基糖苷类、喹诺酮类、磺胺药和甲硝唑等药物。

2. 减少乳汁淤积 早期患乳停止哺乳,局部热敷,同时配合手法按摩,用吸乳器吸尽积乳,以避免乳汁淤积。对于感染严重或脓肿形成后并发乳瘘者,应停止哺乳,可口服溴隐亭、己烯雌酚等,或肌内注射苯甲酸雌二醇,至乳汁停止分泌为止。也可用中药炒麦芽煎服。

3. 脓肿形成时的处理 脓肿形成后及时切开引流,为避免损伤乳管而形成乳瘘,乳房脓肿应做放射状切开,乳晕下脓肿应沿乳晕边缘做弧形切口,深部脓肿或乳房后脓肿可沿乳房下缘做弧形切口,经乳房后间隙引流。脓肿较大时,可在脓腔的最低部位另加切口做对口引流(图14-2)。

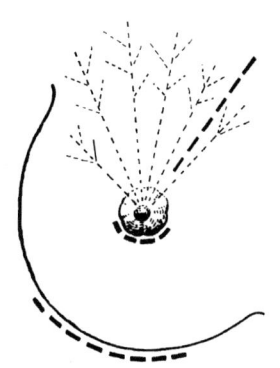

图 14-2　乳房脓肿切口

【护理】

（一）护理评估

1. 目前身体状况　观察乳房局部情况，是否出现胀痛、红肿、发热等情况，局部有无压痛、波动感、体温情况、出汗、疼痛等情况。了解白细胞计数及中性粒细胞比例、B超结果等。

2. 与疾病相关的健康史　了解病人产次、有无乳腺炎病史、乳房发育情况、有无乳头皲裂以及哺乳习惯等。

3. 心理社会状况　观察病人情绪变化，有无担心婴儿的喂养与发育、乳房外形改变及功能等。注意家庭其他成员的情绪对病人生活和情绪的影响。

（二）主要护理诊断/合作性问题

1. 疼痛　与乳汁淤积、炎症肿胀有关。

2. 体温过高　与细菌或其毒素进入血液有关。

（三）护理措施

1. 缓解疼痛　① 局部热敷、药物外敷或理疗，可促进血液循环，以利于炎症消散。② 用宽松胸罩或三角巾托起患乳，以减轻疼痛和肿胀。③ 局部按摩或用梳子背沿乳管方向加压按摩使乳管通畅；定时用吸乳器吸尽乳汁，防止乳汁淤积。④ 给予高热量、高蛋白质、高维生素、低脂肪的易消化饮食，少食荤腥汤水，以免乳汁分泌增加，加重疼痛。

2. 控制体温及感染　① 遵医嘱使用抗菌药控制感染。② 采用物理降温或药物降温方法。③ 密切观察体温变化，注意患乳红肿部位有无波动感，有无全身感染中毒症状，及时了解白细胞计数及分类变化；必要时做血培养及药敏试验，选用敏感抗生素。④ 脓肿切开引流的护理：观察切口愈合情况，定期换药，保持引流通畅，注意观察引流液的量、颜色及气味的变化。

3. 健康教育

（1）保持乳头清洁：哺乳前后用温开水清洗两侧乳头，防止细菌侵入。

（2）纠正乳头内陷：乳头内陷者，应在妊娠期和哺乳期每日挤捏、提拉乳头或用吸乳器吸引，矫正乳头内陷。

（3）防止乳头破损：哺乳期可涂抹乳头霜，也可用自身乳汁涂抹。出现皲裂者，患乳应暂停哺乳，每日用吸乳器吸出乳汁哺育婴儿。

（4）养成良好的哺乳习惯：定时哺乳，每次哺乳时尽量让婴儿吸空乳汁，若有淤积可用吸乳器或采取按摩方法帮助排空乳汁；不让婴儿含乳头睡觉，注意婴儿口腔卫生；指导产妇采取正确的哺乳姿势。

第二节　乳腺癌

乳腺癌（breast cancer）是女性最常见的恶性肿瘤之一，占全身恶性肿瘤的7%～10%，发病率呈逐年上升趋势，在我国的部分大城市，乳腺癌已居女性恶性肿瘤之首。乳腺癌在45～50岁发病率较高，且有年轻化的趋势。

【病因】

乳腺癌的病因尚不清楚。乳腺是多种内分泌激素的靶器官，如雌激素、孕激素及泌乳激素等，其中雌酮和雌二醇与乳腺癌的发生直接相关。月经初潮年龄早、绝经年龄晚、不孕及初次足月产晚与乳腺癌发病有关。有乳腺癌家族史，尤其是一级亲属（母亲、姐妹）中有乳腺癌病史者，发病危险性高出正常人群2～3倍。癌基因BrCa-1和BrCa-2在乳腺癌家族遗传中起重要作用。营养过剩、肥胖、高脂饮食，可加强或延长雌激素对乳腺上皮细胞的刺激，使发病概率增加。环境和生活方式与乳腺癌发病也有一定关联。乳腺良性疾病与乳腺癌的关系尚有争议。

【病理】

1. 病理类型

（1）非浸润性癌：又称原位癌，此型属于早期乳腺癌，预后较好。包括导管内癌、小叶原位癌及乳头湿疹样癌。

（2）浸润性特殊癌：包括乳头状癌、髓样癌、小管癌、腺样囊性癌、黏液癌、顶泌汗腺样癌、鳞状细胞癌等。分化程度一般较高，预后尚好。

（3）浸润性非特殊癌：包括浸润性小叶癌、浸润性导管癌、硬癌、髓样癌、单纯癌、腺癌等，是最常见的类型，占80%，一般分化程度低，预后较上述类型差。

（4）其他罕见癌。

2. 转移途径

（1）局部扩散：癌细胞沿导管或筋膜间隙蔓延，继而侵入皮肤及Cooper韧带。

（2）淋巴转移：为主要转移途径，以腋窝途径和内乳途径为主要途径，常转移至患侧腋窝淋巴结，约占60%。

（3）血行转移：早期乳腺癌已有血行转移。乳腺癌细胞可直接侵入血管或可经淋巴途径进入静脉而引起远处转移。最常见的远处转移依次为骨、肺、肝。

【临床表现】

1. 乳房肿块　常为乳腺癌病人的首发症状，通常是无痛、单发肿块，大多数由病人无意中发现。多见于乳房外上象限，其次是乳头、乳晕和内上象限。肿块质硬、表面不光滑、与周围组织分界不清、活动度差。

2. 乳房皮肤、外形改变　乳腺组织被浅筋膜所包绕，其深浅层之间由Cooper韧带相连。由于浅层筋膜与皮肤紧密相连，当乳腺癌侵及Cooper韧带使之缩短时，牵拉皮肤，使局部皮肤凹陷，称之为"酒窝征"。肿块侵犯乳管使之收缩则引起乳头凹陷。肿块增大与皮肤广泛粘连，皮内和皮下淋巴管被癌细胞堵塞，引起局部淋巴回流障碍出现皮肤水肿，由于皮肤毛囊与皮下组织粘连较紧密,在毛囊处可见很多点状凹陷,称"橘皮征"。肿块较大时,癌块可凸显于乳房表面,较大的硬癌可使整个乳房收缩,癌块明显凸出。晚期癌肿可侵入胸筋膜、胸肌,使癌块固定于胸壁而不易推动。癌细胞浸润肿块表面大片皮肤,可出现多数坚硬的小结或条索,甚至彼此融合弥漫成片。癌肿向外生长皮肤破溃,形成溃疡,常有恶臭,易出血,或向外生长形成菜花样肿瘤。

3. 转移表现　腋窝、锁骨上窝淋巴结肿大、变硬,可被推动,以后数目增多,可融合成团,甚至与皮肤或深部组织粘连。若腋窝主要淋巴管被大量癌细胞堵塞,可引起患侧上肢水肿。转移至肺可致胸痛、气急、咳嗽;肝转移可致肝大、黄疸等症状;脊柱、骨盆、股骨转移可致疼痛或行走障碍。

【辅助检查】

1. 乳腺钼靶 X 线检查　可区别乳房内各种密度的组织。是乳腺癌高发人群的普查方法。

2. B 超检查　对乳腺内囊性和实质性肿块的鉴别准确率高,能显示乳房肿块和结构。恶性肿瘤形态不规则,回声不均匀;而良性肿瘤常呈均匀实质改变。

3. 乳腺红外线检查　一般用于乳腺癌普查的初筛。各种密度的组织显示不同的灰度影,从而显示乳腺肿块。

4. 磁共振成像　软组织分辨率高,敏感性高于 X 线检查。目前已广泛应用于乳腺癌的早期诊断。

5. 活体组织病理检查　是确定肿块性质最可靠的方法。目前常用细针穿刺肿块吸取活组织细胞的检查方法。对疑为乳腺癌者,应做肿块切除术,同时做快速病理检查。若有乳头溢液,应做溢液涂片细胞学检查寻找癌细胞,但阴性者不排除乳腺癌的可能。

【处理原则】

以手术为主,辅以化学治疗、内分泌治疗、放射治疗、生物治疗等综合治疗。

1. 手术治疗　主要手术方式有乳腺癌根治术、乳腺癌改良根治术、乳腺癌扩大根治术、乳房单纯切除术、保留乳房手术等。可结合病人本人意愿,根据病理分型、疾病分期及辅助治疗的条件选择手术方式。近 30 余年来,Fisher 对乳腺癌生物学行为进行了大量研究,提出乳腺癌自发病开始即是一个全身性疾病,力主缩小手术范围,加强术后综合治疗。

2. 化学治疗　浸润性乳腺癌伴淋巴结转移者是应用辅助化疗的指征,对腋窝淋巴结阴性者是否应用辅助化疗尚有不同意见。常用的化疗方案有 CAF 方案(环磷酰胺、多柔比星、氟尿嘧啶),还有 CMF 方案(环磷酰胺、甲氨蝶呤、氟尿嘧啶)等,可在术前或术后进行。

3. 放射治疗　是乳腺癌局部治疗的方法之一,术前、术后均可采用。术前照射主要用于病灶较大、有皮肤水肿者,可使局部肿瘤缩小,水肿消退,从而提高手术切除率;术后照射作为保留乳房的乳腺癌手术后的常规治疗方法,可以减少局部复发。

4. 内分泌治疗　乳腺癌病人中肿瘤细胞雌激素受体(ER)含量高者,对内分泌治疗有效。常用他莫昔芬(tamoxifen),可以降低乳腺癌术后复发和转移,同时减少对侧乳腺癌的发生率,通常服用 3~5 年,副作用有潮热、恶心、呕吐、静脉血栓形成、眼部副作用、阴道干燥或分泌物多。ER 阳性的绝经后妇女使用芳香化酶抑制剂,可达到治疗乳腺癌的目的。

5. 生物治疗　目前临床已推广使用曲妥珠单抗注射液(赫塞汀),主要针对人类表皮生长因子 2(HER2)过度表达的乳腺癌病人。

【护理】

(一) 护理评估

1. 目前身体状况

(1) 症状、体征：乳房肿块的位置、大小、活动度等，乳房外形有无改变，乳头是否有溢液、内陷或偏移，有无典型的"酒窝征"或"橘皮样"改变，肿块是否有破溃、糜烂。腋窝等处淋巴结有无肿大，注意其位置、大小、硬度等情况。

(2) 辅助检查：根据乳房钼靶X线检查、细胞学检查结果，可初步判断病变情况，最可靠的方法是活组织病理检查。

2. 与疾病相关的健康史　了解病人年龄、是否绝经、停经年龄、月经初潮年龄及初次怀孕和生产年龄、有无多次人流史等。直系亲属中有无乳腺癌病人，既往有无乳腺疾病史。有无胸部多次、大剂量接受X线照射史等。是否肥胖、患者的生活方式及饮食习惯等。

3. 心理社会状况　乳腺癌病人最大的心理问题是对癌症的恐惧、对手术的害怕、对手术的预后及术后胸部外形改变的担心。当患侧肢体功能恢复不理想时，也可能会影响病人生活的信心及质量。其次，病人及家属对疾病的认知程度、社会支持状况，也可直接影响病人的心理。

(二) 主要护理诊断/合作性问题

1. 身体意象紊乱　与乳腺癌根治术切除乳房致外形改变、术后瘢痕形成有关。

2. (进食、卫生、如厕) 自理缺陷　与术后患侧上肢活动受限有关。

3. 潜在并发症　出血、患侧上肢水肿、皮下积液、皮瓣坏死等。

(三) 护理措施

1. 术前护理

(1) 心理护理：病人对癌症的恐惧、消极抵触心理强烈，因失去女性特征而焦躁。护理人员应态度和蔼，以通俗的语言向其讲解相关医学知识，如手术方案、术后恢复情况、术后功能锻炼及重塑女性形象的方法，同时说明手术的必要性和严重性，保持积极乐观的心态。对病人家属尤其是其配偶进行相关指导，鼓励其多与病人交流，提供精神支持，避免在病人面前流露出悲伤情绪。让病人与已经痊愈的病人建立联系，通过成功病例来帮助其渡过心理调适期。

(2) 妊娠期及哺乳期发生乳腺癌的病人，应立即终止妊娠或哺乳，以减轻激素的作用。

(3) 皮肤准备：乳腺癌手术方式多是根据术中冰冻病理结果决定，因此应尽可能大范围做皮肤准备，以满足手术的要求。需要植皮的患者，同时做好供皮区的准备。对有癌性皮肤溃疡者，从术前3天开始每日换药2次，用75%乙醇消毒溃疡周围的皮肤。

(4) 其他准备：告知病人术前、术后的注意事项，教会病人术后腹式呼吸、功能锻炼、咳嗽、排痰的方法等，并进行动作示范。

2. 术后护理

(1) 体位：术后患者麻醉清醒前取去枕平卧位。麻醉清醒、血压平稳后取半卧位，上身避免过度后仰，以减轻胸壁皮肤的紧张感，同时使膈肌下降，以利于呼吸和引流。

(2) 病情观察：严密监测生命体征，防止休克的发生。对行胸骨旁淋巴结清扫的病人，注意有无气胸的发生，必要时行X线检查。

(3) 伤口的护理：术后敷料集中加压包扎在腋下、锁骨下及肋弓下，如敷料渗血、渗液过多，应及时更换，防止浸泡皮瓣。乳腺癌根治术后，伤口常采用胸带加压包扎，目的是使皮瓣紧贴创面，防止积血、积液，利于血循环及生长。应注意绷带包扎的松紧度。包扎过紧可引起皮瓣、术侧上肢血运障碍，甚至坏死；包扎过松，易出现皮下积液、积气，不利于维持皮瓣正常血运。观察患侧上肢情况，若出现手指皮温较健侧低、肿胀明显、桡动脉减弱或不能扪及，病人主诉发麻，提示胸带包扎过紧。

（4）引流管护理：手术后常规放置皮瓣下引流管持续低负压引流，以利皮瓣愈合。应妥善固定，注意引流液的颜色、性质、量。术后1～2天，一般每天有50～100ml血性渗液，之后逐渐减少，术后4～5天引流液转为淡黄色，量少于10～15ml，创面皮肤紧贴胸壁，血运良好，可拔除引流管。

（5）并发症的观察与护理

1）皮瓣坏死：皮瓣缝合张力过大是坏死的主要原因。一般术后3日打开胸带，观察皮瓣成活情况。正常情况下，皮瓣温度与健侧皮温相差不超过2～3℃，色泽正常。如皮肤苍白、青紫、有水泡时，可用75%乙醇湿敷，5～7天后部分皮瓣可恢复生机；皮瓣呈黑色、出现黑硬痂，与周围界限清楚时，提示皮瓣坏死，可剪除坏死皮瓣，正常换药5～天后，创面肉芽新鲜，行重新植皮，并应用抗生素防止感染。

2）皮下积液：早期常表现为引流量骤减，管口渗液。术后要维持适当负压引流，定时挤捏引流管，保持引流管通畅，防止感染和死腔的形成；避免过早外展患侧上肢；掌握拔管指征，避免过早拔管。出现皮下少量积液时，可用注射器抽吸后加压包扎；积液量较大时，应低位切开，置管引流，或者持续负压吸引，以利愈合。

3）患侧上肢水肿：术后病人平卧时患肢取内收位，下方垫枕抬高10°～15°，肘关节轻度弯曲，半卧位时屈肘90°放于胸部，保持功能位与舒适。下床活动时用三角巾将患肢悬吊于胸前，防止患肢早期外展活动，以免牵拉切口。三角巾固定7～10天后，可去掉。避免患肢下垂过久，加重患肢肿胀。以向心性手法按摩患侧上肢，促进淋巴回流，肿胀严重者可戴弹力袖。护理治疗过程中，避免在患侧上肢进行穿刺抽血、静脉输液、测量血压等操作。

（6）功能锻炼：乳腺癌术后规律而充分的锻炼，可以防止因长时间的关节制动而造成的关节内粘连，促进瘢痕组织下疏松结缔组织的形成及上肢功能的恢复。① 术后当天，每隔2小时手指屈伸练习；② 术后24小时练习伸指、握拳，以活动腕关节；③ 术后2～3天练习前臂伸屈动作，屈肘、屈腕；④ 术后4～5天用患肢手摸同侧耳和对侧肩，进行小范围肩关节训练；⑤ 术后5～7天（一般在拔管后）可锻炼抬高患侧上肢，将患侧的肘关节屈曲抬高，开始可用健侧手掌托扶患侧肘部，直至与肩平；⑥ 皮瓣基本愈合后，术后10～12天后，教病人逐渐做上臂的全范围关节活动，直至患侧手指能高举过头，能自行梳理头发。常见的全范围关节活动有以下几种（图14-3），包括：

1）手臂摇摆运动：双脚分开站立与肩同宽，手臂自然下垂，双手交叉左右摆动，高度逐渐增加，可至肩部水平。

2）爬墙运动：双脚分开直立于墙前，肘弯曲，手掌与肩同高贴在墙上，手指弯曲沿墙壁渐渐向上爬行，直至手臂完全伸直为止，然后手臂再向下移动至原位。

3）画圈运动：取一根绳子，一端系于门柄上，另一端握于患侧手中，面门而立，以画圆圈的方式转动绳子做圆周运动，由小到大，由慢至快。

4）滑轮运动：在高于头部的横杆上搭一根绳子，双手各执一端，先用健侧手将绳子往下拉，使手术侧手臂抬高，直至稍感不适的位置，然后抬高健侧手臂，使患侧手臂自然下降，如此反复。

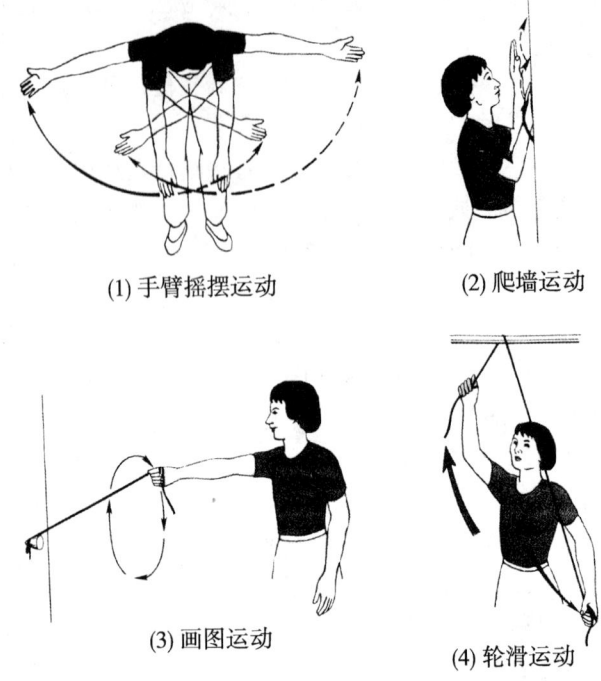

图 14-3　乳房术后功能锻炼

3. 健康教育

（1）保护患侧上肢：不在患侧上肢测血压、行静脉穿刺，避免皮肤晒伤和其他损伤。术后近期避免使用患侧上肢搬动、提拉过重的物品，功能锻炼循序渐进，坚持半年以上。

（2）避孕：术后5年内避免妊娠，防止乳腺癌的复发。

（3）定期复查：乳腺癌患者经治疗出院后，每半年复查一次。5年后每年复查一次，直至终生。遵医嘱用药，坚持放疗、化疗。

（4）坚持乳房自我检查（breast self-examination，BSE）：定期的乳房自我检查有助于早期发现乳房的病变。术后病人每月自查1次，早期发现复发征象。30岁以上的妇女，特别是高危人群应每月进行1次乳房自我检查。检查时间最好选在月经周期的第7～10天，或月经结束后2～3天，已经绝经的女性应选择每个月固定的1天进行检查。乳房自我检查方法如下：

1）站在镜前观察乳房：① 两手放松下垂放在身体两侧，对比观察两侧乳房的大小、形状是否对称及轮廓有无改变，外形有无变化（皮肤及乳头），乳头有无分泌物；② 改换体位，双手撑腰、上举、上身略微前倾，从不同角度观察上述内容。

2）平卧或侧卧触摸乳房：乳房较小者平卧，乳房较大者侧卧，肩下垫软薄枕或将手臂置于头下进行触诊，用另一侧手的示指、中指和环指的指腹在乳房上进行环形触摸，要有一定的压力。要仔细检查整个乳房包括乳房的尾部，避免遗漏。

3）检查乳头及腋下：挤压乳头，注意有无分泌物流出。触摸腋下感觉有无硬结或肿块。

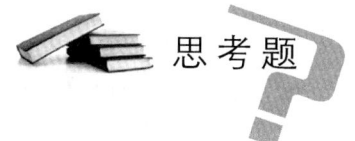

1. 女性，30岁，初产妇，产后30天。左侧乳房胀痛，局部皮肤红、发热，触诊局部有稍硬肿块，有压痛，测体温38.5℃。

请问：① 病人目前出现何种问题？② 应如何处理？

2. 女性，46岁，商店售货员，初中文化。发现右乳房外上象限肿块，直径3cm，质硬，表面凹凸不平，能推动，腋窝淋巴结不肿大，临床诊断为乳腺癌，准备行乳腺癌根治术。术前病人闷闷不乐、失眠、食欲不振，护士和病人谈话中了解到病人对预后很担忧。

请问：① 根据病人的反应，病人目前主要的护理诊断/合作性问题有哪些？并提出护理措施。② 在病人出院时，关于术侧上肢护理和防止复发方面应做哪些指导？

（袁　渊）

第十五章

胸部损伤病人的护理

学习目标

1. 说出反常呼吸运动、纵隔扑动、闭合性气胸、开放性气胸、张力性气胸的概念。
2. 描述肋骨骨折、气胸、血胸的临床表现。
3. 概括肋骨骨折、气胸、血胸的处理原则。
4. 为胸部损伤病人提供整体护理。

案例

女性,41岁,右胸外伤3小时。病人3小时前驾驶高速行驶的汽车时,因紧急刹车,右胸撞击在汽车的方向盘上,当即感到右前胸疼痛难忍。深呼吸、咳嗽或变动体位时右胸疼痛加重,不敢深呼吸,随即送来医院。查体:T 37℃,P 80次/分,R 18次/分,BP 130/90mmHg。神志清,步行入诊室,面部无青紫,气管居中。胸部皮肤无出血点,胸廓无畸形,皮下无明显气肿,右前胸壁4~5肋局部肿胀,按之有压痛,用手挤压前后胸部,局部疼痛加重,并有骨擦音,心肺未见异常。腹软无压痛。胸部X线摄片(正侧位)及胸部CT示:右侧第4、5肋骨骨折。拟诊断为:闭合性胸部损伤,右侧第4、5肋骨骨折。

请问:①此类病人的护理评估重点有哪些?②如何治疗和护理?

第一节 概 述

胸部损伤(chest trauma)约占全身创伤的1/4,常伴有复合性损伤。在我国大城市,胸部损伤约占全部外伤病人的10%,战时占全部伤员的6%~8%。胸部损伤可累及胸壁软组织、骨质结构、胸膜和胸腔内的重要脏器,如心脏、大血管、肺、气管、支气管、食管和胸导管等,引起一系列呼吸和循环功能紊乱而危及生命。

【分类】

1. 根据损伤暴力性质　可分为穿透伤和钝性伤。穿透性胸部损伤多由火器或锐器暴力致伤，损伤范围直接与伤道有关。钝性胸部损伤由撞击性、挤压性或冲击性暴力所致，多有肋骨或胸骨骨折，常合并其他部位损伤。

2. 根据胸膜腔是否与外界相通　可分为开放性胸部损伤和闭合性胸部损伤。前者是指胸部损伤造成胸膜腔与外界相通，多见穿透伤，易伤及胸腔内器官或血管，导致开放性血、气胸，导致呼吸循环衰竭而引起病人死亡；后者是指胸部损伤局限于胸壁，胸膜腔未与外界相通，多见钝性伤，轻者只有胸壁软组织损伤和（或）单纯肋骨骨折，重者伴有胸腔内脏器或血管损伤。

【临床表现】

1. 胸痛　为主要症状，常位于受伤处，有压痛，呼吸加剧，尤以肋骨骨折者为甚。

2. 呼吸困难　胸痛可使胸廓活动受限，血液或分泌物堵塞呼吸道，肺挫伤后产生出血、淤血或肺水肿，气胸、血胸致肺膨胀不全等均可引起呼吸困难。若有多根、多处肋骨骨折，胸壁软化造成胸廓反常呼吸运动时则更会加重呼吸困难。

3. 咯血　肺或支气管损伤可引起痰中带血或咯血。大支气管损伤者，咯血出现较早且量较多。小支气管或肺泡破裂出现肺水肿及毛细血管出血者，多咳出泡沫样血痰。

4. 休克　胸膜腔内大出血将引起血容量急剧下降；大量积气，尤其是张力性气胸，不仅影响肺功能，而且阻碍静脉血液回流；心包腔内出血引起心脏压塞；严重的疼痛和继发性感染等因素均可致病人陷入休克状态。

【辅助检查】

1. 胸膜腔穿刺　对疑有气胸、血胸、心包腔积血的病人，可做胸膜腔或心包腔诊断性穿刺。

2. 胸部X线检查　可确定肋骨骨折，显示骨折部位、气胸及肺萎陷等病变。

【处理原则】

1. 非手术治疗　① 预防感染。② 维持呼吸通畅和循环功能。③ 补充血容量。④ 纠正休克。

2. 手术治疗　剖胸探查等。

第二节　肋骨骨折

肋骨骨折（rib fracture）为最常见的胸部损伤，第4～7肋骨长而薄，此处骨折最多见。第1～3肋骨有锁骨、肩胛骨、肩带肌群保护而不易发生骨折，一旦骨折说明致伤暴力巨大；第8～10肋骨前端肋软骨形成的肋弓与胸骨相连，第11～12肋骨前端游离，弹性都较大，甚少发生骨折。肋骨骨折可分为单根肋骨骨折和多根肋骨骨折等。

【病因】

1. 暴力因素　前后挤压的间接暴力使肋骨的腋窝段向外弯曲折断。暴力直接作用于肋骨时，可使肋骨向内移位（图15-1）。

2. 病理因素　老年人由于肋骨骨质疏松，脆性变大或者当肋骨已有恶性肿瘤转移灶时，也容易发生骨折。

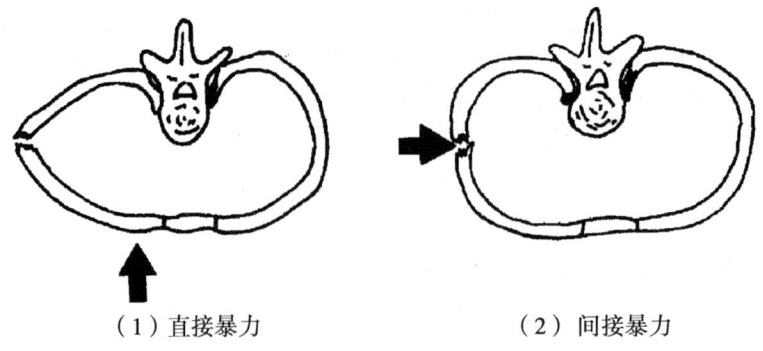

(1) 直接暴力　　　　　　　(2) 间接暴力

图 15-1　肋骨骨折的病因和损伤机制

【病理生理】

肋骨骨折对呼吸和循环系统的影响取决于受伤部位的情况。单根或多根单处肋骨骨折时，由于胸廓部位仍有上下肋骨的支撑，对呼吸影响较小。当多根多处肋骨骨折时，局部胸壁失去完整肋骨支撑而软化，出现反常呼吸运动，即吸气时软化区胸壁内陷，呼气时软化区胸壁外凸（图 15-2），称连枷胸（flail chest）。如果胸壁软化区范围较大，呼吸时两侧胸膜腔压力不平衡，纵隔扑动，影响静脉血回流，导致缺氧和二氧化碳潴留，可发生呼吸和循环衰竭。此外，骨折断端刺破胸膜、肺组织和（或）肋间血管时，可导致气胸、血胸、皮下气肿、血痰、咯血和休克等。

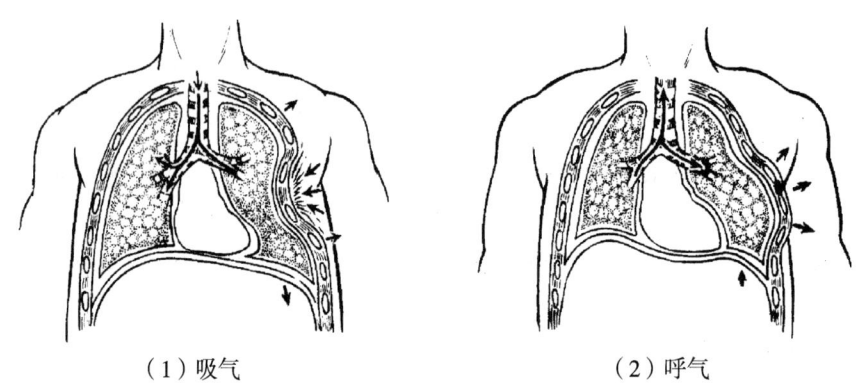

(1) 吸气　　　　　　　　　(2) 呼气

图 15-2　胸壁软化区反常呼吸运动

【临床表现】

1. 症状　局部疼痛，呼吸、咳嗽加剧。同时呼吸变浅、咳嗽无力，呼吸道分泌物增多和潴留，可导致肺不张和肺部感染。多根多处肋骨骨折时可有反常呼吸运动。

2. 体征　局部肿胀，压痛，挤压胸部时疼痛加重。可触及骨折断端，并有骨摩擦感。多处肋骨骨折时胸壁可见畸形，出现反常呼吸运动、皮下气肿等。

【辅助检查】

胸部 X 线可显示肋骨骨折部位以及程度。当并发气胸、血胸时可出现胸膜腔积气和积液征象。

【处理原则】

1. 闭合性肋骨骨折

(1) 固定胸廓：用弹性胸带、多头胸带或宽胶布叠瓦式固定胸廓。这种方法也适用于胸背部、胸侧壁多根肋骨骨折,胸壁软化范围小、反常呼吸运动不严重的病人。

(2) 消除反常呼吸:采用牵引固定或厚棉垫加压包扎,消除或减轻反常呼吸。

(3) 止痛:可采用药物或肋间神经阻滞或封闭骨折部位。

(4) 人工气道的建立:对咳嗽无力、不能有效排痰或呼吸衰竭者,需做气管插管或气管切开辅助呼吸。

2. 开放性肋骨骨折　以清创、固定和预防感染为重点。清洁消毒胸壁伤口后,逐层缝合,包扎固定。对骨折断端用不锈钢丝固定。胸膜已有穿破者,做闭式胸膜腔引流术。应用抗生素预防感染。

【护理】

(一) 护理评估

1. 目前身体状况　观察病人生命体征、呼吸型态,有无气促、呼吸困难、发绀和休克等;局部有无肿胀和挤压胸部疼痛;有无反常呼吸运动和皮下气肿等。根据胸部 X 线判断肋骨骨折的部位、严重程度,有无其他合并损伤。

2. 与疾病相关的健康史　了解病人受伤的时间、地点、暴力的大小、方式、受伤部位等,初步判断肋骨骨折的原因;注意病人年龄、营养状况、有无肿瘤等病史。老年、营养不良及肿瘤病人,不但骨折愈合缓慢,而且容易发生肺不张和肺炎。

3. 心理社会状况　了解病人对胸部损伤的认知程度、情绪状态等,以便掌握病人的心理活动情况。了解社会家庭支持状况。

(二) 主要护理诊断/合作性问题

1. 气体交换障碍　与疼痛、胸廓运动受限、肺萎陷有关。

2. 疼痛　与组织损伤有关。

3. 潜在并发症　肺部或胸腔感染。

(三) 护理措施

1. 维持呼吸功能　及时清除口腔和呼吸道的分泌物,保持呼吸道通畅。对于出现反常呼吸的病人,可用厚棉垫加压包扎等方法减轻或消除胸壁的反常呼吸运动,促进患侧肺复张。有人工气道者,加强人工气道管理。

2. 缓解疼痛　遵医嘱给予镇痛、镇静药物;协助医生进行胸带固定或宽胶布条叠瓦式固定,防止肋骨断端摩擦而产生的疼痛。病人咳痰时,协助或指导病人用双手按压患侧胸壁。采用体外牵引固定时,要注意牵引的方向、位置,不可随意挪动牵引架。

3. 预防和控制感染　对开放性肋骨骨折者,及时更换敷料,保持引流管通畅;密切观察体温变化,遵照医嘱使用抗生素。

第三节　气　胸

气胸(pneumothorax)是指胸部损伤后空气经过胸部伤口以及肺、气管和食管破裂口进入并积存在胸膜腔中,造成胸膜腔内正常负压消失或减少。一般可分为闭合性气胸、开放性气胸和张力性气胸三类。

【病因和病理生理】

1. 闭合性气胸(closed pneumothorax)　多见于肋骨骨折时断端刺破肺组织或胸壁穿透

伤的较小伤口，空气经肺或胸壁的伤口进入胸膜腔，伤道立即闭合，不再有气体进入胸膜腔。胸膜腔积气量决定了伤侧肺萎陷的程度。

2. 开放性气胸（open pneumothorax） 多见于刀刃锐器、枪弹、爆炸物等造成的胸部穿透伤。外界空气随呼吸运动经伤口自由出入，外伤造成胸膜腔与外界相通，使负压消失，伤侧肺完全萎陷，丧失呼吸功能。伤侧胸膜腔内压显著高于健侧，纵隔向健侧移位，健侧肺扩张受限。呼、吸气时，出现两侧胸膜腔压力不均衡的周期性变化，使纵隔在吸气时移向健侧，呼气时移向患侧，称为纵隔扑动（mediastinal flutter）（图15-3）。由于纵隔扑动影响静脉回心血流，导致严重的循环障碍。

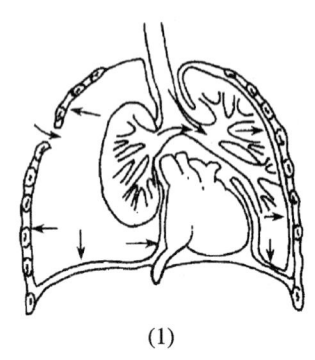 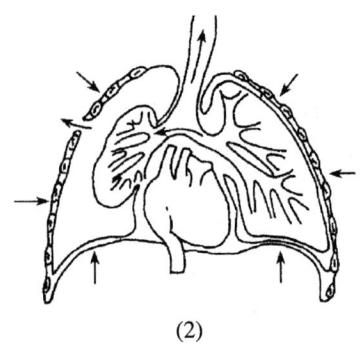

(1)   (2)

图15-3 开放性气胸的纵隔扑动

3. 张力性气胸（tension pneumothorax） 常见于较大的肺泡破裂、严重肺裂伤或支气管裂伤，裂口与胸膜腔相通，形成活瓣。空气只能进入、不能排出，随着每次吸气，空气进入胸膜腔逐渐增多，导致胸膜腔压力高于大气压，故又称为高压性气胸。伤侧肺严重萎缩，纵隔显著移向健侧，健侧肺受压，静脉回流障碍，引起呼吸和循环功能严重障碍。

【临床表现】

1. 闭合性气胸 小量气胸（肺萎陷<30%）病人可无症状，当中量气胸（肺萎陷30%～50%）、大量气胸（肺萎陷>50%）时有明显的呼吸困难、胸闷胸痛、呼吸活动度降低，气管移向健侧，伤侧听诊呼吸音减弱，叩诊呈鼓音。

2. 开放性气胸 病人出现明显呼吸困难、鼻翼扇动、口唇发绀，重者出现休克。伤侧胸部叩诊鼓音，呼吸音消失。

3. 张力性气胸 病人有严重或极度呼吸困难，常发生休克。查体可见气管明显移向健侧，颈静脉怒张，皮下气肿，叩诊呈鼓音，听诊呼吸音消失。

【辅助检查】

1. 胸部X线 闭合性气胸可显示不同程度的肺萎陷和胸膜腔积气，伴有少量胸膜腔积液。

2. 胸膜腔穿刺 可穿刺抽气或行胸腔闭式引流。

【处理原则】

1. 闭合性气胸 小量气胸，无须特殊处理，一般在1～2周内可自行吸收。中量或大量气胸行胸膜腔穿刺抽气，或行闭式胸膜腔引流术，尽早使肺膨胀，并应用抗生素预防感染。

2. 开放性气胸

（1）急救处理：封闭伤口，将开放性气胸变为闭合性气胸；行胸膜腔穿刺，抽出积气。

(2) 入院后处理：① 给氧、补充血容量、纠正休克；② 清创、缝合修补胸壁伤口，并行闭式胸膜腔引流；③ 给予抗生素和TAT，预防感染；④ 有胸腔内脏器损伤或进行性出血征象者，行开胸探查手术。

3. 张力性气胸

(1) 急救处理：立即在患侧锁骨中线第2肋间隙穿刺抽气，达到减压的目的。

(2) 入院后处理：① 给氧，输液，纠正休克；② 行胸膜腔闭式引流；③ 应用抗生素预防感染；④ 若胸膜腔引流管持续不断地溢出大量气体，病人呼吸困难未能改善，应考虑开胸探查手术。

【护理】

(一) 护理评估

1. 目前身体状况

(1) 症状、体征：密切观察生命体征，尤其呼吸型态，注意有无呼吸困难、发绀、休克及意识障碍等。检查受伤的部位，有无开放性伤口，伤口有无出血；有无气管偏移、颈静脉怒张、皮下气肿等。

(2) 辅助检查：了解胸部X线检查和胸膜腔穿刺的结果，判断胸膜腔积气和肺萎陷的情况。

2. 与疾病相关的健康史　了解受伤的时间、地点、暴力的大小和作用方式、受伤部位等，初步判断气胸的原因。了解有无心肺疾病史、胸部手术史、服药史和过敏史，以及当前的治疗计划和方案。

3. 心理社会状况　了解病人对气胸的认知程度，有无恐惧或焦虑等负性情绪。气胸多由创伤所致，病人对突然袭来的打击和健康状况改变常感到恐慌；胸部伤口的剧痛及严重呼吸困难会使病人有濒死感。

(二) 主要护理诊断/合作性问题

1. 气体交换障碍　与胸膜腔积气导致的肺萎陷、呼吸道梗阻和胸廓活动受限有关。

2. 疼痛　与损伤和放置闭式胸膜腔引流管有关。

3. 潜在并发症　肺不张或胸腔感染。

(三) 护理措施

1. 维持有效呼吸功能

(1) 现场急救：对闭合性气胸应立即行胸膜腔穿刺抽气。对开放性气胸应用厚敷料封闭胸壁伤口时，敷料不要填塞入创口内，包扎范围应超过创缘5cm以上。对张力性气胸立即行胸膜腔插针排气。

(2) 维持有效气体交换：及时清理呼吸道分泌物和异物；协助病人有效咳嗽、排痰和深呼吸，促进肺的膨胀；对呼吸困难和发绀者及时供氧，维持正常的血氧饱和度。

(3) 配合医生进行闭式胸膜腔引流，并保持引流通畅：密切观察漏气的程度，当胸膜腔引流管持续不断地溢出大量气体，呼吸困难未能改善时，应通知医生，并做好手术准备。

2. 疼痛的护理　判断疼痛的程度，对疼痛明显者遵医嘱给予止痛剂。当病人咳嗽时，协助病人或指导家属用双手按压患侧胸壁，以减轻疼痛。

3. 预防肺部和胸腔感染　行胸膜腔穿刺和闭式胸膜腔引流时，严格无菌操作；保持胸壁伤口敷料清洁、干燥；密切观察体温的变化；遵照医嘱合理使用抗生素。

4. 胸膜腔闭式引流的护理

(1) 适应证：胸腔及纵隔器官疾病如肺部、心脏、大血管、食管疾病及纵隔肿瘤等需要进行开胸手术的病人;发生血胸、气胸及血气胸的病人;急性脓胸及部分慢性脓胸的病人。

(2) 目的:排除胸膜腔渗液和积气并预防其反流;重建胸膜腔负压、使肺恢复膨胀状态;平衡胸膜腔压力,预防纵隔移位及肺受压缩。

(3) 胸腔引流管安放位置:以排气为主应放置在患侧锁骨中线第2肋间或腋中线第3肋间;以引流液体为主应放置在腋中线或腋后线第6~8肋间;脓胸引流应放置在脓腔最低位。

(4) 胸膜腔闭式引流装置:由胸腔导管和水封瓶两部分组成。排气可采用质地较软的胸腔导管,管径1cm;排液可选用质地较硬的胸腔导管,管径1.5~2cm。水封瓶由一个容量为2000~3000ml的广口瓶、一个安置2根长短不等玻璃管的橡胶瓶塞、一根长约100cm的橡胶管组成。有单瓶、双瓶和三瓶三种方式,目前已被一次性使用的胸膜腔闭式引流装置所替代。

1) 单瓶水封闭式引流:即为水封瓶,主要用于收集胸腔内排出的气体。

2) 双瓶水封闭式引流:包括集液瓶和水封瓶。集液瓶主要用于收集胸膜腔内排出的液体;水封瓶用于隔绝空气。集液瓶的瓶塞上插入两根短管,一根与病人胸腔引流管连接,另一根短管用一根短橡胶管连接到水封瓶的长管上。

3) 三瓶水封闭式引流:包括双瓶水封闭式引流装置和另外增加的一个控制瓶。控制瓶的作用是用于施加抽吸力。控制瓶的瓶塞上插入两根短管和一根长通气管。其中长通气管的下端要浸入水面下,一根短管用一短橡胶管连接到双瓶中的水封瓶短管上,另一根短管连接于负压吸引装置。抽吸力通常取决于通气管没入液面的深度。若没入液面的深度是15~20cm,则对该病人所施加的负压抽吸力为15~20cmH$_2$O。如果抽吸力超过了没入液面下通气管的高度时,就会将外界空气吸入此引流系统中,所以压力控制瓶中必须始终有水泡产生方可表示处于正常的工作状态。

(5) 护理要点

1) 维持引流系统的密闭状态:使用前以及引流过程中应严格检查引流装置是否密封;水封瓶的长玻璃管要浸入水面下3~4cm并保持直立;更换引流瓶时,应用双重钳夹闭引流管,防止空气进入;若引流管连接处脱落或引流瓶损坏,应立即用双重钳夹闭胸壁引流导管,并更换引流装置;若引流管从胸膜腔滑脱,应立即用手捏闭引流管口处皮肤,消毒处理后用凡士林纱布封闭伤口,并协助医师做进一步处理。

2) 防止逆行感染:引流装置应保持无菌状态,更换引流瓶内的液体或水封瓶时要严格无菌操作;引流瓶应低于胸壁引流口平面60~100cm,防止瓶内液体逆流入胸膜腔;保持胸壁引流口处敷料清洁、干燥,一旦浸湿应及时更换。

3) 保持引流通畅:让病人取半坐卧位和经常改变体位,依靠重力引流;定时挤压胸腔引流管;避免引流管扭曲和受压;鼓励病人咳嗽和深呼吸,以便胸膜腔内气体和液体排出,促进肺扩张。

4) 严密观察,准确记录:一般水封瓶内长玻璃管水柱波动的范围是4~6cm。若水柱波动过大,表明病人吸气动作延长,呼吸道内径缩小,多见于支气管痉挛、呼吸道分泌物阻塞、肺不张等,应及早处理。若水柱波动变小或无波动,提示引流管不通畅或肺组织已经完全扩张。若病人出现气促、胸闷、气管向健侧偏移等,表示引流管堵塞,可用手捏挤引流管促使其通畅,并及时通知医师处理。在引流过程中要严密观察并准确测量和记录引流液的性质和量。

5) 拔管:当24小时引流量少于50ml,脓液少于10ml,胸部X线摄片显示肺膨胀良好、无漏气现象,病人无呼吸困难或气促时,可以拔管。拔管时嘱病人先深吸一口气,屏气,在其吸气末期迅速拔管,立即用凡士林纱布和厚敷料封闭胸壁伤口并包扎固定。拔管后24小时内应密切观察有无胸闷、呼吸困难、发绀、切口漏气、渗液、出血和皮下气肿等表现,若有异常应及时通知医师处理。

第四节 血 胸

胸膜腔积血称为血胸(hemothorax),与气胸同时存在称为血气胸(hemopneumothorax)。

【病因】

胸部开放性损伤和闭合性损伤均可造成血胸。胸膜腔内积血的主要来源包括:① 肺组织裂伤出血;② 肋间动脉、静脉和胸廓内动、静脉损伤出血;③ 肺门、纵隔血管受损出血和心脏破裂出血;④ 膈肌穿透伤。

【病理生理】

血胸发生后因血容量丢失,影响循环功能,会导致失血性休克。胸膜腔内积血压迫伤侧肺,使纵隔向健侧移位,健侧肺也受压,呼吸面积减少,腔静脉回流受阻,引起呼吸、循环功能障碍。持续大量出血所致胸膜腔积血称为进行性血胸(progressive hemothorax)。当胸膜腔内快速积聚的大量血液,超过肺、心包和膈肌运动所起的去纤维蛋白作用时发生。胸腔内积血凝固,形成凝固性血胸(coagulating hemothorax)。凝血块机化后形成纤维板,限制肺与胸廓活动,影响呼吸功能。细菌经伤口或肺破裂口侵入,在积血中滋生繁殖,引起感染性血胸,最终可导致脓血胸。

【临床表现】

小量血胸(成人出血量小于500ml)症状不明显,中量(出血量500~1000ml)和大量(出血量超过1000ml)血胸病人可有:① 低血容量性休克,出现面色苍白、脉搏细速、血压下降、四肢湿冷和尿量减少等;② 胸膜腔积液的征象,出现呼吸急促、肋间隙饱满、气管向健侧移位、伤侧叩诊浊音、呼吸音减低或消失。血胸感染后,可出现畏寒、高热等脓胸症状。

【辅助检查】

1. 胸部X线 小量血胸肋膈角消失;中、大量血胸可见大片积液阴影,纵隔移向健侧。血气胸可见液平面。

2. 胸部B超 可明确胸膜腔积液的量和位置。

3. 胸膜腔穿刺 抽出血性液体时即可确诊。

4. 实验室检查 血常规显示血红蛋白量、血细胞比容下降。继发感染时,白细胞计数和中性粒细胞比例明显增高。

【处理原则】

1. 非手术治疗 对小量血胸行胸膜腔穿刺抽出积血,解除积血对肺的压迫;中量血胸采用胸膜腔闭式引流术,及时排出积血,促使肺膨胀,改善呼吸功能。

2. 手术治疗 进行性血胸应及时开胸探查手术;凝固性血胸应待病人情况稳定后尽早手术,清除血块,并剥除胸膜表面血凝块机化而形成的包膜。胸腔镜可用于凝固性血胸、感染性血胸的处理。

【护理】
(一) 护理评估
1. 目前身体状况
(1) 症状、体征：观察生命体征，注意有无低血容量性休克及进行性血胸的征象；观察呼吸状态，检查有无肋间隙饱满、气管移位及呼吸音等的情况。
(2) 辅助检查：了解实验室检查、胸部X线、胸部B超和胸膜腔穿刺的结果，以判断血胸的严重程度。
2. 与疾病相关的健康史　了解受伤的时间、地点、暴力的大小和作用方式、受伤部位等，初步判断血胸的原因；注意有无胸部手术史、服药史和过敏史等。
3. 心理社会状况　了解病人对疾病的认知程度、情绪状态等，以便掌握病人的心理活动情况。了解社会家庭支持状况。

(二) 主要护理诊断/合作性问题
1. 组织灌流量改变　与失血引起的血容量不足有关。
2. 气体交换障碍　与疼痛及胸膜腔积血压迫肺组织有关。
3. 潜在并发症　休克、感染。

(三) 护理措施
1. 保证有效循环血量　快速建立静脉通道，合理安排输液的种类，根据病人的血压、尿量和心肺功能状态调节输液的速度，保持静脉通道的通畅。
2. 促进气体交换的护理　根据病情给予面罩或鼻导管吸氧，维持正常的血氧饱和度；生命体征平稳后，协助病人采取半卧位，叩背排痰，清除呼吸道分泌物；指导病人练习深呼吸和有效咳嗽；当疼痛影响病人呼吸时，遵照医嘱给予镇痛剂；加强闭式胸膜腔引流的护理。
3. 并发症观察与护理
(1) 进行性血胸的监测：病人出现以下征象提示为进行性血胸，应做好剖胸探查和手术止血准备：① 脉搏逐渐增快，血压持续下降；或者血压虽有短暂回升，又迅速下降；② 血红蛋白、红细胞计数、血细胞比容持续降低；③ 闭式胸膜腔引流血量≥200ml/h，并持续2～3小时以上；④ 胸膜腔穿刺抽出的血液很快凝固并且抽不出；⑤ 胸部X线显示胸膜腔阴影继续增大。
(2) 感染性血胸的预防：遵医嘱使用有效的抗生素；密切观察体温、白细胞计数和中性粒细胞的比例、局部和全身情况等；闭式胸膜腔引流的过程中保持引流通畅，严格无菌操作。

思考题

1. 男性，32岁，胸部外伤后进行性呼吸困难30分钟。病人在施工中不慎被两块水泥板挤压，当时即出现胸痛、呼吸困难、痰中带血。查体：P 120次/分，R 30次/分，BP 90/60mmHg。神志清楚，双瞳孔等圆等大，对光反应灵敏；胸部皮下可见瘀斑；气管明显向右侧偏移；胸廓检查胸骨体上1/3处压痛明显，可触及骨折线，无明显移位，无骨擦感，左胸廓稍膨隆；语颤消失，叩诊呈鼓音，呼吸音消失，心音略弱，律齐；腹部未见异常。X线检查：可见左胸腔内大量气体，左肺被压缩于肺门并呈下坠状，左肋膈角少量液体，纵隔明显右移，横膈外形及运动正常，胸骨体上1/3处可见横行骨折线，无移位，肋骨未见骨折。

请问：① 病人目前出现何种问题？② 应如何处理？

2. 男性，33岁，由高处坠落，胸痛、呼吸困难2小时。该病人3小时前在建筑工地4米高空作业时不慎摔下，胸部着地，出现胸痛及呼吸困难，被同事送入医院急诊室。体检：T 37.2℃，P 104次/分，R 30次/分，BP 100/60mmHg。病人神智清楚，面色苍白，呼吸急促，口唇无发绀，气管居中，胸壁无畸形，无反常呼吸，左胸壁触压痛阳性，无皮下气肿，可疑骨擦感，叩诊左肺下野呈浊音，呼吸音减弱，腹部平软，无压痛，肝、脾未触及，四肢未见明显异常。胸部超声：左胸腔可见液性暗区，深约4.8cm。胸部X线片：左侧胸腔下部可见一弧形高密度影，左侧第7后肋骨骨折，肋膈角消失。血氧饱和度97%。

请问：① 病人目前出现何种问题？依据是什么？② 应如何处理？

（王大成）

第十六章

肺癌病人的护理

学习目标

1. 列举肺癌发病的相关因素、病理类型。
2. 描述肺癌的临床表现。
3. 复述肺癌常用的辅助检查方法及处理原则。
4. 为肺癌病人提供整体护理。

案例

男性，58岁，农民。以"刺激性咳嗽、痰中带血1个月"为主诉于入院，CT示：右肺肿瘤样病变。入院查体：神志清，精神可，消瘦，咳嗽咳痰，痰中带血，纳差乏力，二便正常，睡眠欠佳。纤维支气管镜示：（右肺上叶）鳞状细胞癌。

请问：①此类病人的护理评估重点是什么？②如何治疗和护理？

肺癌（lung cancer）指起源于支气管黏膜上皮恶性肿瘤，也称原发性支气管肺癌（primary bronchopulmonary carcinoma）。近50年来，全世界肺癌的发病率迅速上升，在很多发达国家和我国的大城市中，肺癌已居常见恶性肿瘤的第一位。肺癌发病年龄大多在40岁以上，以男性多见，但近年女性肺癌的发病率也在明显增加。

【病因】

肺癌的病因尚不完全明确，长期大量吸烟是肺癌最重要的风险因素。吸烟量越大、开始年龄越早、吸烟年限越长，肺癌的危险性越高。大气污染，烹饪油烟，长期接触石棉、铬、镍、铜、锡、砷以及放射性物质等，也与肺癌有关。其他致病因素包括饮食因素、遗传因素、基因突变（如P53、nm23-H、EGFR、Ras等基因突变及表达的变化）等。

【病理】

肺癌起源于支气管黏膜上皮或肺泡上皮，可向支气管腔内和（或）邻近的肺组织生长，并可通过血行、淋巴或支气管转移扩散。发生于右肺多于左肺，上叶多于下叶。起源于主气管、肺叶支气管的肺癌，位置靠近肺门者称为中央型肺癌；起源于肺段支气管以下的肺癌，位置在肺的周围部分者称为周围型肺癌。

1. 分类　肺癌通常分为小细胞肺癌和非小细胞肺癌两大类。2004年WHO按照细胞类型将肺癌分为鳞状细胞癌、小细胞癌、腺癌、大细胞癌、腺鳞癌、肉瘤样癌、类癌、唾液腺型癌、未分类癌九种，临床最常见的有四种。

(1) 鳞状细胞癌：与吸烟关系密切，男性占多数。多起源于较大的支气管，常为中心型；生长速度较缓慢，病程较长，通常先经淋巴转移，血行转移发生较晚。

(2) 小细胞癌：与吸烟关系密切。老年男性、中心型多见。细胞形态形如燕麦颗粒，又称燕麦细胞癌。为神经内分泌起源，恶性程度高，生长快，较早出现淋巴和血行转移。对放疗和化疗较敏感，但可迅速耐药，预后差。

(3) 腺癌：最常见的肺癌。发病年龄低，女性相对多见。多数起源于较小的支气管上皮，常为周围型，少数则起源于大支气管。一般生长较慢，少数在早期即发生血行转移，淋巴转移较晚发生。

(4) 大细胞癌：较少见，与吸烟有关，老年男性、周围型多见。癌细胞分化程度低，易发生血行转移，预后不良。

此外，少数肺癌是不同类型的癌肿组织并存的混合型肺癌。

2. 转移

(1) 直接扩散：癌肿沿支气管管壁扩散并向支气管腔内生长，可造成支气管管腔部分或全部阻塞；亦可直接扩散侵入邻近肺组织，并穿越肺叶间裂侵入相邻的其他肺叶。还可侵犯胸壁、胸内其他组织和器官。

(2) 淋巴转移：最常见的扩散途径。癌细胞经支气管和肺血管周围的淋巴管，先侵入邻近的肺段或肺叶支气管周围的淋巴结，然后到达肺门或气管隆嵴下淋巴结，或侵入纵隔和器官旁淋巴结，最后累及锁骨上前斜角肌淋巴结和颈部淋巴结。纵隔和器官旁以及颈部淋巴结转移一般发生在肺癌同侧，但也可以发生在对侧，即所谓交叉转移。肺癌侵入胸壁或膈肌后，可自腋下或主动脉旁淋巴结转移。

(3) 血行转移：癌细胞直接侵入肺静脉，然后经左心随体循环血流转移到全身各处器官和组织，常见有骨、脑、肝、肾上腺等。

【临床表现】

肺癌的部位、大小、是否压迫和侵犯邻近器官以及有无转移等会导致不同的临床表现。

1. 早期表现　早期常无任何症状，尤其是周围型肺癌，大多在胸部X线或胸部CT检查时发现。常见症状包括咳嗽、血痰、胸痛、发热、气促。最常见的症状为咳嗽，中央型出现咳嗽较早，常以阵发性、刺激性干咳为首发症状，无痰或少量白色黏痰。若合并感染，咳嗽、咳痰加重。间断或持续痰中带血，若侵蚀大血管，可引起大量咯血。

2. 肿瘤蔓延和转移征象

(1) 声音嘶哑：因肿瘤直接压迫或转移至纵隔淋巴结压迫喉返神经所致。

(2) 吞咽困难或气管-食管瘘：癌肿压迫或侵蚀食管引起。

(3) 上腔静脉压迫综合征：肿瘤侵犯纵隔，压迫上腔静脉，使之回流受阻。头面部、颈部和上肢水肿以及前胸部淤血和静脉曲张。

(4) Horner综合征：颈部交感神经受压，出现病侧眼睑下垂、瞳孔缩小、眼球内陷、同侧额部及胸部无汗或少汗。

(5) 臂丛神经压迫综合征：患侧上肢疼痛、麻木、无力等。

(6) 远处转移症状：可出现锁骨上下淋巴结转移、骨转移、脑转移、肝转移等相应表现。

3. 副癌综合征　少数病人由于肿瘤产生内分泌物质，临床上呈现非转移性的全身症状，如骨关节病综合征（杵状指、骨关节痛、骨膜增生等）、Cushing 综合征、男性乳房肥大、多发性肌肉神经痛等。

【辅助检查】

1. 痰细胞学检查　中央型肺癌，尤其是伴有血痰者，表面脱落的癌细胞随痰咳出，易在痰中找到癌细胞。为提高阳性率，应连续送检痰液 3 次或 3 次以上。

2. 胸部 X 线　是常用的筛查手段。早期呈孤立性球形阴影或不规则小片浸润；晚期肺野或肺门可见较大的肿物结节，分叶状，周围有毛刺。若肿瘤坏死中心有液化时可见厚壁偏心性空洞。若有支气管梗阻，可见肺不张。

3. CT　是发现早期肺癌最有效的手段。不但可以显示病灶局部影像特征，还可以评估肿瘤范围、肿瘤与邻近器官关系、淋巴结转移状况，为制订治疗方案提供重要依据。

4. 支气管镜检查　对诊断中心型肺癌非常有价值，可直接观察到肿瘤部位、大小及范围，并进行涂刷细胞学、钳取活检、局部灌洗等。

5. 其他　如胸腔镜、纵隔镜、经胸壁肺穿刺检查、转移灶活组织检查、胸腔积液检查、肿瘤标记物检查、开胸探查、正电子发射断层扫描（PET）等。

【处理原则】

治疗方法主要有手术治疗、放射治疗、化学治疗、靶向治疗等。凡非小细胞肺癌，病灶小并局限于支气管和肺内，未发生远处转移，均应采用手术治疗；对小细胞肺癌，因其较早发生远处转移，除早期适用于手术治疗以外，其他应以非手术治疗为主。

1. 手术治疗　目的是彻底切除肺部原发癌肿病灶和局部及纵隔淋巴结，尽可能保留健康的肺组织。手术方式首选解剖性肺叶切除和淋巴结清扫。对中央型肺癌，施行肺叶或一侧全肺切除加淋巴结切除术。对周围型肺癌，施行肺叶切除加淋巴结切除术等。

2. 放射治疗　目的是从局部消除肺癌病灶，主要用于手术后残留病灶的处理和配合化疗，晚期病人以减轻症状为目的。小细胞癌对放疗敏感性较高，鳞癌次之。

3. 化学治疗　目的是与手术治疗和放射疗法综合应用，以防止癌肿转移复发，提高治愈率。也可单独用于晚期肺癌病人，以缓解症状。对分化程度低的肺癌，特别是小细胞癌，疗效较好。

4. 靶向治疗　针对肿瘤特有基因异常进行的治疗称为靶向治疗。目前，对于中国非小细胞肺癌病人最重要的靶向治疗药物是 EGFR 的小分子抑制剂，如吉非替尼、厄洛替尼。

5. 其他　中医中药治疗、免疫治疗等。

【护理】

(一) 护理评估

1. 目前的身体状况

(1) 症状、体征：注意病人有无刺激性咳嗽；有无咳痰，痰量及性状如何；有无痰中带血点、血丝和咯血；有无胸闷、哮鸣、气促、发热和胸部疼痛等支气管阻塞的症状；有无食欲减退、体重减轻、倦怠及乏力等全身症状；有无癌肿压迫和侵犯邻近器官、组织或发生远处转移的征象；有无肺部以外非转移性的全身症状等。

(2) 辅助检查：注意胸部 X 线、CT、痰细胞学检查、支气管镜等检查结果，判断肺部肿瘤的部位、性质、大小和类型。

2. 与疾病相关的健康史　注意病人的年龄、性别、婚姻和职业等，有无吸烟史，吸烟的时间、频度和数量;所从事的职业是否长期接触某些化学和放射性物质;居住环境情况等。了解病人全身营养状况,有无其他部位肿瘤病史或手术治疗史,有无其他伴随疾病,如糖尿病、冠心病、高血压、慢性支气管炎和肺气肿等。

3. 心理社会状况　了解病人对肺癌的认知程度、情绪状态;对手术、放疗和化疗有何顾虑和思想负担;亲属对病人的关心程度、支持力度和家庭对手术的经济承受能力等。

(二) 主要护理诊断/合作性问题

1. 气体交换障碍　与肺组织病变、切除肺组织或手术导致肺膨胀不全等因素有关。
2. 清理呼吸道无效　与术后切口疼痛及痰液黏稠,不易咳出有关。
3. 营养失调(低于机体需要量)　与癌症对机体的消耗和手术创伤等有关。
4. 潜在并发症　出血、肺不张与肺炎、支气管胸膜瘘等。

(三) 护理措施

1. 术前护理

(1) 呼吸道护理

1) 戒烟:吸烟会刺激肺、气管及支气管黏膜,使气管、支气管分泌物增加,妨碍纤毛的清洁功能,使支气管上皮活动减少或丧失活力而致肺部感染。

2) 控制感染和促进排痰:伴有老年慢性支气管炎、咳嗽有黄痰,或因肿瘤阻塞而产生的部分肺不张或肺炎,可结合痰液及咽部分泌物的细菌培养,应用抗生素、支气管扩张剂和祛痰剂。若有大量支气管分泌物,应先行体位引流。痰液黏稠不易咳出者,可行超声雾化吸入,必要时经支气管镜吸出分泌物。

3) 腹式呼吸与有效咳嗽训练:腹式呼吸是以膈肌运动为主的呼吸。其方法是:病人用鼻吸气,吸气时使腹部向外膨起,屏气1~2秒钟,以使肺泡张开;呼气时,让气体慢慢从口中呼出。咳嗽训练时,病人尽可能坐直,进行深而慢的腹式呼吸,咳嗽时口型呈半开状态,呼吸后屏气3~5秒后用力从肺部深处咳嗽,不要从口腔后面或咽喉部咳嗽,用两次短而有力的咳嗽将痰咳出。也可以指导病人练习使用深呼吸训练器。

(2) 心理支持:耐心倾听病人的感受,对病人所提出的任何问题给予耐心解释,以减轻其焦虑的程度;向病人及家属详细讲解手术方案,说明手术中和手术后可能出现的问题;指导病人配合各种治疗、护理的方法及注意事项,让病人有充分的心理准备;动员亲属给病人以心理和经济方面的支持。

(3) 改善营养:为病人提供高热量、高蛋白质与高维生素的食物,改善机体状况。增加液体摄入,以利于痰液咳出。

2. 术后护理

(1) 病情观察:包括生命体征、神志、意识、呼吸模式、引流管和伤口等,并准确记录。

(2) 呼吸道护理

1) 观察病人的呼吸情况:胸廓呼吸运动是否对称、呼吸型态、有无呼吸困难和发绀等。

2) 及时清除呼吸道分泌物:分泌物多或咳痰无力的病人应协助吸痰。鼓励病人深呼吸和有效咳痰。定时雾化吸入,湿化气道,使分泌物易于咳出。

3) 给氧:遵医嘱给予面罩或鼻导管吸氧,同时监测血氧饱和度,以了解氧疗效果。

(3) 维持液体平衡:肺叶或全肺切除术均会对循环产生影响,因此肺切除术后的病人补液应在监测下进行,防止过多或过少。可根据CVP及血压调整输液速度和量。全肺切除24

小时补液量控制在2000ml以内,速度为20～30滴/分。准确记录出入量,计算出入量是否平衡。

(4)活动及体位:麻醉清醒后,如血压平稳,可采用半卧位,以促进肺扩张和胸腔积液的排出。应避免垂头仰卧位,以免因横膈上升而妨碍通气。肺叶切除病人可允许完全侧卧位,并可翻向任一侧,但病情较重、呼吸功能较差者应避免躺在非手术侧,以免压迫正常侧肺,限制其通气。全肺切除术后,不可完全侧卧,以免纵隔移位、心血管扭曲引起休克,可采取1/4侧卧位。术后早期应协助病人翻身,以避免出现肺不张及深静脉血栓,注意应从非手术侧托扶病人正常手臂和头背部,并注意保护病人身上的各种管道。鼓励病人早期下床活动,以预防肺不张,改善通气及循环功能,活动量应根据具体情况和病人的病情决定。进行手和肩膀的功能锻炼,预防术侧肩关节强直及失用性肌萎缩。

(5)减轻疼痛:疼痛可影响病人进行深呼吸、咳嗽以及翻身、坐起等床上活动,因而造成气管分泌物潴留、肺膨胀不全,容易并发肺不张和肺炎。术后遵医嘱及时给予止痛剂。使用止痛剂后,要密切注意观察有无呼吸抑制。病人深呼吸和咳嗽时,适当固定其胸部,以免对伤口的震动引发疼痛。病人活动时,适当保护胸腔引流管,避免牵拉造成的不适。

(6)胸腔引流管护理:注意全肺切除术后的胸腔引流管一般呈夹闭状态,以保证患侧胸腔内有一定渗液,减轻或纠正纵隔移位。严密观察有无皮下气肿、气管移位。如胸膜腔内压力增高,有大量的积液、积气,气管、纵隔向健侧移位时,应开放引流管,酌情放出适量的引流液或气体,维持气管、纵隔于中间位置。但每次放液量不宜超过100ml,速度宜慢,避免引起纵隔突然移位,导致心搏骤停。如无明显的纵隔移位及胸腔积气、积液征兆,病人病情平稳,可在术后4～5日拔除胸腔引流管。

(7)并发症的观察与处理

1)出血:肺手术切口较大、大量毛细血管充血及胸腔内负压等因素,均可使术后胸腔内渗血较多。护士需严密监测生命体征,定期检查切口敷料及引流管旁有无出血或渗血,严密观察胸腔引流液的颜色、性质、量并记录。如术后3小时内每小时血性引流液大于100ml,呈鲜红色,有血凝块,同时伴有血压下降、脉搏增快、尿量减少等低血容量表现,应考虑活动性出血。需加快输血、补液速度,遵医嘱使用止血药,同时保持胸腔引流管通畅,定时挤压管道,使胸内积血得以完全排出,必要时做好剖胸探查的准备。

2)肺不张、肺炎:开胸手术切口深而大,术后伤口疼痛剧烈;全麻使病人膈肌受抑制,术后软弱无力或胸部包扎过紧等,均限制呼吸运动,使病人咳痰无力。术中肺受到牵拉,对支气管黏膜有刺激的吸入麻醉药使肺受刺激,引起支气管分泌物增多,纤毛运动减弱,也影响病人排痰。若术后病人不能有效排痰,易导致分泌物堵塞支气管,引起肺不张、肺炎。病人出现烦躁不安、不能平卧、心动过速、体温增高、哮鸣、发绀、呼吸困难等症状。应立即协助医师行鼻导管深部吸痰或行支气管镜吸痰,病情严重可行气管切开,以确保呼吸道通畅。

3)支气管胸膜瘘:是肺切除术后的严重并发症之一。发生的原因有:① 支气管缝合不严密;② 支气管残端血运不良;③ 支气管缝合处感染、破裂;④ 余肺的表面肺泡或小支气管撕裂;⑤ 术前放疗等。多发生在术后1周。支气管胸膜瘘时,空气经瘘管进入胸膜腔,可造成张力性气胸、皮下气肿;支气管分泌物流入胸腔,继发感染可引起脓胸;如胸腔已有大量积液,可经瘘口吸入支气管内,引起窒息。一旦发现异常,应立即报告医师,并将病人置于患侧卧位,以防漏出液流向健侧。已拔除胸腔引流者,立即重新行胸腔闭式引流术,必要时再次开胸修补瘘孔。

3. 健康教育

（1）反复宣讲空气污染对肺部健康的危害，鼓励戒烟。

（2）40岁以上的成年人，需定期进行胸部X线检查，尤其是反复呼吸道感染久咳不愈、咳血痰者应提高警惕，以求早诊早治。

（3）出院后继续坚持深呼吸及肩臂运动，避免过度疲乏，呼吸急促或胸痛时，应停止。

（4）遵医嘱综合治疗。

1. 男性，68岁，因右侧肺癌在全麻下行右侧肺叶切除术，留置胸腔闭式引流。术后当晚，从胸腔引流管中引流出血性液体200ml，色鲜红。查体：BP 80/50mmHg，R 22次/分，P 108次/分。神志淡漠。

请问：① 该病人目前可能出现何种问题？② 针对该问题，如何进行护理？

2. 男性，55岁，因右侧中心型肺癌，在全麻下行右全肺叶切除术加淋巴结清扫术。术后麻醉清醒拔除气管插管返回病房，病人主诉疼痛、胸闷、咳嗽、痰液难以咳出，且呼吸费力。查体：病人呈痛苦面容，口唇发绀，T 37.2℃，BP 120/80mmHg，P 98次/分，R 32次/分，双肺均可闻及痰鸣音。

请问：① 该病人目前出现何种问题？② 针对该问题，如何进行护理？

（王大成）

第十七章

食管癌病人的护理

学习目标

1. 列举食管癌的发病因素、病理类型、辅助检查。
2. 描述食管癌病人的临床表现和处理原则。
3. 为食管癌病人提供整体护理。

案例

男性，63岁，3个月前开始自觉进食后有轻微哽噎感，因症状轻微且断续出现，未做治疗。近1个月症状较前明显加重，出现次数亦增加，体重减轻约5kg。胃镜检查示：食管中上段癌，内镜活检证实为食管鳞癌。

请问：①食管癌病人典型的临床表现有哪些？②如何治疗和护理？

食管癌（esophageal carcinoma，carcinoma of the esophagus）是源于食管上皮的消化道恶性肿瘤。全世界每年约有30万人死于食管癌。我国是世界上食管癌高发地区之一，以太行山南段的河南、河北、山西交界地区的发病率最高。男性发病率高于女性、发病年龄以60～64岁最多。

【病因】

目前食管癌病因尚未明确，吸烟和重度饮酒已证明是其重要原因。主要致病因素为亚硝胺和某些真菌及其毒素。其他可能因素包括缺乏某些微量元素及维生素、不良饮食习惯（食物过硬、过热、进食过快）、食管癌遗传易感因素等。

【病理】

1. 好发部位 食管分颈部、胸部、腹部，胸段又分为上、中、下三段，胸中段食管癌较多见，下段次之，上段较少。

2. 组织学分型 食管癌大多数为鳞状上皮癌，占95%，腺癌少见。其他有小细胞癌、黏液腺癌等。

3. 大体分型

(1) 髓质型：管壁明显增厚并向腔内外扩展，多数累及食管周径的全部或绝大部分，形成腔内不规则缩窄和梗阻。切面呈灰白色均匀致密的实体肿块。

(2) 蕈伞型：瘤体呈椭圆形扁平状肿块，向腔内呈蘑菇样突起。隆起的边缘与周围的黏膜界限清楚，表面有溃疡，外侵和梗阻的表现常不明显，切除率高。

(3) 溃疡型：瘤体黏膜面呈深陷而边缘清楚的溃疡，溃疡大小和形状不一，深入肌层，梗阻程度较轻。

(4) 缩窄型（硬化型）：瘤体形成明显的环形狭窄，累及食管的全部周径，较早出现阻塞症状。

(5) 腔内型：瘤体呈管腔内巨大包块，可有蒂，息肉状，表面可有溃疡，食管壁浸润不明显。

4. 转移

(1) 直接扩散：癌肿最先向黏膜下层扩散，继而向上、下扩展，并向全层浸润，很容易穿过疏松的外膜侵入邻近器官。

(2) 淋巴转移：癌细胞首先进入黏膜下淋巴管，通过肌层到达与肿瘤部位相关区域的淋巴结。颈段癌可转移至喉后、颈深和锁骨上淋巴结；胸段癌转移至食管旁淋巴结后，可向上转移至胸顶纵隔淋巴结，向下累及贲门周围的膈下及胃部周围淋巴结；但胸中、下段食管癌亦可向远处转移至锁骨上淋巴结和腹腔淋巴结。

(3) 血行转移：通过血液循环向远处转移。

【临床表现】

1. 早期症状　早期症状不明显，在吞咽粗硬食物时有不同程度的不适感觉，主要包括四组症状：① 哽噎感：进食时有轻微的哽噎感。② 胸骨后疼痛：吞咽时食管内有烧灼样、针刺样或牵拉摩擦样疼痛。③ 停滞感或异物感：食物通过缓慢，并有停滞感或异物感。但通过饮水哽噎感和停滞感通常缓解而消失。④ 胸骨后胀闷不适感。病人症状时轻时重，进展缓慢。

2. 中晚期表现　进行性吞咽困难是最常见和最典型的症状。先是难咽干的食物，继而半流质，最后水和唾液都难以咽下。病人逐渐消瘦、脱水、无力。持续胸痛或背痛表示为晚期症状，癌已经侵犯食管外组织。侵犯喉返神经时，可发生声音嘶哑；侵入气管、支气管，可形成食管、气管或支气管瘘；锁骨上淋巴结肿大；最后出现恶病质。肝、脑等脏器转移者，出现黄疸、腹水和昏迷等。

【辅助检查】

1. 食管吞钡X线双重对比造影　早期表现有：① 食管黏膜皱襞紊乱、粗糙或有中断现象；② 小的充盈缺损；③ 局限性管壁僵硬，蠕动中断；④ 小龛影。中晚期表现为不规则狭窄和充盈缺损，管壁僵硬。有时狭窄以上食管有不同程度的扩张。

2. CT、超声内镜检查　用于判断食管癌的浸润层次、向外扩展深度以及有无纵隔、淋巴结或腹内脏器转移等。

3. 脱落细胞学检查　用带网气囊食管细胞采集器做食管拉网检查脱落细胞，早期病变阳性率可达90%~95%，是一种简便易行的普查筛选方法。

4. 纤维食管镜检查　可直视肿块部位、大小及取活组织做病理组织学检查。

【处理原则】

1. 手术治疗　是治疗食管癌的首选方法。若全身情况良好，无明显远处转移征象者，可考虑手术治疗。原则是肿瘤完全性切除和淋巴结清扫。常用手术方式有非开胸及开胸食管癌切除术两大类，可根据病人的具体情况采取根治性手术、姑息性手术。食管癌切除后常用胃重建食管，有时利用结肠或空肠。晚期食管癌进食有困难而肿瘤不能切除者，可选择姑息性手术，如食管腔内置管术、食管分流术、胃或空肠造瘘术等，以达到改善营养、延长生命的目的。

2. 放射疗法　可在术前或术后进行，以增加手术切除率，提高远期生存率。单纯放疗多用于颈段、胸上段食管癌，也可用于有手术禁忌证而病变不长、病人尚可耐受放疗者。

3. 化学治疗　食管癌对化疗不敏感，单独应用效果欠佳，常与其他方法联合应用，有时可提高疗效，或使食管癌病人症状缓解，存活期延长。

【护理】

（一）护理评估

1. 目前身体状况

（1）症状、体征：注意病人有无哽噎感、胸骨后疼痛、食物停滞感或异物感、胸骨后胀闷不适感、呕吐及其呕吐物的性质等。了解病人能否正常进食、饮食的性质等，以判断病人进行性吞咽困难的程度。观察病人疼痛的部位和性质，是否因疼痛而影响睡眠，有无持续性胸痛和背痛。注意病人有无体重减轻、消瘦、贫血、脱水，能否触及锁骨上淋巴结和肝肿块等。

（2）辅助检查：注意食管吞钡 X 线双重对比造影检查、CT 和超声内镜检查、脱落细胞学检查及纤维食管镜检查的结果，以判断食管肿瘤的性质、部位、有无扩散或转移等。

2. 与疾病相关的健康史　了解病人的年龄、性别、婚姻、职业、居住地和饮食习惯、家族中有无肿瘤病人等情况，以便掌握食管癌发生的流行病学因素和高危因素。注意病人有无糖尿病、冠心病、高血压等病史以及胸部手术史、服药史和过敏史。了解当前的治疗计划和方案。观察手术后有无吻合口瘘、乳糜胸、出血、感染等并发症。

3. 心理社会状况　了解病人对食管癌的认知程度，有无恐惧或焦虑等负性情绪，以便掌握病人的心理活动情况；另外，了解病人家属对病人的关心程度、支持力度、家庭经济承受能力等。

（二）主要护理诊断/合作性问题

1. 营养失调（低于机体需要量）　与进食量减少和肿瘤对机体的消耗等有关。

2. 体液不足　与吞咽困难和水分摄入不足有关。

3. 潜在并发症　肺不张及肺炎、吻合口瘘、出血、乳糜胸等。

（三）护理措施

1. 术前护理

（1）心理护理：食管癌病人因进行性吞咽困难、体重逐渐减轻而焦虑不安，迫切希望能早日手术，恢复进食。但对手术方式、麻醉和手术中的意外、术后并发症等表现出紧张，甚至惧怕。因此，护士应加强与病人及其家属的沟通交流，根据病人的具体情况，实施耐心的心理疏导。给病人详细讲解手术和各种治疗与护理的意义、方法、如何配合与注意事项，尽可能减轻病人的不良心理反应；为病人营造安静舒适的环境，以促进睡眠；争取亲属在心理上、经济上的积极支持和配合，解除病人的后顾之忧。

（2）营养支持和维持水、电解质平衡：手术前根据食管癌病人摄入不足、营养不良和水、电解质失衡的情况，采用高热量、高蛋白质、丰富维生素的饮食原则，目的是纠正低蛋白血症，改善营养状况，提高机体对手术的耐受力。能口服者，进食清淡、无刺激的流质或半流质饮食或水分较多的软食。若病人只能进食流质饮食而营养状况较差，可补充水和电解质或提供肠内、肠外营养支持。

(3) 口腔护理：不能进食的病人每日用淡盐水或其他含漱液漱口；餐后或呕吐后立即漱口或口腔护理。

(4) 呼吸道的准备：指导病人戒烟2周以上，训练有效咳嗽排痰和腹式深呼吸等，以减少术后呼吸道分泌物，有利于排痰，增加肺部通气量，改善缺氧，预防术后肺炎和肺不张。

(5) 胃肠道准备：① 出现梗阻和炎症者，术前1周遵医嘱给予病人抗菌药物溶液，分次口服，可起到局部抗感染的作用；② 术前3日改流质饮食，术前1日禁食；③ 冲洗食管和胃：对进食后有食物滞留或反流者，术前1日晚遵照医嘱给予生理盐水100ml加抗菌药物经鼻胃管冲洗食管和胃，以减轻局部充血水肿，减少术中污染，防止术后吻合口瘘的发生；④ 肠道准备：对拟行结肠代食管手术的病人，术前晚行清洁灌肠或全肠道灌洗，之后禁饮、禁食；⑤ 手术日晨应常规放置胃管，胃管通过梗阻部位时不要强行进入，以免穿破食管，可将胃管置于梗阻部位上端，待手术中在直视下再放置于胃中。

2. 术后护理

(1) 观察病情：食管癌手术后由于胃或肠管在胸腔，对心肺功能有一定的影响，因此要密切观察体温、脉搏、呼吸和血压的变化。

(2) 饮食护理：① 禁饮、禁食的时间：手术后食管吻合口处于充血水肿期，需要禁饮、禁食3~4日，禁食期间持续胃肠减压，经静脉补充营养、水和电解质。术后3~4日待病人肛门排气、胃肠减压的液体量减少后，拔除胃管。② 进食的时间和方法：停止胃肠减压24小时后，病人无呼吸困难、胸内剧痛、患侧呼吸音减弱及高热等吻合口瘘的症状时，可开始进食。进食开始时先试饮少量水，观察有无不适症状。如无不适者，术后5~6日可给全量清流质，每2小时给100ml，每日6次。术后8~10日起给予半流质，术后3周病人若无特殊不适可进普食。③ 注意事项：少食多餐，细嚼慢咽，进食量不宜过多，速度不宜过快；避免进食生、冷、硬的食物（包括硬质的药片、带骨刺的鱼肉类、花生和豆类等），以免导致后期吻合口瘘；因吻合口水肿导致进食时呕吐者应禁食，给予静脉营养，待3~4日后水肿消退后再继续进食。

(3) 呼吸道护理：① 目的：及时发现缺氧、呼吸困难和呼吸衰竭的表现，预防肺不张和肺炎的发生。因为食管癌行开胸手术后破坏了胸廓的完整性；术中对肺较长时间挤压和牵拉造成了一定程度的损伤；术后迷走神经功能亢进，引起气管、支气管黏膜腺体分泌增加；食管-胃吻合术后，胃拉入胸腔，使肺受压，肺扩张受限；术后切口疼痛、虚弱导致咳痰无力（尤其是颈、胸、腹3个切口者），因此病人容易发生呼吸困难、缺氧，并发肺不张和肺炎，甚至呼吸衰竭。② 护理方法：密切观察呼吸形态、频率和节律，听诊双肺呼吸音；注意有无缺氧的症状；对气管插管者，及时吸痰，保持呼吸道通畅；术后第1日每1~2小时鼓励病人深呼吸、有效咳嗽排痰，使用深呼吸训练器，促使肺膨胀；对痰多、咳痰无力的病人，当出现呼吸浅快、发绀、呼吸音减弱等痰液阻塞症状时，应立即行鼻导管深部吸痰，必要时行纤维支气管镜吸痰或气管切开吸痰等；闭式胸膜腔引流者，保持引流通畅，观察引流液的量、颜色和性状，并记录。

(4) 胃肠减压的护理：① 目的：减轻腹胀，减少残胃胀气对食管吻合口的影响，观察吻合口有无出血。② 方法：术后3~4日内持续胃肠减压，妥善固定胃管，防止脱出；严密观察引流量、性状和气味，并准确记录。一般术后6~12小时内可从胃内抽吸出少量血性液或咖啡色液体，之后引流液颜色逐渐变浅。如果胃管内引流出大量鲜血或血性液，病人出现烦躁、血压下降、脉搏增快、尿量减少等症状时，应考虑吻合口出血，需立即通知医师并配合处理；经常挤压胃管，防止胃肠减压管堵塞。当胃管不通畅时，可用少量生理盐水冲洗并及时回抽，不要强行加压，避免胃扩张使吻合口张力增加，导致吻合口瘘；胃管脱出后不应盲目再插入，以免戳穿吻合部位，造成吻合口瘘。

（5）结肠代食管（食管重建）术后护理：结肠代食管手术后将减压管放置于结肠袢内，应保持其通畅；严密观察减压管内吸出液体的量、性状和颜色，如果吸出大量血性液体，或病人呕吐出大量咖啡样液体，伴有全身中毒症状，应考虑代食管的结肠袢坏死，应立即通知医师并配合抢救。

（6）胃造瘘病人护理：观察造瘘周围的敷料有无渗出液或胃液漏出。胃液对皮肤刺激较大，应及时更换敷料并在瘘口周围涂氧化锌软膏或凡士林纱布保护皮肤，防止发生皮炎。管饲病人相关并发症的预防和处理参见第三章外科营养支持病人的护理。

（7）胸腔闭式引流的护理：维持胸腔闭式引流通畅，观察引流液量、性状，并认真记录。注意有无胸腔内出血、食管吻合口瘘、乳糜胸等迹象。

（8）并发症的观察与护理

1）吻合口瘘：吻合口瘘是食管癌术后最严重的并发症。多发生在术后 5~10 日。表现为呼吸困难、胸腔积液和全身中毒症状，如高热、寒战，甚至休克等。一旦发现病人出现上述症状，应立即通知医师并配合处理。处理：① 嘱咐病人立即禁食、禁水；② 协助行胸膜腔闭式引流并常规护理；③ 遵医嘱予以抗感染治疗及营养支持；④ 严密观察生命体征，若出现休克症状，应积极抗休克治疗；⑤ 需再次手术者，应积极配合医师进行术前准备。

2）乳糜胸：是比较严重的并发症，多因伤及胸导管所致。多发生在术后 2~10 日。术后早期由于禁食，乳糜液含脂肪甚少，胸腔闭式引流液可为淡血性或淡黄色液，但量较多。恢复进食后，乳糜液漏出增多，大量积聚在胸腔内，可压迫肺及纵隔并向健侧移位。表现为胸闷、气急、心悸，甚至血压下降。由于乳糜液 95% 以上是水，并含大量脂肪、蛋白质、胆固醇、酶、抗体和电解质，如未及时治疗，可在短时期内造成全身消耗、衰竭死亡。因此应密切观察有无上述症状，若诊断成立，即置胸腔闭式引流，及时排出胸腔内乳糜液，使肺膨胀。采用负压持续吸引，有利于胸膜形成粘连，同时采用肠外营养支持治疗。若超过 3~4 周未能自愈，可行胸导管结扎术。

3. 健康教育

（1）戒烟酒，避免过度劳累和活动。

（2）加强营养，合理饮食。对于长期保留胃造瘘管的病人，应教会病人或家属食物配置和灌注的方法。保持造瘘口周围皮肤的清洁。每次注入食物后需用清水冲洗，防止堵管。活动时妥善固定防止意外脱出。

（3）定期复查、综合治疗。

（4）术后 3~4 周再次出现吞咽困难，应考虑吻合口狭窄，及时就诊。

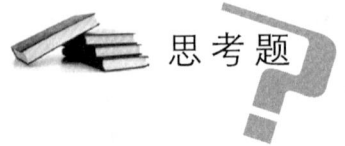

思考题

1. 男性，52 岁，6 个月前发现进食哽噎感，其后症状逐渐加重。近 3 周只能进全流质，体重减轻，体力下降。查体：T 36.5℃，P 80 次/分，BP 145/80mmHg，消瘦，颈、锁骨上淋巴结未触及。食管钡剂造影示：食管中、下段见 8cm 狭窄，黏膜破坏。

请问：① 该病人目前主要的护理问题有哪些？② 如何护理？

2. 男性，56 岁，因食管胸中段鳞癌行食管癌切除、食管-胃吻合术。术后第 3 天，出现胸闷、气急、心悸等症状，胸腔闭式引流管引流出淡黄色液体约 500ml。

请问：① 该病人目前主要的护理问题有哪些？② 如何护理？

（王大成）

第十八章

急性化脓性腹膜炎病人的护理

学习目标

1. 说出急性化脓性腹膜炎的概念。
2. 列举急性化脓性腹膜炎的病因、病理生理改变、辅助检查方法。
3. 描述急性化脓性腹膜炎的临床表现、处理原则。
4. 为急性化脓性腹膜炎病人提供整体护理。

案例

男性，20岁，反复上腹部疼痛6天，腹痛加剧并扩散全腹15小时入院。查体：T 38℃，R 20次/分，P 84次/分，BP 105/75mmHg。神清，心肺正常，腹平坦，全腹肌紧张，呈板状腹，全腹压痛、反跳痛，以剑突下为明显。叩诊肝浊音界缩小，有移动性浊音，肠鸣音减弱。腹部立位平片：见右膈下游离气体，肠胀气。肝胆B超未发现异常。WBC 23.0×10^9/L，N 87%，血清 Na^+ 136mmol/L、K^+ 4.04mmol/L、Cl^- 104mmol/L。腹腔穿刺抽出黄色脓液0.8ml。

请问：①此病人护理评估重点有哪些？②如何治疗和护理？

急性腹膜炎（acute peritonitis）是由细菌感染、化学刺激、腹部损伤等引起的腹膜的急性炎症，临床所称的急性腹膜炎多指继发性急性化脓性腹膜炎（acute suppurative peritonitis），是常见的外科急腹症。

【病因及分类】

按病因分为细菌性和非细菌性两类；按累及的范围可分为弥漫性腹膜炎和局限性腹膜炎两类；按发病机制可分为原发性腹膜炎（primary peritonitis）和继发性腹膜炎（secondary peritonitis）两类。

1. 原发性腹膜炎 又称自发性腹膜炎，是指腹腔内无原发感染病灶，病原菌经由血液循环、淋巴途径或女性生殖道进入腹腔而引起的腹膜炎，临床上较少见。多见于患有严重慢性病的儿童。病原菌多为溶血性链球菌及肺炎链球菌或大肠埃希菌。脓液的性质根据菌种不同而不同，常见的溶血性链球菌的脓液稀薄而无臭味。

2. 继发性腹膜炎 是指腹膜受到来自腹腔内感染病灶、炎性渗出以及胃肠道内容物的直接刺激和损害而发生的急性炎症，也可以是腹部外伤和手术并发症所引起。外科临床上所遇到的一般均为继发性腹膜炎。引起继发性腹膜炎的细菌主要是胃肠道内的常驻菌群，其中以大肠埃希菌最为多见；其次为厌氧拟杆菌、链球菌、变形杆菌等。一般都有混合感染，毒性较强。

【病理生理】

细菌或胃肠内容物进入腹腔后，腹膜充血、水肿，失去原有光泽，产生大量浆液性渗出液，以稀释腹腔内的毒素；渗出液中的巨噬细胞、中性粒细胞，以及细菌、坏死组织和凝固的纤维蛋白，使渗出液变混浊而成为脓液。液体的大量渗出，引起脱水和电解质紊乱，加之肠管麻痹后的大量积液使血容量明显减少，细菌和毒素吸收入血，导致感染性休克。肠管扩张，使膈肌抬高而影响血液循环和气体交换，可加重休克而导致死亡。腹膜炎的结局取决于两方面，一方面是病人全身和腹膜局部的防御能力；另一方面是污染细菌的性质、数量和时间。

【临床表现】

1. 症状

（1）腹痛：是最主要的症状。一般为持续性剧烈腹痛，深呼吸、咳嗽、改变体位时加重。疼痛先以原发病灶处最明显，随炎症扩散而波及全腹。

（2）恶心、呕吐：最初是腹膜受刺激引起的反射性恶心、呕吐，较轻微，呕吐物为胃内容物；并发麻痹性肠梗阻时可发生频繁呕吐，呕吐物含有胆汁，甚至呈粪汁样。

（3）体温、脉搏：原有炎症病变者，初始体温已上升，继发腹膜炎后更趋增高，但年老体弱者体温可不升。如果脉搏增快而体温反下降，提示病情恶化。

（4）感染中毒症状：随病情发展，可相继出现高热、寒战、脉速、呼吸急促、面色苍白、口唇发绀、四肢发凉、血压下降、神志不清等感染中毒表现。

2. 体征

（1）腹部体征

1）视诊：腹式呼吸减弱或消失；随病情发展出现腹胀，腹胀加重常是判断病情发展的一个重要标志。

2）触诊：急性腹膜炎的典型体征是腹膜刺激征，即腹部压痛、反跳痛和腹肌紧张同时存在。压痛以原发病灶部最显著。腹肌紧张的程度与腹膜炎的严重程度相一致，与病因和机体状态也有关系；胃、肠和胆囊穿孔时因胃酸和胆汁化学性的刺激，可引起强烈的腹肌紧张，甚至呈"木板样"强直，临床上称"板状腹"。而极度虚弱病人、小儿和老年人腹肌紧张可以很轻微，易被忽视，但压痛和反跳痛始终存在。当全腹压痛剧烈难以用触诊的方法辨别原发病灶部位时，轻轻叩诊全腹部常可发现原发病灶部位有较显著的叩击痛，对定位诊断很有帮助。

3）叩诊：多为鼓音，当腹膜炎的腹腔渗液超过 500ml 时，可有移动性浊音；当胃肠道穿孔、破裂，腹腔内有大量游离气体时，肝浊音界缩小或消失。

4）听诊：由于肠麻痹，肠鸣音减弱或消失。

（2）直肠指检：直肠前窝饱满及触痛，表示盆腔已有感染或形成盆腔脓肿。

【辅助检查】

1. 血常规　白细胞计数及中性粒细胞比例增高。病情危重或机体反应能力低下者，白细胞计数可不升，但中性粒细胞比例增高，有中毒颗粒出现。

2. 诊断性腹腔穿刺抽液或腹腔灌洗　根据抽出液的性质有助于判断病因。如结核性腹膜炎为草绿色透明腹水；急性重症胰腺炎时抽出液为血性，胰淀粉酶含量高；胃十二指肠穿孔时抽出液为黄色、无臭味、含胆汁；腹腔内出血时抽出液为不凝血。

3.腹部立位平片　肠麻痹时可见小肠普遍胀气并有多个液平面，胃肠穿孔时可见膈下游离气体。

4.B超　可显示腹腔内有不等量的液体及实质性脏器的病理情况。

【处理原则】

1.非手术治疗　适对病情较轻，或病程较长超过24小时，且腹部体征已减轻或有减轻趋势者，或伴有严重心肺等脏器疾患不能耐受手术者，可行非手术治疗。非手术治疗也可作为手术前的准备。

（1）禁食、胃肠减压：是非常重要的治疗措施，是腹膜炎病人不可缺少的治疗内容。胃肠道穿孔病人必须绝对禁食，并留置胃管行持续胃肠减压，抽出胃肠道内容物和气体，以减少胃肠道内容物继续流入腹腔，有利于控制感染和防止腹胀，促进胃肠道功能恢复。

（2）体位：对血压平稳、无合并休克者宜取半卧位，利于腹腔渗出液积聚在盆腔，因盆腔脓肿中毒症状较轻，也便于引流处理。

（3）维持水、电解质和酸碱平衡：病人由于呕吐、禁食、胃肠减压及腹腔内大量渗液，都存在不同程度的水、电解质和酸碱平衡紊乱，严重者可出现休克。对腹腔内感染较轻者，一般输晶体液补充丧失的体液，其中以平衡盐溶液为首选。对病情严重者，除补充晶体液外，尚需输适量的血浆、血浆代用品、白蛋白、全血等胶体液。由于急性弥漫性腹膜炎体液丧失多为隐性，临床上很难准确估计其丧失量，因此补液量应根据每个病人的具体情况来决定，很难有一个固定的标准。注意监测脉搏、血压、尿量、中心静脉压、心电图、血细胞比容、肌酐以及血气分析等，以调整输液的成分和速度，维持尿量每小时30～50ml。急性腹膜炎中毒症状重并有休克时，如输液、输血仍不能改善病人状况，可以用一定剂量的激素，对减轻中毒症状、缓解病情有一定的效果，也可根据病人的脉搏、血压、中心静脉压等情况给予血管收缩剂或扩张剂，其中以多巴胺较为安全有效。

（4）应用抗菌药物：抗感染是继发性腹膜炎的一项重要的治疗措施。在感染早期，及时有效地使用抗菌药物可使感染得到控制、炎症减轻甚至消散。

（5）营养支持：急性腹膜炎病人处于高代谢状态，当热量补充不足时，体内大量蛋白质被消耗，使病人抵抗力及愈合能力下降。因此，应该从一开始即给予营养支持。长期不能进食者，应及早行肠外营养。

（6）镇静、止痛、吸氧：已经确诊、治疗方案已定的及手术后的病人，可用哌替啶类止痛；而诊断不清或需进行观察的病人，暂不用止痛剂，以免掩盖病情。

2.手术治疗　目的是消除病因，减少毒素吸收，改善全身情况。

（1）适应证：① 腹腔内原发病灶严重，病人情况差；② 弥漫性腹膜炎无局限趋势或原因不明者；③ 经非手术疗法6～8小时无好转或加重者；④ 炎症重、有大量积液，如合并休克的应在抗休克的基础上积极手术治疗。

（2）手术处理原则：手术包括处理原发病灶、彻底清洗腹腔、充分引流等。

【护理】

（一）护理评估

1.目前身体状况

（1）症状、体征：了解腹痛发生时间、诱因、性质、程度、部位、范围及伴随症状；了解病人全身状况，如神志、表情、生命体征，注意有无感染中毒反应，有无水、电解质、酸碱平衡失调的表现，有无休克现象等；注意腹部体征，如外形、有无腹膜刺激征、有无肠鸣音减弱或消失、有无移动性浊音等。

（2）辅助检查：了解血常规、B超及X线检查结果。

2. 与疾病相关的健康史　了解病人有无腹腔内脏炎症、穿孔病史、近期有无腹腔手术史或腹部损伤史；了解病人有无呼吸道感染、营养不良或抵抗力下降等情况。

3. 心理社会状况　疾病突然发作，且疼痛剧烈，病人及家属常产生紧张和焦虑情绪，尤其是诊断不明时，病人及家属因缺乏疾病相关知识，而强烈要求医护人员注射止痛剂，以减轻病人痛苦。

（二）主要护理诊断/合作性问题

1. 急性疼痛　与腹膜受炎症刺激有关。
2. 体液不足　与炎症渗出、体液丢失过多有关。
3. 体温过高　与感染及毒素吸收有关。
4. 潜在并发症　腹腔脓肿、脓毒症、腹腔粘连等。

（三）护理措施

1. 非手术治疗护理及术前护理

（1）体位：休克病人取休克体位；无休克者取半卧位，使腹腔内渗出液流向盆腔，减少毒素吸收和减轻中毒症状，有利于炎症局限和引流；同时膈肌下降，腹肌放松，减轻因腹胀挤压膈肌而影响呼吸和循环。

（2）禁食、胃肠减压：胃肠道穿孔的病人禁食，行胃肠减压，可减少胃肠道内容物继续流入腹腔，有利于控制感染的扩散；减轻胃肠道内积气，降低张力，改善胃肠壁血液供给，促进胃肠道蠕动恢复。

（3）纠正水、电解质、酸碱失衡：建立静脉通道，遵医嘱补液，根据病人临床表现及时调整输液的量、速度、种类，保持每小时尿量达30ml以上。

（4）应用抗菌药物：继发性腹膜炎多为混合性感染，应根据细菌培养及药敏结果选用抗菌药物控制感染。用药时注意药物配伍禁忌和不良反应。

（5）观察病情：定时观察生命体征变化情况和腹部症状、体征的变化，以判断病情发展趋势和治疗效果。

（6）对症护理：镇静、止痛，但在观察期间不宜用吗啡类镇痛剂，以免掩盖病情；高热的病人给予物理降温。

2. 术后护理

（1）体位：全麻未清醒者给予去枕平卧，头偏向一侧，以保持呼吸道通畅。全麻清醒或硬膜外麻醉病人平卧6小时，血压平稳后改为半卧位，并鼓励病人多翻身、活动，预防肠粘连。

（2）禁食、胃肠减压：术后继续胃肠减压、禁食，待肠蠕动恢复，拔除胃管后逐步经口进食。根据病情补充水、电解质，必要时输血，维持水、电解质、酸碱平衡。

（3）控制感染：术后遵医嘱继续应用抗菌药物，进一步控制腹腔内感染。

（4）切口及腹腔引流管的护理：观察伤口敷料有无渗血、渗液，切口愈合情况，有无切口感染征象；妥善固定引流管，做好标记；保持引流管的通畅，维持一定的负压，检查引流管有无折叠、受压、扭曲或滑脱；及时清除双套管内的堵塞物；观察并记录引流液的性状、色泽和量，一般待引流量少于每日10ml，非脓性、无发热和腹胀时，表示腹膜炎已控制，可以拔除腹腔引流管。

（5）病情观察：术后继续监测生命体征、尿量及腹部体征的变化，并观察有无脱水、休克和代谢紊乱情况，了解有无膈下或盆腔脓肿的表现，发现异常情况，及时通知医师，并协助处理。

1）膈下脓肿：可有持续高热、呃逆，患侧上腹部疼痛，并向肩背部放射，局部有深压痛和季肋区叩击痛；X线检查可见患侧膈肌抬高，活动受限，肋膈角模糊、积液；B超及CT检查可以明确脓肿部位及范围，并可协助定位行诊断性穿刺，以明确诊断。膈下脓肿较小时，非手术治疗或穿刺抽脓可使脓肿缩小或吸收。较大脓肿则必须及时切开引流，以避免脓肿穿破膈肌造成脓胸或穿入腹腔引起弥漫性腹膜炎。同时应用大剂量抗菌药及输液、输血等全身支持疗法，改善病人状况。膈下脓肿手术途径可经腹前壁肋缘下部或后腰部切开引流。

2）盆腔脓肿：盆腔处于腹腔最低位，腹内炎性渗出物或腹膜炎的脓液易积聚于此而形成脓肿。盆腔脓肿常位于直肠子宫陷凹、直肠膀胱陷凹，常见于急性阑尾炎穿孔后或女性盆腔腹膜炎后。盆腔腹膜面积小，吸收毒素能力较低，全身中毒症状亦较轻。除体温升高、脉速等全身症状外，常有典型的直肠或膀胱刺激症状，如里急后重、大便频而量少、有黏液便、尿急、尿频、排尿困难等。腹部检查无阳性发现。直肠指检直肠前窝饱满并有触痛的包块，有时有波动感。脓肿形成初期，特别是小脓肿可进行物理治疗、热水坐浴、温盐水保留灌肠等，并给予抗菌药抗感染治疗。脓肿较大时，须手术治疗，经直肠前壁或阴道后穹隆切开引流。

3. 健康教育　向病人说明禁食、胃肠减压和半卧位的必要性，取得病人治疗上的配合；解释术后早期活动可以促进肠功能恢复，防止术后肠粘连的重要性，鼓励病人早期下床走动。

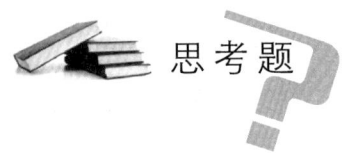

1. 男性，47岁，2小时前进餐后突然出现上腹部刀割样疼痛，迅速波及全腹，伴出冷汗、恶心、呕吐，呕吐物为胃内容物。体检：T 36.9℃，P 104次/分，R 24次/分，BP 80/50mmHg，急性面容，面色苍白，全腹肌紧张，压痛、反跳痛，肝浊音界消失，移动性浊音（+）。

请问：① 引起病人目前临床表现的可能原因是什么？② 目前主要的护理诊断/合作性问题是什么？③ 目前的护理措施有哪些？

2. 男性，33岁，转移性右下腹疼痛1天，加重2小时后突然腹痛减轻，之后迅速波及全腹痛，伴恶心、呕吐。体检：T 38.5℃，P 108次/分，BP 85/70mmHg，痛苦病容，大汗，腹肌紧张，全腹有压痛、反跳痛，叩诊肝浊音界缩小，心肺正常。

请问：① 该病人最可能的医疗诊断是什么？② 如何确诊？

（孙先越）

第十九章

腹部损伤病人的护理

学习目标

1. 列举腹部损伤的常见致伤因素及分类。
2. 描述实质性脏器和空腔脏器的临床表现。
3. 复述腹部损伤的辅助检查方法。
4. 叙述腹部损伤的处理原则。
5. 为腹部损伤病人提供整体护理。

案例

男性，43岁，左上腹部被汽车撞击伤后2小时入院，入院时病人神志清楚，面色苍白，出冷汗，诉口渴，腹胀明显。查体：T 36.5℃，P 124次/分，R 25次/分，BP 80/50mmHg，腹部有轻压痛及肌紧张，腹部移动性浊音阳性，肠鸣音减弱，左下腹穿刺抽出不凝固血液 5ml。

请问：① 此类病人的护理评估重点有哪些？② 如何治疗和护理？

第一节 概 述

腹部损伤（abdominal injury）是常见的外科急腹症，指由各种病因所致的腹壁和（或）腹腔内器官损伤。在平时和战时都较多见，其发病率在平时占各种损伤的0.4%～1.8%，战争年代高达50%。腹部损伤常伴有内脏损伤，若损伤脏器为实质性脏器或血管时，可引起出血，严重者大出血致死；若损伤脏器为空腔脏器时，可引起腹膜炎而危及生命安全。腹部损伤的发病特点是起病急、病情重、变化快、死亡率高。早期、正确的诊断和及时、有效的处理是降低腹部损伤病人死亡率的关键。

【病因及分类】

根据腹壁是否有开放性伤口，将腹部损伤分为两类。

1. 开放性损伤（open injury） 常由刀刺、枪弹、弹片等引起。开放性损伤有腹膜破损者为穿透伤（penetrating injury），多伴有内脏损伤；无腹膜破损者为非穿透伤，偶伴内脏损伤；其中投射物有入口、出口者为贯通伤，有入口、无出口者为非贯通伤。开放性损伤中常见受损内脏依次是肝、小肠、胃、结肠、大血管等。

2. 闭合性损伤（closed injury） 常由高空坠落、碰撞、挤压、冲击、拳打脚踢等钝性暴力引起。在闭合性损伤中常见损伤脏器依次是脾、肾、小肠、肝、肠系膜等，胰、十二指肠、膈、直肠等位置较深，损伤发生率低。

此外，各种穿刺、内镜、灌肠、刮宫、腹部手术等临床诊疗措施可导致一些损伤，称为医源性损伤。

腹部损伤的严重程度、是否涉及内脏、涉及什么内脏等情况，在很大程度上取决于暴力的强度、速度、着力部位和作用方向等因素。此外，还受到解剖特点、内脏原有病理情况和功能状态等内在因素的影响。例如，肝、脾组织结构脆弱，血供丰富，位置较为固定，在受到暴力打击后，比其他脏器更容易破裂，尤其原有器官已有病理情况存在者；上腹部受挤压时，胃窦、十二指肠或胰腺可被压在脊柱上造成断裂；肠道的固定部分（上段空肠、末段回肠、粘连的肠管等）比活动部分更容易受损；充盈的空腔脏器（饱餐后的胃、膀胱等）比排空者更易破裂。

腹部损伤合并内脏损伤时，大部分病人需要早期手术治疗，开放性腹部损伤病人由于体表有明显的伤口，往往能在第一时间得到及时、有效的治疗；闭合性腹部损伤的病人由于体表没有伤口，要早期确定内脏损伤的情况有一定难度，如果不能在早期确定内脏是否受损，很可能贻误手术时机而导致严重后果，故闭合性腹部损伤具有更为重要的临床意义。

【临床表现】

由于致伤原因及伤情的不同，腹部损伤后的临床表现可有很大的差异，从无明显症状、体征到出现重度休克甚至濒死状态。实质性脏器损伤时，以腹腔内（或腹膜后）出血为主要表现；空腔脏器损伤时，以腹膜炎为主要表现。

1. 单纯腹壁损伤 损伤深度局限于腹壁，症状和体征都较轻，仅表现为局限性疼痛和压痛，一般不出现休克的表现，病人可能出现损伤部位肿胀或皮下瘀斑，但随着时间延长，病人的临床表现逐渐减轻。

2. 实质性脏器损伤 如肝、脾、肾或大血管损伤，主要临床表现为腹腔内（或腹膜后）出血，病人出现面色苍白、脉率加快，严重时脉搏微弱、血压下降、脉压变小、尿量减少、四肢湿冷等失血性休克表现。腹痛呈持续性，一般不剧烈，腹膜刺激征也不严重；但肝破裂或胰腺损伤时，因胆汁或胰液漏出而出现明显的腹膜炎表现。肝、脾包膜下破裂或系膜、网膜内出血可表现为腹部肿块。肾损伤时可能出现血尿。

3. 空腔脏器损伤 如胃肠道、胆道、膀胱等破裂的主要临床表现是弥漫性腹膜炎。除胃肠道症状（恶心、呕吐、便血、呕血等）和全身性感染的表现外，最突出的是腹膜刺激征，其程度因空腔器官内容物不同而异。通常胃液、胆汁、胰液对腹膜刺激最强，肠液次之，血液最轻。伤者有时可有气腹征、腹胀或感染性休克。空腔器官破裂也可以引起出血，但出血量一般不大，除非邻近的大血管有合并损伤。

【辅助检查】

1. 实验室检查 血常规检查如血红蛋白降低、红细胞计数下降、红细胞比容测定下降提示有大出血；白细胞计数明显增高提示可能有空腔脏器破裂；血、尿淀粉酶升高提示可能有胰腺损伤；血尿提示可能有泌尿系统损伤。

2. B超检查 主要用于判断肝、脾、肾、胰腺的损伤情况,能根据脏器的形状和大小提示损伤是否存在、损伤部位及损伤程度,以及周围积血、积液的情况。

3. X线检查 胸片及腹部平片检查可辨别膈下有无游离气体、气胸、腹腔积液,对合并肋骨骨折等复合伤的诊断也有帮助。伤者在病情允许的条件下,可行X线静脉肾盂造影、膀胱造影等检查,有助于肾、膀胱损伤的诊断。

4. CT检查 对实质性脏器损伤及其范围、程度的判断有重要的价值,假阳性率低。对肠管损伤,CT检查价值不大,但结合造影剂的使用,CT对十二指肠破裂的诊断很有帮助。血管造影剂增强的CT能鉴别有无活动性出血并显示出血部位。

5. 诊断性腹腔穿刺和腹腔灌洗 阳性率可达90%以上,对于判断腹腔内脏有无损伤和损伤类别有很大帮助。

(1) 诊断性腹腔穿刺术(图19-1):让病人向穿刺侧侧卧5分钟,在局部麻醉下,选择脐和髂前上棘连线中、外1/3交界处或经脐水平线与腋前线相交处作为穿刺点,缓慢进针,刺穿腹膜后有落空感,拔出针芯,将有多个侧孔的细塑料管经针管送入腹腔深处,即可进行抽吸。穿刺抽取液体后,首先观察其性状(血液、胃肠内容物、胆汁、尿液等),判断可能损伤的脏器类别,肉眼观察不能确定时,应送实验室检查。胰腺或十二指肠损伤时,穿刺液中淀粉酶升高。若抽出不凝固血液,提示可能为实质性脏器或血管破裂所致的内出血,原因是腹膜的脱纤维作用使血液不凝固;若抽出的血液迅速凝固,多系穿刺针误刺入血管或血肿所致。穿刺阴性时并不能完全排除内脏损伤的可能,可能是穿刺针被大网膜堵塞或腹腔内液体并未流到穿刺部位导致抽不出液体。应继续严密观察,必要时重复穿刺或改行腹腔灌洗。

(2) 诊断性腹腔灌洗术(图19-2):在腹中线上取穿刺点,穿刺方法与诊断性腹腔穿刺术相同。将有多个侧孔的细塑料管经针管送入腹腔深处后,在管的尾端连接一个装有

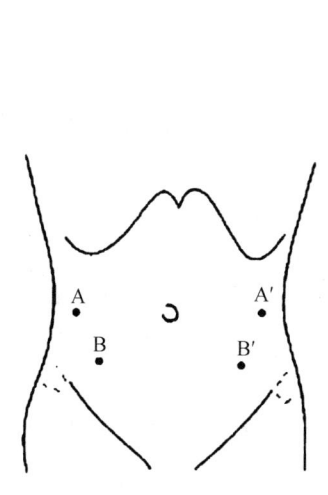

图19-1 诊断性腹腔穿刺术进针点

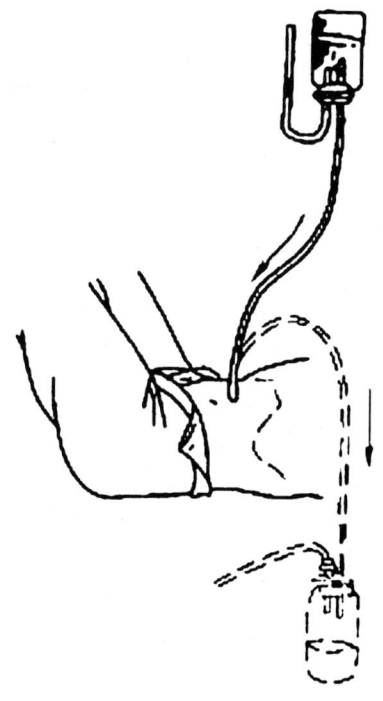

图19-2 诊断性腹腔灌洗术

500～1000ml无菌生理盐水的输液瓶，倒挂输液瓶，使生理盐水缓慢流入腹腔。当液体完全流入或病人感觉腹胀时，将输液瓶放正并置于床面以下，利用虹吸作用使腹腔内灌注液体回流输液瓶内。取瓶中收集液体进行肉眼或显微镜下检查，必要时涂片、培养或测定淀粉酶含量。此方法对腹腔内少量出血者比诊断性穿刺术更为可靠，有利于早期诊断并提高诊断率。检查结果符合以下任何一项，即属于阳性：① 灌洗液含有肉眼可见的血液、胆汁、胃肠内容物或证明是尿液；② 显微镜下红细胞计数超过 $100\times10^9/L$ 或白细胞计数超过 $0.5\times10^9/L$；③ 淀粉酶超过 100 索氏（Somogyi）单位；④ 灌洗液涂片发现细菌。

6. 腹腔镜检查　其他检查方法均无法确诊有无内脏损伤时，可考虑行腹腔镜检查以明确诊断。在腹腔镜下可清楚地观察到有无内脏器官的损伤及损伤程度，同时在腹腔镜直视下治疗。

【处理原则】

1. 现场急救　以挽救生命为首要目标。先处理危及生命的因素，如心搏骤停、窒息、张力性气胸及大出血等。若腹部有开放性伤口，应采取措施及时止血，可就地取材（干净的纱布、布巾等）对伤口进行初步包扎并固定后迅速转运。对内脏脱出的处理切忌强行将其回纳腹腔，以免加重腹腔污染，应用洁净器皿覆盖脱出物或用干净纱布经温水浸湿后覆盖保护（图 19-3），适当处理后送医院抢救。

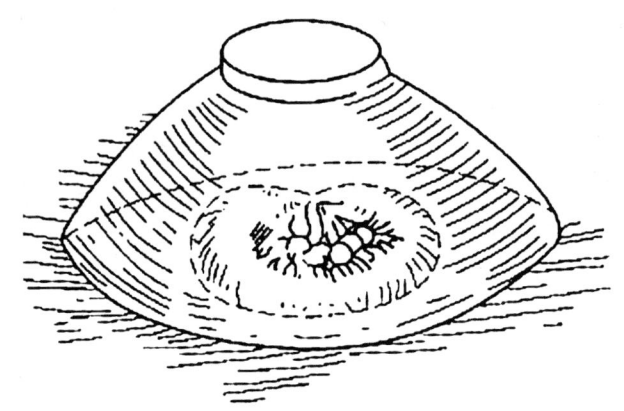

图 19-3　消毒器皿保护脱出的肠管

2. 非手术治疗

（1）适应证：① 不能确定有无内脏器官损伤者；非手术治疗期间，应严密观察血压、心率、呼吸、尿量、血流动力学及病情的变化，用来分析病情，尽早明确诊断，确定合适的治疗方式。② 诊断明确，已确定为轻度实质性脏器损伤，未发现其他脏器的合并伤，且生命体征稳定。

（2）处理方式：① 输血、输液、扩充血容量，维持有效循环，防止休克；② 联合应用广谱抗菌药物，预防或治疗可能存在的腹腔内感染；③ 未明确诊断病情前应禁食，对怀疑有空腔脏器破裂或明显腹胀者应行胃肠减压，实施静脉营养；④ 对于腹痛剧烈的病人，病情明确者可酌情使用镇痛剂减轻症状，病情不明确者应禁用镇痛剂，避免掩盖病情造成严重后果。非手术治疗期间，积极完善手术前的准备工作。

3. 手术治疗　已确诊为腹内脏器破裂者应及时手术治疗；此外，对非手术治疗者在观察期间出现以下情况中的任何一种，应立即终止观察，行剖腹探查术：① 全身情况有恶化趋势，出现口渴、烦躁、脉率增快或体温及白细胞计数增加或红细胞计数进行性下降者；② 腹痛和腹膜刺激征有进行性加重或范围扩大者；③ 肠鸣音逐渐减弱、消失或腹部逐渐膨隆；④ 膈下有游离气体，肝浊音界缩小或消失，或出现移动性浊音；⑤ 积极抗休克治疗情况不见好转或继续恶化者；⑥ 消化道出血者；⑦ 腹腔穿刺抽出气体、不凝血、胆汁、胃肠内容物等；⑧ 直肠指检有明显触痛。剖腹探查术是治疗腹腔内脏器损伤的关键，手术原则包括全面探查腹腔脏器、修补或切除病灶、充分引流积液等。

【护理】

(一) 护理评估

1. 目前身体状况

(1) 症状、体征：评估病人受伤后有无大出血、腹膜炎等表现，有无其他部位合并伤。

(2) 辅助检查：实验室检查、B超、X线、CT、MRI、腹腔镜等。

2. 与疾病相关的健康史　评估受伤的时间、地点、致伤源、致伤条件、伤情变化、救治措施等。若伤者神志不清，可询问现场目击者及护送人员。了解伤者既往健康状况。

3. 心理社会状况　伤者多表现为紧张和恐惧，对病情、治疗费用及预后效果的担忧。

(二) 主要护理诊断/合作性问题

1. 疼痛　与腹部损伤有关。

2. (有)体液不足(的危险)　与损伤导致腹腔内出血、腹膜炎有关。

3. 体温过高　与损伤导致腹腔内继发感染有关。

4. 潜在并发症　失血性休克、腹腔脓肿、切口感染等。

(三) 护理措施

1. 急救护理　处理危及生命的情况，应妥善处理伤口及脏器脱出。

2. 病情观察　观察内容包括：① 每15～30分钟测量伤者脉搏、呼吸、血压一次。② 腹部体征每隔30分钟检查一次，注意腹膜刺激征、肝浊音界及移动性浊音的变化情况。③ 对疑有腹腔内出血者，每30～60分钟测一次红细胞、血红蛋白和血细胞比容。动态观察判断腹腔内有无活动性出血。同时通过动态观测白细胞计数和分类，了解判断腹腔内感染情况。④ 必要时可反复做B超、诊断性腹腔穿刺术或腹腔灌洗术以及血管造影等检查。密切关注有无腹内脏器损伤迹象，一旦发现，应立即通知医师，并做好紧急手术的术前准备。

3. 休息与体位　不要随意搬动病人，以免加重病情，即使是大小便，也不能离床；待病情稳定以后，可改为半卧位。

4. 禁食和禁灌肠　以避免肠内容物进一步溢出，导致腹腔感染或加重病情。禁食期间应补充足量的液体，防治水、电解质及酸碱平衡失调。胃肠功能恢复后，可开始进流质饮食。

5. 防治感染　腹部损伤后应使用广谱抗生素预防和治疗腹腔感染。

6. 镇静、止痛　禁用镇痛剂（诊断明确者除外），以免掩盖病情，延误诊断和治疗。

7. 心理护理　腹部损伤病人一般都存在不同程度的焦虑与恐惧心理，因此，应加强心理护理。要关心病人，做好相关知识的解释和宣传教育工作，使病人解除焦虑与恐惧心理，增强战胜伤病的信心，积极地配合治疗和护理工作。

8. 术前护理　一旦决定手术，应尽快完成术前准备。除常规准备外，应做好交叉配血，并保证充足的配血量。对休克病人应及时补充足够的血容量，术前应留置胃肠减压和导尿管。

9. 术后护理　原则上按急性腹膜炎术后护理施行。

第二节　常见的内脏器官损伤

一、脾破裂

脾是腹部最容易受损的器官，脾破裂（splenic rupture）在闭合性损伤中占20%～40%，开放性损伤中约占10%。有慢性病理改变（如血吸虫感染、疟疾、黑热病、传染性单核细胞增多症、淋巴瘤等）的脾更易破裂。

按病理解剖可分为中央型破裂、被膜下破裂和真性破裂三种类型。临床所见脾破裂，约85%是真性破裂。破裂部位较多见于脾上极及膈面，有时在裂口对应部位有下位肋骨骨折存在。破裂如发生在脏面，尤其是邻近脾门者，有撕裂脾蒂的可能。

主要表现为腹腔内出血和出血性休克。前两种因被膜完整，出血量受到限制，故临床上并无明显内出血征象而不易被发现。如未被发现，可形成血肿而最终被吸收。但有些血肿（特别是被膜下血肿）在某些微弱外力的影响下，可以突然转变为真性破裂，导致诊治中措手不及的局面。此种情况常发生在伤后1～2周，应予警惕。少数中央型血肿可因并发感染而形成脓肿。B超或CT可显示脾被膜不连续以及左上腹的血肿和积血，诊断即可确立。

治疗原则是"抢救生命第一、保脾第二"。除轻微的脾撕裂伤或小范围的脾包膜下血肿可采取非手术疗法，其他类型的脾损伤需要紧急手术，在不影响生命安全的前提下尽量保留脾。

二、肝破裂

肝破裂（liver rupture）在各种腹部损伤中占15%～20%，右肝破裂较左肝破裂多。除左、右位置的差别外，肝破裂无论在致伤因素、病理类型和临床表现方面都和脾破裂极为相似，但因肝破裂后可能有胆汁溢入腹腔，故腹痛和腹膜刺激征常较脾破裂者更为明显。单纯性肝破裂死亡率约为9%，合并多个脏器损伤和复杂性肝破裂的死亡率高达50%。肝破裂后，血液有时可通过胆管进入十二指肠而出现黑便或呕血，诊断中应予注意。肝被膜下破裂有可能转变为真性破裂，中央型肝破裂则更易发展为原发性肝脓肿。B超和CT可发现肝的裂伤和周围血块及腹腔积液的量，腹腔穿刺可抽到不凝固血液。

治疗以手术治疗为主。原则是彻底清创、确切止血、消除胆汁溢漏和建立通畅引流。对粉碎性肝破裂或严重肝挫裂伤者，可将损伤肝组织做整块切除或肝叶切除术，应尽量保留健康的肝组织。

三、小肠破裂

小肠损伤占腹部闭合性损伤的5%～15%。小肠破裂（rupture of small intestine）后可在早期即产生明显的腹膜炎，故诊断一般并不困难。小肠破裂后，只有少数病人有气腹；如无气腹表现，并不能排除小肠破裂的诊断。一部分病人的小肠裂口不大，或穿破后被食物渣、纤维蛋白甚至突出的黏膜所堵塞，可能无弥漫性腹膜炎的表现，诊断时应予注意。诊断一旦确定，应立即手术治疗，手术方式以简单修补为主。

四、结肠破裂

结肠损伤发病率较小肠损伤为低。结肠内容物液体成分少而细菌含量多，故腹膜炎出现较晚，后果严重。一部分结肠位于腹膜后，受伤后容易漏诊，常常导致严重的腹膜后感染。

由于结肠壁薄、血液供应差、含菌量大，故结肠破裂（rupture of colon）的治疗不同于小肠破裂。除少数裂口小、腹腔污染轻、全身情况良好的病人可以考虑一期修补或一期切除吻合（限于右半结肠）外，大部分病人先采用肠造口术或肠外置术处理，待 3~4 个月后病人情况好转时，再行关闭瘘口。

五、直肠损伤

直肠上段在盆底腹膜反折之上，下段在反折之下。上述不同部位直肠破裂的临床表现和处理是不同的。如损伤在腹膜反折之上，其临床表现与结肠破裂基本相同。治疗方面应剖腹进行修补，若全身和局部情况好，可以不做近端造口；如属于毁损性严重损伤，可切除后端端吻合；腹腔、盆腔污染严重者，都应加做乙状结肠转流性造口。如损伤发生在腹膜反折之下，则将引起严重的直肠周围感染，并不表现为腹膜炎，容易延误诊断。治疗方面应充分引流直肠周围间隙以防感染扩散，对于此类病人，也应施行乙状结肠造口术，使粪便改道直至伤口愈合。

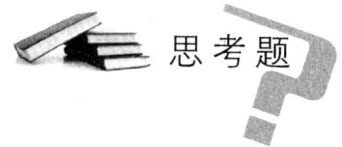
思考题

1. 男性，15 岁，腹部被牛角顶伤 4 小时，腹部剧痛。检查：一般情况尚好，P 104 次/分，血压正常；腹部近脐右下方创口长 5cm 洞穿形，见大网膜和小肠部分脱出，粉红色液体渗出，全腹压痛，肌紧张，反跳痛明显。

请问：① 目前的急救措施有哪些？② 主要处理原则是什么？

2. 男性，28 岁，左上腹被摩托车撞伤倒地 1 小时候被救护车带入医院，面色苍白，神志清楚，四肢厥冷，脉搏细速，BP 70/40mmHg。查体：腹部压痛，叩诊有移动性浊音。

请问：① 该病人目前考虑什么疾病？还需要做什么检查以进一步确诊？② 针对该病人的病情，如何进行救治？

（曹　辉）

第二十章 腹外疝病人的护理

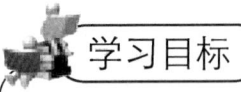

1. 说出腹外疝的概念。
2. 列举腹外疝的病因、病理生理改变、辅助检查方法。
3. 描述腹外疝的临床表现、处理原则。
4. 为腹外疝病人提供整体护理。

案例

男性，65岁，因腹痛、恶心、呕吐、停止肛门排便排气24小时入院。查体：T 37.1℃，P 96次/分，R 23次/分，BP 135/90mmHg。心肺无明显异常。腹胀，右腹股沟部有一质硬、肿胀、压痛的肿块，全腹压痛，无腹肌紧张、反跳痛，肠鸣音亢进。阴囊、睾丸正常。X线检查：腹部有多个气液面，结肠无充气，膈下无游离气体。提示"小肠梗阻"可能。

请问：①该病人"小肠梗阻"的原因可能是什么？②此类病人的护理评估重点有哪些？③如何治疗和护理？

第一节 概 述

人体内组织或器官由其正常解剖部位，通过先天或后天形成的薄弱点、缺损或孔隙进入另一部位，称为疝（hernia）。多发于腹部，又以腹外疝（abdominal outer hernia）为多见。腹外疝是指腹内脏器或组织经腹壁缺损或薄弱处，向体表突出形成。腹内疝是指内脏组织或器官进入腹腔内的间隙而形成，如网膜孔疝。腹外疝是外科最常见的疾病之一。其中以腹股沟疝发生率最高，占90%以上，股疝次之，占5%左右。较常见的腹外疝还有切口疝、脐疝和白线疝等。

【病因】

1. 腹壁强度降低 是腹外疝的基本发病因素。

(1) 先天性因素：由腹壁解剖因素或缺陷所致。某些组织穿过腹壁的部位，如精索或子宫圆韧带穿过腹股沟管、股动静脉穿过股管、脐血管穿过脐环、腹白线发育不全、腹膜鞘状突未闭等。

(2) 后天性因素：如腹部外伤、感染、手术切口愈合不良、腹壁神经损伤或年老体弱等因素所致的腹壁薄弱。

2. 腹内压增高　是腹外疝的主要诱因，慢性咳嗽、便秘、排尿困难（如包茎、前列腺增生）、腹水、妊娠、举重、婴儿啼哭等均可使腹内压增高。

【病理解剖】

典型的腹外疝由疝环、疝囊、疝内容物及疝外被盖四部分组成（图20-1）。

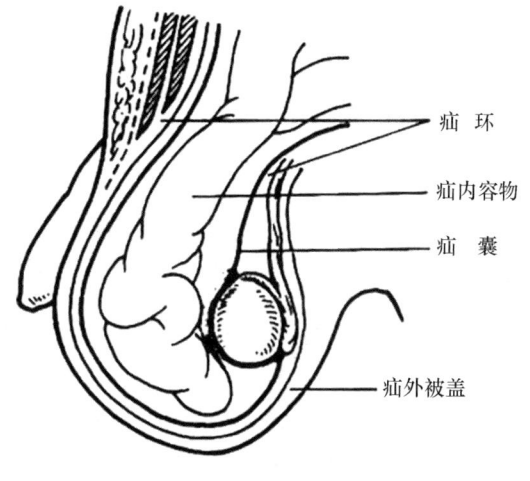

图 20-1　疝的组成

1. 疝环　又称疝门，是疝突向体表的门户，即腹壁缺损或薄弱处。疝的命名也以疝环所处的位置为依据，如腹股沟疝、股疝、脐疝、切口疝等。

2. 疝囊　为壁腹膜向外突出部，可分颈部、体部、底部三部分，其中疝囊颈是比较狭窄的部分，位置与疝门相当。

3. 疝内容物　主要是小肠，其次是大网膜，较少见的有盲肠、阑尾、乙状结肠、横结肠、膀胱、Meckel憩室（Littre疝）、卵巢、输卵管等。

4. 疝外被盖　指疝囊外的各层组织，通常由筋膜、皮下组织和皮肤组成，可因疝的部位不同而有所增减。

【临床类型】

1. 易复性疝　指疝内容物很容易回纳入腹腔者。

2. 难复性疝　指疝内容物不能回纳或不能完全回纳入腹腔，局部包块不能完全消失但并不引起严重症状者。不能回纳的原因有：① 病程长，疝内容物反复突出，使疝囊颈受摩擦而损伤，发生粘连，这种疝的内容物多是大网膜；② 腹壁缺损大，疝内容物过多，腹壁已完全丧失抵挡内容物的作用，常常难以回纳；③ 有些病程较长的疝，因脏器不断下降进入疝囊时产生的下坠力量将疝囊颈上方的腹膜逐渐推向疝囊，进而使与这些腹膜相连的脏器，如盲肠（包括阑尾）、乙状结肠、膀胱等器官下移成为疝囊壁的一部分，这种疝称为滑动疝，也属于难复性疝。

3. 嵌顿性疝　疝环较小而腹内压突然增高，疝内容物强行挤过狭小的疝环进入疝囊，随后因囊颈的弹性收缩，又将内容物卡住不能回纳腹腔。如嵌顿的疝内容物为肠管时，肠壁及其系膜可在疝门处受压，先使静脉回流受阻，导致肠壁淤血和水肿，疝囊内的肠壁及其系膜逐渐增厚，颜色由正常的淡红逐渐转为深红，囊内可有淡黄色的渗液集聚，肠管受压加重，更难回纳，此时肠系膜内动脉的搏动尚能摸到，肠管的血液供应存在，嵌顿如能及时解除，病变肠管可恢复正常。

4. 绞窄性疝　指嵌顿性疝又伴发血循环障碍者。如嵌顿不能及时解除，肠管及其系膜受压情况不断加重，使动脉血供不断减少最终停止，成为绞窄性疝。此时肠系膜动脉搏动消失，肠壁逐渐失去其光泽、弹性和蠕动能力，变黑坏死，疝囊内渗液也变成暗血性渗液，如继发感染则为脓性。感染严重时，疝外被盖组织则发生蜂窝织炎，甚至引起疝囊破溃或误被切开引流而发生粪瘘（肠瘘）等严重的并发症。嵌顿和绞窄是同一病理过程中的两个不同阶段，临床上很难截然分开，绞窄是在嵌顿的基础上进一步的发展，因此必须动态观察，及时做出判断和治疗。

第二节　腹股沟疝

腹股沟疝（inguinal henia）是指发生在腹股沟区的腹外疝，根据疝囊颈与腹壁下动脉的解剖关系，可分为腹股沟斜疝（indirect inguinal hernia）和腹股沟直疝（direct inguinal hernia）两种。腹股沟斜疝是指疝囊经过腹壁下动脉外侧的腹股沟管内环突出，向内、向下、向前斜行经过腹股沟管，再穿出腹股沟管皮下环，并可进入阴囊。腹股沟直疝是指疝囊经腹壁下动脉内侧的直疝三角区由后向前突出，不经过内环，也不进入阴囊。腹股沟疝中以腹股沟斜疝最常见，占85%～95%，以男性多见，男女之比约为15∶1。斜疝多见于婴儿和中年男子，直疝常见于年老体弱者。

【发病机制】

1. 腹股沟斜疝

（1）先天性因素：胚胎早期，睾丸位于腹膜后第2～3腰椎旁，以后逐渐下降，在腹股沟管深环处带动腹膜、腹横筋膜等随之下移，腹膜形成一鞘状突。鞘状突在婴儿出生后不久自行萎缩闭锁而遗留一纤维索带。如鞘状突不闭或闭锁不全，则与腹腔相通，就可形成先天性斜疝，而未闭的鞘状突就成为先天性斜疝的疝囊。闭锁不全的鞘状突有时只是一条非常细小的管道，在临床上并不表现为疝，仅形成交通性睾丸鞘膜积液。因右侧睾丸下降较迟，鞘突闭锁较晚，因此，右侧腹股沟斜疝较左侧多见。

（2）后天性因素：因腹股沟管内环处存在解剖上的缺陷，如精索的通过以及腹内斜肌和腹横肌薄弱，而造成局部腹壁强度减弱所致，再加上腹内压增高因素可使内环处腹膜向外突出形成疝囊，腹内脏器随之突出形成后天性斜疝。

2. 腹股沟直疝　老年人因腹壁肌肉薄弱萎缩，长期咳嗽、排尿困难或经常性便秘等原因，使腹内压经常增高，致使腹内脏器由直疝三角向外突出，形成直疝。

【临床表现】

1. 腹股沟斜疝

（1）易复性斜疝：腹股沟区可出现肿块，在病人站立、行走、咳嗽或婴儿啼哭时因腹内压增高而出现，一般均可回纳，开始肿块较小，以后逐渐增大，并经腹股沟管进入阴囊或大阴唇。肿块呈梨形，平卧时肿块可自行消失或用手将包块向外上方轻轻推挤而回纳消失，疝内容物为小肠时常听到"咕噜"声。疝块回纳后，用示指尖伸入外环，可感外环口松弛扩大，嘱患者咳嗽，指尖有冲击感。用拇指紧压内环口位置，让患者站立并咳嗽，肿块不再出现；将手指松开，则肿块又可出现。除局部有胀痛感外一般无症状。

（2）难复性斜疝：疝块不能完全回纳。滑动性斜疝除了不能完全回纳外，还有消化道症状，如便秘、消化不良等。

（3）嵌顿性斜疝：常发生在强力劳动或排便等腹内压骤增时。表现为疝块突然增大并伴有明显疼痛，平卧或用手推送肿块不能回纳，肿块紧张发硬，有明显触痛，局部皮肤有时有红肿表现。如嵌顿的是大网膜，局部疼痛较轻；如嵌顿的是肠袢，则疼痛明显，伴有阵发性腹部绞痛、恶心、呕吐、肛门停止排便排气、腹胀等机械性肠梗阻的表现。如不及时处理，将发展成为绞窄性疝。

（4）绞窄性斜疝：临床症状多较严重。绞窄时间较长者，因疝内容物发生坏死感染，侵及周围组织，引起疝外被盖组织的急性炎症，可有脓毒症表现。

2. 腹股沟直疝　多见于年老体弱者。当患者站立或腹内压增高时，腹股沟内侧、耻骨结节上外方出现一半球形肿块。不伴疼痛和其他症状。疝块容易还纳，极少发生嵌顿，还纳后指压内环，不能阻止疝块出现。疝内容物不降入阴囊。

腹股沟斜疝与腹股沟直疝的临床表现及鉴别见表20-1。

表20-1　腹股沟斜疝和直疝的鉴别

项　目	斜　疝	直　疝
发病年龄	多见于儿童及青壮年	多见于老年人
突出途径	斜疝经腹股沟管突出，可进入阴囊	由直疝三角突出，一般不进入阴囊
疝块外形	椭圆形或梨形，上部呈蒂柄状	半球形，基底较宽
回纳疝块后压住内环	疝块不再突出	疝块仍可突出
精索与疝囊的关系	精索在疝囊后	精索在疝囊前外方
疝囊颈与腹壁下动脉的关系	疝囊颈在腹壁下动脉外侧	疝囊颈在腹壁下动脉内侧
嵌顿机会	较多	极少

【处理原则】

（一）非手术治疗

1. 婴儿腹肌可随躯体生长逐渐强壮，疝有自愈的可能。故1岁以下婴儿暂不手术。可用棉线束带或绷带压住腹股沟管内环。

2. 对于年老体弱或伴其他严重疾病而禁忌手术者，可使用医用疝带。白天回纳疝内容物后，将医用疝带一端的软垫对着疝环顶住，阻止疝块突出。但长期使用疝带可使疝囊颈经常受到摩擦变得肥厚坚韧而增高疝嵌顿的发病率，并有促使疝囊与疝内容物粘连的可能。

（二）手术治疗

1. 疝囊高位结扎术　显露疝囊颈，予以高位结扎或贯穿缝合疝囊颈，然后切去疝囊。

2. 疝修补术　成人在疝囊高位结扎后，还需加强或修补薄弱的腹壁缺损区。常用手术方法有传统疝修补术、无张力疝修补术和经腹腔镜疝修补术等。

（1）传统疝修补术：修补腹股沟管前壁以 Ferguson 法最常用；修补腹股沟管后壁常用的方法有 Bassini 法、Halsted 法、McVay 法、Shouldice 法等。

（2）无张力疝修补术：利用人工高分子材料网片进行修补。此方法术后疼痛轻、恢复快、复发率低，但有潜在排异和感染的危险，对局部条件差的病人要慎用。

（3）经腹腔镜疝修补术：属微创手术范畴，具有创伤小、痛苦少、恢复快、美观等优点，但对技术设备要求高、费用高。

（三）嵌顿性疝和绞窄性疝的处理

原则上应立即手术。但对早期嵌顿性疝，嵌顿时间在 3～4 小时内，局部压痛不明显，无腹膜刺激征表现者，可试行手法复位；年老体弱或伴有其他严重疾病的患者，如果估计肠袢尚未发生绞窄时，亦可试行手法复位。方法是让病人取头低足高位，注射吗啡或哌替啶，使腹肌松弛，用手持续缓慢地挤压疝块，将疝内容物还纳回腹腔。注意手法轻柔，切忌粗暴，防止肠管损伤。复位后应严密观察腹部情况。如有腹膜炎或肠梗阻表现，应立即手术探查。绞窄性疝原则上应紧急手术治疗，解除肠梗阻，以防疝内容物坏死。

【护理】

（一）护理评估

1. 目前身体状况　注意疝块的大小、质地、有无压痛、能否回纳；有无肠梗阻和肠绞窄表现；注意辨别疝的类型。

2. 与疾病相关的健康史　了解病人是否存在腹壁肌肉或先天性缺损，有无腹部手术史（包括手术方式及术后恢复状况）；是否存在慢性咳嗽、慢性便秘、排尿困难、腹水、妊娠、肥胖等使腹压增高的因素；注意病人既往健康状况，有无合并重要脏器疾病；注意既往治疗过程。

3. 心理社会状况　由于肿块突出，尤其是对婴幼儿腹股沟疝，病人及家属会产生担心、焦虑、惊慌情绪。还应评估病人对腹内压增高相关知识的了解程度。

（二）主要护理诊断/合作性问题

1. 疼痛　与疝块突出、嵌顿或绞窄有关。

2. （有）体液不足（的危险）　与腹外疝嵌顿引起肠梗阻有关。

3. 潜在并发症　肠绞窄坏死、阴囊血肿、切口感染、复发等。

（三）护理措施

1. 非手术治疗护理及术前护理

（1）消除腹内压增高的因素：对咳嗽、便秘、排尿困难的病人必须积极治疗，症状控制后再行手术。注意多饮水，进食富含膳食纤维的食物，保持大便通畅。

（2）避免疝块脱出：疝块较大者，应卧床休息，减少活动，离床活动时使用疝带，避免疝内容物脱出造成嵌顿。注意疝带压迫部位及效果。

（3）病情观察：若出现腹痛明显，呈持续性，且伴有疝块突然增大、发硬、触痛明显、不能回纳腹腔时，应高度警惕嵌顿性疝发生的可能，需紧急处理。

（4）术前准备

1）备皮：术前嘱病人沐浴。按规定范围备皮，对会阴部、阴囊部备皮，既要剃尽阴毛，又要防止皮肤破损。术日晨检查皮肤准备情况，如有皮肤破损或感染，应暂停手术。

2）灌肠：术前晚灌肠，清洁肠道，防止术后腹胀和便秘。

3）排空膀胱：进手术室前，嘱病人排尿，以防术中误伤膀胱，必要时留置导尿管。

4）急症手术前准备：腹外疝发生嵌顿或绞窄时需紧急手术，除术前常规准备外，应给予禁食、胃肠减压、纠正水电解质紊乱及酸碱平衡失调、抗感染等，必要时备血。

2. 术后护理

（1）体位与活动：宜取平卧位，膝下垫一软枕，髋关节、膝关节略屈曲，以松弛腹股沟切口的张力，减轻病人切口疼痛感。卧床时间长短，依据疝的部位、大小、腹壁缺损程度及手术方式而定。一般疝修补术后3～5日下床活动。采用无张力疝修补术的病人可早期下床活动，但对年老体弱、复发性疝、绞窄性疝、巨大疝病人，卧床时间应适当延长。

（2）饮食：术后6～12小时麻醉反应消失，若无恶心、呕吐等不适，可进流食，次日进软食或普食。行肠切除、肠吻合术的病人，待肠蠕动恢复后，逐步恢复饮食。

（3）防止腹内压增高：嘱病人尽量避免咳嗽及用力排便，既不利于切口愈合，也易导致术后疝复发。术后病人注意保暖，防止受凉而引起咳嗽；保持大小便通畅，便秘者给予药物通便。

（4）预防阴囊血肿：注意观察切口、阴囊部有无出血和血肿。可在腹股沟手术区放置0.5kg沙袋压迫12～24小时，以减少渗血，并用丁字带将阴囊托起。

（5）预防切口感染：切口感染是导致疝复发的重要原因。注意保持切口敷料干燥、清洁，避免大小便污染，尤其是婴幼儿更应加强护理，必要时在切口上覆盖伤口贴膜。注意观察病人切口有无红肿、疼痛，一旦发现切口感染应尽早处理。

3. 健康教育

（1）注意休息，术后3～4个月内不宜参加重体力劳动或剧烈运动。

（2）继续避免增加腹腔压力的各种因素，如慢性咳嗽、便秘等，防止疝复发。保持大便通畅，多饮水，多食高纤维食物，养成定时排便的习惯。

（3）积极预防和治疗相关疾病，如肺部疾患、前列腺增生等。

（4）若出现疝复发，应及早治疗。

第三节　其他常见腹外疝

一、股疝

疝囊通过股环，经股管向卵圆窝突出的疝，称为股疝（femoral hernias）。多见于40岁以上女性，与其骨盆宽大、联合肌腱和腔隙韧带较薄弱、股管上口宽大松弛有关。在腹股沟韧带下方卵圆窝处可触及一半球形的肿块，有时不能完全回纳。极易发生嵌顿和绞窄。一旦确诊，应及时手术。

二、脐疝

疝囊通过脐环突出的疝称为脐疝（umbilical hernia）。

小儿脐疝多见，原因是脐环闭锁不全或脐部瘢痕组织不够坚强，在腹内压增加时发生。多为易复性，表现为啼哭时脐疝脱出，安静时肿块消失。极少嵌顿和绞窄。2岁前多采用非手术治疗，在疝块回纳后，用大于脐环的硬币或木片，外包纱布，压住脐环，然后用胶布或绷带加以固定，以防疝块脱出。2岁以后，脐环直径仍大于1.5cm，则需手术治疗。

成人脐疝少见，多数是中年经产妇女，常因肥胖、多次妊娠导致腹壁薄弱，脐部组织缺损，在腹内压增加时发生。由于疝环狭小，发生嵌顿或绞窄者较多，应手术治疗。

三、切口疝

切口疝（incisional hernia）是发生于腹壁手术切口处的疝。临床上比较常见，尤其是切口感染的病人，发病率较高。最常发生在经腹直肌纵行切口。表现为腹壁切口处逐渐膨隆，有肿块出现。肿块在站立或用力时更为明显，平卧时缩小或消失。疝较大时可伴食欲减退、恶心、便秘、腹部隐痛等表现。疝块回纳后，可摸到腹壁深处的缺损。因切口疝环宽大，很少发生嵌顿。原则上需要手术修补。

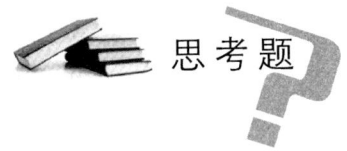
思考题

1. 男性，65岁，右侧腹股沟斜疝2年。站立时疝块突入阴囊，平卧时可回纳。3小时前因用力排便，疝块增大不能回纳，随即感到下腹疼痛。体检：右侧腹股沟区梨形肿块坠入阴囊，约10cm×6cm×6cm，质地中等，有触痛，局部无红肿。腹部无压痛，肠鸣音亢进。来院急诊，拟行手术治疗。

请问：① 该病人腹外疝的病理类型是什么？② 护理评估主要内容有哪些？③ 如何预防术后疝复发？

2. 男性，65岁，农民，小学文化程度，长期便秘。5年前发现右腹股沟区肿块，约3cm×3cm大小，2年来肿块逐渐增大至10cm×5cm大小，可坠入阴囊。肿块突出时感到下腹坠胀、隐痛。体检：右腹股沟区约10cm×5cm大小肿块，质软，无压痛，回纳后压迫内环，不再出现。拟诊为"腹股沟斜疝"。

请问：① 该病人符合其医疗诊断的表现有哪些？② 目前存在哪些护理诊断/合作性问题？③ 护理措施有哪些？

（孙先越）

第二十一章

胃、十二指肠疾病病人的护理

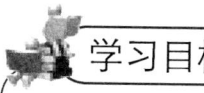

1. 说出胃大部切除术、倾倒综合征、早期胃癌、进展期胃癌、胃癌根治术的概念。
2. 列举胃、十二指肠溃疡及胃癌的病因、辅助检查方法，胃癌的病理类型。
3. 描述胃、十二指肠溃疡及胃癌的临床表现及处理原则。
4. 为胃、十二指肠溃疡手术病人及胃癌病人提供整体护理。

案例

男性，38岁，突发上腹刀割样疼痛，伴恶心、呕吐6小时来院。查体：T 37℃，P 100次/分，R 20次/分，BP 90/75mmHg。痛苦面容，神志清醒，面色苍白，全腹压痛，反跳痛，腹壁板样硬，肝浊音界消失，移动性浊音（－），肠鸣音减退。血常规：WBC 15×10^9/L，N 86%。既往有上腹疼痛史，常在饥饿时或夜间出现疼痛，伴有反酸、嗳气。近半月来发作频繁，不曾诊治。

请问：①该病人最可能的诊断是什么？②如何确诊？③目前处理原则有哪些？④如何护理？

第一节　胃、十二指肠溃疡

　　胃、十二指肠溃疡（gastro-duodenal ulcer）是常见病，指胃、十二指肠局限性圆形或椭圆形的全层黏膜缺损，也称消化性溃疡（peptic ulcer），发病率约为10%。其中，十二指肠溃疡（duodenal ulcer）发病率更高，与胃溃疡（gastric ulcer）发病比率为（3～4）:1。目前大部分病人可通过药物治疗痊愈，外科治疗主要针对溃疡产生的并发症。

【病因】

　　溃疡病的发病与多种因素有关，包括胃酸分泌过多、幽门螺杆菌感染和黏膜防御机制减弱。

　　1. 幽门螺杆菌（helicobacter pylori，HP）感染　与消化性溃疡的发病密切相关。幽门螺杆菌感染破坏胃黏膜细胞与胃黏膜屏障功能，引起胃酸分泌增多，损害胃酸分泌调节机制，是导致胃、十二指肠溃疡的主要原因。

2. 胃酸分泌过多　溃疡只发生在与胃酸相接触的黏膜处，胃酸的存在是溃疡发生的必要条件。胃液中有消化蛋白质作用的是胃蛋白酶，而胃蛋白酶在一定酸度中才会被激活，当胃液中胃酸过多（pH 为 1.5~2.5）时，激活其中的胃蛋白酶，从而发生胃十二指肠黏膜的"自家消化"，形成溃疡。

3. 胃黏膜屏障受损　某些损伤性因素如非甾体消炎药（阿司匹林、吲哚美辛）、糖皮质激素、胆汁酸盐、乙醇、粗糙的食物或检查仪器损伤等均可破坏胃黏膜屏障，引起胃黏膜水肿、出血、糜烂，甚至溃疡。

4. 其他因素　包括精神神经因素、遗传、吸烟、咖啡因等与溃疡病的发生有关。此外，O 型血者溃疡病发病率较其他血型者高。严重感染、大面积烧伤、脑外伤、大手术等均可引起应激性溃疡。

【病理】

胃溃疡可单发或多发，深可达黏膜肌层，边缘整齐增厚，上面覆以灰白或灰黄色渗出物，溃疡深者可累及胃壁肌层和浆膜层，侵袭血管会引起血管破溃出血。穿破浆膜层时引起穿孔。胃溃疡多发生在胃小弯，十二指肠溃疡多见于球部。

【临床表现】

本病具有慢性过程、周期性发作与节律性疼痛三大特点。发病与季节、情绪波动、饮食失调等因素有关。

1. 主要表现

(1) 上腹痛：是消化性溃疡最主要的症状，胃溃疡和十二指肠溃疡在疼痛部位、疼痛时间、疼痛节律性方面等有所不同。胃溃疡病人多出现剑突下正中或偏左疼痛，多在进食后 0.5~1 小时发生，至下次进餐前缓解，疼痛节律性表现为进食—疼痛—缓解；十二指肠溃疡病人疼痛多位于上腹部正中或偏右，多在进食后 2~3 小时发生，至下次进餐后缓解，常发生夜间痛，疼痛节律性表现为疼痛—进食—缓解。

(2) 其他表现：反酸、嗳气、恶心、呕吐、食欲缺乏、畏食等。可有自主神经失调症状如失眠、多汗、脉缓等，部分胃溃疡可出现消瘦、贫血等营养不良表现。

2. 常见并发症表现

(1) 急性穿孔：是溃疡病的严重并发症。多数病人有溃疡病史，部分病人有服用非甾体消炎药或皮质激素病史。近期症状加重。在情绪波动、过度疲劳、刺激性食物等诱因下突然发生，表现为突发上腹部刀割样剧痛，迅速波及全腹，病人面色苍白、出冷汗，常伴恶心、呕吐，严重时伴血压下降。体检：病人表情痛苦，屈曲体位，不敢活动。腹式呼吸减弱或消失；全腹压痛、反跳痛，穿孔部位最重，腹肌紧张呈"木板样"强直，尤以上腹部最明显；肝浊音界缩小或消失，可有移动性浊音；肠鸣音减弱或消失。

(2) 大出血：是溃疡病最常见的并发症。由于溃疡侵蚀血管所致，多数病人曾有典型的消化道溃疡病史，常因服用阿司匹林等药物而诱发。大出血时可表现为呕血和（或）黑便，迅猛的出血可出现大量呕血和紫黑色血便。呕血前常有恶心，便血前突感有便意，同时感到心悸、乏力、软弱、头晕、目眩，甚至晕厥。一般出血量 5ml 大便潜血试验即呈阳性，50ml 以上可呈柏油样便，出血量超过 400ml 或出血速度快，可出现头晕、心悸、脉速等血容量不足表现，出血量＞800ml 者可出现出血性休克症状。

(3) 瘢痕性幽门梗阻：多见于十二指肠溃疡以及幽门附近的胃溃疡，主要表现为腹痛和反复呕吐，常发生在晚间或下午，呕吐量大，含隔夜或隔餐食物，有酸臭味，不含胆汁。由于长时间呕吐，可出现营养不良、缺水、低钾低氯性碱中毒等。体检：上腹部膨隆，可见胃型及自左向右的胃蠕动波，可闻及振水音。

【辅助检查】

1. X 线检查　钡餐检查为诊断溃疡病的常用方法。有溃疡时可在胃、十二指肠壁显示龛影，能明确溃疡部位、大小及有无恶变。瘢痕性幽门梗阻时可见胃腔扩大，胃液潴留，钡剂排空延缓。胃穿孔时立位腹部透视可见膈下游离气体。

2. 胃镜检查　可直视病变，还可做活组织病理检查，是确诊溃疡病的首选检查方法。

3. 大便隐血试验　隐血试验阳性提示溃疡有活动性，持续阳性表示有恶性变的可能。

4. 胃液分析　胃溃疡胃液分泌多在正常或稍低范围，如有胃酸缺乏应考虑合并胃炎或有癌变，十二指肠溃疡胃酸分泌较正常增高。

【处理原则】

多数胃、十二指肠溃疡以内科治疗为主。外科治疗主要用于内科治疗无效者或并发急性穿孔、大出血、瘢痕性幽门梗阻或恶变者。手术方式有以下两种。

1. 穿孔缝合术　用于溃疡病穿孔病人，穿孔时间长，腹腔内炎症和胃十二指肠壁水肿较重，或因当时手术设备和技术条件差时，可先行穿孔缝合术。

2. 胃大部切除术（subtotal gastrectomy）　切除胃远侧 2/3～3/4，包括大部分胃体、整个胃窦部、幽门和十二指肠球部。胃肠道的重建方式有三种。

(1) 毕 I 式（Billroth I 式）：胃大部分切除后，将残胃与十二指肠吻合（图 21-1）。此法操作较简便，胃、十二指肠吻合后接近正常解剖生理状态，术后并发症少。但十二指肠溃疡多有瘢痕粘连，分离、吻合困难。对胃酸分泌高的病人若切除范围不够，易导致复发。故此法多适用于胃溃疡的治疗。

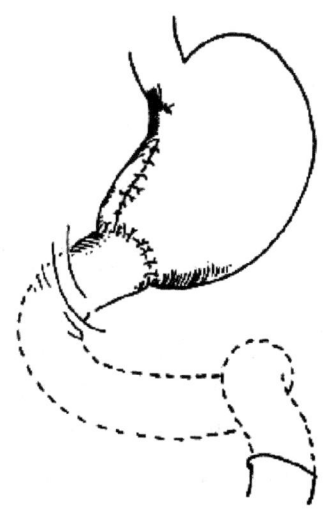

图 21-1　毕 I 式胃大部切除

(2) 毕 II 式（Billroth II 式）：胃大部分切除后，将十二指肠残端缝闭，胃残端与空肠上段吻合（图 21-2）。此法可切除足够的胃，使吻合口无张力，溃疡复发率低，但手术操作较复杂，且改变了胃、十二指肠的正常解剖生理结构，术后发生肠道功能紊乱的可能性较毕Ⅰ式多。适用于胃、十二指肠溃疡，尤其是十二指肠溃疡的治疗。

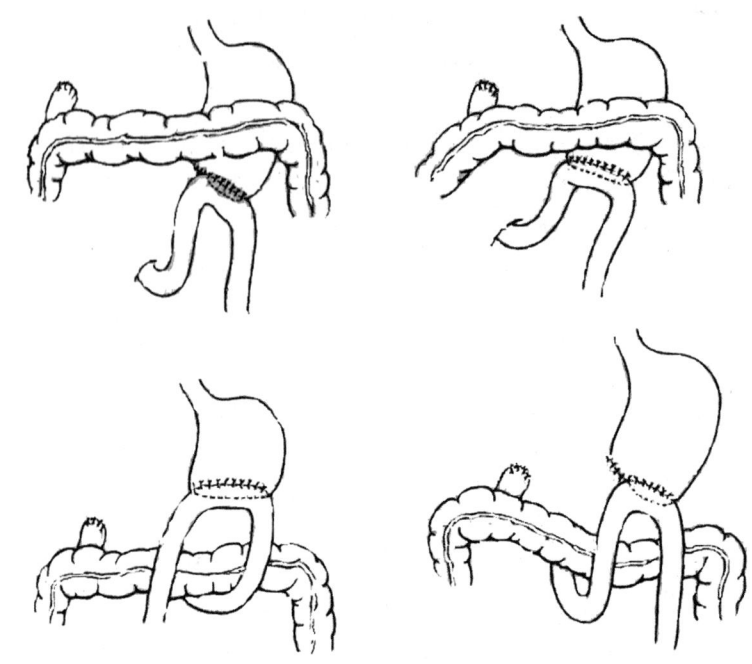

图 21-2 毕Ⅱ式胃大部切除

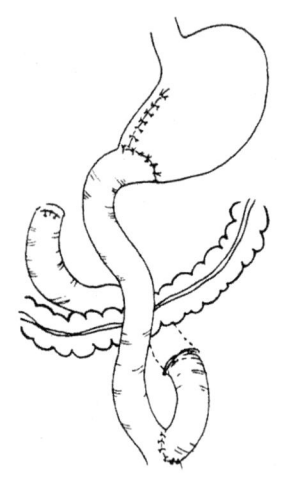

图 21-3 胃空肠 Roux-en-Y 式吻合术

（3）胃空肠 Roux-en-Y 式：胃大部分切除后，十二指肠断端关闭，取 Treitz 韧带以远 10～15cm 空肠横断，远断端与残胃吻合，近断端与距前胃肠吻合口 45～60cm 的远断端空肠行端侧吻合（图 21-3）。此方法可防止胆胰液流入残胃，导致反流性胃炎。

【护理】

(一) 护理评估

1. 目前身体状况

（1）症状、体征：了解溃疡病的一般症状，如腹痛的部位、性质、程度，是否周期性发作，有无嗳气、反酸等消化道症状。检查有无上腹部固定压痛点。了解并发症的症状，如急性穿孔者应注意腹痛的程度、腹膜刺激征的范围和严重程度、有无休克征象；大出血者应注意呕血、黑便的量及有无失血性休克的症状和体征；瘢痕性幽门梗阻者了解呕吐的特点，是否为定时的含有隔餐或隔夜的食物的非胆汁性呕吐，有无脱水体征，上腹部有无振水音。了解X线检查、胃镜检查、大便潜血试验、胃液分析等结果，以判断溃疡位置、大小、有无并发症等。

2. 与疾病相关的健康史　了解病人的年龄、性别、职业、性格、血型、饮食习惯等，有无服用非甾体消炎药、糖皮质激素史；家族中有无溃疡病史；应激性溃疡者，应注意有无严重感染、大面积烧伤、脑外伤、大手术史；了解病人是否接受过正规治疗；有无使溃疡加剧的因素，如精神紧张、疲劳、饮食无规律、使用对胃黏膜有损害的药物等；有无营养不良、缺水等不利于康复的因素。

3. 心理社会状况　了解病人对疾病的知晓程度和对外科手术治疗的态度；了解亲属的心理状态和对病人的支持程度。年龄大、病程长的病人，因惧怕癌变，容易产生恐惧心理。急性严重并发症的病人，也会由于发病突然，需紧急手术而产生焦虑和恐惧心理。

（二）主要护理诊断/合作性问题

1. 疼痛　与溃疡病及其并发症以及手术创伤有关。
2. 营养失调（低于机体需要量）　与摄入量减少及消化吸收障碍有关。
3. （有）体液不足（的危险）　与禁食、急性穿孔、大出血、幽门梗阻等引起的失血、失液有关。
4. 潜在并发症　出血、十二指肠残端破裂、吻合口破裂、术后梗阻、倾倒综合征等。

（三）护理措施

1. 术前护理

（1）心理护理：讲解手术治疗的有关常识及注意事项。安慰病人，使之保持良好的心理状态，增强对手术的信心。

（2）改善营养状况：充分休息，给予高蛋白、高维生素、高热量、易消化饮食，定时进餐、少食多餐，避免粗糙、酸辣等刺激性食物。

（3）消化道准备：术前1日进流食，术前12小时禁食、禁饮；术前晚灌肠；术日晨置胃管。

（4）急症病人术前护理

1）急性穿孔：禁食、胃肠减压，以减少胃内容物继续流入腹腔；监测生命体征、腹痛、腹膜刺激征及肠鸣音的变化；若病人有休克症状，应给予平卧位；及时补液，维持水电解质和酸碱平衡；全身应用抗生素控制感染；做好急症手术前的各项准备工作。

2）消化道大出血：给予平卧位；吸氧；暂禁饮食；补液、输血、使用止血药物，以补充血容量，纠正休克；给予镇静剂；密切监测生命体征，观察呕血便血及神志情况，记录每小时尿量；若经6～8小时治疗，休克不见好转，表明出血量大或出血仍在继续，应做好手术前的各项准备工作。

3）瘢痕性幽门梗阻：给予补液，纠正水电解质和酸解失衡；必要时输注血浆、白蛋白等，以改善营养情况，纠正低蛋白血症；严重营养不良者，行肠外营养支持，以提高病人对手术的耐受力；完全性梗阻的病人应禁食、持续胃肠减压，以排空胃内潴留物，不完全性梗阻的病人可给无渣半流质饮食，必要时术前3日每晚用300～500ml温生理盐水洗胃，以消除胃壁水肿及炎症，有利于术后吻合口的愈合。

2. 术后护理

（1）病情观察：定时测量生命体征，观察神志、肤色、切口敷料以及胃肠引流情况，并详细记录24小时出入量。

（2）胃肠减压的护理：术后持续胃肠减压2～3日，应保持引流通畅，观察并记录引流液的量和性质，待肠蠕动恢复和肛门排气后，停止胃肠减压，拔除胃管。

（3）体位及活动：麻醉清醒、血压平稳后给予半卧位，鼓励早期活动，定时床上翻身，术后第2日协助下床活动，以促进肠蠕动恢复。

（4）饮食：一般排气后拔除胃管，可少量饮水或米汤，每2小时一次，每次60ml；若无呕吐、腹胀等不适，第4日可进半量流食，每2小时一次，每次100ml；第5日可进全量流食，每日4～5次，每次200ml；第6日可进半流质流食，以稀饭为好；第9～10日可进软食，无不良反应可逐渐过渡到普食。避免给易产气食物（如牛奶、甜食、豆浆），忌生、冷、硬、油炸、浓茶、酒等刺激食品。宜少食多餐，循序渐进。每日5～6餐，一般需6个月到1年才能恢复到正常的一日3餐。

（5）术后并发症的观察和护理

1）术后胃出血：术后有少量暗红色或咖啡色胃液引出，属正常现象，一般24小时内自行停止。若术后短期内胃管引出大量鲜血，甚至呕血或黑便，应考虑胃肠道内出血，大多数经禁食、给止血药物、输液、输血等处理，出血可停止，否则做好再次手术准备。

2）胃肠吻合口破裂：少见，常发生于术后5～7日。多由于缝合技术不佳、吻合口张力过大、贫血、水肿、低蛋白血症等原因引起。表现为急性腹膜炎，须做好急症手术准备。

3）十二指肠残端破裂：多发生在手术后4～6日。表现为右上腹突发剧烈疼痛和腹膜刺激征，须立即手术治疗。术后加强营养和全身支持治疗，积极纠正水、电解质紊乱，给予抗生素控制感染，做好局部皮肤护理。

4）吻合口梗阻：分机械性梗阻和胃排空障碍两种，前者多因吻合口过小、吻合时胃肠壁内翻过多、水肿、炎症或术后粘连所致；后者多因胃无张力引起，表现为进食后呕吐，呕吐物不含胆汁。经禁食、胃肠减压、补液等措施，多可缓解。若非手术治疗无效，需手术解除梗阻，但胃吻合口排空障碍，切忌再次手术。

5）输入段梗阻：多因近端肠袢长短、位置不当引起。① 急性完全性输入段梗阻：为闭袢性肠梗阻，易发生肠绞窄，病情极重；表现为突发剧烈腹痛，呕吐频繁而量少，不含胆汁，上腹有压痛及包块，可出现烦躁、脉速和血压下降，应及早手术治疗；② 不完全性梗阻：食后30分钟内即可发生呕吐，呕吐物主要为胆汁，多数采用非手术疗法，少数需再次手术。

6）输出段梗阻：多因粘连、结肠压迫所致。表现为进食后上腹饱胀、恶心、呕吐，呕吐物含食物及胆汁。若症状较轻、呕吐不重，可行保守治疗。如梗阻不能解除，需再次手术治疗。钡餐检查可明确梗阻的部位。

7）倾倒综合征（dumping syndrome）：胃大部切除术后，由于失去了幽门的节制功能，导致胃内容物排空过快，产生一系列临床症状，称为倾倒综合征。多见于毕Ⅱ式吻合。根据进食后出现症状的时间，分为早期和晚期两种类型。① 早期倾倒综合征：进食后，特别是进甜的流食或半流食后10～20分钟，出现上腹剑突下不适、心悸、出汗、头晕、乏力、面色苍白，甚至虚脱等，同时伴有恶心、呕吐、肠鸣和腹泻等消化道症状，平卧数分钟后可好转。由于胃大部分切除后丧失了幽门括约肌正常作用，食物排空过快，特别是高渗食物突然进入空肠，将大量细胞外液吸收到肠腔，使循环血量骤然减少，同时使肠腔膨胀，释放5-羟色胺，肠蠕动增快，腹腔神经丛受刺激。告知病人应少食多餐，进餐后平卧10～20分钟。多数半年至1年自愈。极少数长期不缓解者，可行手术治疗。② 晚期倾倒综合征：餐后2～4小时出现心慌、乏力、出汗、手颤、嗜睡，甚至发生虚脱。原因是由于食物过快进入空肠，葡萄糖吸收过快，血糖一过性升高，刺激胰腺分泌过多的胰岛素而发生反应性低血糖所致，又称低血糖综合征。可告知病人在出现低血糖症状时，可进食糖类，即可缓解。

3. 健康教育

(1) 告知病人保持心情舒畅，注意劳逸结合，3个月内避免重体力劳动。

(2) 术后早期每日进食 5~6 餐，半年至 1 年逐渐恢复每日 3 餐。选择高营养并富含镁、钙及维生素的食物，必要时使用铁剂和维生素 B_{12}，以防止发生营养不良、贫血等并发症。食物应易消化、软烂，避免生、冷、硬、油炸、刺激性食物及浓茶、酒等饮品。嗜烟者劝其戒烟。

(3) 手术后期并发症

1) 碱性反流性胃炎：由于碱性十二指肠液、胆汁反流入胃，破坏了胃黏膜的屏障作用所致。表现为剑突下持续性烧灼痛，进食后加重，抑酸剂无效；呕吐物含胆汁，吐后疼痛不减轻；体重减轻或贫血。多采用保护胃黏膜、抑酸、调节胃动力等措施。

2) 营养性并发症：由于残胃容量减少、消化吸收功能紊乱或障碍所致。常见的有营养不良、贫血、腹泻、消瘦、骨病等。应注意调节饮食，少食多餐，进食高蛋白、低脂肪饮食，补充维生素、铁剂和微量元素等。

3) 残胃癌：因良性疾病行胃大部分切除术后 5 年以上，残胃出现的原发癌，称为残胃癌。多发生于术后 20~25 年。与胃内低酸、胆汁反流及肠道细菌逆流入残胃引起慢性萎缩性胃炎有关。出现上腹疼痛、消瘦、贫血等胃癌症状。纤维胃镜可明确诊断，需行手术治疗。

第二节 胃 癌

胃癌（gastric carcinoma）是我国最常见的消化道恶性肿瘤，好发年龄在 50 岁以上，男性多于女性，约为 2∶1。

【病因】

胃癌的病因尚不完全清楚，可能与下列因素有关：

1. 饮食因素 长期进食熏烤、腌制、含亚硝酸盐以及添加防腐剂的食物，可能诱发胃癌。水果、蔬菜及奶制品等富含蛋白质的食物可能具有抗癌作用。吸烟者胃癌发病的危险性高。

2. 地域因素 胃癌发病有明显的地域性差别。我国的西北与东部沿海地区发病率明显高于南方地区。日本的发病率最高，而美国则很低。这可能与环境及生活习惯有关。

3. 疾病因素 胃息肉、慢性萎缩性胃炎及胃部分切除术后的残胃等易发生胃癌。幽门螺杆菌感染也是引发胃癌的因素之一。

4. 遗传因素 胃癌常见于近亲中，说明遗传因素起一定的作用。

【病理】

1. 大体分型

(1) 早期胃癌：指癌肿局限于黏膜或黏膜下层而不论有无淋巴结转移。表现为隆起型、浅表型和凹陷型三种类型。

(2) 进展期胃癌：指癌变深度已超越黏膜下层的胃癌。按 Bormann 分型法分四型：① 息肉型：也称肿块型，边界清楚，突入胃腔的块状癌症。② 溃疡局限型：边界清楚并略隆起的溃疡状癌肿。③ 溃疡浸润型：边界不清的溃疡，癌肿向周围浸润。④ 弥漫浸润型：

癌肿沿胃壁各层全周性浸润生长，边界不清。若全胃受累，胃腔缩窄，胃壁僵硬，呈"革袋状"，称皮革胃；恶性程度高，转移早，预后最差。

2. 组织类型　按世界卫生组织分类法分为：① 腺癌；② 乳头状腺癌；③ 管状腺癌；④ 黏液腺癌；⑤ 印戒细胞癌；⑥ 腺鳞癌；⑦ 鳞状细胞癌；⑧ 小细胞癌；⑨ 未分化癌；⑩ 其他。其中以腺癌最多见。

3. 转移途径　有直接浸润、淋巴转移、血性转移和腹腔种植四种途径，其中淋巴转移是主要途径。

【临床表现】

早期症状多不明显，有时出现上腹部不适、进食后饱胀等消化道症状。按溃疡病或慢性胃炎处理，症状可暂时缓解，易被忽视。

病情进展后，症状逐渐加重，上腹疼痛、食欲不振、消瘦、贫血、体重进行性减轻等。胃窦部癌可导致幽门梗阻，出现呕吐症状。贲门部癌和高位胃小弯部癌可有进食梗阻感。癌肿破溃或侵蚀血管可导致呕血和黑便。溃疡性胃癌可发生急性胃穿孔。晚期可出现腹部肿块及其他转移症状，如肝大或黄疸、腹水、锁骨上淋巴结肿大。直肠前凹种植转移时直肠指检可触及肿块。

【辅助检查】

1. 纤维胃镜检查　是诊断早期胃癌的有效办法。可直接观察病变部位，并可做活检确定诊断。

2. X线钡餐检查　是诊断胃癌的常用办法。可发现胃腔内充盈缺损或腔内龛影。在病变处可见局限性或广泛性胃壁僵硬，黏膜纹中断变形。

3. 螺旋CT　在评价胃癌病变范围、局部淋巴结转移和远处转移方面有较高价值，是判断胃癌术前临床分期的首选方法。

【处理原则】

目前，胃癌的治疗强调依据胃癌的生物学特性以及临床病理分期，开展以手术为主的综合治疗，进一步提高患者的生存率。

1. 手术治疗　是目前能够治愈胃癌的唯一方法。① 根治性手术：即彻底切除胃癌原发灶，按临床分期标准清除胃周围的淋巴结，重建消化道。② 姑息性手术：指无法切除原发灶，针对胃癌导致的梗阻、穿孔、出血等并发症进行的手术。可进行穿孔修补术、胃空肠吻合术或空肠造口术等。

2. 化疗　在术前、术中、术后辅助治疗可抑制癌细胞扩散、杀伤残存的癌细胞，提高手术治疗效果。晚期胃癌不能手术治疗者也可用联合化疗。给药途径有口服、静脉、腹膜腔给药、动脉插管区域灌注等。常用药物有氟尿嘧啶、丝裂霉素、多柔比星、顺铂、甲酰四氢叶酸钙、替加氟（喃氟啶）、优福定（复方喃氟啶）。

3. 其他　包括免疫治疗、靶向治疗、中医中药治疗等。

【护理】

(一) 护理评估

1. 目前身体状况

(1) 症状、体征：了解病人有无上腹胀痛等腹部不适症状，有无食欲减退、嗳气、恶心、呕吐等症状；有无贫血、消瘦和体重减轻等；有无梗阻、上消化道出血、胃穿孔等并发症表现；有无腹部肿块及其他转移症状和体征。

(2) 辅助检查：了解 X 线钡餐检查、胃镜检查等结果。

2. 与疾病相关的健康史　了解病人的饮食习惯、生活环境有无致癌因素；有无胃息肉、胃溃疡、萎缩性胃炎等疾病；家族中有无胃癌或其他肿瘤病史。注意病人的营养状况，有无贫血、消瘦、低蛋白血症等；有无肝大、黄疸、腹水等；有无心、肺、肝、肾、糖尿病等病史。

3. 心理社会状况　了解病人和家属对胃癌的认知程度，观察病人有无恐惧或焦虑的心理反应，有无愤怒、否认、绝望、消沉等情绪。了解病人家庭经济状况及社会支持程度等。

(二) 主要护理诊断/合作性问题

1. 焦虑/恐惧　与担心治疗效果及预后有关。
2. 营养失调（低于机体需要量）　与恶性肿瘤的高代谢以及胃肠功能低下、进食不足有关。
3. 潜在并发症　出血、十二指肠残端破裂、吻合口瘘、消化道梗阻、倾倒综合征。

(三) 护理措施

1. 术前护理

(1) 心理护理：关心、安慰病人，耐心倾听并鼓励病人说出最关心的问题。针对病人的具体情况，采取有效的护理措施。

(2) 改善营养状况：给予高蛋白质、高维生素、高热量、易消化饮食，必要时给予肠外营养，并补充血浆、白蛋白等，以提高对手术的耐受力。

(3) 胃肠道准备：术前有幽门梗阻的病人，应在术前 3 天留置胃管，每天用 300～500ml 温盐水洗胃，以减轻胃黏膜的肿胀。

2. 术后护理　术后一般护理及并发症的观察和护理与胃大部切除术后护理基本相同。尤其注意病人饮食护理以及并发症的观察及护理。

3. 健康教育

(1) 定期门诊复查，坚持综合治疗，出现不适立即就诊。

(2) 提高大众的自我保健意识。对以下情况应及时检查或定期检查：① 40 岁以上，以往无胃病史，近期出现原因不明的上腹不适、隐痛、食欲缺乏、消瘦或呕血、黑便或大便潜血阳性者。② 原有溃疡病史，近期症状和疼痛规律明显改变者。③ 有胃癌家族史者。④ 有胃癌相关疾病者，如胃溃疡、胃息肉、萎缩性胃炎或多年前因胃良性疾病做胃大部切除手术。

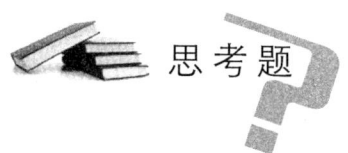

思考题

1. 男性，46 岁，每日进餐无规律，5 年前无明显诱因出现进食后上腹部不适，多于晚餐后出现，曾行胃镜检查示胃溃疡。5 年内多次发作经药物治疗后好转，近 2 个月无诱因出现腹痛，明显消瘦，体重下降 10kg。

请问：① 该病人最可能的诊断是什么？② 如何确诊？

2. 男性，67 岁，胃溃疡 19 年，反复出现上腹不适、腹胀、食欲减退 4 个月，近 1 个月腹痛加重，进食明显减少，体重下降 5kg。胃镜检查示胃窦癌。行胃癌根治术、毕Ⅱ式吻合。术后 2 周，病人在进食流食后约半小时突然出现心慌、出汗、面色苍白、恶心、呕吐、腹泻。

请问：① 该病人出现了何种问题？② 出现该问题的原因是什么？③ 如何预防和处理此类问题？

（高凤莉）

第二十二章

肠梗阻病人的护理

学习目标

1. 说出肠梗阻、机械性肠梗阻、动力性肠梗阻、血运性肠梗阻、绞窄性肠梗阻、蛔虫性肠梗阻、肠扭转、肠套叠的概念。
2. 列举肠梗阻的分类和辅助检查方法。
3. 描述肠梗阻的病理生理改变、临床表现和处理原则。
4. 为肠梗阻病人提供整体护理。

案例

女性，25岁，因腹痛、腹胀、呕吐、肛门停止排气3日入院。查体：T 37℃，P 80次/分，R 20次/分，BP 90/60mmHg。营养状况差，皮肤黏膜干燥，眼窝凹陷，中等程度腹胀，无固定压痛点，肠鸣音亢进，可闻及气过水音，移动性浊音（一）。腹部X线可见小肠多个气液平面。追问病史，病人1个月前曾因肠梗阻在外院行肠粘连松解术。

请问：①该病人主要的护理评估内容有哪些？②目前主要的护理诊断/合作性问题是什么？③目前主要的护理措施有哪些？

任何原因引起的肠内容物通过障碍，称为肠梗阻（intestinal obstruction），是科常见的急腹症之一。肠梗阻不仅能引起肠管本身形态与功能上的改变，还可导致一系列全身性病理改变，严重时可危及病人生命。

【病因及分类】

1. 按梗阻原因分类

（1）机械性肠梗阻：最常见。是指由于机械原因引起肠腔变窄而发生肠内容物通过障碍。此类肠梗阻见于：①肠腔堵塞，如蛔虫、异物、粪块、结石等；②肠管受压，如腹外疝嵌顿、粘连带压迫、肠扭转、肿瘤压迫等；③肠壁病变，如先天性肠道闭锁、狭窄、肿瘤等。

（2）动力性肠梗阻：是由于神经抑制或毒素刺激导致的肠壁肌肉运动紊乱，无器质性肠腔狭小。分为麻痹性和痉挛性两大类。前者多因急性化脓性腹膜炎、腹部手术后、腹膜后血肿，因肠壁肌肉麻痹所致；后者见于急性肠炎、肠功能紊乱和慢性铅中毒，由于肠壁肌肉强烈痉挛性收缩，致使肠内容物不能向下运行。临床少见。

（3）血运性肠梗阻：是由于肠系膜血管栓塞或血栓形成，肠管血运发生障碍所致。肠腔虽无堵塞，但肠内容物不能运行。

2. 按肠壁有无血运障碍分类

（1）单纯性肠梗阻：肠壁血运无障碍，仅有肠内容物不能正常运行。

（2）绞窄性肠梗阻：肠内容物通过受阻，同时伴有肠管血运障碍。可因肠系膜血管受压、栓塞或血栓形成等因素使相应肠段发生急性缺血；也可因单纯性肠梗阻致肠管高度扩张后发生血运障碍。

3. 按梗阻发生的部位分为高位（空肠上段）和低位（回肠末段、结肠）肠梗阻两类。

4. 按梗阻的程度分为完全性和不完全性肠梗阻。

5. 按梗阻发生的快慢分为急性和慢性肠梗阻。

【病理生理】

1. 局部病理生理变化　机械性肠梗阻发生后，梗阻以上肠蠕动增加，以克服肠内容物通过障碍；同时，因肠腔内积气、积液而使肠腔膨胀。气体主要来自吞咽的空气，部分是由血液弥散到肠腔内以及肠道内细菌分解发酵产生的气体；积液主要来源于胃肠道分泌液；肠腔内压力升高到一定程度，可使肠壁血运障碍。开始表现为静脉血回流受阻，肠壁充血水肿，呈暗红色；若肠腔内压力继续升高，会导致小动脉血运受阻，血栓形成，肠壁表面失去光泽，呈黑色，最终因肠管缺血而坏死穿孔。

2. 全身病理生理变化

（1）水、电解质和酸碱失衡：是肠梗阻最重要的病理生理改变。肠梗阻病人由于不能进饮食，并且频繁呕吐而丧失大量消化液，使水、电解质大量丢失；另外，肠管过度膨胀，肠壁血运障碍，致使液体自肠壁渗透至肠腔和腹腔，等于丢失于体外。高位肠梗阻因频繁呕吐丢失大量胃酸和氯离子，可引起代谢性碱中毒；低位小肠梗阻，钠、钾离子丢失多于氯离子，而且在脱水和缺氧情况下酸性代谢产物剧增，从而引起严重的代谢性酸中毒。严重的缺钾可加重肠膨胀，并可引起肌无力和心律失常。特别是在代谢性酸中毒被纠正后，钾离子向细胞内转移，尿多，排钾增加，更易突然出现低血钾。

（2）血容量减少：肠膨胀可影响肠壁血运，渗出大量血浆至肠腔和腹腔内，肠绞窄时则丢失大量血浆和血液。肠梗阻时蛋白质分解增加，肝合成蛋白能力下降，也可加剧血浆蛋白减少和血容量下降。

（3）休克：严重水、电解质、酸碱平衡失调，细菌感染和中毒，均可引起低血容量性休克或感染性休克。

（4）呼吸和循环功能障碍：肠膨胀时腹压增高，横膈上升，影响肺内气体交换，腹痛和腹胀使腹式呼吸减弱。腹压增高和血容量不足可使下腔静脉血流量减少，心排出量减少。

【临床表现】

不同原因引起的肠梗阻可有不同的临床表现，但肠内容物不能顺利通过肠腔是共同的特征，因此各种类型的肠梗阻都具有共同的临床表现特点，即腹痛、呕吐、腹胀及排便排气停止。

1. 症状

（1）腹痛：单纯性肠梗阻表现为阵发性绞痛；绞窄性肠梗阻多为持续性疼痛，阵发性加剧；麻痹性肠梗阻则为持续性胀痛。腹痛多在腹中部，也可偏重于梗阻所在的部位。

(2) 呕吐：早期呕吐呈反射性，吐出物多为食物或胃液。此外，呕吐随梗阻部位高低而有所不同。梗阻部位越高，呕吐出现越早、越频繁。故高位肠梗阻时呕吐频繁，呕吐物多为胃十二指肠内容物；低位肠梗阻时呕吐出现迟而少，呕吐物呈粪汁样；结肠梗阻时呕吐到晚期才出现（甚至可无呕吐）。呕吐物呈棕褐色或血性液体，是肠管血运障碍的表现。麻痹性肠梗阻时，呕吐多呈溢出性。

(3) 腹胀：腹胀一般出现较晚，其程度与梗阻部位有关。高位肠梗阻腹胀不明显；低位肠梗阻腹胀明显，遍及全腹；结肠梗阻多为周边性腹胀；绞窄性肠梗阻表现为不对称的局限性腹胀；麻痹性肠梗阻腹胀显著，并为均匀性全腹胀。

(4) 排便、排气停止：完全性肠梗阻病人有此症状。但梗阻早期，尤其是高位肠梗阻，可因梗阻以下肠腔内残存的粪便和气体在发病后仍可排出，不能因此而排除肠梗阻的诊断。绞窄性肠梗阻如肠套叠、肠系膜血栓形成等，亦可排出少量果酱样或血性黏液便。

2. 体征

(1) 腹部体征

1) 视诊：腹式呼吸减弱或消失，可见肠型、肠蠕动波和腹胀。

2) 触诊：单纯性肠梗阻可有轻度压痛；绞窄性肠梗阻由于伴有腹膜炎、肠坏死，故有明显的腹肌紧张、压痛和反跳痛等腹膜刺激征。如扪及痛性包块，多为绞窄的肠袢；条索状团块为蛔虫性肠梗阻；"腊肠样"包块则为肠套叠。

3) 叩诊：多为鼓音，绞窄性肠梗阻腹腔内有多量渗出液（超过500ml）时，可有移动性浊音。

4) 听诊：肠鸣音亢进，并有气过水声或金属音，考虑为机械性肠梗阻的表现。麻痹性肠梗阻时肠鸣音减弱或消失。

(2) 全身变化：单纯性肠梗阻病人早期全身情况多无明显改变。晚期可表现出唇干舌燥、眼窝内陷、皮肤弹性差、尿少等缺水体征。绞窄性肠梗阻或严重缺水时，可有脉搏细速、血压下降、脉压缩小、面色苍白、四肢湿冷等休克表现。

【辅助检查】

1. 实验室检查　由于脱水、血液浓缩，血红蛋白及红细胞比容升高，尿比重增高。肠梗阻晚期可有白细胞计数增高、水电解质紊乱及酸碱失衡表现。

2. X线检查　立位腹部平片可见肠管扩张、积气及多个阶梯状气、液平面；绞窄性肠梗阻时，X线检查可见孤立、突出胀大的肠袢，不因时间而改变位置。

【处理原则】

肠梗阻的处理原则是纠正因梗阻引起的全身生理紊乱和解除梗阻。具体治疗方法要根据肠梗阻的类型、部位和病人全身情况而定。

1. 基础疗法　包括纠正水、电解质紊乱和酸碱失衡，胃肠减压，防治感染和毒血症，预防和救治休克等。

2. 解除梗阻　可分为非手术治疗和手术治疗两大类。

(1) 非手术治疗：主要适用于单纯粘连性（特别是不完全性）肠梗阻、麻痹性或痉挛性肠梗阻、蛔虫或粪块堵塞引起的肠梗阻、肠套叠早期、肠结核等炎症引起的不完全性肠梗阻。非手术治疗除基础疗法外，还可根据不同类型的肠梗阻采用中药治疗、口服或肠道灌注植物油、针刺疗法及各种复位法：如肠套叠可采用低压空气或钡剂灌肠复位；肠扭转可采用手法复位或颠簸疗法复位等。但在非手术治疗期间，必须严密观察病情，如病情不见好转或反而加重者，即应手术治疗。

（2）手术治疗：各种类型的绞窄性肠梗阻、肿瘤及先天性肠道畸形引起的肠梗阻，以及非手术治疗无效的病人，适应手术治疗。其原则是在最短的手术时间内，以最简单的方法解除梗阻或恢复肠腔的畅通。其手术方法为：① 解除梗阻原因：如粘连松解术、肠切开取出异物、肠套叠和肠扭转复位术等；② 肠切除肠吻合术；③ 短路手术；④ 肠造口或肠外置术。

【护理】

(一) 护理评估

1. 目前身体状况　了解腹痛的性质、呕吐物、胃肠减压抽出液的性质和量；腹胀、肠型、肠鸣音等体征的变化，观察生命体征的变化，如有无腹膜刺激征，有无体液失衡表现，关注 X 线等辅助检查结果。

2. 与疾病相关的健康史　了解既往有无腹部手术史（主要是下腹及盆腔手术史）、外伤史、腹膜炎病史，并了解病人既往是否有慢性肠梗阻症状或腹痛发作史。有无心脏病、严重动脉粥样硬化病史。风湿性心脏病合并心房颤动可因栓子脱落突然发生肠系膜血管栓塞。有无感染性肠病或憩室炎病史，因其可引起机械性肠梗阻。有无胆囊结石病史，突发胆绞痛及阵发性腹部绞痛有结石性肠梗阻可能。新生婴儿肠梗阻以肠道先天性畸形多见。2 岁以内小儿，肠套叠多见。蛔虫性肠梗阻常见于 2~10 岁儿童，多因发热、驱虫不当、蛔虫产生的毒素或机械刺激引起肠管痉挛所致。成人肠套叠多继发于肠息肉、肠肿瘤或肠道憩室等肠壁病变。小肠扭转多见于青壮年，常因饱食后剧烈运动等诱发因素。老年人肠梗阻多以肿瘤及粪块堵塞常见。乙状结肠扭转多见于老年人，常有便秘史。此外，了解是否有肠道功能紊乱、暴饮暴食、过度活动等梗阻诱发因素。

3. 心理社会状况　肠梗阻常急性发作，病因复杂、病情变化快、发展迅速、后果严重，常使人产生紧张、焦虑和恐惧心理。剧烈腹痛、呕吐等症状也会使病人和家属不知所措，要求医护人员尽早作出明确诊断，解除病人病痛。

(二) 主要护理诊断/合作性问题

1. 疼痛　与肠内容物不能正常运行或通过障碍、肠蠕动增强、手术有关。
2. 体液不足　与呕吐、大量液体丢失在肠腔、胃肠减压有关。
3. 腹胀　与肠腔积气、积液有关。
4. 潜在并发症　肠坏死、腹腔感染、术后切口感染或裂开、肠瘘等。

(三) 护理措施

1. 非手术治疗护理及术前护理

（1）体位：无休克者采取半卧位，有利于改善呼吸和循环功能。

（2）禁食：肠梗阻病人应禁食，梗阻缓解、病情好转后 12 小时可少量进食，尽量不考虑甜食和牛奶，以免引起胀气。如无其他不适，48 小时后改半流食。

（3）胃肠减压：是治疗肠梗阻的重要措施之一，通过胃肠减压吸出胃肠道内的积气、积液，以减轻腹胀，降低肠腔内压力，改善肠壁血液循环，减少肠内的细菌和毒素，有利于改善局部和全身情况。胃肠减压时，应保持胃管的通畅，注意观察和记录引流液的颜色、性质和引流量等。

（4）呕吐的护理：呕吐时将头偏向一侧，防止呕吐物吸入气管，引起吸入性肺炎或窒息，呕吐后及时清除呕吐物；给予温开水漱口，保持口腔清洁。注意观察呕吐出现的时间、次数、性质和量。

（5）补液护理：补液种类及量应根据呕吐情况、胃肠减压量、缺水体征、尿量，并结合血清电解质和血气分析结果而定。基本溶液为葡萄糖液、等渗盐水，加上适量的电解质。有代谢性酸中毒者，应给予碳酸氢钠进行纠正。

（6）抗生素的应用：遵医嘱使用抗生素防治感染，减少毒素吸收，减轻中毒症状。注意观察用药后的效果及副作用。

（7）解痉止痛：在确定无肠绞窄的情况下，可使用抗胆碱类药物，如阿托品、东莨菪碱等，以解除胃肠道平滑肌痉挛，缓解疼痛。但不可随意使用吗啡类镇痛剂，以免掩盖病情而延误治疗。

（8）病情观察：严密观察病情变化，定时测量并记录体温、脉搏、呼吸、血压、呕吐物、尿量、胃肠减压液体量等。同时要严密观察腹痛及腹部体征情况。若出现下列表现，应考虑有肠绞窄的可能：① 腹痛发作急骤，开始即为持续性剧烈疼痛或表现为持续性疼痛阵发性加剧。肠鸣音减弱或消失。呕吐出现早而频繁。② 病情发展迅速，早期出现休克，抗休克治疗改善不明显。③ 有明显腹膜刺激征表现，体温升高，白细胞计数增高。④ 腹胀不对称，腹部有局限性隆起或触及有压痛的包块。⑤ 呕吐物、胃肠减压液、肛门排出物为血性或腹腔穿刺抽出血性液体。⑥ 经积极的非手术治疗，而症状、体征无明显改善反而加重者。⑦ 腹部 X 线检查符合绞窄性肠梗阻的表现特点。此类病人病情危重，多处于休克状态，需紧急手术治疗，因此在抗休克、抗感染的同时，要积极做好术前准备。

2. 术后护理

（1）体位：血压平稳后取半卧位。

（2）饮食：术后禁食，禁食期间应补液。肠功能恢复后可开始进流质，无不适，可改为半流质。肠切除肠吻合术后，进食时间应适当推迟。

（3）防治感染：遵医嘱使用抗生素控制感染。

（4）观察病情变化：重点是观察生命体征变化以及腹痛、腹胀、呕吐及肛门排气等。同时要注意观察和记录胃肠减压、腹腔引流液的颜色、性质和量。

（5）术后并发症的观察及护理：术后尤其是绞窄性肠梗阻术后，如出现持续发热、腹胀、白细胞计数增高和中性粒细胞增高，腹壁切口处红肿，以后流出较多带有粪臭味的液体，应考虑腹腔内感染和肠瘘的可能，要积极处理。

3. 健康教育

（1）进食易消化的高蛋白质、高热量和高维生素食物。忌暴饮暴食，不要在饭后剧烈运动。

（2）劳逸结合，保证充足的休息和睡眠。

（3）养成良好的卫生习惯。避免进食不洁饮食，减少肠道寄生虫病。

（4）养成良好的排便习惯。老年及肠功能不全有便秘现象者，应及时给予缓泻剂，必要时遵医嘱灌肠，以协助其排便。

（5）如出现腹痛、腹胀、呕吐、伤口红肿热痛等不适及时就诊。

思考题

1. 男性，40岁，因脐周疼痛伴呕吐5小时入院。入院前5小时由于搬运重物后突然感觉脐周剧痛，大汗淋漓，并伴有呕吐，呕吐物为食物及胃液，在当地医院肌内注射阿托品后疼痛缓解，回家后疼痛持续发作并加剧，呕吐频繁，呕吐物为黄绿色液体，期间排大便一次，量少无血，排尿正常，因疼痛无明显缓解而入院。查体：T 36.4℃，P 102次/分，R 20次/分，BP 135/85mmHg，急性痛苦病容，神志清，腹平坦。未见肠型及蠕动波，腹式呼吸减弱，脐周压痛明显，叩诊鼓音，听诊肠鸣音亢进，可闻及气过水音。血常规示：WBC $18×10^9$/L，N 占 89%。X 线检查示：肠腔黏膜皱襞呈"鱼肋骨刺"状阴影。

请问：① 目前主要的护理诊断/合作性问题有哪些？② 护理措施有哪些？

2. 男性，16岁，午餐后半小时打篮球时突发腹部剧痛，呈持续性，继而剧烈呕吐，内含少量血性液体。体检：腹膨隆、不对称。中上腹有压痛，肌紧张，反跳痛不明显，肠鸣音减弱。血常规：WBC $13.4×10^9$/L。X 线检查示"鸟嘴样"改变。诊断为：小肠扭转。

请问：① 该病人符合诊断的依据有哪些？② 如何治疗？

（曹　辉）

第二十三章

阑尾炎病人的护理

学习目标

1. 列举急性阑尾炎的病因、病理类型。
2. 描述急性阑尾炎的临床表现、处理原则。
3. 列举特殊类型阑尾炎的临床特点。
4. 为阑尾炎病人提供整体护理。

案例

女性，28岁，上腹部和脐周隐痛约4小时，近2小时感觉右下腹疼痛，并逐渐加剧，伴有恶心，呕吐胃内容物一次，量少。自觉乏力、食欲下降。体检：T 38.5℃，P 110次/分，R 20次/分，BP 110/70mmHg。腹部平坦，右下腹有明显压痛、反跳痛，无腹肌紧张。未扪及腹部肿块，无移动性浊音。WBC 12.8×10^9/L，N 89%。拟诊：急性阑尾炎。

请问：①此类病人的护理评估重点是什么？②目前病人有哪些主要护理问题？如何护理？

第一节 急性阑尾炎

急性阑尾炎（acute appendicitis）是临床最常见的急腹症。有5%～10%的人在一生中罹患此病，以20～30岁的青壮年发病率最高，且男性发病率高于女性。

【病因】

1. 阑尾管腔阻塞 是急性阑尾炎最常见的病因。由于阑尾管腔细、开口狭小、系膜短易使阑尾卷曲，这些都是造成阑尾管腔易于阻塞的因素。阑尾管腔阻塞的最常见原因是淋巴滤泡的明显增生，约占60%，多见于年轻人。粪石也是阻塞的原因之一，约占35%。异物、炎性狭窄、食物残渣、蛔虫、肿瘤等则是较少见的病因。阑尾管腔阻塞后阑尾黏膜仍继续分泌黏液，腔内压力上升，导致血运障碍，使阑尾炎症加剧。

2. 细菌侵入　致病菌通常为肠道内的各种革兰阴性杆菌或厌氧菌。当阑尾发生梗阻及炎症后，黏膜溃疡，上皮损害，腔内细菌繁殖生长，侵入阑尾肌层引起急性炎症。此外，细菌还可经血液循环或周围组织侵入阑尾。

【病理】

1. 病理类型　根据急性阑尾炎的临床过程和病理解剖学变化，可分为四种病理类型。

（1）急性单纯性阑尾炎：属轻型阑尾炎或病变早期。病变多只限于黏膜和黏膜下层。阑尾外观轻度肿胀，浆膜充血并失去正常光泽，表面有少量纤维素性渗出物。镜下，阑尾各层均有水肿和中性粒细胞浸润，黏膜表面有小溃疡和出血点。临床症状和体征均较轻。

（2）急性化脓性阑尾炎：亦称蜂窝织炎性阑尾炎，常由单纯性阑尾炎发展而来。阑尾肿胀明显，浆膜高度充血，有脓性渗出物附着。阑尾与周围组织已有粘连，有时整个阑尾可完全被包裹在大网膜内。镜下，阑尾黏膜的溃疡面加大并深达肌层和浆膜层，管壁各层有小脓肿形成，腔内亦有积脓。阑尾周围的腹腔内有稀薄脓液，形成局限性腹膜炎。临床症状和体征较重。

（3）坏疽性及穿孔性阑尾炎：是一种重型阑尾炎。阑尾管壁坏死或部分坏死，呈暗紫色或黑色。阑尾腔内积脓，压力升高，阑尾壁血液循环障碍，严重者可发生穿孔。穿孔部位多在阑尾根部和尖端。穿孔后脓液进入腹腔，如未能被大网膜包裹，感染继续扩散则可引起急性弥漫性腹膜炎。

（4）阑尾周围脓肿：急性阑尾炎化脓或穿孔，大网膜可移至右下腹部，将发炎的阑尾包裹并形成粘连，出现炎性肿块或形成阑尾周围脓肿。

2. 转归

（1）炎症消退：一部分单纯性阑尾炎经及时药物治疗后炎症消退。大部分将转为慢性阑尾炎，易复发。

（2）炎症局限化：急性化脓性、坏疽性或穿孔性阑尾炎发生后，阑尾被大网膜及周围组织粘连包裹，形成炎性包块或局限性脓肿。

（3）炎症扩散：阑尾炎症重、发展快，未予及时手术切除，又未能被大网膜包裹局限，炎症扩散，发展为弥漫性腹膜炎、化脓性门静脉炎、感染性休克等。

【临床表现】

1. 症状

（1）腹痛：典型的腹痛发作始于上腹，逐渐移向脐部，数小时（6～8小时）后转移并局限在右下腹。阑尾的神经由交感神经纤维经腹腔丛和内脏小神经传入，因其传入的脊髓节段在第10、11胸节，所以急性阑尾炎发病开始时，常表现为该脊神经所分布的脐周牵涉痛。早期的上腹及脐周疼痛是内脏痛，定位不准确。右下腹疼痛是由阑尾周围组织炎症引起的，属壁腹膜受累，受体神经支配，定位准确。70%～80%的病人有转移性右下腹痛，是急性阑尾炎的典型特征，此过程的时间长短取决于病变发展的程度和阑尾位置。部分病例发病开始即出现右下腹痛。不同类型的阑尾炎其腹痛也有差异，如单纯性阑尾炎表现为轻度隐痛；化脓性阑尾炎呈阵发性胀痛和剧痛；坏疽性阑尾炎呈持续性剧烈腹痛；穿孔性阑尾炎因阑尾腔压力骤减，腹痛可暂时减轻，但出现腹膜炎后，腹痛又会持续加剧。

由于阑尾基底部与盲肠关系恒定，故阑尾的位置随盲肠位置的变异而改变。阑尾位置一般在右下腹，但可高到肝下方，低至盆腔内，甚至越过前正中线至左侧。阑尾尖端游离，也有不同的指向。不同位置及不同指向的阑尾炎，其腹痛部位也有区别，如盲肠后位阑尾炎疼痛在右侧腰部，盆位阑尾炎腹痛在耻骨上区，肝下区阑尾炎可引起右上腹痛，极少数左下腹部阑尾炎呈左下腹痛（图23-1）。

（2）胃肠道症状：发病早期可出现畏食、恶心、呕吐，有的病例可能发生腹泻。盆腔位阑尾炎，炎症刺激直肠和膀胱，引起排便、里急后重、黏液便等直肠刺激症状。弥漫性腹膜炎时可致麻痹性肠梗阻，腹胀，排气排便减少。

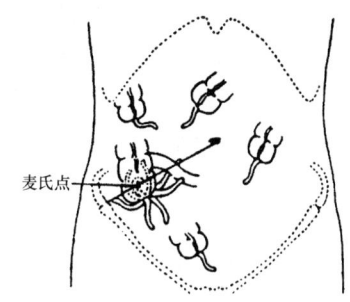

图 23-1　阑尾不同的位置及指向

（3）全身症状：早期有乏力、头痛等，炎症重时出现中毒症状，心率增快，发热，达38℃左右。阑尾穿孔时体温会更高，达39～40℃。如发生门静脉炎，可出现寒战、高热和轻度黄疸。

2. 体征

（1）右下腹压痛：是急性阑尾炎常见的重要体征。压痛点通常位于麦氏点，即右髂前上棘至脐连线的中外1/3交界处。压痛点可随阑尾位置的变异而改变，但始终会在一个固定的位置上。病变早期，腹痛尚未转移至右下腹时，压痛已固定于右下腹。阑尾位置大多较深，阑尾炎早期，深触诊时才出现疼痛，病人可用手指尖准确地指出疼痛的部位，咳嗽时可引起疼痛。当炎症侵及阑尾浆膜面而与前腹壁接触时，轻触时即出现疼痛。阑尾坏死穿孔后，右下腹压痛更明显，范围也扩大。

（2）腹膜刺激征：有腹肌紧张、反跳痛、肠鸣音减弱或消失，是壁腹膜受炎症刺激出现的防御性反应，提示阑尾炎已到化脓、坏疽或穿孔阶段。但应当注意的是，老人、小儿、孕妇、肥胖、虚弱病人及盲肠后位阑尾炎患者，此征象可不明显。

（3）右下腹包块：如体检发现右下腹饱满，扪及一压痛性包块，边界不清、固定，应考虑阑尾周围脓肿。

（4）结肠充气试验（Rovsing征）：病人仰卧位，检查者先用一手压住左下腹部降结肠区，再用另一手反复压迫近侧结肠部，结肠内积气可传至盲肠和阑尾部位，引起右下腹疼痛者为阳性。提示炎症在阑尾基底部。

（5）腰大肌试验（Psoas征）：病人左侧卧位，右腿伸直或过度后伸，若发炎的阑尾位于盲肠后位，则腰大肌受刺激，病人将会感到疼痛。提示发炎的阑尾位于腰大肌前方、盲肠后位或腹膜后位。

（6）闭孔内肌试验（Obturator征）：病人仰卧位，右髋及右膝屈曲90°，将右股骨内旋，引起右下腹疼痛为阳性。提示发炎的阑尾靠近闭孔内肌。

（7）直肠指检：盆位阑尾炎症时，可在直肠右前壁有触痛。当阑尾穿孔时，直肠前壁压痛广泛。当形成阑尾周围脓肿时，有时可触及痛性肿块。提示发炎的阑尾位于盆腔或阑尾炎症已波及盆腔。

【辅助检查】

1. **实验室检查**　多数急性阑尾炎病人的白细胞计数增多，一般在（10～20）×10^9/L，中性粒细胞比例上升，达75%以上。尿常规检查一般无阳性表现，如尿中出现少量的白细胞和红细胞，说明炎性阑尾靠近输尿管或膀胱。

2. **影像学检查**　腹平片可见盲肠扩张和液气平面，偶尔可见钙化的粪石和异物影。B超检查有时可发现肿大的阑尾或脓肿。CT扫描可获得与B超相似的效果，尤其有助于阑尾周围脓肿的诊断。这些特殊检查在急性阑尾炎的诊断中不是必需的，当诊断不肯定时可选择应用。在有条件的单位,腹腔镜也可用于诊断急性阑尾炎并同时做阑尾切除术。

【处理原则】

急性阑尾炎一经诊断,若无特殊的禁忌证,应及早手术切除阑尾。对于早期单纯性阑尾炎或有严重器质性疾病、感染已局限而形成炎性包块且病情有进一步好转、诊断不明确需进一步观察且病情较轻者,应采取非手术治疗。

1. 非手术治疗　主要是用抗生素控制感染并密切观察病情变化。根据病情适当控制饮食、休息及输液等全身支持疗法。一般在24～48小时内,炎症可逐渐消退,如治疗效果不明显或病情加重,应及时改行手术治疗。

2. 手术治疗

(1) 急性单纯性阑尾炎:行开腹阑尾切除术或腹腔镜下阑尾切除术。

(2) 急性化脓性或坏疽性阑尾炎:行阑尾切除术。如腹腔内已有脓液,可清除脓液后关闭腹膜,留置引流管。

(3) 阑尾周围脓肿:如无局限趋势,行切开引流术。不要强求做阑尾切除术,可给予抗菌药物,并加强全身支持治疗,以促进脓液吸收、脓肿消退,待伤口愈合3个月后,再行阑尾切除术。

【护理】

(一) 护理评估

1. 目前身体状况

(1) 症状、体征:观察腹痛的部位、性质、程度,有无转移性右下腹痛的典型特征;有无畏食、恶心、呕吐等胃肠道症状;有无乏力、头痛、心率增快、发热等全身症状。通过专科查体明确病人压痛部位、有无腹膜刺激征、右下腹包块及炎症阑尾的位置。

(2) 辅助检查:注意病人白细胞计数是否增多,必要时进行腹平片、B超、CT等影像学检查以明确诊断。

2. 与疾病相关的健康史　急性阑尾炎的发生与胃肠道功能紊乱有一定关系。暴饮暴食、生活不规律、过度疲劳、饱餐后剧烈运动等均可诱发阑尾炎的发生。

3. 心理社会状况　急性阑尾炎好发于青壮年,病人既往多体健,疾病突发,疼痛又逐渐加剧,病人及家属常可产生紧张、焦虑心理,迫切希望尽早明确诊断并解除疼痛。部分病人因对疾病相关知识不了解,而将阑尾炎引起的上腹痛或脐周痛当做"胃痛",或将胃肠道症状当做"肠胃炎"治疗,从而延误病情。

(二) 主要护理诊断/合作性问题

1. 疼痛　与阑尾炎症或手术创伤有关。

2. 体温过高　与阑尾炎症有关。

3. 潜在并发症　出血、切口感染、粘连性肠梗阻、腹膜感染或脓肿、粪瘘、阑尾残株炎等。

(三) 护理措施

1. 非手术治疗护理及术前护理

(1) 心理护理:讲解手术的必要性、术前准备、术后注意事项的相关知识,减轻病人紧张、焦虑,使病人和家属积极配合治疗及护理。

(2) 体位:卧床休息,取半卧位。

(3) 饮食:病情轻者可进流食,重者应禁食补液,维持能量及水电解质需要,以减少肠蠕动,利于炎症局限。

（4）抗感染：应用抗菌药控制感染。忌灌肠，以免引起阑尾穿孔。

（5）解痉止痛：适当应用解痉剂以缓解症状，但禁用吗啡或哌替啶，以免掩盖病情。

（6）密切观察病情：注意病人体温、脉搏、神志、腹部体征的变化以及白细胞计数、电解质等实验室检查结果，及时发现异常，配合医生处理，必要时做好急诊腹部手术前准备。

2. 术后护理

（1）体位：按不同麻醉和手术方式，给予适当体位。血压平稳后，可采取半卧位。

（2）饮食：术后禁食水，6小时后半流食，避免进食过多甜食及牛奶，以免腹胀；阑尾穿孔或坏疽者，应禁食水，静脉补液，待胃肠道功能恢复后给予半流食，逐渐恢复正常饮食。

（3）早期活动：鼓励病人早期下床活动，以促进肠蠕动恢复，防止肠粘连发生。轻症病人术后6小时即可下床活动，重症病人应在床上活动，待病情稳定后及早下地活动。

（4）密切观察病情，及时发现术后并发症并报告医生处理。

1）出血：常发生在术后24～48小时内。阑尾系膜的结扎线松脱，引起系膜血管出血。表现为腹痛、腹胀、失血性休克；阑尾残端结扎线松脱，同时荷包缝合较紧时，出血可进入肠管内，引起下消化道出血。一旦发现出血征象，应立即输血、补液，纠正休克，必要时再次手术止血。

2）切口感染：是阑尾炎术后最常见的并发症，多因手术污染、存留异物、血肿、引流不畅等所致。感染多发生在皮下或腹肌下腹膜外间隙。表现为术后2～3日体温升高，切口局部红肿、胀痛或跳痛。处理原则：先行穿刺抽出脓液，或于波动处拆除缝线，排出脓液，清除异物并充分引流，定期换药至伤口愈合。

3）粘连性肠梗阻：与局部炎症重、手术损伤、切口异物、术后卧床等多种原因有关。早期手术，术后早期离床活动可适当预防此并发症。病情重者须手术治疗。

4）腹腔感染或脓肿：常发生于化脓性或坏疽性阑尾炎术后，特别是阑尾穿孔并发腹膜炎的病人。多由于阑尾残端结扎不牢、缝线脱落所致。炎性渗出物积聚于膈下、盆腔、肠间隙并形成脓肿。常发生于术后5～7天，表现为体温升高或下降后又升高，并有腹痛、腹胀、腹肌紧张、腹部压痛、腹部包块及直肠膀胱刺激症状等，同时伴有全身中毒症状。需按腹膜炎和腹腔脓肿相应治疗原则处理。

5）粪瘘：多因阑尾残端结扎线脱落或术中损伤所致。一般经非手术治疗可自行闭合痊愈。经久不愈者，应查明病变性质及范围，行相应手术治疗。

6）阑尾残株炎：阑尾残端保留过长超过1cm时，或者粪石残留，术后残株可炎症复发，表现为阑尾炎的症状。应行钡剂灌肠透视检查以明确诊断。症状严重时，须行手术切除阑尾残株。

3. 健康教育

（1）经非手术治疗痊愈的病人，应合理饮食，增加饮食中纤维素含量，避免饮食不节制和餐后剧烈运动，注意劳逸结合，适当锻炼身体，增强体质，提高机体抵抗力，遵医嘱继续服药，以免疾病复发。

（2）经手术治疗的病人，出院后注意适当休息，逐渐增加活动量，3个月内不宜参加重体力劳动，或过量活动。

（3）如果出现腹痛、腹胀、高热、伤口红肿热痛等不适，应及时就诊。

第二节 特殊类型阑尾炎

一、新生儿急性阑尾炎

新生儿阑尾呈漏斗状，不易发生由淋巴滤泡增生或者粪石所致阑尾管腔阻塞。由于新生儿不能提供病史，早期临床表现无特殊性，仅有畏食、恶心、呕吐、腹泻和缺水等，发热和白细胞升高均不明显，早期不易确诊，穿孔率可高达80%，死亡率也很高。应仔细进行体格检查，早期手术治疗。

二、小儿急性阑尾炎

小儿阑尾壁薄、管腔小，一旦有梗阻，很快发生血运障碍，易发生坏疽、穿孔，穿孔率可达30%。小儿大网膜发育不完全且较短，不能起充分的保护作用，故穿孔后炎症不易局限，易形成弥漫性腹膜炎。因此，小儿急性阑尾炎的并发症及死亡率也较高。另外，病情发展快，早期常见恶心、呕吐或腹泻等胃肠道症状。全身反应重，高热可达38～39℃，常无典型的转移性右下腹痛。小儿急性阑尾炎一旦诊断，应及时手术。因小儿常有高热、呕吐和腹泻，易造成缺水、酸中毒，手术前应予以纠正。术后应加强护理以避免并发症发生。

三、老年急性阑尾炎

老年人多有血管硬化，阑尾炎时血液循环功能较差，阑尾很容易发生坏疽及穿孔。又由于老年人对疼痛感觉迟钝，腹肌薄弱，防御功能减退，所以主诉不强烈，体征不典型，而病理改变却很重，体温和白细胞升高均不明显，容易延误诊断和治疗。加之老年人常伴发心血管病、糖尿病、肾功能不全等，使病情更趋复杂严重。一旦诊断应及时手术，术前应做好各项准备工作，同时注意处理伴发的内科疾病。

四、妊娠期急性阑尾炎

妊娠期子宫增大较快，盲肠和阑尾被增大的子宫推挤上移，压痛部位也随之上移。腹壁被抬高，炎症阑尾刺激不到壁腹膜，使压痛、肌紧张和反跳痛均不明显。大网膜难以包裹炎症阑尾，腹膜炎不易被局限而易在腹腔内扩散。此外，炎症刺激子宫收缩，一方面易使炎症扩散，形成弥散性腹膜炎；另一方面易诱发流产或早产，威胁母子安全。

妊娠早期单纯性阑尾炎可试行非手术治疗，如不见好转，应行手术。妊娠中后期急性阑尾炎，炎症难以局限，一旦穿孔对母子威胁较大，应紧急手术。围术期应加用黄体酮。手术切口需偏高，操作要轻柔，以减少对子宫的刺激。术后尽量不使用腹腔引流，使用广谱抗菌药，加强术后护理。

五、慢性阑尾炎

慢性阑尾炎可由急性阑尾炎转变而来或一开始就为慢性过程。病理上主要表现为阑尾管壁纤维组织增生，管腔狭窄或闭塞，阑尾周围粘连，腔内可积有粪石或异物。上述变化可影响阑尾管壁蠕动和管腔排空而引起急性感染，即慢性阑尾炎急性发作。

既往常有急性阑尾炎发作病史，也可能症状不重亦不典型。经常有右下腹痛，有的病人仅有隐痛或不适,剧烈活动或饮食不节制可诱发急性发作,休息后好转。有的病人可有胃肠功能紊乱或大便习惯改变等症状。阑尾部位局限性压痛为主要体征,部分病人在右下腹触及有压痛的索条状物。X线钡灌肠检查可见阑尾不充盈或钡剂排出缓慢,充盈的阑尾位置不易移动等,有助于明确诊断。诊断明确后应手术治疗,并行病理检查。

 思考题

1. 男性,35岁,6小时前感觉上腹部及脐部隐痛,1小时前感觉右下腹疼痛,伴有恶心,无呕吐。食欲下降。体检:T 38.5℃,P 105次/分,R 21次/分,BP 120/75mmHg,腰大肌试验(+)。

请问:① 病人目前出现何种问题?② 应如何处理?

2. 女性,32岁,妊娠4个月。晨起感觉上腹隐痛,3小时后右下腹出现疼痛,阵发性加剧,伴有恶心,无呕吐。体检:T 38.0℃,P 96次/分,R 20次/分,BP 130/88mmHg。右下腹压痛明显,妇科有关检查(—)。

请问:① 病人可能出现何种问题?② 应如何处理?

(祝水英)

第二十四章

结、直肠和肛管疾病病人的护理

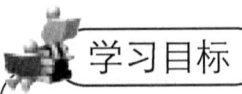

1. 说出痔、直肠肛管周围脓肿、肛瘘、肛裂的概念。
2. 列举常见结、直肠和肛管疾病的发病因素、病理类型，结直肠癌的辅助检查方法。
3. 描述痔、直肠肛管周围脓肿、肛瘘、肛裂、结直肠癌的临床表现和处理原则。
4. 为常见结、直肠和肛管疾病病人提供整体护理。

案例

男性，48岁，反复便后出血多年，量不多，鲜红色，覆盖在大便上面，便时及便后均无疼痛。近2个月出血量增多，同时有肿块突出，可回纳。体检：T 36.5℃，P 80次/分，R 18次/分，BP 100/70mmHg。贫血外貌。拟诊：内痔。

请问：① 内痔的特点是什么？该病人属于哪一期内痔？② 此类病人护理评估的主要内容是什么？③ 主要护理问题及护理措施有哪些？

第一节 直肠肛管良性疾病

一、痔

痔（haemorrhoid）是最常见的肛肠疾病，随年龄的增长发病率增高。内痔（internal hemorrhoid）是肛垫的支持结构、静脉丛及动静脉吻合支发生病理性改变或移位。外痔（external hemorrhoid）是齿状线远侧皮下静脉丛的病理性扩张或血栓形成。内痔通过丰富的静脉丛吻合支和相应部位的外痔相互融合为混合痔（mixed hemorrhoid）。

【病因】

病因尚未明确，目前有肛垫下移学说和静脉曲张学说两种。

1. **肛垫下移学说** 肛垫位于直肠末端，是由平滑肌纤维、结缔组织和静脉丛构成的复合体，在肛管的左侧、右前、右后三个区域突向肛管内，能协调肛管括约肌，调节排便。当存在反复便秘、腹内压增高等因素,肛垫向远侧移位,其中的纤维间隔逐渐松弛,直至断裂;同时伴有静脉丛淤血、扩张、融合,甚至夹杂细小动脉瘘,形成痔。

2. 静脉曲张学说　直肠上静脉属门静脉系统,无静脉瓣,故血液不易回流;直肠上下静脉丛管壁薄、位置浅,直肠末端黏膜下组织松弛,易出现血液淤积和静脉扩张。若存在腹内压增高的因素可致直肠静脉回流受阻、淤血、扩张,形成痔。另外,肛周感染致静脉周围炎,可使静脉壁组织纤维化,失去弹性,引起回流障碍、扩张而形成痔。

此外,痔的发病还可能与长期饮酒和进食大量刺激性食物、肛周感染、营养不良等因素有关。

【临床表现】

1. 内痔　主要表现为排便时无痛性出血和痔核脱出。内痔好发于截石位的3、7、11点。依病变程度不同,临床上将内痔分为4度:① Ⅰ度:便时带血或出血,无痔核脱出。在齿状线上可见黏膜充血,结节样突出。② Ⅱ度:便时带血、滴血或喷血,有痔块脱出,便后可自行还纳。可见较大的紫红色痔核。③ Ⅲ度:排便、用力屏气、咳嗽、行走等增加腹压时,痔核脱出,不能自行还纳,需用手推回或卧床休息后才能将其复位。④ Ⅳ度:痔块长期脱出于肛门,不能回纳或回纳后又立即脱出,由于黏膜分泌物刺激,肛门瘙痒症状较明显。

2. 外痔　一般无症状,或仅有肛门异物感。因便秘及排便用力过猛,可引起外痔静脉丛破裂,血块凝结于皮下,形成血栓性外痔,肛门部剧烈疼痛,咳嗽、排便或行走时加重。检查可见肛门表面暗紫色圆形肿块,触痛明显。

3. 混合痔　兼有内、外痔的症状。

【辅助检查】

可通过肛门视诊、直肠指检或肛门镜检查协助诊断。

【处理原则】

1. 非手术治疗

(1) 一般治疗:① 预防便秘。② 保持肛门皮肤清洁、干燥。③ 肛管内注入消炎止痛药膏或栓剂,如痔疮膏等。④ 内痔突出者,应用温水洗净,涂以润滑油后将其复位,水肿明显者可应用50% $MgSO_4$ 热敷,待水肿消退后再复位。

(2) 注射疗法:适用于单纯性内痔。将5%苯酚植物油或5%鱼肝油酸钠溶液等注入痔基底部的黏膜下层,使其产生无菌性炎症反应,黏膜下组织纤维化,痔内静脉闭塞,痔块萎缩。

(3) 胶圈套扎疗法:适用于治疗Ⅰ、Ⅱ、Ⅲ度内痔及混合痔的内痔部分。其原理是将特制的胶圈套至内痔根部,利用胶圈较强的弹性回缩阻断痔的血液供应,使痔缺血、坏死而脱落愈合。该法操作简单、快速、效果好,术前无须特殊准备。

(4) 冷冻疗法:适用于Ⅰ、Ⅱ度内痔。应用液态氮(-196℃)通过特制探头与痔块接触,使痔组织冻结、坏死、脱落,之后创面逐渐愈合。

2. 手术治疗　适用于病程长、出血严重、痔核脱出、混合痔及包括外痔血栓形成或血肿在内的非手术治疗无效者。手术方法有痔单纯/环形切除术、痔结扎术和血栓性外痔剥离术、吻合器痔上黏膜环切术等。

【护理】

(一) 护理评估

1. 目前身体状况　关注病人是否有便血、痔核突出、肛门异物感、肛门部疼痛、肛周瘙痒、潮湿等情况；了解肛门视诊、直肠指检、肛门镜检查结果。

2. 与疾病相关的健康史　了解病人的职业，有无长期导致腹内压增高的因素；了解病人的饮食习惯，如是否好酒、吸烟、好食辛辣食物等；了解病人有无肛窦、肛腺慢性感染病史。

3. 心理社会状况　痔发病率高，迁延时间长，病人有时因反复便血担心疾病恶化，所以会产生烦躁、焦虑、恐惧心理。也有病人因害羞未及时治疗而延误病情。

（二）主要护理诊断/合作性问题

1. 疼痛　与外痔及手术等有关。
2. 便秘　与饮食习惯、排便时疼痛等有关。
3. 潜在并发症　出血、尿潴留、排便失禁、肛门狭窄等。

（三）护理措施

1. 术前护理

（1）保持大便通畅：养成每日定时排便的习惯，并避免排便时间过长。对于习惯性便秘者，可通过饮食调节，增加食物中的膳食纤维，每日服适量蜂蜜，多数症状可缓解。若症状不缓解，可服缓泻剂帮助排便。

（2）保持肛门清洁：每日或便后清洁肛门。也可采用温水或 0.02％ 高锰酸钾溶液坐浴以清洁肛门，改善血液循环，促进炎症吸收，同时还有缓解括约肌痉挛、减轻疼痛的作用。

（3）改善营养、纠正贫血：因痔引起长期反复便血会导致贫血，严重者需输血。应告知病人及家属，在病人坐浴时应有人陪同，防止因贫血头晕而跌倒受伤。

（4）肠道准备：术前 1 天中午禁食，口服缓泻剂，达到清洁肠道的效果。

2. 术后护理

（1）病情观察：密切观察病人的生命体征及伤口敷料情况，注意有无创面渗血或结扎线脱落造成出血的发生。

（2）饮食和排便：术后 1 天进流食，术后 2～3 天进半流食，以后逐渐过渡到普食。术后 48 小时内服用阿片酊可减少肠蠕动以控制排便。尽量避免术后 3 日内解大便，有利于切口愈合；若有便秘可口服缓泻剂，但是禁忌灌肠。

（3）止痛：肛管手术后因括约肌痉挛，或肛管内敷料填塞过多而加剧伤口疼痛。术后 1～2 天内应适当给予止痛剂，并在术后首次排便前再用一次。若发现肛管内敷料填塞过紧，应予以松解。若无出血危险，可用温水坐浴、局部热敷，或涂消炎止痛软膏，以缓解括约肌痉挛。

（4）处理尿潴留：注意观察病人术后排尿情况。病人术后常因麻醉、会阴部手术刺激、伤口疼痛、肛管内填塞敷料，或不习惯床上排尿而引起尿潴留，可用止痛、热敷按摩、诱导排尿等方法处理。若是肛管内填塞的敷料刺激引起，应及时取出填塞的敷料。若上述方法不能奏效，应留置导尿。

（5）伤口护理：术后采用仰卧位，为防止伤口受压，可在臀部垫气圈。肛门部手术后，伤口多敞开不缝合，需每日换药。每次大便后温水或 0.02％ 高锰酸钾溶液坐浴，然后更换敷料。

（6）预防并发症：观察病人有无排便困难、大便失禁或变细等现象。对肛管括约肌松弛者，手术 3 日后可做缩肛运动；对肛门可能狭窄者，术后 5～10 日内可每日用示指扩肛，并鼓励病人有便意时立即排便。

3. 健康教育

（1）注意调节饮食，平时应多饮水，多吃水果，多进食富含纤维素的膳食，忌吃辛辣刺激性的食物。

（2）注意肛门部卫生，养成每日或便后清洗肛门的习惯。

（3）每天坚持适量运动，尤其对于长久站立或端坐工作的人，应加强肛门括约肌舒缩功能的锻炼。

（4）养成定时排便的习惯。有便秘者，可口服液体石蜡、蓖麻油等缓泻剂。

（5）出院时若伤口未愈合，便后仍要温水坐浴。

（6）若出现排便困难或肛门狭窄者应及时就诊。

二、直肠肛管周围脓肿

直肠肛管周围脓肿（perianorectal abscess）是指在直肠肛管软组织内或其周围间隙内发生急性化脓性感染后形成的脓肿，多见于青壮年。多数脓肿在自行破溃或切开引流后形成肛瘘。

【病因】

多由于肛腺感染引起，亦可由肛裂、血栓性外痔破裂、内痔、直肠脱垂药物注射或肛周皮肤感染、损伤等引起。

【病理】

肛腺开口于肛窦，肛窦易被粪便擦伤而发生感染并累及肛腺，形成肛窦肛腺肌间感染。因直肠肛管周围间隙内充满疏松的脂肪结缔组织，感染极易蔓延扩散，向上、下、外扩散，形成不同部位的直肠肛管周围脓肿。

【临床表现】

1. 肛门周围脓肿　最常见。主要症状是肛周持续性剧痛，排便、受压或咳嗽时加重，行走不便，坐卧不安，全身感染症状不明显。局部可见肛周皮肤红、肿、硬、压痛，可有波动感，常自行破溃，形成低位肛瘘。

2. 坐骨肛管间隙脓肿　脓肿较大，位置较深，初期局部体征不明显，而以全身感染中毒症状为主要表现。开始表现为患侧持续性疼痛，逐渐加重。局部红肿，压痛明显，肛门指诊可触及患侧压痛性肿块，甚至有波动感。如不及时切开，脓肿多向下穿入肛管周围间隙，再由皮肤穿出，形成高位肛瘘。

3. 骨盆直肠间隙脓肿　较上两者少见，该处脓肿位置较深，空间较大，因此全身感染症状更明显而局部症状不明显，故常造成诊断困难。病人除有发热、乏力外，常感肛门部坠胀和常有便意及排便不尽感，同时有排尿不适感。直肠指检在患侧直肠深处可触及有压痛的隆起，有时有波动感。

【辅助检查】

通过直肠指检、B超及穿刺抽脓可协助诊断。

【处理原则】

1. 非手术治疗　发病初期应用抗菌药控制感染、局部理疗、热水坐浴、口服缓泻剂以减轻病人排便时的疼痛。

2. 手术治疗　脓肿形成后，应及时手术治疗，予以切开引流。

【护理】

（一）护理评估

1. 目前身体状况　评估病人局部及全身表现以及直肠指检、B超及穿刺抽脓的结果。

2. 与疾病相关的健康史　有无长期便秘、粪便干结史。有无肛裂、血栓性外痔破裂、内痔、直肠脱垂药物注射或肛周皮肤感染、损伤等病史。

3. 心理社会状况　病人有无因疼痛引起的情绪改变，对疾病防治的认识，对手术相关知识的了解情况。

（二）主要护理诊断/合作性问题

1. 体温过高　与脓肿引起中毒症状有关。

2. 疼痛　与急性化脓性感染有关。

（三）护理措施

遵医嘱使用抗菌药物、局部理疗、温水坐浴。做好脓肿切开引流的护理，保证引流通畅。高热病人及时给予物理降温或药物降温。指导病人合理饮食，必要时遵医嘱使用通便药物。其他护理措施参见痔病人的护理。

三、肛瘘

肛瘘（anal fistula）多见于青壮年男性，是指与肛周皮肤相通的肉芽肿性管道，为常见的直肠肛管疾病之一。

【病因】

肛瘘多为化脓性感染，少数为结核性感染。

【病理】

肛瘘由内口、瘘管和外口三部分组成。多数病人有肛管直肠周围脓肿自行破溃或切开引流病史，破溃或切开处即成为瘘管的外口，引流后脓腔逐渐缩小，但原发病灶成为感染源不断进入管道的内口，外口皮肤生长较快，常常假性愈合，以致又破溃，反复发作。炎症反复刺激管道，使瘘道管壁纤维化、变硬、弯曲、狭窄，因而引流不畅，经久不愈。

【分类】

1. 根据瘘管外口位置分类　① 外瘘：肛瘘外口在肛门周围皮肤上。② 内瘘：肛瘘的两个开口均在直肠肛管内。

2. 根据瘘管的高低分类　① 低位肛瘘：瘘管在外括约肌深部以下。② 高位肛瘘：瘘管在外括约肌深部以上。

3. 根据瘘管的多少分类　① 单纯性瘘：内口、外口及瘘管各一。② 复杂性瘘：有多个瘘口和瘘管。

【临床表现】

典型症状是肛周外口不断有少量脓性分泌物，甚至有气体和粪便排出，可刺激周围皮肤引起湿疹和瘙痒。若外口假性愈合，脓液不能排出，即可出现直肠肛管周围脓肿的表现；当外口再次破溃或切开，脓液外流，症状缓解。如此反复发作多次后，可形成多个瘘口。

【辅助检查】

1. 肛门镜检查　有时可见到瘘管内口。

2. 药物注入　可从外口注入亚甲蓝溶液，观察塞入肛管和直肠下端的白色纱条染色的部位。

3. 碘油造影检查　将碘油注入瘘管后造影，可明确瘘管走向。

【处理原则】

肛瘘一旦形成后，不能自愈，必须采用手术治疗。但注意避免损伤肛门括约肌，防止肛门失禁。手术方法有瘘管切开术、挂线疗法、肛瘘切除术等。

【护理】
(一) 护理评估
1. 目前身体状况 评估肛周局部分泌物情况以及肛周皮肤状况。了解辅助检查结果，判断肛瘘的类型。
2. 与疾病相关的健康史 有无直肠肛管周围脓肿疾病治疗史等。
3. 心理社会状况 评估有无因长期脓液流出引起的情绪改变，对疾病防治的认识，对手术相关知识的了解情况。
(二) 主要护理诊断/合作性问题
1. （有）皮肤完整性受损（的危险） 与肛瘘外口长期排出脓性分泌物的刺激有关。
2. 身体意象紊乱 与肛瘘外口长期排出脓性分泌物以及粪便污染衣物有关。
(三) 护理措施
做好会阴部局部的清洁，及时清除漏出脓液、粪便等，以减少对皮肤的刺激。术后加强局部伤口护理，保证创面敞开、引流通畅，避免再次形成假性愈合。其他护理措施参见痔病人的护理。

四、肛裂

肛裂（anal fissure）多见于中青年，是指齿状线肛管皮肤层裂伤后形成的一种慢性感染性缺血性溃疡，其方向与肛管纵轴平行。

【病因】
肛裂形成的病因并不清楚，可能与排便时肛管后壁承受的压力大、长期便秘粪便干硬排便时用力过猛或长时间腹泻导致的机械性创伤、肛管齿状线附近的慢性炎症等因素有关。

【病理】
1. 急性肛裂 发病时间较短，裂口较浅，创面整齐、鲜红。
2. 慢性肛裂 病程长，反复发作，典型表现是由溃疡、肥大的肛乳头以及"前哨痔"组成的肛裂"三联征"。

【临床表现】
1. 疼痛 是肛裂的主要症状，并有独特的周期性规律。排便时肛裂裂口神经末梢受到刺激，出现肛门剧烈疼痛；排便后疼痛可暂时缓解或消失；数分钟后由于肛管内括约肌痉挛性收缩，又产生剧痛，可持续30分钟至数小时，直至括约肌痉挛收缩逐渐缓解而舒张，疼痛消失。疼痛可放射到会阴部、臀部、大腿内侧或骶尾部。
2. 便秘 由于排便时及排便后疼痛，使病人惧怕排便而使原有便秘加重，从而可造成恶性循环。
3. 出血 排便时肛裂加深，创面可有少量出血，鲜血多在粪便表面，便纸上有血迹或便时滴血。

【辅助检查】
肛门检查发现肛管后正中部位的肛裂"三联征"即可明确诊断。已确诊为肛裂后，不宜行直肠指检或肛门镜检查，避免增加病人的痛苦。

【处理原则】
1. 非手术治疗
(1) 保持大便通畅：多吃蔬菜、水果纠正便秘，可口服缓泻剂或液体石蜡，使大便松软、润滑以利排便。

(2) 温水坐浴：用0.02%高锰酸钾温水坐浴，温度43~46℃，每天2~3次，每次20~30分钟。温水坐浴可松弛肛门括约肌，改善局部血液循环，促进炎症吸收，减轻疼痛，清洁局部，以利愈合。

(3) 肛管扩张：适用于急性或慢性肛裂且未并发乳头肥大及前哨痔者。在局麻或骶管麻醉下用手指扩张肛管，可去除肛管括约肌痉挛，达到止痛目的。

2. 手术治疗　对经久不愈、非手术治疗无效的慢性肛裂，可采用手术治疗。将肛裂及其周围病变组织全部切除，成为新鲜创面，再行愈合。

【护理】

(一) 护理评估

1. 目前身体状况　评估疼痛、便秘以及排便出血情况，了解局部创面情况。

2. 与疾病相关的健康史　有无长期便秘史；了解病人既往饮食习惯。

3. 心理社会状况　病人有无因疼痛、出血引起的情绪改变，对疾病防治的认识，对手术相关知识的了解情况。

(二) 主要护理诊断/合作性问题

1. 疼痛　与肛裂有关。

2. 便秘　与害怕排便疼痛、饮食生活不调有关。

(三) 护理措施

保持大便通畅，调节饮食，必要时使用缓泻剂。控制疼痛，温水坐浴或配合医师行扩肛治疗，以解除肛门括约肌痉挛，促进局部溃疡愈合。围术期护理参见痔病人的护理。

第二节　大肠癌

> **案例**
>
> 男性，59岁，大便带血，排便次数增加3个月。体检：T 37.3℃，P 76次/分，R 16次/分，BP 130/85mmHg。腹平坦，未见胃肠型及蠕动波，腹软，无压痛。右下腹扪及一约4cm×8cm质韧包块，可推动，边界不清，移动性浊音(-)，肠鸣音亢进。大便潜血(+)，Hb 86g/L，血清CEA 43ng/ml。
>
> 请问：①该病人主要的护理评估内容有哪些？②治疗原则是什么？③术前、术后护理措施有哪些？

大肠癌（colorectal carcinoma）是消化道最常见的恶性肿瘤之一，包括结肠癌（carcinoma of colon）及直肠癌（carcinoma of rectum）。结肠癌以41~50岁发病率最高。近20年来发病率明显上升，且渐有多于直肠癌的趋势。

【病因】

确切病因尚不清楚，根据流行病学调查和临床观察发现与下列因素有关。

1. 疾病因素　如家族性结肠息肉病，结、直肠腺瘤的癌变，溃疡性结肠炎和血吸虫性肠炎，克罗恩病等与大肠癌发病有关。

2. 饮食习惯　高脂、高蛋白质、低纤维素饮食可能与大肠癌有关。

3. 遗传因素　部分病人有癌肿家族史。

【病理】

1. 大体分型

(1) 隆起型：肿瘤呈菜花状、结节状或息肉样向肠腔生长，瘤体较大时，表面易发生溃烂、出血、感染和坏死，向周围浸润少。此型恶性程度较低，预后最好。好发于右侧结肠，尤其是盲肠。

(2) 溃疡型：最常见，肿瘤向肠壁深层生长并向四周浸润，早期可有溃疡，边缘隆起，中央凹陷，易致肠壁出血、感染、穿孔。此型转移早，恶性程度高。有局限溃疡型和浸润溃疡型两个亚型。

(3) 浸润型：肿瘤沿肠壁蔓延浸润，易引起肠腔狭窄、梗阻。此型转移早，预后最差。多发生于左侧结肠，特别是乙状结肠和直肠乙状结肠交界处。

2. 组织学分型　主要有腺癌、黏液癌、未分化癌等。其中腺癌最多见，未分化癌易侵入小血管和淋巴管，预后最差。

3. 转移途径

(1) 淋巴转移：是大肠癌最常见的转移途径。首先到结肠壁和结肠旁淋巴结，再到动脉旁淋巴结，后经肠系膜上下动脉根部淋巴结至腹主动脉旁淋巴结，晚期可出现左锁骨上淋巴结转移。

(2) 直接浸润：可侵入邻近器官，如乙状结肠癌常侵犯膀胱、子宫、输尿管，横结肠癌可侵犯胃壁等。当直肠癌穿透肠壁后，可侵入邻近器官，如膀胱、子宫、输尿管、前列腺、阴囊腺、阴道等。

(3) 血行转移：晚期病人癌细胞可经门静脉系统进入体循环向远处转移，常见部位为肝，其次还可转移至肺、骨、脑等。

(4) 种植转移：当癌肿穿透肠壁后，癌细胞可脱落，在腹膜或其他器官表面种植。

【临床表现】

1. 结肠癌

(1) 排便习惯及粪便性状的改变：是结肠癌最早出现的症状，多表现为排便次数增加、腹泻、便秘交替出现，粪便中带血、脓或黏液。

(2) 腹痛：也是早期症状之一，常为定位不确切的持续性隐痛，或仅为腹部不适、腹胀感。出现肠梗阻时腹痛加重或为阵发性绞痛。

(3) 腹部肿块：多为瘤体本身，有时可能为梗阻近侧肠腔内的积粪。肿块大多形状不规则，质硬、表面不平，压之轻痛。若为乙状结肠癌和横结肠癌，可有一定活动度。

(4) 肠梗阻：一般是结肠癌的晚期症状，多表现为腹胀、便秘、腹部胀痛或阵发性绞痛等慢性不完全性肠梗阻征象；当发生完全性肠梗阻时，症状加剧。左侧结肠癌有时可以急性完全性肠梗阻为首发症状。

(5) 全身症状：因癌肿坏死、溃烂、出血造成慢性失血、感染及毒素吸收而引起贫血、乏力、低热和消瘦等。晚期可出现肝大、黄疸、水肿、腹水、锁骨上淋巴结肿大、恶病质等。

左、右侧结肠癌的临床表现由于肿瘤病理类型和部位的不同而有区别。右半结肠癌由于肠腔大、肠壁薄、扩张性好，肿瘤以溃疡型及肿块型多见，易出血、感染、溃烂；肠内容物为液状，粪便稀薄，常以贫血、消瘦及腹部肿块为主要表现，肠梗阻较少见。左半结肠癌由于肠腔小，肿瘤以浸润型居多，易致肠腔狭窄；肠内容物为半固体、固体，肠内粪便多已成形，常以腹泻、便血、便秘、肠梗阻为主要表现。

2. 直肠癌

(1) 直肠刺激症状：便意频繁、便前有肛门下坠感、排便有里急后重及便不尽感，排便习惯改变，出现便秘、腹泻，或两者交替。晚期有下腹痛。

(2) 出血：血便是最常见的症状，随着肿瘤体积的增大，由于炎症、血运障碍、机械刺激等原因，癌肿破溃而发生便血，继发感染时可出现脓血便或黏液便。

(3) 梗阻症状：随癌肿增大，肠腔变窄，粪便逐渐变形、变细。癌肿可造成肠管部分梗阻，多表现为腹胀、便秘、腹部胀痛或阵发性绞痛等，听诊肠鸣音亢进。

(4) 晚期症状：因癌肿侵犯膀胱、前列腺，病人出现尿频、尿痛、血尿等症状；侵犯骶前神经会出现骶尾部甚至下肢的持续性剧烈疼痛。晚期出现肝大、黄疸、水肿、腹水、恶病质等表现。

【辅助检查】

1. 直肠指检　是诊断直肠癌最简便而又最重要的检查方法。约75%以上的直肠癌为低位，经直肠指检可触及。应了解癌肿的位置、大小、质地、范围、活动度及与周围组织的关系。

2. 大便潜血检查　此法简便易行，可作为普查或高危人群的初筛手段，对阳性者进行进一步检查，有助于及时发现早期病变。

3. 内镜检查　包括直肠镜、乙状结肠镜或纤维结肠镜检查，是诊断结肠癌最有效、最可靠的方法。不仅可直视病灶，了解病变所在位置、大小及范围，还可取活组织做病理学检查。

4. X线钡剂灌肠或气钡双重对比造影检查　是诊断结肠癌的重要方法之一，可观察结肠运动和显示结肠内的异常形态，并明确癌肿部位和范围。对诊断直肠癌的意义不大，主要用于排除结直肠多发癌和息肉病。

5. 血清癌胚抗原（CEA）测定　诊断特异性不高，对于判断病人的预后、疗效和复发有一定作用。

6. B超、CT检查　可帮助了解癌肿浸润肠壁的深度、周围淋巴结肿大情况以及有无肝内转移、侵犯邻近脏器等。

7. 其他　女病人应做直肠阴道双合诊检查。男病人有泌尿系统症状时，应做膀胱镜检查，有利于了解癌肿浸润范围。

【处理原则】

主要采取以手术切除为主的综合治疗。

(一) 手术治疗

1. 根治性手术

(1) 结肠癌：主要手术方式有右半结肠切除术、横结肠切除术、左半结肠切除术、乙状结肠切除术。

(2) 直肠癌：主要手术方法有①局部切除术，适用于早期瘤体小、局限于黏膜或黏膜下层、分化程度高的直肠癌。②经腹直肠癌切除术（Dixon手术），适用于距齿状线5cm以上的直肠癌。③ 经腹会阴联合直肠癌切除术（Miles手术），适用于腹膜反折以下的直肠癌。手术范围包括乙状结肠远端、全部直肠及其系膜、肛管及肛门周围3～5cm直径的皮肤、皮下组织及全部肛管括约肌，然后将乙状结肠近端在左下腹行永久性结肠造口。

2. 姑息性手术　适用于晚期癌肿，已有远处转移，但局部癌肿尚能切除的病例，可根据病人全身情况和局部病变程度，做姑息性切除、短路手术或结肠造口术等，以缓解症状、延长病人生存时间。

(二) 化疗

化疗是大肠癌综合治疗的一部分，有助于控制体内潜在的血行转移，可提高5年生存率。对无法手术或术后复发者，化疗是主要的治疗手段。化疗药通常以氟尿嘧啶为主，采用联合多疗程化疗。给药途径有区域动脉灌注、门静脉给药、静脉给药、术后腹腔置管灌注给药等。

(三) 放疗

主要用于根治术的辅助治疗、有手术禁忌或拒绝手术的病人、晚期肿瘤的疼痛症状改善、术前放疗以提高手术切除率等。

【护理】

(一) 护理评估

1. 目前身体状况

(1) 症状、体征：询问病人有无排便习惯改变，如腹泻或便秘、便中带血等。有无腹胀、腹痛或体重减轻等。评估病人的全身营养状况，有无消瘦、贫血。

(2) 辅助检查：了解病人的有关检查结果，如大便潜血试验、直肠指检、影像学检查、内镜检查、重要脏器功能检查结果和肿瘤转移的情况。

2. 与疾病相关的健康史　应重点评估病人饮食习惯、家族史、有无癌前期病变如家族性息肉病等，以及其他相关疾病如结肠腺瘤、溃疡性结肠炎、结肠血吸虫病肉芽肿等。

3. 心理社会状况　评估病人和家属对疾病的认识，对手术以及术前术后护理知识的了解程度。特别是针对拟行结肠造口的病人，要仔细评估病人的心理接受程度，给予心理支持。

(二) 主要护理诊断/合作性问题

1. 焦虑、恐惧或预感性悲哀　与担心或害怕癌症、手术、化疗、结肠造口等影响生活、工作有关。

2. 营养失调（低于机体需要量）　与恶性肿瘤高代谢率、围术期营养摄入量不能满足机体所需有关。

3. 潜在并发症　出血、感染、吻合口瘘等。

4. 身体意象紊乱　与腹部结肠造口改变排便方式有关。

(三) 护理措施

1. 术前护理

(1) 心理护理：根据病人实际心理承受能力，与家属共同做好心理疏导工作，解释治疗过程，寻求合适时机帮助病人尽快面对疾病，积极配合治疗及护理。对于造口病人，医护人员应及时有针对性地给予安慰、鼓励及解释工作。

(2) 加强营养：给予高蛋白质、高热量、高维生素、易消化的少渣饮食；必要时，少量多次输血，以纠正贫血和低蛋白血症，增强手术耐受力。

（3）肠道准备：充分的肠道准备可减少术中污染腹腔，防止术后腹胀和切口感染等并发症，促进吻合口愈合，对保证手术的成功有着重要意义。

1）饮食控制：术前3天开始进少渣半流食，术前1天流食或禁食补液。有梗阻症状者，应禁食补液，以减少粪便产生，利于清洁肠道。

2）应用肠道抑菌药：术前3天开始口服肠道抑菌药，如红霉素、庆大霉素（或新霉素）、甲硝唑等。由于肠道菌群被抑制，使维生素K的合成和吸收减少，故需同时补充维生素K。

3）清洁肠道：术前晚及术日晨清洁灌肠。

（4）阴道冲洗：女病人若肿瘤已侵犯阴道后壁，从术前3日起进行阴道冲洗。

（5）术日晨放置胃管及尿管：注意妥善固定。有梗阻症状的病人应尽早放置胃管，以减轻腹胀。留置导尿管可维持膀胱排空，预防手术时损伤及因直肠切除后膀胱后倾或骶神经损伤所致的尿潴留。

（6）选择合适的造口位置：合适的造口位置应满足以下几点①便于病人自我护理；②位于腹直肌内，以减少造口旁疝并发症的发生；③有足够的位置能够平坦、伏贴地粘贴造口袋。

2. 术后护理

（1）病情观察：注意观察生命体征、伤口及引流情况。

（2）饮食：留置胃管期间应禁食，由静脉输液补充营养，并准确记录24小时出入量，避免水和电解质紊乱。术后2~3天当肠蠕动恢复、肛门排气或开放造口后，可停止胃肠减压，进免奶流食，逐步过渡到半流食、软食，2周左右可进普食，注意选择易消化、少渣食物。

（3）体位与活动：病情平稳后，采取半卧位，鼓励病人多翻身并早期坐起及下床活动，以促进肠蠕动恢复。

（4）引流管的护理：病人术后留置尿管和腹腔引流管或骶前引流管，应保持管道通畅，勿打折、受压及扭曲，观察并记录引流液的颜色、性状和量。

（5）并发症的观察与护理

1）切口感染：①密切观察生命体征和伤口敷料情况，观察切口愈合情况，有无红、肿、热、痛等感染征象。②保持伤口周围清洁干燥，及时换药。③遵医嘱应用抗菌药。④若发生切口感染，则开放伤口，彻底清创。

2）吻合口瘘：观察引流管情况，排便的性状、次数及量和腹部有无不适症状。吻合口瘘常在术后1周左右发生，局部血供不良、肠道准备不充分、低蛋白血症等是引起吻合口瘘的主要原因，对便秘、腹泻者遵医嘱服用缓泻剂或止泻剂，术后7~10天内不可灌肠，以免影响切口愈合。若发生吻合口瘘，应予以充分引流，以控制感染。瘘口大、伴有腹膜炎或盆腔脓肿，则需行吻合口近侧结肠造口，以转流粪便，有利于瘘口愈合。

（6）造口部位的护理

1）评估造口所在的肠段位置：排泄物的性状与造口所在的肠段位置有关。升结肠和横结肠造口的排泄物为稀便。乙状结肠和降结肠造口的排泄物为半成形或成形便。

2）选择合适的造口袋：使用透明的、末端可以打开的造口袋，以利于观察和倾倒排泄物。造口袋开口必须大小合适、附着严密。

3）评估造口黏膜及其周围皮肤状况：正常造口黏膜应是粉红色的。在手术后最初的2~3

周内，造口会有轻到中等程度的水肿。

4）及时更换造口袋：造口袋内容物1/3满时，应倾倒或更换造口袋。如果造口袋过满，其重量可能会减弱黏性并导致排泄物漏出。更换造口袋时，观察造口周围皮肤情况，应在造口周围皮肤上涂抹皮肤保护剂。造口袋不能直接安放在没有皮肤保护剂而已受刺激的皮肤上。确保造口袋底盘与皮肤附着良好。记录排泄物的量、颜色和性状。

5）帮助病人有效应对：主动倾听病人和家属的主诉，鼓励他们表达有关情绪反应。鼓励病人观察和触摸造口。如果病人身体状况允许，护士可鼓励病人参与结肠造口的护理。指导病人及家属造口护理的方法。向病人提供当地造口协会的信息，以使病人和家庭有机会得到教育和支持。

3. 健康教育

（1）提高大众防癌意识，尤其对于有家族史、有癌前期病变以及其他相关疾病者，养成定期体检习惯，及时发现早期病变。

（2）应改变不良生活方式，调理饮食，进食低脂、适当蛋白质及膳食纤维的食物，保持排便通畅。

（3）结肠癌早期发现并治疗的效果较佳，但由于早期症状不明显，易被忽视，凡中年以上有以下症状者，应考虑有结肠癌的可能：① 有大便习惯的改变或有腹泻、便秘交替史。② 血便或黏液血便。③ 有原因不明的贫血、周身乏力、消瘦等。④ 腹部持续性隐痛、腹胀，对症治疗无好转者。⑤ 结肠部位有肿块。

（4）对于结肠癌病人，出院后要注意劳逸结合，保持心情舒畅，定期门诊检查，坚持全面治疗。

（5）结肠造口病人的出院指导

1）饮食：可不改变术前的饮食习惯，但应避免进食或少食易产气食物和易引起便秘或腹泻以及易产生异味的食物，如豆类、乳制品、碳酸类饮料、加香料食物、洋葱、蒜、黄瓜、芹菜、玉米、干果、油炸食物、口香糖等。每日进食时间规律，进食时应细嚼慢咽，若大便干结，可适当增加饮水量或汤类。

2）沐浴：当伤口完全愈合后就可以洗澡。洗澡时宜采用淋浴的方式。淋浴后应用卫生纸或毛巾将造口底盘周围黏附的纸胶吸干。

3）服装：原则上不压迫造口即可。

4）工作：术后休息一段时间后可以逐步恢复工作。但应避免提重物，以免引起疝的发生。

5）运动：不宜进行剧烈运动，如拳击或举重物等。

6）旅游：体力恢复以后就可以旅游。但应注意带上足够的造口用品并放在随身行李内，以备需要时使用。

7）性生活：尽量与性伴侣多沟通，多给点时间使对方接受造口，互相协调，注意避免性生活过程中造口局部受压。

8）复诊：若出现造口出血、造口隆起或内陷、造口周围皮肤红肿痛、造口狭窄、腹泻、便秘等，应及时就诊。

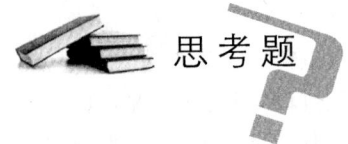

思考题

1. 男性，30岁，经常排便时和排便后肛门剧痛，便纸上有少量的鲜血。有便秘史。爱食肉类食物。体检：T 37℃，P 75次/分，R 19次/分，BP 100/70mmHg。

请问：① 病人目前可能出现何种问题？② 如何进行健康教育？

2. 女性，27岁，婚后1年，因大便次数增多，肛门坠胀感、血便、脓血便2年，到医院就诊。直肠指检：距肛缘4cm触及一环形肿物，质硬、活动度差，推指指套有染血。病理检查示"直肠低分化腺癌"。

请问：① 该病人可能选择的手术方式是什么？为什么？② 术前应做哪些准备？

（祝水英）

第二十五章

门静脉高压症病人的护理

学习目标

1. 说出门静脉高压症、分流术和断流术的概念。
2. 列举门静脉高压症的病因、病理生理改变、辅助检查方法。
3. 描述门静脉高压症的临床表现、处理原则。
4. 为门静脉高压症病人提供整体护理。

案例

男性，41岁，因大量呕血入院。病人2小时前进食时出现呛咳，用力咳嗽后出现呕血，共2次，约800ml，色鲜红，有血块。既往有乙肝病史20余年，1年前曾有一次呕血，经住院治疗痊愈。

请问：①该病人的护理评估重点有哪些？②该病人可能是何种疾病？③如何治疗和护理？

门静脉高压症（portal hypertension）是指门静脉血流受阻、血液淤滞时，引起门静脉系统压力的增高，临床表现为脾大和脾功能亢进、食管胃底静脉曲张及破裂出血、腹水等。门静脉主干由肠系膜上、下静脉和脾静脉汇合而成，其正常压力为13～24cmH_2O，平均值为18cmH_2O。

【病因及分类】

根据门静脉血流受阻的部位，可将门静脉高压症分为以下三种类型：

1. 肝前型　常见病因是肝外门静脉血栓形成、先天畸形和外在压迫。这种肝外门静脉阻塞的病人肝功能多正常或轻度损害，预后较肝内型好。

2. 肝内型　肝内型门静脉高压症又可分为窦前型、窦型、窦后型。窦前型门静脉阻塞的原因有血吸虫病；窦型和窦后型最常见，在我国常由肝炎后肝硬化引起，在西方国家常由酒精性肝硬化引起。

3. 肝后型　常见病因包括巴德-吉亚利综合征（Budd-Chiari syndrome）、缩窄性心包炎、严重右心衰竭等。

【病理生理】

一方面，门静脉无瓣膜，其压力通过流入的血量和流出阻力形成并维持。门静脉血流阻力增加，常是门静脉高压症的始动因素。肝炎后肝硬化由于增生的纤维束和再生的肝细胞结节挤压肝小叶内的肝血窦，使其变窄或闭塞，导致门静脉血流受阻，门静脉压力也就随之增高。另一方面，由于位于肝小叶间汇管区的肝动脉小分支和门静脉小分支之间的许多动静脉交通支，平时不开放，而在肝血窦受压和阻塞时大量开放，以致压力高的肝动脉血流直接注入压力较低的门静脉小分支，使门静脉压力进一步增加。血吸虫性肝硬化时血吸虫卵随门静脉血流抵达肝小叶间汇管区的门静脉小分支，引起这些小分支的虫卵栓塞、内膜炎和其周围的纤维化，以致门静脉血流受阻，门静脉压力增高。门静脉高压症时，压力大都增加至 $25\sim50cmH_2O$，并会引起下列变化：

1. 脾大、脾功能亢进　门静脉血流受阻后，首先出现充血性脾大。可见脾窦扩张，脾内纤维组织增生，单核-吞噬细胞增生和吞噬红细胞现象。临床上除有脾大外，还有外周血细胞减少，最常见的是白细胞和血小板减少，称为脾功能亢进。长期的充血还可引起脾周围炎，发生脾与膈肌间的广泛粘连和侧支血管形成。

2. 交通支扩张　门静脉系统位于两个毛细血管网之间：一端是胃、肠、脾、胰的毛细血管网，另一端是肝小叶内的肝窦（肝的毛细血管网）。门静脉系统与腔静脉系统之间存在4个交通支（图25-1）：胃底、食管下段交通支；直肠下端、肛管交通支；前腹壁交通支；

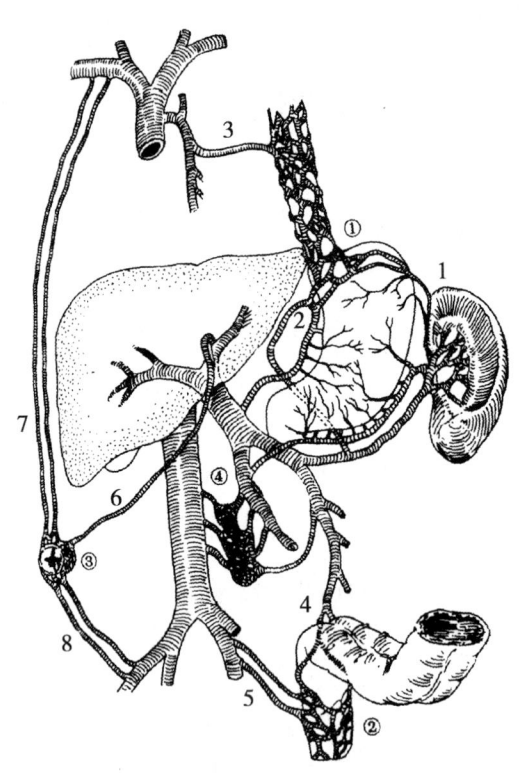

图25-1　门静脉和腔静脉之间的交通支

1. 胃短静脉　2. 胃冠状静脉　3. 奇静脉　4. 直肠上静脉　5. 直肠下静脉、肛管静脉　6. 脐旁静脉　7. 腹上深静脉　8. 腹下深静脉　①胃底、食管下段交通支　②直肠下端、肛管交通支　③前腹壁交通支　④腹膜后交通支

腹膜后交通支。这些交通支正常情况下很细，血流很少。肝内门静脉通路受阻时，为了使淤滞的门静脉血液回流，门静脉和腔静脉之间的交通支大量开放，显著扩张，以降低门静脉的压力。其中最主要的是胃底、食管交通支，它离门静脉主干和腔静脉主干均近，压力差最大，因而门静脉高压时发生静脉曲张最早且最显著。食管下段和胃底静脉曲张后，其表面黏膜变薄，易被粗糙食物或反流的胃酸腐蚀损伤，当发生恶心、呕吐、咳嗽、负重、用力排便等使腹腔内压突然升高的情况时，门静脉压力随之突然升高，易导致曲张的静脉破裂，引起急性大出血。其他交通支也可以发生曲张，如直肠上、下静脉丛扩张可引起继发性痔。脐旁静脉与腹壁上、下深静脉交通支扩张，可引起前腹壁静脉曲张。

3. 腹水　与下列因素有关：① 肝功能损害，血浆白蛋白合成减少，引起低蛋白血症、血浆胶体渗透压下降，促使血浆外渗是主要原因。② 门静脉压力升高，使门静脉系统毛细血管床的滤过压增高，组织液回吸收减少并漏入腹腔。③ 肝窦和窦后阻塞时，肝内淋巴液生成增加，但输出不畅，因而促使大量肝内淋巴从肝包膜表面漏入腹腔而形成腹水。④ 肝功能损害时，肾上腺皮质的醛固酮和神经垂体抗利尿激素在肝内分解减少，血内水平升高，促使肾小管对水钠重吸收，因而引起水钠潴留。此外，门静脉高压症时虽然静脉内血流量增加，但中心血流量降低，继发刺激醛固酮分泌过多，导致水钠潴留而加剧腹水形成。

【临床表现】

1. 脾大、脾功能亢进　门静脉高压症早期即可有脾充血、肿大，程度不一，大者脾下极可达盆腔，早期质软、活动，晚期脾内纤维组织增生而变硬，少数与周围粘连而活动受限，常伴有脾功能亢进的表现。白细胞计数降至 3×10^9/L 以下，容易发生感染。血小板计数减少至 $(70\sim80)\times10^9$/L 以下，表现为黏膜及皮下出血，逐渐出现贫血。

2. 呕血和黑便　食管胃底曲张静脉破裂大出血是门静脉高压症中最凶险的并发症，一次出血量可达 1 000～2000ml。门静脉高压症病人由于肝功能损害，引起凝血酶原合成功能障碍，加上脾功能亢进使血小板计数减少，以致出血难以自止。出血经胃酸及其他消化液作用后，病人可排出柏油样黑便。大出血、休克、贫血可引起肝细胞缺氧，细菌分解肠道内积血可引起血氨升高，极易诱发肝性脑病。约25%的病人在第一次大出血时可直接因失血引起严重休克或因肝组织严重缺氧引起肝功能急性衰竭而死亡。1～2年内，约半数病人可发生再次大出血。

3. 腹水　约1/3的病人出现腹水，是肝功能严重受损的表现。呕血后常引起或加剧腹水的形成。有些顽固性腹水甚难消退。

4. 其他　部分病人可伴有肝大、黄疸、蜘蛛痣、腹壁静脉曲张、痔等。

【辅助检查】

1. 血常规　脾功能亢进时外周血细胞计数减少，白细胞计数可降至 3×10^9/L 以下，血小板计数可降至 $(70\sim80)\times10^9$/L 以下。

2. 肝功能检查　常表现为血浆白蛋白降低而球蛋白增高，白/球蛋白比例倒置，凝血酶原时间延长。肝炎后肝硬化病人血清转氨酶和胆红素增高。

3. B超和多普勒超声　可了解肝和脾形态、大小、质地，有无腹水及门静脉内有无血栓等。通过彩色多普勒超声可测定门静脉血流量、是向肝血流还是逆肝血流，对确定手术方案有重要参考价值。

4. 食管吞钡 X 线检查　在食管被钡剂充盈时，曲张静脉使食管的轮廓呈虫蚀状改变；排空时曲张静脉表现为蚯蚓样或串珠状负影，阳性率70%～80%。

5. 腹腔动脉造影（静脉相）或肝静脉造影 门静脉系统和肝静脉显影后，可确定静脉受阻部位及侧支回流情况，为选择手术方式提供参考。

【处理原则】

门静脉高压症外科治疗的主要目的是预防和控制食管、胃底曲张静脉破裂出血，解除或改善脾大、脾功能亢进。

（一）食管、胃底曲张静脉破裂出血的处理

1. 非手术治疗

（1）补充血容量：立即输血、输液，监测生命体征，避免过量扩容，防止门静脉压力反跳性增加引起再出血。

（2）药物止血：首选血管收缩药或与血管扩张药硝酸酯类合用。药物治疗早期再出血率高，必须采取进一步措施防止再出血。

（3）内镜治疗：① 经内镜将硬化剂直接注射到曲张静脉腔内，使曲张静脉闭塞。使黏膜下组织硬化，达到止血和预防再出血的目的。主要并发症是食管溃疡、狭窄或穿孔。② 经内镜食管曲张静脉套扎术，治疗后近期再出血率较高。经内镜食管曲张静脉套扎术和硬化剂注射，对胃底曲张静脉破裂出血无效。

（4）三腔管压迫止血：利用充气的气囊分别压迫胃底和食管下段的曲张静脉达到止血的目的，以争取时间做紧急手术准备。

（5）经颈静脉肝内门体分流术（transjugular intrahepatic portosystemic shunt，TIPS）：采用介入放射方法，经颈静脉途径在肝静脉与门静脉的主要分支间建立通道，置入支架以实现门体分流。可显著降低门静脉压力，能治疗急性出血和预防再出血。适用于药物和内镜治疗无效、肝功能差的曲张静脉破裂出血的病人，以及等待肝移植病人。

2. 手术治疗

（1）分流术：是通过手术吻合血管的方法，使压力较高的门静脉血液分流到压力较低的腔静脉内，以降低门静脉内压力。可分为非选择性分流和选择性分流（包括限制性分流）两类。

1）非选择性分流术：包括：① 门腔静脉分流术：将门静脉直接与下腔静脉做侧侧吻合或端侧吻合，效果好，但肝性脑病发生率高。② 中心性脾肾静脉分流术：切除脾后，将脾静脉近端与左肾静脉做端侧吻合，术后血栓形成发生率较高。③ 肠系膜上静脉与下腔静脉桥式（H形）分流术。

2）选择性分流术：是将入肝的门静脉有选择性地部分注入体循环。代表术式是远端-脾肾静脉分流术，即脾静脉远端与左肾静脉做端侧吻合，同时离断门-奇静脉侧支，包括胃冠状静脉和胃网膜静脉。限制性分流术的目的是在充分降低门静脉压力的同时，保证部分入肝血流。代表术式是限制性门-腔静脉分流术和门-腔静脉桥式（H形）分流术。

（2）断流术：即脾切除同时，阻断门奇静脉间反常血流。方式很多，有食管下端横断术、胃底横断术、食管下端胃底切除术以及贲门周围血管离断术等。其中以脾切除加贲门周围血管离断术最为有效，不仅离断了食管胃底的静脉侧支，还保存了门静脉的入肝血流。

（二）脾大、脾功能亢进的治疗

多见于晚期血吸虫病病人，因肝功能多较好，单纯脾切除效果良好。若同时伴有食管胃底静脉曲张，应同时做贲门周围血管离断术。

(三) 顽固性腹水的治疗

最有效的治疗方法是肝移植。其他疗法包括 TIPS 和腹腔-上腔静脉转流术。

【护理】

(一) 护理评估

1. 目前身体状况

(1) 症状、体征：注意观察病人腹围大小，有无腹水、下肢水肿；有无肝、脾大和移动性浊音等；有无黄疸、肝掌、蜘蛛痣及皮下出血点；有无呕血或黑便，及呕吐物或排泄物的量、颜色、性质。同时还应注意观察有无生命体征的变化和肝性脑病的征象。

(2) 辅助检查：注意了解血常规、肝功能、食管吞钡 X 线检查和 B 超检查结果等。

2. 与疾病相关的健康史　了解有无慢性肝炎、血吸虫病、肝大、黄疸史。有无长期大量饮酒史，初步判断门静脉高压的原因；了解是否进食粗硬、刺激性食物；是否有腹腔内压力骤升的因素；是否有皮下出血、贫血、感染、呕血和黑便及呕吐物、排泄物的颜色、量和性状。

3. 心理社会状况　病人是否因突然发生的大出血，产生紧张、恐惧心理；是否因长期、反复发作产生悲观失望的情绪；家庭成员能否提供足够的心理和经济支持，病人及家属对门静脉高压的治疗、预防再出血的相关知识的了解程度。

(二) 主要护理诊断/合作性问题

1. 体液不足　与上消化道大量出血有关。

2. 体液过多 (腹水)　与肝功能损害致低蛋白血症、血浆胶体渗透压降低及醛固酮分泌增加有关。

3. 营养失调 (低于机体需要量)　与肝功能损害、营养素摄入不足、消化吸收障碍有关。

4. 潜在并发症　上消化道大出血、术后大出血、肝性脑病、静脉血栓形成等。

(三) 护理措施

1. 非手术治疗护理

(1) 心理护理：护士应沉着冷静，配合抢救的同时应稳定病人的情绪，减轻病人的焦虑，使其配合治疗。避免床边议论病情，帮助病人树立战胜疾病的信心。

(2) 急性大出血非手术治疗病人的护理

1) 一般护理：将病人安置于有抢救设备的病房，平卧时头偏向一侧以防出血或呕吐时误吸。给予吸氧，嘱病人绝对卧床休息。必要时遵医嘱给予镇静剂，稳定病人的情绪，减少再出血。注意观察生命体征，监测中心静脉压，及时发现再出血先兆。

2) 恢复血容量，纠正水电解质平衡失调：迅速建立静脉通路。及时给予输血、输液，恢复血容量。输血宜选新鲜血，因其含氨量低，保存凝血因子较多，有利于止血和预防肝性脑病的发生。注意补钾，控制钠的摄入量，纠正水电解质紊乱并预防过度扩容。

3) 止血药物的应用与护理：① 用冰盐水或冰盐水加血管收缩剂，如肾上腺素做胃内灌洗至回抽液清澈。② 遵医嘱给予止血药，注意观察用药效果及药物副作用。

4) 三腔管压迫止血 (图 25-2) 的护理。

① 插管前准备：置管前先检查三腔管有无老化、漏气，向病人做必要的解释，告知病人应注意的事项及配合方法；将食管气囊注气 100ml～150ml，胃气囊注气 150ml～200ml，观察充盈后气囊是否膨胀均匀、弹性良好、有无漏气，然后抽空气囊，并分别做好标记备用。

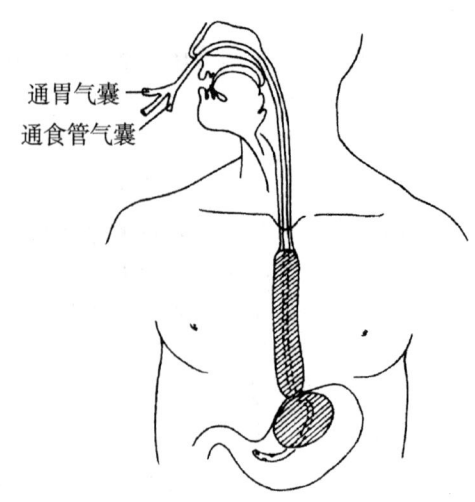

图 25-2　三腔管压迫止血法

②插管方法：用液体石蜡润滑管壁，将管从病人一侧鼻孔或口腔轻轻插入，边插边嘱病人做吞咽动作，直至插入 50～60cm。从胃管内抽出胃液或血液，即证明已插入胃腔内。向胃气囊注入 150～200ml 空气，用止血钳夹闭管口，将三腔管向外提拉，当感到不再被拉出，并有轻度弹力时固定或用滑车装置在管端悬以 0.25～0.5kg 重物做牵引压迫，然后抽取胃液观察止血效果，若仍有出血，再向食管气囊注入 100～150ml 空气。置管后，胃管接胃肠减压器或用生理盐水反复灌洗，观察胃内有无新鲜血液吸出，若无出血，且脉搏、血压趋于稳定，说明出血已得到控制。

③置管期间的护理：病人取侧卧位或头偏向一侧，及时清除病人口腔、鼻咽腔分泌物，防止吸入性肺炎。用液体石蜡润滑鼻腔，保持黏膜湿度；观察并调整牵引松紧度，防止鼻黏膜及口腔黏膜因长时间受压发生糜烂、坏死；三腔管压迫期间，应每 12 小时放气 10～20 分钟，暂时恢复胃黏膜局部血液循环。观察并记录胃肠减压引流液的量、颜色，判断出血是否停止，以决定是否需要施行紧急止血手术。若气囊压迫 48 小时后，胃管内仍有新鲜血液抽出；表明压迫止血无效，应行紧急手术止血。床边备剪刀，当气囊破裂或漏气时，可使气囊上升阻塞呼吸道，引起呼吸困难，甚至窒息。应立即挤空气囊内气体或剪断三腔管，去除牵引压力。

④拔管：三腔管放置时间不宜超过 3 日，以免食管、胃底黏膜长时间受压而缺血、坏死。如气囊压迫 24～48 小时，出血已停止，可考虑拔管。拔管时，先放松牵引，抽空食管气囊，再抽空胃气囊，继续观察 12～24 小时，若无出血，让病人口服液体石蜡 30～50ml，缓慢拔出三腔管。

5）预防肝性脑病：为减少肠道细菌的产生，避免胃肠道残余血液分解产氨，诱发肝性脑病，可服用新霉素或链霉素等肠道不吸收抗生素或使用缓泻剂刺激排泄或生理盐水灌肠。

6）做好术前准备：对非手术止血的病人应同时做好手术前的准备，以便非手术止血失败时能及时施行手术治疗。

2. 手术治疗病人的护理

(1) 术前护理

1）协助医师完善各种检查，根据检查结果给予病人相应处理，使病人以较好的身心状态迎接手术。

2）改善营养状况，纠正凝血功能异常：① 肝功能尚好者，给予高蛋白质、高热量、高维生素、低脂肪饮食；肝功能严重受损者，静脉补充支链氨基酸，限制芳香族氨基酸的摄入。② 贫血严重或凝血功能障碍者输注新鲜血和肌内注射维生素K，改善凝血功能。血浆白蛋白低下者，可静脉输白蛋白。

3）保护肝功能：遵医嘱给予肌苷、乙酰辅酶A等保肝药物，避免使用红霉素、巴比妥类、盐酸氯丙嗪等有损肝功能的药物。

4）预防上消化道出血：① 病人应充分休息，适当活动，避免过于劳累，一旦出现头晕、心慌和出汗等不适，立即卧床休息。② 病人应禁烟酒，少喝咖啡和浓茶。③ 避免进食粗糙、干硬、带骨、有渣或刺、油炸及辛辣食物，食物不宜过热，以免损伤食管黏膜而诱发上消化道出血。④ 避免引起腹压升高的因素，如剧烈咳嗽、打喷嚏、用力排便等，以免引起腹内压升高诱发曲张静脉破裂出血。⑤ 术前一般不放置胃管，必要时选用细而软的胃管并充分涂以液体石蜡，以免留置胃管过程中引起静脉破裂出血。⑥ 保持乐观、稳定的心理状态，避免精神紧张、抑郁等不良情绪。

5）减少腹水形成：① 注意休息，尽量取平卧位，增加肝、肾血流灌注。若有下肢水肿，应抬高患肢。② 限制水和钠的摄入，少食含钠高的食物，每日钠摄入量限制在500～800mg（氯化钠1.2～2.0g）内，每日入液量约为1000ml。③ 测量腹围和体重，每天测腹围一次，每周测体重一次。标记腹围测量部位，每次在同一时间、同一部位测量。④ 遵医嘱使用利尿剂，同时记录每日出入液量，并观察有无低钾、低钠血症。

6）分流术前准备：术前2～3日口服肠道抑菌药，以减少肠道氨的产生，预防术后肝性脑病；术前1日晚清洁灌肠，避免术后因肠胀气而致血管吻合部位受压；脾-肾分流术前要明确肾功能是否正常。行分流术病人术前1天停高蛋白质饮食。

（2）术后护理

1）病情观察：密切观察病人特别是分流术病人的生命体征、神志、面色、尿量、胃肠减压和腹腔引流液的量、颜色等，判断是否发生内出血或低蛋白血症引起腹水。观察分流术病人术后是否出现肝性脑病症状。脾切除术后警惕静脉血栓形成。

2）保护肝功能：缺氧可加重肝功能损害，因此术后应予吸氧；禁止用吗啡、巴比妥类、盐酸氯丙嗪等有损肝功能的药物。

3）卧位与活动：分流术后48小时内，病人取平卧位或15°低坡卧位，2～3日后改半卧位。手术后不宜过早下床活动，一般需卧床1周，以防血管吻合口破裂出血。翻身时动作要轻柔。TIPS术后4天后可以进行床旁活动。

4）伤口及引流管护理。

5）饮食：术后早期禁食，禁食期间给予肠外营养支持，肛门排气后从流食开始逐步过渡到正常饮食，保证热量供给。分流术后病人应限制蛋白质摄入，忌食粗糙和过热食物；禁烟酒。根据血氨水平逐渐增加蛋白质摄入，必要时口服乳果糖。

6）预防感染：遵医嘱使用抗菌药，注意病房内交叉感染。

7）并发症的观察与处理

① 肝性脑病：分流术后部分门静脉血未经肝解毒而直接进入体循环，因其血氨含量高，加之术前肝功能已有不同程度受损及手术对肝功能的损害等，术后易诱发肝性脑病。若发现病人有神志淡漠、嗜睡，应立即通知医师；遵医嘱测定血氨浓度，使用谷氨酸钾，降低血氨

水平；限制蛋白质的摄入，减少血氨的产生；给予弱酸性溶液灌肠（忌用肥皂水），减少血氨的吸收。

② 静脉血栓形成：脾切除后血小板迅速增高，有诱发静脉血栓形成的危险。术后2周内每日或隔日复查一次血小板，若超过 $600\times10^9/L$，立即通知医师，协助抗凝治疗。注意应用抗凝药物前后的凝血时间变化。脾切除术后不用维生素K和其他止血药物，以防血栓形成。

③ 出血：血管吻合口破裂、肝素使用过量等均可导致病人出血。除严格卧床休息、禁止过早下地活动外，注意保持大小便通畅、严格按照剂量要求使用肝素。

3. 健康教育

（1）生活指导：适当活动，避免过度劳累，一旦出现头晕、心慌、出汗等不适，应卧床休息；避免进食粗糙、干硬、带刺、油炸、辛辣以及过热的食物，禁烟、酒，避免喝咖啡、浓茶等；避免引起腹压增高的因素，如剧烈咳嗽、打喷嚏、用力排便、搬动重物等，以免诱发曲张静脉破裂出血；保持乐观、稳定的心理状态，避免精神紧张、抑郁等不良情绪。

（2）定期复诊：注意观察有无黑便，皮肤、牙龈等出血征兆，及早就医。

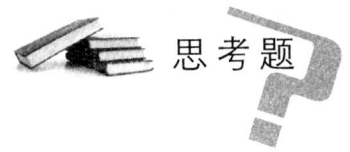

思考题

1. 男性，67岁，主因乏力、间断下肢水肿10余年，皮肤、巩膜黄染10天，排黑便5天，每天2~3次，1天前呕血50ml入院。查体：消瘦，肝病面容，皮肤重度黄染；腹饱满，无腹壁静脉曲张；肝剑突下9cm，肋下7cm可触及，质中等，脾肋下4cm；腹部叩诊鼓音，移动性浊音可疑阳性，肠鸣音2次/分。辅助检查：WBC $7.12\times10^9/L$，RBC $1.89\times10^{12}/L$，PLT $86.00\times10^9/L$。

请问：① 病人目前出现何种问题？为什么？② 该病人应如何处理？③ 如需手术，术后可能发生的并发症有哪些？

2. 男性，50岁，主因呕血、黑便6小时入院。既往患肝硬化3年。查体：贫血貌，前胸可见两个蜘蛛痣，肝掌，腹平坦，腹壁静脉曲张，无胃肠型及蠕动波，上腹轻度压痛，无反跳痛、肌紧张，叩诊移动性浊音（＋），肠鸣音弱。

请问：① 该病人最可能患有什么疾病？依据是什么？② 目前治疗本病常用的手术方法有哪两种？③ 病人可能出现的主要护理诊断/合作性问题有哪些？

（薛晓燕）

第二十六章

原发性肝癌病人的护理

> **学习目标**
> 1. 说出原发性肝癌和伴癌综合征的概念。
> 2. 列举原发性肝癌的病因、病理类型、转移途径和辅助检查方法。
> 3. 描述原发性肝癌的临床表现、处理原则。
> 4. 为原发性肝癌病人提供整体护理。

> **案例**
>
> 男性,62岁,原发性肝癌,1个月前行左半肝切除术,今为进一步治疗再次来院就诊。体检:生命体征平稳,巩膜无黄染,心肺检查未见异常,腹部可见一长约20cm手术瘢痕,全腹软,无压痛及反跳痛。
>
> 请问:①病人还需做哪些影像学检查及实验室检查?②病人存在哪些护理诊断/合作性问题?③如何进行护理?

原发性肝癌(primary liver cancer)是指恶性肿瘤源于上皮组织者,是我国常见的恶性肿瘤之一,东南沿海地区高发。发病年龄多在40~50岁,男性比女性多见。在我国,本病年死亡率占肿瘤死亡率的第二位。

【病因】

目前认为肝癌发病与肝硬化、病毒性肝炎、黄曲霉毒素和亚硝胺等某些化学致癌物、水土因素等密切相关。

【病理】

1. 病理类型

(1) 按病理形态可分为三型:结节型、巨块型、弥漫型。

(2) 按病理组织可分为三型:肝细胞型肝癌、胆管细胞型肝癌和两者同时出现的混合型。我国最常见的为肝细胞型,约占91.5%。

(3) 按肿瘤直径大小可分为四类:微小肝癌(直径≤2cm)、小肝癌(>2cm,≤5cm)、大肝癌(>5cm,≤10cm)、巨大肝癌(>10cm)。

2. **转移途径** 肝细胞极易经门静脉系统在肝内播散,形成癌栓后阻塞门静脉主干可引起门静脉高压的临床表现;血行肝外转移最多见于肺,其次为骨、脑等;肝癌经淋巴转移者相对少见,可转移至肝门淋巴结以及胰周、腹膜后、主动脉旁及锁骨上淋巴结;在中晚期病例,肿瘤可直接侵犯邻近脏器及横膈,或发生腹腔种植性转移。

【临床表现】

肝癌早期缺乏典型临床表现,多数病人在普查或体检时发现,一旦出现症状和体征,疾病多已进入中、晚期。

1. 肝区疼痛　为最常见的主要症状,约半数以上病人以此为首发症状,多呈间歇性或持续性钝痛、刺痛,主要是由于肿瘤迅速生长,使肝包膜张力增加所致,左侧卧位明显,夜间或劳累时加重。疼痛部位常与肿瘤部位密切相关,右半肝顶部的癌肿累及横膈时疼痛可放射至右肩背部。突发的右上腹剧痛并伴有腹膜刺激征甚至出现休克,可能为肝癌结节自发性破裂引起腹腔内出血。

2. 消化道症状　常表现为食欲减退、腹胀、恶心、呕吐或腹泻等,易被忽视。

3. 全身症状　可有不明原因的持续性低热或不规则发热,抗菌药治疗无效;早期病人消瘦、乏力不明显;晚期,体重呈进行性下降,可伴有贫血、黄疸、出血、腹水、水肿等恶病质表现。如发生肺、骨、脑等肝外转移,还可出现相应部位的临床症状和体征。

4. 伴癌综合征(paraneoplastic syndrome)　即肝癌组织本身代谢异常或癌肿引起的内分泌或代谢紊乱的综合征,较少见。主要有低血糖、红细胞增多症、高胆固醇血症及高钙血症。

5. 腹部体征　肝大为中、晚期肝癌的主要临床体征。肝呈进行性肿大、质地较硬、表面高低不平、有明显结节或肿块。癌肿位于肝右叶顶部者,肝浊音界上移,有时膈肌固定或活动受限,甚至出现胸腔积液。晚期病人可出现黄疸和腹水。此外,合并肝硬化者常有肝掌、蜘蛛痣、男性乳房增大、脾大、腹壁静脉扩张及食管胃底静脉扩张等。

6. 并发症　肝性脑病、上消化道出血、癌肿破裂出血及继发性感染等。

【辅助检查】

1. 实验室检查

(1) 血清甲胎蛋白(AFP)测定:属肝癌血清标志物,可用于普查,有助于发现无症状的早期病人,但可有假阳性出现,故应做动态观察。对流电泳法阳性,或放射免疫法测定≥400μg/L且持续4周或AFP≥200μg/L且持续8周,并排除妊娠、活动性肝炎及生殖胚胎源性肿瘤,可考虑为肝细胞癌。30%的肝癌病人AFP为阴性。如同时检测AFP异质体,可提高诊断率。

(2) 血清酶学检查:肝癌病人血清碱性磷酸酶、γ-谷氨酰转肽酶、乳酸脱氢酶的某些同工异构酶可增高,但对肝癌的诊断缺乏特异性,早期病人阳性率极低,只能作为辅助指标。

2. 影像学检查

(1) B超检查:是目前较好的具有诊断价值的非侵入性检查方法,并可用于高发人群首选的普查工具。可显示肿瘤的部位、大小、形态及肝静脉或门静脉内有无癌栓等,诊断正确率可达90%。经验丰富的超声医生能发现直径1.0cm左右的微小癌。通过超声造影可提高肝癌的诊断率。

(2) CT和MRI检查:分辨率高,诊断符合率高达90%以上。CT能明确显示肿瘤的位置、大小、数目及其与周围器官和重要血管的关系,对判断能否手术切除及手术安全性很有价值。动态扫描与动脉造影相结合的CT血管造影,可提高微小癌的检出率。MRI诊断价值与CT相仿，对良、恶性肝内占位病变，特别是与血管瘤的鉴别优于CT。

（3）选择肝动脉造影：诊断肝癌的准确率最高，达95%左右。对血管丰富的癌肿，其分辨率低限约0.5cm。但由于病人要接受大量X线照射并具有创伤性和价格昂贵等缺点，必要时才考虑使用。

3. 肝穿刺活组织检查　多在B超引导下行细针穿刺活检，具有确诊意义，但有出血、肿瘤破裂和肿瘤沿针道转移的危险，临床上不主张采用。

4. 腹腔镜　肿瘤位于肝表面，经各种检查未能确诊而临床又高度怀疑肝癌者，可行腹腔镜检查。

【处理原则】

早期诊断，早期采用手术切除为主的综合治疗，是提高长期疗效的关键。

（一）手术治疗

1. 手术切除　部分肝切除是目前治疗肝癌首选和最为有效的方法。总体上，肝癌切除术后5年生存率为30%～50%，微小肝癌切除术后5年生存率可高达90%，小肝癌约75%。大多数医生采用传统的开腹肝切除术，如果技术条件允许，也可有选择地采用经腹腔镜肝切除术。

（1）适应证：① 全身状况良好，心、肺、肾等重要内脏器官功能无严重障碍，肝功能代偿良好，转氨酶和凝血酶原时间基本正常。② 癌肿局限于肝的一叶或半肝以内，无严重肝硬化。③ 癌肿未侵犯第一、第二肝门及下腔静脉。④ 临床上无广泛肝外转移性肿瘤。

（2）禁忌证：有明显黄疸、腹水、下肢水肿、远处转移及全身衰竭等晚期表现和不能耐受手术者。

（3）术式的选择：应根据病人全身情况、肝硬化程度、肿瘤大小和部位以及肝代偿功能等而定。可做肝部分切除，肝叶切除或半肝切除术。

2. 肝移植　可以获得较好的长期治疗效果。鉴于供肝匮乏和治疗费用昂贵，原则上选择肝功能C级的小肝癌病例行肝移植。

（二）化学治疗

原则上肝癌不做全身化疗。可采用肝动脉栓塞化疗（transcatheter arterial chemoembolization，TACE）。TACE是一种介入治疗，即经股动脉达肝动脉做超选择性肝动脉插管，经导管注入栓塞剂和抗癌药物，是中晚期肝癌、高龄、严重肝硬化等不能手术切除的肝癌病人首选的治疗方法。抗癌常用药物为氟尿嘧啶、丝裂霉素、阿霉素、表柔比星、顺铂、卡铂等；常用栓剂为碘化油。经栓塞化疗后，部分中晚期肝癌肿瘤缩小，部分病人可获得手术切除机会。

（三）局部消融治疗

通常在超声引导下经皮穿刺行微波、射频、冷冻、无水乙醇注射等消融治疗，适应证是不宜手术或不需要手术的肝癌；也可用于术中或术后治疗转移、复发瘤。优点：简便，创伤小，有些病人可获得较好的治疗效果。

（四）其他

包括放射治疗、生物和分子靶向药物治疗、中医中药治疗等，多以综合应用效果为好。

【护理】

（一）护理评估

1. 目前身体状况

（1）症状、体征：了解有无肝大、肝区压痛、上腹部肿块等。肿块的大小、部位、质地、表面是否光滑；有无腹水、脾大等肝硬化表现；有无消瘦、乏力、食欲减退及恶病质表现；有无癌结节破裂出血、肝性脑病、上消化道出血及各种感染发生。

（2）辅助检查：了解病人血清甲胎蛋白（AFP）水平、血清酶谱、肝炎标志物等检查结果及B超、CT、MRI、X线等定位检查结果，以了解肝功能和其他脏器功能损害程度、有无出血的可能及水电解质紊乱的情况。

2. 与疾病相关的健康史 了解是否居住于肝癌高发区，饮食和生活习惯，有无长期进食含黄曲霉毒素的食品、有无亚硝胺类致癌物的接触史；家族中有无肝癌或其他肿瘤病人，了解有无肝炎、肝硬化和其他部位的肿瘤病史或手术史，有无其他系统伴随疾病等。

3. 心理社会状况 病人对拟采取的治疗方法、疾病预后及手术前、后康复知识的了解和掌握程度；病人对手术过程、手术可能导致的并发症及疾病预后所产生的恐惧、焦虑程度和心理承受能力；家属对本病及其治疗方法、预后的认知程度及心理承受能力。家庭对病人治疗的经济承受能力。

（二）主要护理诊断/合作性问题

1. 悲伤 与担忧手术效果、疾病预后和生存期限有关。
2. 疼痛 与肿瘤迅速生长导致肝被膜张力增加或放疗、化疗后的不适有关。
3. 营养失调（低于机体需要量） 与肿瘤消耗、放疗和化疗引起的胃肠道不良反应等有关。
4. 潜在并发症 肝癌结节破裂、消化道或腹腔内出血、肝性脑病、肺部感染。

（三）护理措施

1. 手术病人的护理

（1）术前护理

1）心理护理：鼓励病人表达出自己的想法和担忧，疏导、安慰病人，尽量解释各种治疗、护理知识。尊重和理解病人，并让家属了解发泄的重要性。帮助病人正视现实，增强应对能力，积极参与和配合治疗。鼓励家属与病人共同面对疾病，互相扶持，使病人尽可能平静舒适地度过生命的最后阶段。

2）疼痛的护理：指导病人控制疼痛和转移注意力的方法；安排舒适的环境；必要时遵医嘱按照三级止痛原则给予镇痛药，并观察药物效果及不良反应。

3）改善营养状况：宜采用高蛋白质、高热量、高维生素、易消化的饮食，少量多餐；合并肝硬化有肝功能损害者，应当限制蛋白质摄入；肝功能不良伴腹水者，严格控制水和钠的摄入量；必要时给予肠内外营养支持，输血浆或清蛋白，补充维生素K和凝血因子等，以改善贫血、纠正低蛋白血症和凝血功能障碍；遵医嘱合理补液与利尿，注意纠正低钾血症等水电解质失调。

4）保肝护理：嘱病人保证充分的休息和睡眠，禁烟酒。遵医嘱给予支链氨基酸治疗，避免使用红霉素、巴比妥类、盐酸氯丙嗪等有损肝的药物。

5）预防感染：做好皮肤、口腔、外阴及各种导管护理，术前2日遵医嘱使用抗菌药，预防感染性并发症。

6）肠道准备：术前3天口服抗菌药，如链霉素、新霉素。术前1天灌肠，减少血氨来源，禁用肥皂水灌肠，用生理盐水或酸性液灌肠。

（2）术后护理

1）病情观察：严密观察生命体征、神志、尿量、切口渗血、渗液情况，详细记录出入量,注意腹腔引流管情况。注意观察有无出血和肝性脑病的表现。

2) 体位:术后血压平稳可取半卧位,协助翻身,但要避免过早活动,避免咳嗽和打喷嚏等,卧床1~2天,以免肝断面术后出血。

3) 饮食与营养:排气后可开始进流食。少食多餐、清淡饮食。术后大量补充血浆或白蛋白及新鲜血、葡萄糖等。

4) 引流管护理:肝叶和肝局部切除术后需放置双腔引流管。引流管应妥善固定,避免受压、扭曲和折叠,保持引流畅通;严格遵守无菌原则,每天更换引流瓶,并准确记录引流液的量、色、性质。若引流液颜色鲜红、量持续性增加,应警惕腹腔内出血,及时通知医师采取措施。

5) 肝性脑病的预防及处理:术后间歇给氧3~4天,以增加肝细胞的供氧量,利于肝功能的恢复。遵医嘱给予保肝药物。适当补充支链氨基酸,不可进食高蛋白质食物及增加血氨药物,保持大便通畅。一旦出现肝性脑病迹象,及时报告医师处理。

2. 肝动脉插管化疗病人的护理

(1) 化疗前准备:向病人解释肝动脉插管化疗的目的及注意事项。注意出凝血时间、血常规、肝肾功能、心电图等检查结果,判断有无禁忌证。穿刺处皮肤准备,术前禁食4小时,备好一切所需物品及药品。

(2) 化疗后护理

1) 导管护理:① 妥善固定和维护导管;② 严格遵守无菌原则,每次注药前消毒导管,注药后用无菌纱布包扎,防止细菌沿导管发生逆行性感染;③ 为防止导管堵塞,注药后用肝素稀释液(25U/ml)2~3ml冲洗导管。

2) 副作用的观察及护理:① 发热:以高热为多,由于机体对坏死组织重吸收的反应,轻度发热有助于增强机体免疫力,不必处理;中度以上发热可加重病人消耗及肝负担,可给予解热镇痛药、激素等。② 呕吐:由于抗癌药物对胃肠道黏膜的直接损害,多在术后4~8小时出现呕吐,24小时后逐渐减轻。可给予止吐药物,并注意避免误吸。③ 腹痛:多由于肝动脉栓塞后,肝水肿,肝被膜张力增大,轻度可不处理,或给予少量对肝无损害的镇静剂,一般48小时后腹痛可减轻或消失;重度持续疼痛,应考虑是否合并其他并发症,如胆囊动脉栓塞致胆囊坏死炎症,胃十二指肠动脉、肠系膜上动脉栓塞致肠坏死。④ 肝功能监护:肝动脉栓塞后,肝血供下降可致肝缺血、缺氧,同时发热加重肝损害。术后吸氧3天,加强观察,必要时对症处理。⑤ 肾功能监护:化疗药、栓塞物逆流,肝功能受损均可影响肾功能,一般术后1~2天发生,以预防为主,注意尿量及肾功能变化。

3) 拔管后护理:拔管后,加压压迫穿刺点15分钟,术后嘱病人取平卧位,穿刺处沙袋加压1小时,穿刺侧肢体制动6小时,卧床休息24小时,防止局部出血形成血肿。注意观察穿刺侧肢体皮肤的颜色、温度及足背动脉搏动,注意穿刺点有无出血现象。

3. 健康教育

(1) 预防为主:不吃霉变食物。有肝炎、肝硬化病史者和肝癌高发地区人群定期做AFP检测或B超检查,以期早发现。

(2) 生活指导:多进食高热量、优质蛋白质、富含维生素和纤维素的食物,以清淡、易消化为宜;如有腹水、水肿者应控制水和盐的摄入量;合并门静脉高压或肝硬化的肝癌病人,应限制蛋白质摄入、保持大便通畅,防止便秘,可适当使用缓泻剂,以防发生肝性脑病。

(3) 定期复查：出现水肿、体重减轻、出血倾向、黄疸、疲乏等症状时，及时就诊。

1. 男性，50岁，有慢性肝炎史21年，肝区隐痛2个月，食欲减退，消瘦乏力。查体：贫血貌，右肋缘下可触及肝，质硬，有轻度的压痛。实验室检查示甲胎蛋白阳性，B超和CT检查发现肝右叶5cm大小的硬块，肝肾功能基本正常。

请问：① 该病人可能的护理诊断/合作性问题是什么？② 应采取何种治疗方法？③ 为避免术后出血和肝性脑病，术前预防措施有哪些？

2. 女性，36岁，有慢性肝炎病史10年，肝区隐痛伴消瘦、乏力2个月。查体：巩膜轻微黄染，腹平软，移动性浊音（－）。CT检查发现左右肝内多个占位，大的8cm×10cm，肝硬化，脾大。拟诊：① 原发性肝癌；② 肝炎后肝硬化失代偿期，脾大伴脾功能亢进。入院第2天突发剧烈右上腹痛，并扩散至下腹部，伴腹胀、面色苍白，BP 88/56mmHg。

请问：① 应采取何种治疗方法？② 该病人入院第2天可能发生了什么并发症？如何护理？③ 病人经过保守治疗，腹痛缓解，血压恢复正常，但又出现神志不清，应如何护理？

（薛晓燕）

第二十七章

胆石症与胆道感染病人的护理

> **学习目标**
> 1. 列举胆石症与胆道感染的病因、病理生理改变及辅助检查方法。
> 2. 描述胆石症与胆道感染的临床表现、处理原则。
> 3. 为胆石症、胆道感染的病人提供整体护理。

> **案例**
>
> 女性，42岁，因进食油腻食物后突然右上腹部胀痛，逐渐加重，伴有恶心、呕吐，呕吐物为胃内容物。查体：T 38.5℃，P 102次/分，R 22次/分，BP 110/70mmHg。神志清楚，皮肤及巩膜无黄染，右上腹压痛、反跳痛伴轻度肌紧张，墨菲征（＋）。辅助检查：WBC $19.8×10^9$/L，B超示胆囊壁增厚、胆囊结石。拟诊为急性胆囊炎、胆囊结石。
>
> 请问：① 急性胆囊炎、胆囊结石的原因有哪些？② 此类病人的护理评估重点有哪些？③ 如何治疗和护理？

第一节 胆石症

胆石症（cholelithiasis）包括发生在胆囊和胆管的结石，是胆道系统的常见病和多发病。我国胆囊结石的发病率约10%，女性多于男性，胆固醇结石多见。

【病因】

1. **感染因素** 胆汁淤滞、细菌或寄生虫入侵等会引起胆道感染，细菌产生的β-葡萄糖醛酸酶可使水溶性的结合性胆红素水解为非结合性胆红素，后者与钙盐结合，形成胆色素结石；虫卵、成虫的尸体、炎症坏死组织的碎屑可成为结石的核心，诱发结石形成；胆道手术后的手术线结或Oddi括约肌痉挛导致胆道梗阻，胆汁淤滞于胆道内，成为结石形成的核心。

2. **代谢因素** 胆汁中含有胆盐、胆固醇、卵磷脂三种主要成分，三者以一定的比例混合，保持胆汁呈胶状溶解状态，其中胆固醇不溶于水，但可溶解于胆汁酸和卵磷脂形成的微粒胶中。当胆汁中胆固醇浓度明显增多，而胆盐和卵磷脂含量相对减少时，则胆固醇呈过饱和状态并析出、沉淀、结晶，从而形成结石。

3. 其他因素　胆囊功能异常、雌激素、遗传因素与结石的形成有关。

【分类】

(一) 根据胆结石的成分分类

1. 胆固醇结石　80%以上的胆囊结石属于此类，主要成分为胆固醇，质地硬，表面光滑，呈黄色、白黄或灰黄，剖面呈放射状排列的条纹，单发或多发，呈多面体、圆形或椭圆形。X线检查多不显影。

2. 胆色素结石　主要成分是胆色素，一般多发，形状大小不一，可呈长条状、粒状或铸管形。可分为两种，一种是无胆汁、无细菌、质硬的黑色胆色素结石，几乎均发生于胆囊内；另一种是有胆汁酸、有细菌、质软易碎的棕色胆色素结石，主要发生在胆管。X线检查不显影。

3. 混合型结石　由胆色素、胆固醇、钙等多种成分混合而成。根据所含成分的不同而呈现不同的色泽和性状。X线检查可显影。

(二) 根据结石的部位分类

1. 胆囊结石　主要为胆固醇结石或以胆固醇为主的混合性结石和黑色胆色素结石。主要见于成年人，女性多于男性。胆囊结石约占全部结石的50%。

2. 胆管结石　胆管结石分为发生在肝内、肝外胆管的结石。肝外胆管结石主要是胆囊结石或肝内胆管结石排入胆总管引起，另外与胆道感染、胆汁淤滞、胆道异物等有关。肝外胆管结石占全部结石的20%～30%，多数位于胆总管下端。肝内胆管结石病因复杂，主要与胆道感染、胆汁淤滞、胆道寄生虫、胆道变异等有关。左侧结石比右侧多见，占全部结石的20%～30%。

【临床表现】

1. 胆囊结石　大多数病人无症状，称为无症状胆囊结石。胆囊结石的典型症状为胆绞痛，或表现为急性胆囊炎或慢性胆囊炎。

(1) 胆绞痛：常在饱餐、进食油腻食物后或睡眠中体位改变时发作，因胆囊排空受阻导致。疼痛位于右上腹或上腹部，呈阵发性，或持续性疼痛阵发性加剧，可向右肩胛部和背部放射，伴恶心、呕吐。

(2) 上腹隐痛：多数病人在进食过多、进食油腻食物、工作紧张或疲乏时出现上腹部或右上腹隐痛，或有饱胀不适、嗳气、呃逆等。

(3) 胆囊积液：胆囊结石长期嵌顿或阻塞胆囊管但未合并感染时，胆囊黏膜吸收胆汁中的胆色素，并分泌黏液，导致胆囊积液。

(4) 其他：少部分病人出现轻度黄疸；结石可进入胆总管称为胆总管结石，有时可诱发胆源性胰腺炎。

2. 肝外胆管结石　一般无症状或仅有上腹部不适，当结石造成胆管梗阻时可出现腹痛和黄疸；若继发胆管炎时，可出现腹痛、寒战高热、黄疸等表现，合称为Charcot三联征。

(1) 腹痛：起病急骤，位于剑突下或右上腹，多为绞痛，呈阵发性发作，或为持续性疼痛阵发性加剧，向右肩背部放射。由于体位改变，结石下移，嵌顿于胆总管下端或壶腹部，引起暂时性梗阻，胆总管平滑肌或Oddi括约肌痉挛导致。

(2) 寒战、高热：多发生于剧烈腹痛后，胆管梗阻继发感染，细菌毒素逆行至肝静脉，再进入体循环引起全身感染。为弛张热表现，体温可高达39～40℃。

(3) 黄疸：胆管梗阻后胆红素逆流入血所致，其轻重程度、持续时间取决于胆管梗阻的部位、程度、是否继发感染。部分梗阻黄疸较轻，完全梗阻则黄疸较重。出现黄疸时，病人常伴有尿色变深、大便颜色变浅或呈陶土样大便、皮肤瘙痒等症状。

3. 肝内胆管结石　可多年无症状或仅有上腹和胸背部胀痛不适。常见的临床表现是急性胆管炎引起的寒战高热和腹痛。若合并肝外胆管结石或双侧胆管结石时，可出现黄疸。严重者可出现急性梗阻性化脓性胆管炎。反复胆管炎可导致多发的肝脓肿。长期梗阻甚至可导致肝硬化等。

【辅助检查】

1. 实验室检查　合并胆道感染时，血白细胞计数及中性粒细胞升高。合并胆管炎时，血清胆红素及结合胆红素增高，血清转氨酶和碱性磷酸酶升高，尿中胆红素升高，尿胆原降低或消失，粪中尿胆原减少。

2. 影像学检查　B超能发现结石并明确大小和部位，可作为首选检查方法。含钙量高的结石，腹部X线也可看到。有梗阻性黄疸时，经皮肝穿刺胆管造影（PTC）和经内镜逆行胰胆管造影（ERCP）可显示结石及部位。CT、MRI也可显示结石部位、胆管扩张等。

【处理原则】

1. 胆囊结石　无症状的胆囊结石一般不需要预防性手术治疗，可观察和随诊。有症状和（或）并发症者，首选腹腔镜胆囊切除术（laparoscopic cholecystectomy, LC）。病情复杂或没有腹腔镜条件也可开腹行胆囊切除术。在胆囊切除时，若出现以下情况需要行胆总管探查、T管引流术：① 术前病史、临床表现或影像学检查提示胆总管有梗阻。② 术中证实胆总管有病变。③ 胆总管扩张超过1cm，胆管壁明显增厚，发现胰腺炎或胰头肿物，胆管穿刺出脓性、血性胆汁或泥沙样胆色素颗粒。④ 胆囊结石小，有可能进入胆总管。

2. 肝外胆管结石　以手术治疗为主。术中尽量取尽结石、解除胆道梗阻、术后保持胆汁引流通畅。

(1) 非手术治疗：也可作为术前准备。包括：① 应用抗生素，主要针对革兰阴性菌的抗生素；② 解痉；③ 利胆；④ 纠正水、电解质及酸碱平衡失调；⑤ 加强营养支持和补充维生素；⑥ 保肝及纠正凝血功能异常。

(2) 手术治疗：① 胆总管切开取石、T管引流术：可采用开腹或腹腔镜手术。术中可采用胆管造影、超声或纤维胆道镜检查，以防止和减少结石遗留。② 胆肠吻合术：也称胆汁内引流术，手术同时需要切除胆囊。但此术废弃了Oddi括约肌的功能，目前已较少采用。

3. 肝内胆管结石　无症状者可不治疗、定期观察、随访。症状反复发作者应手术治疗。手术方式包括：胆管切开取石、胆肠吻合术、肝切除术等。为取尽结石，术中可应用胆管造影、超声等检查确定结石的数量和部位。可应用胆道镜术中取石。术后残留结石可经引流管窦道胆道镜取石、激光、超声、微爆破碎石；经引流管溶石、体外碎石或中西医结合治疗等。

【护理】

(一) 护理评估

1. 目前身体状况　评估病人症状、体征以及辅助检查结果，判断胆结石的部位、大小，有无梗阻症状及合并感染。了解既往急性发作情况及诱发因素。

2. 与疾病相关的健康史　了解病人年龄、性别、饮食习惯、家族史、既往史、手术史等。评估与胆石症发病的相关因素，如高热量、高糖、高脂、高胆固醇饮食；胆道寄生虫病史；肥胖；多次妊娠；长期口服避孕药；遗传；手术，如迷走神经切断术、小肠远端广泛切除术等。

3. 心理社会状况　了解病人患病后的心理改变，有无紧张、焦虑。评估病人家庭的经济承受能力，以及家庭和社会方面对病人的支持程度。

(二) 主要护理诊断/合作性问题

1. 疼痛　与胆结石嵌顿梗阻有关。
2. 体温过高　与胆石症合并胆道感染有关。
3. 潜在并发症　感染性休克、胆汁性腹膜炎。

(三) 护理措施

1. 术前护理

(1) 缓解疼痛：观察疼痛的部位、性质、发作的时间、诱因及缓解因素。对诊断明确且疼痛剧烈者，可给予消炎利胆、解痉止痛药物。禁用吗啡以免加重Oddi括约肌痉挛。低脂饮食或禁食，以免加重疼痛。

(2) 降低体温：根据病人体温状况，采用物理降温或药物降温，遵医嘱应用抗生素，控制感染。

(3) 病情观察：注意观察生命体征、意识状况，腹痛及发热进展情况。

(4) 改善全身状况：遵医嘱补液以纠正水、电解质及酸碱平衡失调；加强营养支持和补充维生素；必要时，应用保肝药物及纠正凝血功能异常。

(5) 做好术前常规准备：术前准备基本与腹部其他手术相同，但腹腔镜胆囊切除术术前应注意脐部清洁，同时，术前应加强呼吸功能锻炼，戒烟，避免感冒，以减少呼吸道分泌物，利于病人早日康复。

2. 术后护理

(1) 病情观察：密切观察生命体征、神志、尿量、黄疸、腹部体征的变化，注意胃肠减压及引流液的颜色、数量、性状。如果病人出现腹痛、腹胀伴发热等腹膜炎表现，或引流管引流出黄绿色液体，应及时报告医生，警惕胆瘘的发生。

(2) 饮食：禁食期间通过肠外营养维持病人良好的营养状态，待肠功能恢复后，由流食逐渐过渡到低脂饮食，注意少食多餐。

(3) 切口护理：观察并记录切口情况，保持切口的清洁干燥，如渗血、渗液较多，应及时更换敷料。如有胆汁渗漏，防止损伤皮肤，应涂抹氧化锌保护皮肤。

(4) 补充液体和电解质：记录24小时液体出入量，保持水、电解质平衡。

(5) 做好T管引流护理

1) 妥善固定：将T管妥善固定，避免翻身、活动时牵拉T管，对躁动不安的病人应适当加以约束或专人守护，避免T管脱出。

2) 加强观察：观察并记录T管引流出胆汁的颜色、数量及性状。正常成人每日分泌胆汁800～1200ml，清亮无沉渣，呈黄色或黄绿色，有黏性。术后24小时内引流量为300～500ml，饮食恢复后，引流量可增至600～700ml，以后逐渐减少至每日200ml左右。术后1～2天胆汁逐渐变清亮，如果胆汁突然增多，提示胆道下端梗阻；如果胆汁突然减少或无胆汁引出，应考虑引流管受压、扭曲、阻塞或脱出。

3) 保持引流通畅：T管要经常予以挤捏，保持通畅，防止引流液中混有的絮状物、血凝块、泥沙样结石阻塞管道，必要时可用生理盐水低压冲洗或用50ml注射器负压抽吸。引流管的水平高度不要高于腹部切口高度，以免胆汁反流引起感染。引流袋也不宜过低，以免胆汁流出太多影响脂肪的消化和吸收。

4）预防感染：严格无菌操作，定期更换引流袋。引流管口周围皮肤覆盖无菌纱布，保持干燥，防止胆汁浸润皮肤引起炎症反应。

5）拔管：一般术后12~14天，引流量逐渐减少至200ml，引流液颜色正常，无脓液、沉渣及絮状物，无腹痛、发热、黄疸，大便颜色正常等可考虑拔管。拔管前先试行夹管1~2日，如无腹胀、发热、黄疸等症状，说明胆总管通畅。再在X线下行T管造影，进一步确定胆总管通畅情况。造影后持续引流2~3天，如无不良反应即可拔管。拔管后，用凡士林纱布填塞残留窦道，1~2日可自行闭合。拔管后1~2周，密切观察病人体温、有无腹痛和黄疸发生，警惕胆汁外漏引起腹膜炎。若胆管造影发现结石残留，则需保留T管6周以上，再行取石或其他处理。

（6）并发症的观察和护理

1）出血：发生于术后24~48小时内的出血多为腹腔内出血，可能与术中止血不彻底、结扎线脱落及凝血功能障碍等有关。术后早期、晚期均可发生胆管内出血，多数因为炎症、结石导致血管壁溃疡、糜烂或术中操作不当引起。如果腹腔引流管引流出大量血性液体多于100ml/h，持续3小时以上并伴有心率加快、血压不稳时，提示腹腔内出血；胆管出血表现为T管引流出鲜血或血性胆汁，大便呈柏油样，也可伴有心率加快、血压降低等表现。应及时上报医生给予处理。

2）胆瘘：由胆管损伤、胆总管下端梗阻、T管脱出等所致。如果病人出现发热、腹痛、腹胀等表现，或引流出黄绿色胆汁样液体，常提示胆瘘发生。将漏出的胆汁充分引流到体外是治疗胆瘘最重要的原则。长期胆瘘会影响脂肪的消化吸收，导致营养障碍及脂溶性维生素的缺乏，应及时补液防止水、电解质及营养失衡。

3）高碳酸血症：因腹腔镜手术中因CO_2吸收过多导致。病人出现呼吸变浅变慢，$PaCO_2$升高，需通知医生及时处理。术后常规低流量吸氧，鼓励病人深呼吸，有效咳嗽，促进体内CO_2的排出。

4）肩背部酸痛：是腹腔镜手术后常见并发症，由于CO_2聚集在膈下产生碳酸，刺激膈肌引起肩背部酸痛、不适。一般无须特殊处理，可自行缓解。

3. 健康教育

（1）合理饮食，少量多餐，避免暴饮暴食。进食低脂、低胆固醇、高维生素、高纤维素食物。告知病人胆囊切除后会出现消化不良、脂肪性腹泻等情况，经饮食调节症状可逐渐消失。

（2）遵医嘱服用消炎利胆药物。保持心情舒畅，劳逸结合，合理安排作息时间。避免过度劳累及高度精神紧张。

（3）定期复查，如出现腹痛、腹胀、黄疸、陶土样大便等不良情况时，须及时就诊。

第二节　胆道感染

胆道感染主要是胆囊炎和不同部位的胆管炎，分为急性、亚急性和慢性炎症。胆道感染主要是因胆道梗阻、胆汁淤滞造成，胆道结石时导致梗阻的最主要原因，而胆道反复感染又是胆石形成的致病因素和促发因素。

一、急性胆囊炎

急性胆囊炎（acute cholecystitis）是临床常见病，多见于女性。根据胆囊内有无结石，分为结石性胆囊炎和非结石性胆囊炎，前者占95%以上。

【病因】

1. 胆囊管梗阻　结石阻塞胆囊管或嵌顿于胆囊颈，损伤黏膜，胆汁排出受阻，胆汁浓缩、淤滞。高浓度胆汁酸盐直接损害细胞，加重黏膜炎症、水肿以致坏死。约80%由胆囊结石引起，另外还有蛔虫、扭转、狭窄等造成梗阻。

2. 致病菌入侵　细菌通过胆道逆行入侵胆囊，也有自血液循环或淋巴途径进入者。主要致病菌是革兰阴性杆菌，常常合并厌氧菌感染。

3. 创伤、化学刺激　严重创伤、长期胃肠外营养、烧伤、大手术后、危重病人，因胆囊缺乏节律性收缩，胆囊收缩功能降低，胆汁淤积刺激胆囊黏膜。而长时间的低血压和组织低血流灌注，使黏膜受损，而胆汁淤积利于细菌繁殖和感染。

【病理生理】

1. 急性单纯性胆囊炎　急性胆囊炎起始时胆囊管梗阻，胆囊内压升高，胆囊黏膜充血、水肿、渗出，此时为急性单纯性胆囊炎。

2. 急性化脓性胆囊炎　炎症进一步扩散，累及胆囊壁全层，白细胞弥漫浸润，浆膜面有纤维性和脓性渗出物覆盖时为急性化脓性胆囊炎。

3. 急性坏疽性胆囊炎　如胆囊内压持续升高，压迫胆囊壁导致血液循环障碍，引起组织坏疽，发展为急性坏疽性胆囊炎。常并发胆囊穿孔，多位于底部和颈部。

若病变过程中，梗阻消除，炎症消退，组织结构会恢复。如反复发作，胆囊壁会产生纤维组织增生、瘢痕化、与周围组织粘连，最终出现胆囊萎缩，完全失去功能，呈慢性胆囊炎表现。急性胆囊炎因周围炎症浸润至邻近器官，也可穿破至十二指肠、结肠等形成胆囊胃肠道内瘘。

【临床表现】

(一) 症状

1. 腹痛　表现为突发右上腹部剧烈绞痛或胀痛，阵发性加重，常于进油腻食物后发生，疼痛常放射至右肩、右胛或右背部，可伴恶心、呕吐。

2. 发热　可有轻度或中度发热，如出现寒战、高热，提示病情严重，可能出现胆囊化脓、穿孔、坏疽或并发急性胆管炎。

3. 黄疸　部分病人会有轻度黄疸。原因可能为胆囊结石排入胆管或炎症波及胆管，造成胆管梗阻或水肿。

(二) 体征

1. 右上腹压痛　右上腹部压痛或叩痛，炎症波及浆膜层时出现反跳痛和肌紧张。如胆囊壁出现坏死穿孔，则出现弥漫性腹膜炎的体征。

2. 墨菲（Murphy）征阳性　将左手平放于病人右肋下，以拇指指腹置于右肋下胆囊点，嘱病人缓慢深吸气，如突然出现吸气暂停称为墨菲征阳性。

【辅助检查】

1. 实验室检查　白细胞计数和中性粒细胞比例增高，部分病人可有血清胆红素、血清转氨酶、血清淀粉酶增高。

2. 影像学检查　B超显示胆囊增大、壁厚，并可探及胆囊内结石影像。CT、MRI均可协助诊断。

【处理原则】

1. 非手术治疗　可作为手术前的准备。方法包括：禁食、营养支持、应用抗生素、纠正水电解质及酸碱平衡失调、解痉等。治疗期间密切观察病情变化，如病情加重，应及时手术治疗。对老年人应注意心、肾、肺等器官的功能。大多数病人经上述治疗后病情缓解，以后再根据病因择期手术治疗。

2. 手术治疗　采用非手术治疗后，病情无缓解；或反而加重，全身中毒症状明显，局部压痛、反跳痛、肌紧张明显并有局部包块；或已诊断为急性化脓性、坏死穿孔性胆囊炎时应尽早手术治疗。手术方法包括胆囊切除术（cholecystectomy）、胆囊造口术（cholecystostomy）、超声引导下经皮经肝胆囊穿刺引流术（percutaneous transhepatic gallbladder drainage，PTGD）。

【护理】

（一）护理评估

1. 目前身体状况　了解疾病发作诱因，腹痛程度、性质、伴随症状、既往病史及治疗情况。注意病人心肺功能、凝血功能。

2. 与疾病相关的健康史　了解病人年龄、性别、饮食习惯、家族史、既往史、手术史等。了解病人有无糖尿病及其他慢性病病史。

3. 心理社会状况　疾病发作会给病人造成很大痛苦，病人担心胆囊切除会给日后工作和生活带来不利影响。黄疸的出现可能会让病人及家属担心疾病会传染。

（二）主要护理诊断/合作性问题

1. 疼痛　与胆囊管梗阻、胆囊炎有关。

2. 潜在并发症　胆囊穿孔、出血、胆瘘、感染性休克等。

（三）护理措施

严密观察生命体征、意识状态、腹部体征变化，有无发热及黄疸有无加重。遵医嘱采取非手术治疗措施。对诊断明确且疼痛剧烈的病人，给予解痉止痛、消炎利胆药物，不可使用吗啡止痛。对于凝血酶原低者，应补充维生素K，若急症手术可输注全血。其余护理内容参见胆石症病人的护理。

二、慢性胆囊炎

慢性胆囊炎（chronic cholecystitis）是胆囊持续、反复发作的炎症过程，90%以上合并有胆囊结石。

【病理生理】

由于黏膜和浆膜下纤维组织增生，炎症反复发作，胆囊壁增厚，并逐渐瘢痕化，与周围组织粘连，最终导致胆囊萎缩、胆囊管闭塞，失去储存和浓缩胆汁的功能。

【临床表现】

常不典型，病人常在进油腻食物或饱餐后出现腹痛、腹胀，腹痛程度不一，较少出现高热、黄疸表现，常被误认为"胃病"，可反复发作。多数病人有胆绞痛病史。腹部检查可无体征，或仅有右上腹轻度压痛。

【辅助检查】

B超显示胆囊缩小，囊壁增厚，胆囊排空障碍或胆囊内有结石。

【处理原则】

一旦诊断明确，应采用手术治疗，首选腹腔镜胆囊切除术。不能耐受手术者，可采用非手术治疗，包括限制脂肪饮食、口服胆盐、消炎利胆、中药治疗等。

【护理】

(一) 护理评估

1. 目前身体状况　了解疾病诱因、性质、伴随症状、既往病史及诊治经过。

2. 与疾病相关的健康史　了解病人年龄、性别、饮食习惯等与疾病发生的相关因素。

3. 心理社会状况　担心胆囊切除后会出现消化不良、营养障碍等，担心给日后工作、学习和生活带来不利影响。

(二) 主要护理诊断/合作性问题

1. 腹胀　与慢性胆囊炎致消化功能障碍有关。

2. 营养失调（低于机体需要量）　与慢性胆囊炎进食量减少有关。

(三) 护理措施

根据病人的耐受情况选择合适的食物，避免诱发胆囊炎。遵医嘱服用消炎利胆药物，以缓解症状。术前、术后护理及健康教育参见胆石症病人的护理。

三、急性梗阻性化脓性胆管炎

急性梗阻性化脓性胆管炎（acute obstructive suppurative cholangitis，AOSC）是急性胆管炎的严重阶段，亦称急性重症胆管炎（acute cholangitis of severe type，ACST）。

【病因】

本病的发病基础是胆道梗阻和细菌感染，在我国最常见的原因是肝内外胆管结石，其次是胆道寄生虫和胆管狭窄。

【病理生理】

本病的基本病理变化是胆管的完全梗阻和胆管内化脓性感染，梗阻部位可在肝外，亦可在肝内，梗阻后胆管扩张，管壁充血水肿、增厚，黏膜形成溃疡。管内压力升高，管腔内充满脓液或脓性胆汁。由于高压的脓性胆汁逆行入肝实质，造成肝急性化脓性感染，肝细胞坏死，肝实质充血肿大，甚至并发多发性胆源性细菌性肝脓肿。少数病人的脓性胆汁可穿越破碎的肝细胞进入肝窦，再循肝静脉进入肺静脉，造成肺内胆砂性血栓。更由于大量细菌和毒素进入血内，进一步发展成革兰阴性杆菌脓毒症、感染性休克和多器官功能障碍或衰竭，病人因此而死亡。

【临床表现】

多数病人有反复发作的胆道感染病史和（或）胆道手术史。本病发病急，病情进展迅速，除了具有急性胆管炎的 Charcot 三联征外，还有休克及中枢神经系统受抑制的表现，称为 Reynolds 五联征。若梗阻部位在肝外，病人腹痛、寒战高热、黄疸均较明显。若梗阻部位在肝内，主要表现为寒战、高热，可有腹痛，但黄疸较轻。神经系统症状表现为神志淡漠、嗜睡、神志不清，甚至昏迷；合并休克者可表现为烦躁不安、谵妄等。病人口唇发绀、呼吸浅快，脉搏细速达120~140次/分，血压下降，可出现全身出血点或皮下瘀斑。剑突下或右上腹部有不同程度压痛，可出现腹膜刺激征；肝常肿大并有压痛和叩击痛，肝外梗阻者可触及肿大的胆囊。

【辅助检查】

1. 实验室检查　白细胞计数升高，可超过$20×10^9/L$，中性粒细胞比例明显升高，细胞质内可出现中毒颗粒。肝功能出现不同程度损害，凝血酶原时间延长。动脉血气分析示PaO_2下降、氧饱和度降低。常伴有代谢性酸中毒、低钠血症等。

2. 影像学检查　B超可在床旁进行，以便及时了解胆道梗阻部位、肝内外胆管扩张情况及病变性质，对诊断很有帮助。如病情稳定，可行CT或磁共振胰胆管造影（MRCP）检查。

【处理原则】

立即解除胆道梗阻并引流。当胆管压力降低后，病情可改善，有利于争取时间进一步治疗。术前应积极防治休克，吸氧，尽快恢复血容量，联合应用足量抗生素，纠正水、电解质和酸碱平衡，降温，使用维生素，应用血管活性药物等，防治急性呼吸衰竭和肾衰竭。手术以胆管减压引流、抢救病人生命为目的。急诊行胆管减压引流不能完全去除病因，如后期不治疗，可能会反复发作。如病情恢复，在1~3个月后根据病因选择彻底的手术治疗。

【护理】

（一）护理评估

1. 目前身体状况　了解腹痛发作诱因、性质、伴随症状及有无肩背部放射痛等；注意病人意识状况，有无神志淡漠、烦躁、昏迷等；有无恶心、呕吐、寒战、高热、黄疸、腹水、皮肤黏膜的改变等症状；有无肝区压痛、肝大、胆囊有无肿大、有无腹膜炎表现等。

2. 与疾病相关的健康史　了解病人既往有无胆道结石病史、有无进行胆肠吻合术、逆行胰胆管造影、T管造影等。了解病人有无进食油腻食物史。

3. 心理社会状况　了解病人患病后心理状况的变化，病人及家属对术后康复知识的掌握程度，是否担心并发症及预后，社会支持状况如何。

（二）主要护理诊断/合作性问题

1. 疼痛　与胆道梗阻、胆道感染及Oddi括约肌痉挛有关。
2. 体液不足　与呕吐、禁食、胃肠减压和感染性休克等有关。
3. 体温过高　与胆道梗阻导致急性胆管炎有关。
4. 潜在并发症　感染、出血、胆瘘、休克。

（三）护理措施

1. 术前护理

（1）病情观察：观察神志、生命体征、腹部体征及皮肤黏膜情况，监测血常规、电解质、血气分析等结果的变化。若病人出现神志淡漠、黄疸加深、少尿或无尿、肝功能异常、PaO_2降低、代谢性酸中毒及凝血酶原时间延长等，提示发生多器官功能障碍综合征，应及时报告医师，协助处理。

（2）维持体液平衡

1）观察指标：严密监测生命体征，特别是脉搏和血压变化；准确记录24小时出入液量，必要时监测中心静脉压及每小时尿量，为补液提供可靠依据。

2）补液扩容：迅速建立静脉输液通路，使用晶体液和胶体液扩容，尽快恢复有效循环血量；必要时使用肾上腺皮质激素和血管活性药物，改善组织器官的血流灌注及供氧。

3）纠正水、电解质及酸碱平衡紊乱：监测电解质、酸碱平衡情况，确定补液的种类和量,合理安排补液的顺序和速度,维持水、电解质及酸碱平衡。

(3) 维持正常体温:采用温水擦浴、冰敷等物理降温方法;必要时使用药物降温,防止体温过度升高。联合应用足量有效的抗生素,有效控制感染,使体温恢复正常。

(4) 缓解疼痛:观察疼痛部位、性质、持续时间。对疼痛剧烈者,可给予解痉止痛药物。禁用吗啡,防止Oddi括约肌痉挛。

2. 术后护理及健康教育　参见胆石症病人的护理。

1. 女性,56岁,因右上腹持续性疼痛不适10小时入院。查体:T 37.8℃,P 80次/分,R 20次/分,BP 120/80mmHg。神志清,右上腹压痛,无反跳痛及肌紧张。B超示胆囊壁增厚,囊腔内可见2.5cm强回声。

请问:① 针对目前病情,应采取哪些措施缓解病人疼痛?② 目前护理观察的重点是什么?

2. 女性,62岁,右上腹闷胀不适8个月,伴发热、恶心、黄疸3天入院。病人3年前经B超诊断为胆囊结石,曾自行服用中药排石治疗。查体:T 39.5℃,P 118次/分,R 28次/分,BP 85/60mmHg。神志模糊、烦躁,皮肤巩膜黄染,腹部膨隆,右上腹压痛,伴反跳痛及肌紧张,墨菲征(+)。WBC 20.7×10^9/L。

请问:① 病人目前出现何种问题?依据是什么?② 目前护理措施有哪些?

(张琳娜　路　潜)

第二十八章

胰腺癌病人的护理

学习目标

1. 列举胰腺癌的病因、病理类型及辅助检查方法。
2. 复述胰腺癌的临床表现及处理原则。
3. 为胰腺癌病人提供整体护理。

案例

女性，48岁，近两个月来出现消瘦、乏力、巩膜黄染。查体：T 37.5℃，P 84次/分，R 20次/分，BP 120/80mmHg，身高160cm，体重45kg。皮肤轻度黄染。B超显示胆管扩张、胰头占位。诊断为胰腺癌。拟行胰头十二指肠根治性切除术。

请问：①目前护理评估的主要内容是什么？②如何改善该病人的营养状态？③主要护理措施有哪些？

胰腺癌（cancer of the pancreas）是消化系统较常见的恶性肿瘤之一，发病隐匿，进展迅速。在我国发病率有逐年上升的趋势。男性多于女性，好发年龄为40岁以上。早期诊断率不高，90%的病人在诊断后1年内死亡，5年生存率仅1%～3%，中晚期手术切除率低，预后差。

【病因】

病因尚不清楚。吸烟是目前唯一被公认的危险因素，可能与烟草中特异性N-亚硝酸盐的致癌作用有关。高蛋白和高脂肪饮食可增加胰腺对致癌物质的敏感性。此外、糖尿病、慢性胰腺炎病人发生胰腺癌的危险性高于一般人群。

【病理】

胰腺癌包括胰头癌、胰体尾癌和胰腺囊胰癌等，以胰头癌最常见。组织类型以导管细胞腺癌多见，占90%，其次为黏液癌和腺鳞癌，囊腺癌和腺泡细胞癌少见。肿瘤质硬，浸润性强而没有明显界限，易侵及附近的胆总管、十二指肠等器官和组织，出现相应的临床症状。胰头癌可经淋巴转移至胰头前后、幽门上下、肝十二指肠韧带、肝总动脉、肠系膜根部及腹主动脉旁淋巴结；晚期可转移至左锁骨上淋巴结。部分经血行转移到肝、肺、骨、脑等处。此外，还可经腹腔种植转移。

【临床表现】
1. 上腹疼痛、不适　是最常见的首发症状。早期由于肿块使胰管或胆管部分梗阻，造成胰管及胆道压力增高，出现持续且进行性加重的上腹部闷胀不适、隐痛、钝痛、胀痛，可放射至腰背部。胰头癌疼痛多位于上腹居中或右上腹部，胰体尾癌疼痛多在左上腹或左季肋部。晚期常因癌肿侵犯胆总管下段，压迫肠系膜上静脉或门静脉，累及十二指肠及腹腔神经丛致使疼痛加剧，夜间尤甚，一般止痛药无法缓解。
2. 黄疸　梗阻性黄疸是胰头癌的主要症状和体征，由癌肿侵及或压迫胆总管所致。黄疸呈进行性加重，伴尿黄、皮肤瘙痒、大便呈陶土色。
3. 消化道症状　因胆汁排出受阻，病人常有食欲缺乏、上腹饱胀、消化不良、便秘或腹泻等表现；部分病人可有恶心、呕吐。晚期癌肿侵及十二指肠可出现上消化道梗阻或消化道出血。
4. 消瘦和乏力　由于饮食减少、消化吸收障碍、严重疼痛影响睡眠及癌肿消耗，病人在短时期内即可出现明显的消瘦和乏力。
5. 发热　壶腹周围癌致胆道梗阻可继发感染，病人出现反复发热。
6. 其他　黄疸明显的病人，大多能扪及腹部肿大的肝和胆囊。晚期病人偶可扪及上腹肿块，质硬、固定，可有腹水或远处转移症状。

【辅助检查】
1. 实验室检查
(1) 生化检查：胆道梗阻时血清总胆红素和直接胆红素、碱性磷酸酶升高，转氨酶可轻度升高。部分病人血、尿淀粉酶值升高或血糖升高，尿糖阳性。
(2) 免疫学检查：包括癌胚抗原（CEA）、胰胚抗原（POA）、胰腺癌相关抗原（PCAA）及糖类抗原19-9（CA19-9）等。其中CA19-9是最常用的辅助诊断和随访项目。
2. 影像学检查
(1) B超：为首选方法，可以发现2cm以上的胰腺及壶腹部肿块、胆囊增大、胆管扩张。同时可观察有无肝及腹腔淋巴结肿大。胰尾体部肿块诊断率可达80%~90%。
(2) X线：钡餐检查可发现十二指肠曲扩大，局部黏膜皱襞异常、充盈缺损、不规则、僵直等；低张十二指肠造影或气钡双重造影可提高确诊率。
(3) CT、MRI：优于B超，可显示直径1cm以上的肿瘤，诊断准确率可达80%以上，并能清楚显示肿瘤部位及与之毗邻器官的关系。
(4) 经内镜逆行胰胆管造影（ERCP）：可直接观察十二指肠乳头部的病变，并能进行活检，造影可显示胆管或胰管的狭窄、梗阻部位及程度。
(5) 经皮肝穿刺胆管造影（PTC）：可显示胆道的变化，了解胆总管下段的狭窄程度。同时行经皮经肝胆道置管引流（PTCD）可达到胆道减压、引流、减轻黄疸、改善病人一般情况的作用。
(6) 选择性动脉造影：对判断根治性手术的可行性有一定意义，腹腔动脉造影可显示胰腺癌所造成的血管改变及有无肝转移。
3. 腹腔镜检查　可直接观察胰腺形态，病变部位、大小和外侵情况，在直视下行活检或细针穿刺细胞学检查。

【处理原则】
争取手术切除是最有效的方法。不能切除者行姑息性手术，辅以放疗或化疗。

（一）手术治疗

1. **胰头十二指肠切除术（Whipple术）** 切除范围包括胰头、远端胃、十二指肠、上段空肠、胆囊和胆总管，同时清除相关淋巴结，再将胰、胆管、胃与空肠吻合，重建消化道。

2. **保留幽门的胰头十二指肠切除术** 适用于幽门上下淋巴结无转移、十二指肠切缘无肿瘤细胞残留的病人。

3. **姑息性手术** 对不能手术切除或不能耐受手术的病人，可行姑息手术。包括：胆肠吻合术解除胆道梗阻；胃空肠吻合术解除或预防消化道梗阻；腹腔神经丛封闭或切断术减轻疼痛。

（二）辅助治疗

放疗和化疗对术后病人有一定的辅助治疗作用。常用化疗药物有氟尿嘧啶、丝裂霉素等。此外，可选用免疫疗法、中药等。合并糖尿病者需用胰岛素等控制血糖。

【护理】

（一）护理评估

1. 目前身体状况

（1）症状、体征：病人腹痛的性质、部位、程度、持续时间，有无放射痛，加重或缓解的因素，药物止痛效果如何；有无恶心、呕吐和腹胀。腹部有无压痛，是否能触及肿块，其部位、大小、活动程度；是否能触及肿大的肝；有无移动性浊音。病人的食欲、体重减轻情况；有无消化不良的表现；大便次数、色和性状；有无黄疸，黄疸出现的时间、程度，是否伴有皮肤瘙痒；有无头晕、出冷汗、面色苍白、乏力、饥饿、头晕等低血糖症状。

（2）辅助检查：了解各项辅助检查的结果，判断病人各器官功能和对手术的耐受力。

2. 与疾病相关的健康史 了解病人的饮食习惯，是否长期高蛋白、高脂肪饮食；是否长期接触污染环境和有毒物质；有无吸烟史，吸烟持续的时间及数量；是否长期大量饮酒。有无其他疾病，如糖尿病、慢性胰腺炎等。家族中有无胰腺肿瘤或其他肿瘤病人。

3. 心理社会状况 了解病人及家属对胰腺肿瘤的诊断、治疗及预后有无信心，是否有不良情绪反应，是否了解有关术前及术后护理配合的有关知识。了解病人及家属的社会支持系统以及家庭经济承受能力。

（二）主要护理诊断/合作性问题

1. 疼痛 与胰胆管梗阻、癌肿侵犯腹膜后神经丛及手术创伤有关。
2. （有）皮肤完整性受损（的危险） 与胆盐刺激神经末梢引起瘙痒有关。
3. 营养失调（低于机体需要量） 与食欲下降、消化不良、反复呕吐及癌肿消耗有关。
4. 潜在并发症 出血、感染、胰瘘、胆瘘、血糖异常。

（三）护理措施

1. 术前护理

（1）心理护理：大多数病人是40岁左右的中年人，家庭负担较重，很难接受诊断，常会出现否认、悲哀、恐惧和愤怒等不良情绪，加之胰腺癌病人大多就诊晚，手术机会小，预后差，故病人对治疗缺乏信心。护理人员应予以理解，多与病人沟通，了解病人的真实感受，满足病人的精神需要。同时根据病人掌握知识的程度，针对性地介绍与疾病和手术相关的知识，使病人能配合治疗与护理，促进疾病的康复。

（2）疼痛护理：对于疼痛剧烈的胰腺癌病人，及时给予有效的镇痛，评估镇痛药的效果。

(3) 改善营养状态：提供高蛋白质、高热量、低脂和丰富维生素的饮食，给予肠内、外营养或输注人体白蛋白等改善营养状况。有黄疸者，静脉补充维生素 K。营养支持治疗期间，应注意观察病人与营养相关的检测指标和人体测量指标，如血清蛋白水平、皮肤弹性、体重等，以了解治疗效果。

(4) 控制血糖：合并高糖血症者，应用胰岛素控制。若有低血糖表现可适当补充葡萄糖。

(5) 控制感染：有胆道梗阻继发感染者，遵医嘱给予抗生素治疗。

(6) 皮肤护理：皮肤瘙痒病人，注意勤洗澡、更衣，不要用力抓挠。

(7) 肠道准备：术前1天给流质并口服抗生素，如新霉素或庆大霉素。术前晚灌肠，以减少术后腹胀和并发症的发生。

2. 术后护理

(1) 观察生命体征：密切观察生命体征变化、伤口渗血、渗液及引流液量。如果出现脉搏增快、血压下降、面色苍白等休克症状，引流量较多且呈血性时，应及时通知医师进行处理，并做好急救准备，出血量大者需手术止血。

(2) 防治感染：遵医嘱给予有效广谱抗生素。

(3) 控制血糖：术后应定时监测血糖、尿糖和酮体水平，应用胰岛素控制血糖在 8.4～11.2mmol/L，以免发生低血糖。

(4) 维持水、电解质和酸碱平衡：准确记录出入水量，每日监测电解质，遵医嘱及时补液，维持其平衡。

(5) 引流管的护理：妥善固定引流管，保持引流通畅。观察记录引流液的色、质和量，更换引流管时注意无菌。

(6) 营养支持：术后一般禁食3～5天，给予血浆、白蛋白、肠外营养等有效静脉支持治疗，肠蠕动恢复并拔除胃管后可给予少量流质，再逐渐过渡至正常饮食。胰腺切除术后，胰外分泌功能严重减退，应根据胰腺功能给予消化酶制剂或止泻剂。

(7) 常见并发症的观察和护理

1) 出血：术后早期1～2天内的出血可因凝血机制障碍、创面广泛渗血等引起，表现为引流液血性、量较多、心率增快等失血性休克的表现。术后1～2周发生的出血可因胰液、胆汁腐蚀以及感染所致。表现为呕血、便血、腹痛、腹胀、明显腹膜刺激征和休克。出血少量给予止血药、输血等治疗，大量出血者应再次手术止血。

2) 胰瘘：见于术后1周左右，病人表现为剧烈腹痛、腹胀、发热、腹腔引流液内淀粉酶增高。典型者自伤口流出清亮液体，腐蚀周围皮肤，引起糜烂和疼痛。应予以持续负压引流，保持引流装置有效。用氧化锌软膏保护周围皮肤，多数胰瘘可以自愈。

3) 胆瘘：多发生于术后5～10天。表现为发热、腹痛及胆汁性腹膜炎症状，T管引流量突然减少，可见沿腹腔引流管或腹壁伤口溢出胆汁样液体。此时应保持T管引流通畅，做好观察和记录，发生胆瘘时应及时予以引流，保护好周围皮肤。

4) 胆道感染：多为逆行感染，胃肠吻合口离胆道吻合口较近，进食后平卧时易发生。表现为腹痛、发热、黄疸、肝功能损害，严重时可出现败血症。故进食后宜保持坐位15～30分钟，以利于胃肠内容物引流。主要治疗为应用抗生素和利胆药物，改善胃肠功能。

3. 健康教育

(1) 定期返院复查，遵医嘱全面治疗。

(2) 饮食宜少量多餐，予以高蛋白质、高糖、低脂肪饮食。继发糖尿病者，嘱进糖尿病饮食，并监测血糖、尿糖。

(3) 凡是再次出现腹部不适、消化不良症状，要及时就诊。

(4) 加强全民保健意识。重视早期症状，40岁以上短期出现持续性上腹疼痛、闷胀、食欲明显减退，消瘦，应及时就诊。

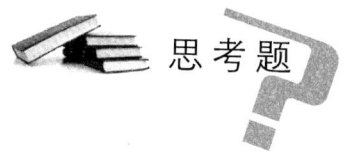

1. 女性，50岁，曾有吸烟、糖尿病史，近1个月来出现消瘦、上腹部不适，体格检查无阳性发现。辅助检查：胆红素升高，肝功能轻度异常，B超显示胆管扩张、胰头增大。诊断为胰腺癌，准备行手术治疗。

请问：① 术前应如何改善病人的营养状态？② 术前如何做好肠道准备？

2. 男性，59岁，近2个月来上腹部隐痛，巩膜、皮肤日渐黄染；皮肤瘙痒，纳差，便稀，乏力。体重减轻10kg。体检：消瘦，巩膜、皮肤明显黄染；肝肋下5cm，边缘钝，质中，无结节，无触痛；胆囊及脾均未触及，无移动性浊音。初步诊断为胰头癌。

请问：① 该病人出现黄疸的原因是什么？② 主要治疗方法是什么？

（张燕京）

第二十九章

周围血管疾病病人的护理

学习目标

1. 说出下肢静脉曲张、Perthes试验、Trendelenburg试验Ⅰ、Trendelenburg试验Ⅱ、间歇性跛行、静息痛、Buerger试验的概念。
2. 列举血栓闭塞性脉管炎和下肢静脉曲张的病因及辅助检查。
3. 描述血栓闭塞性脉管炎和下肢静脉曲张的临床表现和处理原则。
4. 为血栓闭塞性脉管炎和下肢静脉曲张病人提供整体护理。

第一节 血栓闭塞性脉管炎

案例29-1

男性,50岁,东北人。左下肢间歇性跛行1年余,左侧足踝部发凉、麻木多年。吸烟30年。体检:患肢苍白,皮温较健侧低2℃,左小腿皮肤汗毛减少,左侧足背动脉搏动减弱,Buerger征阳性。拟诊:血栓闭塞性脉管炎。

请问:①该病人护理评估的主要内容有哪些?②目前的主要护理措施有哪些?

血栓闭塞性脉管炎(thromboangitis obliterans,TAO)又称Buerger病,是血管的炎性、节段性和反复发作的慢性闭塞性疾病。在我国北方较多见,好发于青壮年男性,病变多发生于下肢血管。

【病因】

病因尚不清楚。外因主要包括吸烟、寒冷和潮湿的生活环境以及慢性损伤等。内因主要有性激素、自身免疫功能紊乱和血液高凝状态等。其中吸烟是最重要的发病相关因素。

【病理生理】

本病主要累及下肢中小动静脉,以动脉为主。病变呈阶段性分布。病变早期血管内膜增厚,管腔内血栓形成。晚期血管壁和血管周围广泛纤维化并有侧支循环形成,以代偿供血。患肢的浅静脉也可有相应病变。在动脉完全闭塞后,侧支循环缺乏时,肢体远端将发生坏疽。

【临床表现】
病程分为三期。

1. 局部缺血期 由于患肢动脉供血不全，出现肢端发凉、怕冷、麻木或间歇性跛行，约40%的病人伴有游走性浅静脉炎。间歇性跛行是指病人行走一段距离后患肢出现疼痛，继续行走则加重，休息几分钟后疼痛缓解，可继续行走，之后又出现疼痛，行走距离的长短取决于患肢缺血的程度。病人患肢胫后动脉和足背动脉搏动明显减弱，皮肤温度低于正常，Buerger征阳性，足背静脉充盈时间延长。

2. 营养障碍期 患肢供血不足继续加重，常出现静息痛，并伴有趾甲生长缓慢、增厚变形，皮肤干燥变薄、汗毛脱落和肌萎缩；常有肌抽搐，尤以夜间明显。静息痛是指在患肢动脉完全闭塞而又无侧支代偿时，患肢即使处于休息状态仍疼痛不止，夜间尤甚。由于患肢抬高时可加重疼痛，下垂时减轻，因此病人常将患肢垂于床下。病人患肢胫后动脉和足背动脉搏动消失，Buerger征阳性，足背静脉充盈时间进一步延长。

3. 坏疽期 患肢动脉完全闭塞，肢体远端发生坏死。皮肤呈暗红或黑褐色，逐渐向上扩展，可形成经久不愈的溃疡。病变继续发展，可出现一个或多个足趾坏疽，继发感染后成为湿性坏疽。病人疼痛剧烈，常彻夜难眠，屈膝抱足为此期病人的典型体位。

【辅助检查】

1. 肢体抬高试验（Buerger试验） 检查时，病人抬高肢体（下肢抬高70°～80°，上肢直举过头），持续60秒。若存在肢体动脉血供不足，则出现麻木、疼痛、皮肤呈苍白或蜡黄；下垂肢体后，皮色恢复时间由正常的10～20秒延长到45秒以上，且颜色不均，呈斑片状。肢体抬高试验阳性说明肢体血供不足。

2. 踝/肱指数（ankle/brachial index，ABI） 指踝部动脉压与同侧肱动脉压比值，正常为0.9～1.3，<0.9提示动脉缺血，<0.4提示严重缺血。

3. 其他检查 多普勒超声、CT血管造影（CTA）、数字减影血管造影（DSA）等检查有助于评价缺血和阻塞程度。

【处理原则】

1. 非手术治疗

（1）一般治疗：严格戒烟，防止受寒、受潮和外伤；镇痛治疗；适度锻炼，以促进侧支循环建立。

（2）药物治疗：① 扩血管药物可缓解血管痉挛，促进侧支循环形成，改善患肢的血液供应；② 低分子右旋糖酐等可降低血液黏稠度，防止血栓的发展和蔓延。

（3）高压氧舱疗法：可增加肢体的组织供氧，对促进溃疡的愈合有一定作用。

2. 手术治疗 可行动脉内膜剥脱术、自体或人工血管搭桥术和大网膜皮下移植术等。腰交感神经封闭术效果明显者，可行腰交感神经节切除术，以降低血管张力，扩张血管，改善患肢血液供应。肢端坏疽者应行截趾或截肢术。

【护理】

(一) 护理评估

1. 目前身体状况 注意了解病人疼痛的时间、范围、程度以及缓解方法。观察病人患肢是否伴有溃疡、感染和坏疽等。评估患肢感觉有无异常，皮肤温度是否降低，颜色是否苍白或发紫，动脉搏动有无减弱或消失等。判断病人间歇性跛行的距离和时间，Buerger征是否为阳性。超声多普勒等检查有助于判断动脉阻塞的部位、范围和侧支循环等情况。

2. 与疾病相关的健康史　了解病人是否为北方寒冷地区的青壮年男性，有无吸烟嗜好，有无与免疫系统相关的疾病，以及是否有血液高凝状态等。

3. 心理社会状况　由于疼痛剧烈，止痛剂使用较多，病人容易出现药物成瘾。人工血管搭桥手术可以改善症状，降低截肢平面，但术后有形成血栓的危险，且费用高，病人可有较重的心理负担。本病好发于青壮年，需截肢者可能对未来的生活缺乏信心。

(二) 主要护理诊断/合作性问题

1. 组织灌注不足　与动脉血流减少、周围环境寒冷有关。

2. 疼痛　与患肢组织灌注不足有关。

3. （有）皮肤完整性受损（的危险）　与组织缺血及营养障碍有关。

(三) 护理措施

1. 非手术治疗护理和术前护理

(1) 心理支持：告诉病人情绪激动会刺激交感神经兴奋，促使血管收缩，因此要尽量放松身心。

(2) 改善下肢血液循环：① 严格戒烟；② 防潮和保暖；③ 保护患肢，避免损伤；④ 合理运动，促进侧支循环建立，但腿部出现溃疡或坏疽时不能运动，以免加重组织缺氧。

(3) 有效镇痛：中晚期病人疼痛剧烈，常需使用麻醉性止痛剂。此类药物不能滥用，但也不能过分限制，以免疼痛引起动脉痉挛。

(4) 术前准备：严格准备手术区皮肤，尤其是腹股沟部位的手术，清洁后应更换干净内裤。皮肤溃疡创面应加强换药，控制感染。

2. 术后护理

(1) 体位和活动：术后患肢平放。在卧床期间，病人患肢可做足背伸屈活动，健侧肢体可进行较大范围的活动。

(2) 病情观察：严密监测心功能和生命体征，特别注意观察患肢皮肤变化。患肢若出现剧烈疼痛、麻木、苍白、皮肤温度下降、动脉搏动减弱或消失，应怀疑有患肢动脉供血不良，立即通知主管医师及时处理。

3. 健康教育

(1) 戒烟：吸烟可使血管收缩、动脉痉挛，加重缺血。

(2) 防潮、保暖：在寒冷季节外出时应戴手套和围巾，穿毛袜，潮湿时及时烤干；保持室温在21℃以上；若要使四肢保暖，应将热水袋放于腹部，使血流增加，反射性扩张四肢血管；不可使用热水袋、热水泡脚，以避免烫伤。

(3) 避免损伤：修剪趾甲时避免损伤皮肤；不要赤脚走路；选择合脚的鞋；避免搔抓皮肤造成开放性伤口；用中性肥皂，以润滑液按摩皮肤，防止皮肤干燥、龟裂；每天温水洗脚，更换鞋袜并让其通风；不穿胶底鞋，以防真菌等感染。当皮肤有溃疡或感染时应及时就诊，不可自行处理，以免感染蔓延。

(4) 适当运动：定时改变体位，避免长时间维持同一姿势；避免跷二郎腿；避免穿着紧身衣物，以免影响下肢血液循环。进行Buerger运动以促进侧支循环建立：平卧，抬高双下肢45°～60°，维持1～2分钟，直到脚部发白，有痛感；再坐起，双腿自然下垂，脚跟着地，做踝关节伸屈和左右摆动，以及足趾伸展和内收活动，持续2～3分钟，此时脚部应该变为粉红色；然后病人平卧，盖被休息2分钟。每次活动20分钟，每天3～4次。若运动过程中肤色变紫或疼痛，应立刻平躺，高举脚部，直到感觉舒服为止。

(5) 合理饮食、避免肥胖：宜低热量、低糖、低脂肪饮食，以防动脉粥样硬化；多吃富含维生素 B 和 C 的食物，以维持血管平滑肌的弹性，促进伤口愈合，预防出血；多摄入水分，以降低血液黏滞度，防止血栓形成；肥胖者应控制体重，以免增加动脉负担，影响静脉血液回流。

(6) 预防血栓形成：出院后应用抗凝剂时应严格按照医嘱执行，不可自行减药或停药。若有出血倾向，不能随意应用止血药，以免血栓形成。

第二节 下肢静脉曲张病人的护理

> **案例 29-2**
>
> 男性，58 岁，农民。因右侧下肢静脉曲张 30 年入院。病人 30 年前发现右侧小腿静脉曲张，并伴有右侧小腿酸胀，以小腿足靴区为重，站立时下肢浅静脉明显扩张、迂曲，未做特殊处理。后发现右侧大腿也出现静脉曲张。今来院就诊，给予收入院治疗。查体：右侧下肢静脉曲张，站立时下肢浅静脉明显扩张、迂曲，小腿下段及踝部皮肤萎缩、变薄、光亮，汗毛稀疏，右侧踝关节周围有色素沉着。大隐静脉瓣膜功能试验（一），深静脉通畅试验（一），交通静脉瓣膜功能试验（一）。右下肢深静脉造影示右下肢深静脉通畅。诊断为右侧下肢静脉曲张。
>
> 请问：① 该病人的主要护理问题是什么？② 目前处理原则是什么？③ 如何护理该病人？

下肢静脉曲张（lower extremity varicose veins）是以下肢浅静脉扩张、迂曲为主要表现的一种疾病，是周围血管外科中最常见的疾病。下肢静脉曲张多见于大隐静脉及其属支，单纯小隐静脉或大、小隐静脉均累及者较少见。本病男女发病比例相近。

【病因及分类】

1. 原发性下肢静脉曲张 因下肢浅静脉本身的病变或解剖因素所致，静脉壁软弱、静脉瓣膜缺陷以及浅静脉内压力升高是主要的致病原因。前两者与遗传因素有关，后者与血柱重力增加有关，如长期站立工作、重体力劳动、妊娠、慢性咳嗽或习惯性便秘等，都可使瓣膜承受过度压力，逐渐松弛被破坏。

2. 继发性下肢静脉曲张 最常见的病因为下肢深静脉病变，如下肢深静脉瓣膜功能不全和深静脉血栓形成后综合征等。其他则多继发于深静脉外的病变，如盆腔肿瘤及妊娠子宫等压迫髂静脉，均可引起下肢静脉曲张。

【病理生理】

大隐静脉瓣膜受损后会影响到其远端属支、交通静脉甚至小隐静脉的瓣膜。下肢静脉瓣膜和静脉壁距离心脏越远，其强度越差，但静脉压力却是离心脏越远越高。因此，下肢静脉曲张后期进展要比开始阶段迅速，而且小腿部位的病变远比大腿部位的明显。

【临床表现】

病变早期可无不适，随着病变的进展，可出现久站或行走后患肢酸胀、易疲劳，也可有小腿肌痉挛发作。站立时,患肢出现隆起、迂曲、扩张的静脉,重者呈团块状,久病者可于足靴区出现淤滞性皮炎、色素沉着和皮肤变硬等。

病情进展,可能发生以下并发症:① 血栓性浅静脉炎:曲张静脉内血流缓慢,血栓形成后出现静脉炎症,患肢有红肿热痛,局部有压痛;② 溃疡形成:多发生在患肢踝上足靴区,病人皮肤常有瘙痒和湿疹,破溃后引起经久不愈的静脉性溃疡;③ 曲张静脉破裂出血:多在足靴区及踝部,表现为轻微外伤或站立时因不能耐受静脉高压而有出血,速度快且不易止住。

【辅助检查】

1. 特殊检查

(1) 深静脉通畅试验(Perthes试验):病人取站立位,在其大腿上端绑扎止血带以阻断下肢浅静脉,嘱其用力踢腿20次,或反复下蹲3~5次后,观察静脉曲张程度的变化。若曲张静脉空虚萎陷,表示深静脉通畅;若静脉曲张不减轻,甚至加重,或伴有患肢酸胀不适,表示深静脉不通畅(图29-1)。但若交通静脉瓣膜功能不良,此试验不可靠。

(2) 大隐静脉瓣膜功能试验(TrendelenburgⅠ试验):病人平卧,抬高患肢使下肢静脉排空,在大腿上端绑扎止血带,以阻断大隐静脉;让病人站立,松开止血带,若曲张静脉自上而下迅速充盈(<10秒),表示大隐静脉瓣膜功能不良(图29-2)。但在交通静脉瓣膜功能不良时,此试验也不可靠。

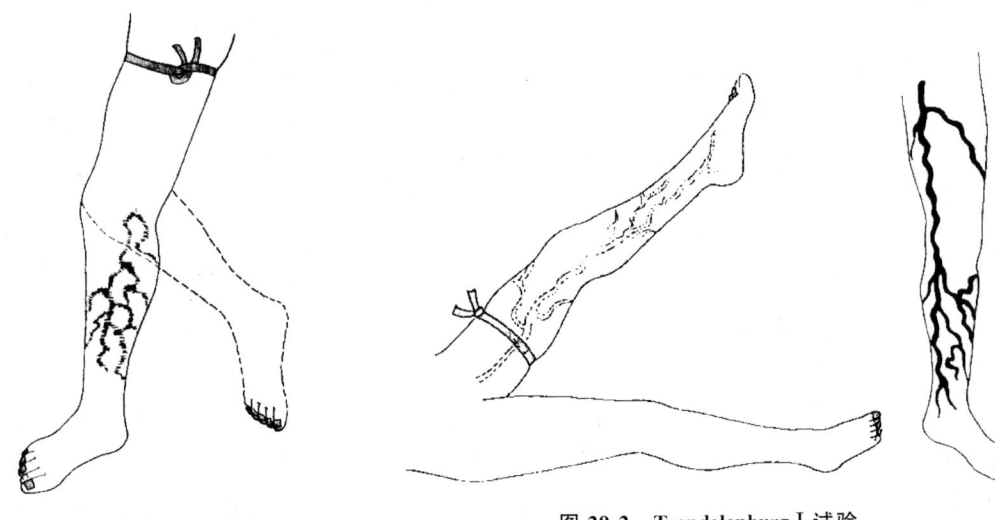

图29-1　Perthes试验　　　　　　　图29-2　TrendelenburgⅠ试验

(3) 交通静脉瓣膜功能试验(Trendelenburg试验Ⅱ):检查方法基本与试验Ⅰ相同,但在病人站立后不松开止血带,若曲张静脉迅速充盈,则表明交通静脉瓣膜功能不良。

2. 影像学检查

(1) 超声多普勒扫描:具有灵敏度高、特异性强的特点,可对每个静脉的功能状态进行定性、定位、定量诊断,在某种程度上可取代深静脉造影检查。

(2) 下肢静脉造影检查:是下肢静脉疾病最可靠的诊断检查方法。

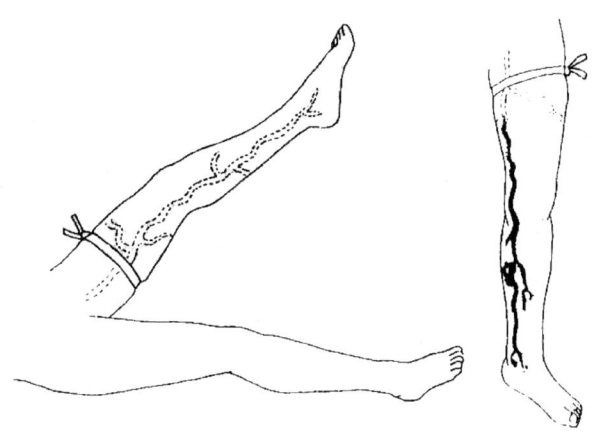

图 29-3　Trendelenburg Ⅱ试验

【处理原则】

1. 非手术治疗　适用于病变局限、症状较轻者；或妊娠期妇女；或虽症状明显但不能耐受手术者。

（1）支持疗法：主要是采用弹力绷带包扎或穿弹力袜，同时避免久站、久坐，间歇抬高患肢。此方法只能减轻症状。

（2）硬化疗法：将硬化剂注入曲张静脉内，使曲张静脉产生化学性炎症，进而闭塞。常用的硬化剂有5%鱼肝油酸钠、3% 14-烃基硫酸钠及50%葡萄糖溶液等。

（3）处理并发症：血栓性浅静脉炎病人应抬高患肢，给予抗生素及局部热敷，穿弹力袜或弹力绷带。对小腿慢性溃疡者做创面湿敷和换药，应用抗生素，抬高患肢，较浅溃疡可愈合，较大溃疡的症状可减轻。静脉出血时应抬高患肢并局部加压包扎，一般即可止住，必要时可以缝扎止血。以上并发症在病情控制后均应手术治疗。

2. 手术治疗　凡深静脉通畅、无手术禁忌证的病人均可手术治疗。最常用的方法为大隐静脉和（或）小隐静脉高位结扎及主干与曲张静脉剥脱术。

【护理】

（一）护理评估

1. 目前身体状况

（1）症状、体征：评估病人下肢静脉曲张程度，有无下肢酸胀感和沉重感，病情进展速度，有无并发症发生。

（2）辅助检查：了解病人静脉瓣膜功能试验的结果，从而判断深静脉、大隐静脉和交通静脉瓣膜功能。通过影像学检查了解病变范围和病情严重程度。

2. 与疾病相关的健康史　注意询问病人有无下肢静脉疾病家族史，有无长期站立工作、重体力劳动、妊娠、肥胖、盆腔肿瘤、慢性咳嗽或习惯性便秘等可导致下肢浅静脉压增高的因素。

3. 心理社会状况　本病起病缓慢，影响病人的活动能力和下肢外观，久病可影响正常工作和生活。注意评估病人对下肢保健知识的掌握情况。

（二）主要护理诊断/合作性问题

1. （有）皮肤完整性受损（的危险）　与皮肤和皮下组织缺血、缺氧导致抵抗力下降有关。

2. 潜在并发症　深静脉血栓形成、下肢曲张静脉破裂出血。

(三) 护理措施

1. 非手术治疗护理和术前护理

(1) 休息和抬高患肢：注意休息，经常变换体位，抬高患肢 30°～40°，使患肢位置高于心脏水平，以利于静脉和淋巴回流，减轻患肢水肿。

(2) 穿弹力袜或弹力绷带：指导病人坚持正确穿戴弹力袜或弹力绷带，阻止病情发展。

(3) 硬化治疗的护理：注射硬化剂后，从踝部到注射处近侧均匀螺旋式缠绕弹力绷带或穿弹力袜，并立即开始患肢主动活动。大腿部位病变需要压迫约 1 周时间，小腿部位病变约需 6 周。注意观察局部组织有无炎症、坏死或深静脉血栓形成迹象。

(4) 皮肤准备：为避免手术后发生感染，对下肢、腹股沟部和会阴部皮肤应认真清洁和备皮，术前洗澡和更换清洁的内衣裤。有血栓性浅静脉炎或慢性溃疡者需用抗生素和局部外敷消炎药，即使炎症已基本控制，术前仍需每日局部换药。

2. 术后护理

(1) 体位和活动：术后患肢抬高 30°，以促进静脉回流，鼓励病人在手术 24～48 小时后下床行走，应避免静坐或静立不动，以免静脉血栓形成。

(2) 弹力绷带包扎：大隐静脉高位结扎剥脱术后，即用弹力绷带从足趾至腹股沟部位加压包扎患肢 1 个月以上。

(3) 病情观察：注意观察弹力绷带包扎效果。若患肢末端出现肿胀、疼痛、足背动脉搏动减弱或消失、皮温降低、颜色苍白或发绀等，可能是由于绷带包扎过紧引起，应及时报告医师，松开绷带重新包扎。

3. 健康教育

(1) 接受非手术治疗者应坚持长期使用弹力袜或弹力绷带，手术治疗一般术后继续使用 1～3 个月。使用方法：① 在病人腿部肿胀消退之后，卧床测量踝部和小腿的周径，以及膝下 1 寸（短袜）或腹股沟下 1 寸（长袜）至足底的长度，根据测量结果选择合适的弹力袜。② 穿戴前应使静脉排空，以清晨起床前为宜。③ 弹力绷带包扎从肢体远端开始，逐渐向近端螺旋缠绕。④ 先将弹力袜从袜口卷到足趾，把脚尖伸入，然后以拇指为导引逐渐向上展开袜筒，使袜子平整无皱褶。⑤ 松紧以能将一个手指伸入为宜。⑥ 坚持每日使用或遵医嘱。⑦ 观察肢端皮肤色泽、感觉和肿胀情况，以判断效果。

(2) 避免下肢静脉压力增加：避免久站或久坐，定时改变体位，维持良好的姿势，坐时双膝不要交叉过久；肥胖者有计划减肥；不穿过紧内裤；保持大便通畅；治疗慢性咳嗽。

(3) 保护下肢：防止足部及小腿部碰伤和过度搔抓，以免静脉破裂出血。

 思考题

1. 男性，42 岁，吸烟 20 年，每天 30 支左右，冷库工作 10 年。近来，右小腿持续性剧烈疼痛，不能行走，夜间加重，到医院就诊。体检：右小腿皮肤苍白，肌萎缩，足背动脉搏动消失。诊断为血栓闭塞性脉管炎。

请问：① 该病人可能的发病原因是什么？② 应如何保护患肢？

2. 女性，49岁，农民。右下肢浅静脉扩张迂曲27年，诊断为下肢静脉曲张而入院。体检：右下肢内侧浅静脉呈明显团状曲张，局部皮肤破溃、瘙痒。

请问：① 如何做大隐静脉瓣膜功能试验？② 如需手术，需做好哪些术前准备？

(张燕京)

第三十章

泌尿系统损伤病人的护理

学习目标

1. 列举肾、膀胱及尿道损伤的病因、病理及辅助检查。
2. 描述肾、膀胱及尿道损伤的临床表现、处理原则。
3. 为肾、膀胱及尿道损伤病人提供整体护理。

案例

男性,28岁,不慎从3米高处坠落,左腰部着地,自觉左腰部疼痛。查体:BP 100/75mmHg,P 90次/分。神志清楚,腹肌软,无压痛及反跳痛。左肾区无隆起,有压痛及叩痛。尿常规示:红细胞每高倍镜下5个。

请问:①该病人目前出现何种问题?②目前主要的护理诊断有哪些?③如何治疗和护理?

泌尿系统各脏器由于受到周围组织和器官的良好保护,一般不易受到损伤,大部分是胸、腹、腰部或骨盆严重损伤时的合并伤。在泌尿系统损伤中,最多见的为男性尿道损伤,肾、膀胱损伤次之,输尿管损伤最少见。泌尿系统损伤主要表现为出血和尿外渗。大出血可引起休克,血肿和尿外渗可继发感染,可导致脓毒症、周围脓肿、尿路狭窄或尿瘘等。

第一节 肾损伤

肾损伤(injury of kidney)多发生在青壮年,20~40岁居多,男性多见,左肾损伤较右侧为多。

【病因】

1. 开放性损伤 因刀刃、弹片、枪弹等锐器直接贯穿致肾损伤,伤情复杂而严重。
2. 闭合性损伤 临床上最多见。多为撞击、跌打、挤压、肋骨骨折等直接暴力或对冲伤、高处跌落突然减速等间接暴力所致损伤。
3. 医源性损伤 经皮肾穿刺活检、肾造瘘、经皮肾镜碎石术、体外冲击波碎石等可能造成不同程度的肾损伤。

肾本身存在病变，如肾积水、肾肿瘤、肾结核或肾囊性疾病等，在轻微的外力下，如突然改变体位或腰部肌肉突然收缩时导致肾破裂。

【病理】

临床上以闭合性肾损伤为多见。闭合性肾损伤根据肾损伤程度可分为以下四种病理类型（图30-1）。

1. 肾挫伤　临床上最多见，肾包膜及肾盂黏膜均完整，损伤仅局限于部分肾实质，出现肾瘀斑和（或）包膜下血肿。

2. 肾部分裂伤　肾实质部分裂伤同时伴肾包膜破裂或肾盂、肾盏黏膜破裂。可形成肾周血肿或明显血尿。

3. 肾全层裂伤　肾实质、肾盂黏膜与肾包膜均破裂，引起广泛的肾周血肿和尿外渗，血尿明显。

4. 肾蒂损伤　肾蒂血管损伤比较少见。肾蒂血管完全断裂是严重的情况，大量出血常来不及抢救而导致死亡。

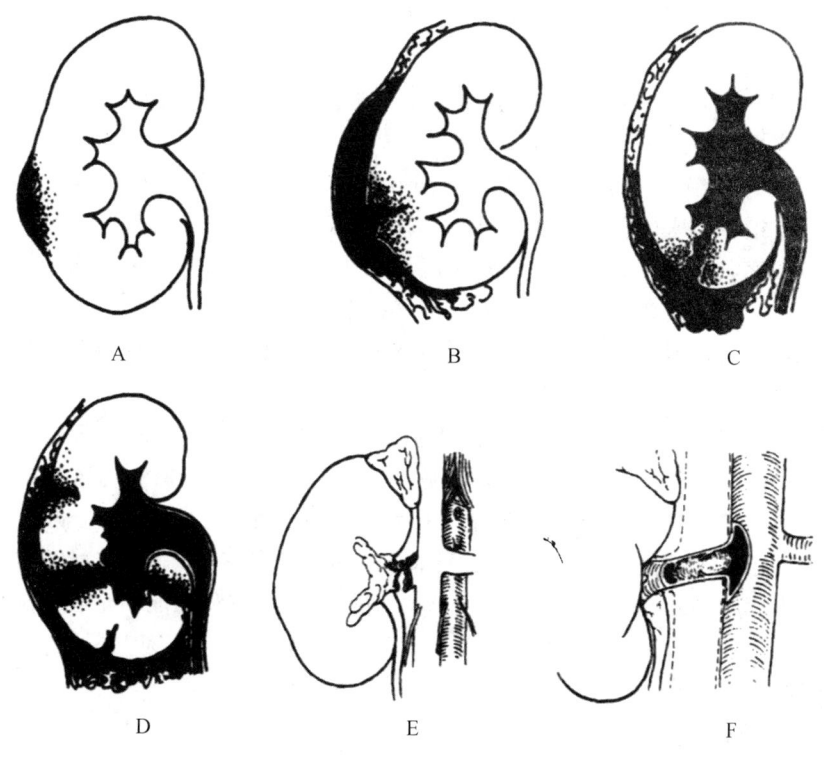

图30-1　肾损伤的类型

A. 肾瘀斑及包膜下血肿；B. 表浅肾皮质裂伤及肾周围血肿；C. 肾实质全层裂伤、血肿及尿外渗；D. 肾横断；E. 肾蒂血管断裂；F. 肾动脉内膜断裂及血栓形成

【临床表现】

1. 休克　严重的肾裂伤、肾蒂血管损伤或合并其他脏器损伤时，出现大失血可发生低血容量性休克，严重的可危及生命。

2. 血尿　是大多数肾损伤最常见的症状，肾挫伤轻微时可出现镜下血尿，肾裂伤严重时则呈大量肉眼血尿。血尿的程度与损伤严重程度不完全成比例，如肾蒂血管断裂时，血尿可不明显，甚至无血尿，但该类损伤可直接威胁患者生命。

3. 疼痛　由于肾周围软组织损伤、肾包膜下出血或血尿渗入肾周围组织刺激腹膜后神经丛引起，出现患侧腰部、腹部疼痛。严重损伤致血液、尿液渗入腹腔或同时合并腹腔内脏损伤时，出现全腹痛和腹膜刺激症状。

4. 腰腹部肿块　肾破裂时由于血液和尿液外渗，血液和尿液聚积于肾周围，使局部肿胀，形成肿块，腰腹部有明显触痛和肌紧张。如肿块不断扩大，血红蛋白不断下降，说明有持续性出血，应引起警惕。

5. 发热　血肿吸收及尿外渗可引起低热，继发化脓性感染形成肾周脓肿或化脓性腹膜炎，可出现全身中毒症状，严重者可导致休克。

【辅助检查】

1. 实验室检查　尿常规可见大量红细胞，是诊断肾损伤的重要依据。血常规检查时，血红蛋白与红细胞比容进行性降低说明有活动性出血，白细胞计数升高提示有继发感染。

2. 影像学检查　B超检查早期诊断肾损伤具有重要意义，结合增强CT检查可进一步了解肾损伤程度及对侧肾的功能情况。排泄性尿路造影、肾动脉造影亦可用于肾损伤的诊断。

【处理原则】

1. 急救处理　大出血、休克者，应迅速给予输血、复苏，进行必要的检查确定有无合并其他脏器损伤，做好急诊手术探查的准备。

2. 非手术治疗　绝大部分肾损伤如肾挫伤或部分肾裂伤，可用非手术疗法治愈。

（1）休息：绝对卧床休息至少2~4周，肉眼血尿消失后，也要限制活动。

（2）病情观察：损伤后必须密切观察血压、脉搏、血尿、血红蛋白等指标有无变化。记录尿量、颜色；注意腰腹部肿块范围、硬度；复查血常规。

（3）其他：早期合理应用广谱抗生素预防感染；补充血容量；合理应用止痛、镇静和止血药物等。

3. 手术治疗　严重肾裂伤、肾破裂、肾盂破裂、肾蒂损伤及开放性肾损伤，应尽早施行手术。非手术治疗期间发生以下情况，需施行手术治疗：① 经积极抗休克后生命体征未见改善，提示有内出血；② 血尿逐渐加重，血红蛋白和红细胞比容继续降低；③ 腰、腹部肿块明显增大；④ 有腹腔脏器损伤可能。手术方式包括：肾修补、肾部分切除或肾切除术；出血或尿外渗引起肾周脓肿时则行肾周引流术。对侧肾缺如或肾功能不全者禁忌做肾切除。

【护理】

(一) 护理评估

1. 目前身体状况

（1）症状、体征：注意生命体征、尿液变化，观察有无休克征象，尤其是需注意血尿的性质、程度、持续时间及变化，有无诱因及加重因素。观察有无腰、腹部疼痛和肿块，有无腹膜炎的症状和体征，若可触及肿块，应注意肿块有否继续增大。检查时注意有无合并腹腔内脏损伤。

（2）辅助检查：注意血常规、尿常规、影像学检查的结果，以判断病变肾损伤的程度、是否伴有进行性出血，以及有无病情骤变可能。

2. 与疾病相关的健康史　了解受伤的原因、时间、地点、部位、外力的强度，是否接受过急救处理，是否有加重病情的因素存在。

3. 心理社会状况　出现血尿、疼痛等不适可引起病人恐惧、烦躁不安、焦虑等心理反应。了解病人和家属对疾病的认知程度、社会支持状况。

（二）主要护理诊断/合作性问题

1. 组织灌注量改变　与损伤引起大出血有关。
2. 潜在并发症　低血容量性休克、感染。

（三）护理措施

1. 非手术治疗及术前护理

（1）心理护理：向病人和家属介绍肾损伤的治疗方法、目前采取的相关措施及目的，解释相关治疗的必要性和重要性，解除思想顾虑，以取得配合。

（2）病情观察：伤后定时观察生命体征和尿量并准确记录；严密监测血尿情况；注意观察病人疼痛的部位是否扩大，疼痛的性质是否加重；腰腹部肿块有无增大等。

（3）休息与体位：肾损伤的病人应绝对卧床休息2～4周，病情稳定，血尿消失1周后才可以允许病人下床活动。休克病人采用平卧位或中凹卧位。

（4）保证组织有效灌流量：休克病人要迅速建立静脉通道，根据血压、脉搏及中心静脉压监测结果进行补液。必要时输血，合理应用血管活性药物。纠正水、电解质紊乱。

2. 术后护理

（1）病情观察：注意生命体征的变化，术后24～48小时内应留意术后内出血的发生，注意观察伤口引流物量、颜色及性状。观察尿量及血尿的变化。

（2）活动与休息：术后血压平稳可取半卧位。肾修补及肾部分切除术后应继续卧床休息2～4周，合并骨盆骨折病人需卧床6～8周。

（3）饮食护理：手术后需禁食2～3天，待肛门排气后可进清淡、易消化、营养丰富的流质饮食，然后逐步过渡到普食。

（4）预防和控制感染：术后观察有无感染征象，遵医嘱正确合理使用抗生素。

（5）伤口及引流管护理：保持手术切口敷料清洁干燥，敷料湿透及时更换；避免引流管扭曲、堵塞、受压、牵拉及脱出，确保引流通畅，并注意观察，掌握好拔管时间。

3. 健康教育　出院后嘱病人2～3个月内不可参加体力劳动或进行竞技运动，但可适当轻微活动。肾全切病人注意保护健侧肾，避免肾损害的药物。

第二节　膀胱损伤

膀胱为腹膜外器官，其顶部及后上部有腹膜覆盖。膀胱空虚时位于骨盆深处，膀胱肌肉层厚、伸缩性强，一般不易损伤。当膀胱充盈时，可伸展至下腹部，壁薄，此时易发生膀胱损伤（injury of bladder）。

【病因】

1. 开放性损伤　多由锐器或子弹贯通所致，通常合并其他脏器损伤，形成膀胱直肠瘘或膀胱阴道瘘。

2. 闭合性损伤　临床上较多见。当膀胱充盈时，下腹部遭撞击、挤压以及骨盆骨折片也可刺破膀胱壁，导致闭合性损伤。

3. 医源性损伤　多见于膀胱镜检查或治疗。

4. 自发性破裂 有膀胱病史如结核史病人由于膀胱过度膨胀可发生自发性破裂,通常在半夜或清晨发生。

【病理】

1. **膀胱挫伤** 膀胱壁保持完整,仅黏膜或部分肌层损伤,膀胱腔内有少量出血,可出现血尿,无尿外渗,不引起严重后果。

2. **膀胱破裂** 严重损伤可发生膀胱破裂,根据解剖特点的不同可分为腹膜内型和腹膜外型两种(图30-2)。

(1)腹膜内型:当膀胱充盈超出耻骨联合至下腹部,下腹部受撞击、踢踏、挤压,出现膀胱破裂,通常伴有腹膜破裂,尿液可流入腹膜腔,此为腹膜内型膀胱破裂。

(2)腹膜外型:当骨盆骨折,骨折端向内移位,可刺破膀胱壁,通常不伴有腹膜破裂,尿液不流入腹膜腔,此为腹膜外型膀胱破裂。

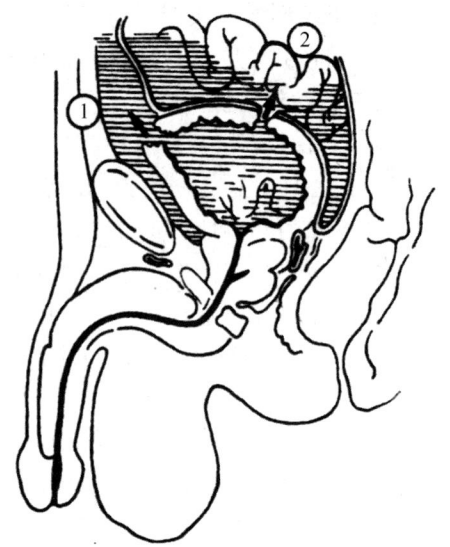

图30-2 膀胱损伤
① 腹膜外型膀胱破裂;
② 腹膜内型膀胱破裂

【临床表现】

膀胱挫伤因范围仅限于黏膜或肌层,故病人仅有下腹不适、少量终末血尿等。一般在短期内症状可逐渐消失。膀胱破裂则有严重表现,临床症状依裂口大小、位置及其他器官有无损伤而不同。

1. **休克** 膀胱损伤伴有骨盆骨折时,可发生休克。休克程度多与出血速度、就诊时间、合并伤轻重和机体代偿能力有关,主要表现为血压下降、脉搏细速、面色苍白、四肢湿冷等。

2. **血尿** 膀胱损伤多为终末血尿,膀胱轻度挫伤有少量血尿;严重裂伤,血液流入腹膜后组织或腹腔内,不进入尿道,会造成血尿减少。

3. **排尿困难** 膀胱破裂,尿液外渗至膀胱周围组织或腹腔内,病人可出现排尿困难或不排尿。检查时有下腹膨胀、压痛及肌紧张。

4. **腹痛及腹膜刺激征** 腹膜外型膀胱破裂时,尿外渗及血液外溢可引起下腹部疼痛;腹膜内型膀胱破裂会引起弥漫性腹膜炎表现,并有移动性浊音。

5. **尿瘘** 膀胱与附近器官相通形成时,尿液可从直肠、阴道流出,形成膀胱直肠瘘、膀胱阴道瘘等。

【辅助检查】

1. **导尿试验** 导尿管可顺利插入膀胱,仅有少量血尿流出,甚至无尿液流出,即应注意膀胱破裂的可能。然后经导尿管注入灭菌生理盐水200ml,片刻后吸出,如吸出量明显少于或多于注入的液体量,则提示膀胱破裂。

2. **实验室检查** 尿常规检查通常可见镜下满视野红细胞。严重者,血常规检查显示红细胞计数与红细胞比容下降。

3. **影像学检查** 骨盆平片可了解有无骨盆骨折,可作为膀胱破裂的参考。膀胱造影可以确定膀胱破裂。

【处理原则】

1. 紧急处理 对严重损伤、出血导致休克者，积极抗休克治疗。膀胱破裂应尽早应用抗生素预防感染。

2. 非手术治疗 膀胱挫伤或早期较小的膀胱破裂，留置尿管持续通畅引流尿液7～10日，破口可自愈。

3. 手术治疗 较重的膀胱破裂，需尽早手术清除外渗尿液，修补膀胱裂口，在腹膜外做耻骨上膀胱造瘘，耻骨后间隙置管充分引流膀胱周围尿液。

【护理】

（一）护理评估

1. 目前身体状况 评估有无休克征象，尤其是需注意血尿情况以及排尿困难状况；观察有无腹膜炎的症状和体征。

2. 与疾病相关的健康史 了解受伤情况以及既往疾病情况。

3. 心理社会状况 血尿可使病人及家属出现紧张、焦虑心理。腹痛及腹膜刺激征更易加重其紧张心理。

（二）主要护理诊断/合作性问题

1. 组织灌注量改变 与骨盆骨折所致盆腔内大出血、尿液渗入腹腔引起腹膜炎有关。

2. 潜在并发症 低血容量性休克、感染。

（三）护理措施

1. 非手术治疗及术前护理

（1）心理护理：护士应主动了解病人的心理状态。向病人介绍有关疾病、各种检查、麻醉及手术的常识，消除病人的心理负担，使其配合治疗及护理。

（2）纠正休克：严密观察症状与体征的变化，做好抢救准备。对休克病人要迅速补充循环血量，同时要注意保持水、电解质及酸碱平衡。

（3）尿管护理：保持尿管引流通畅，观察引流尿液的量、颜色和性状，保持尿道口周围的清洁、干燥；尿管留置7～10天后拔除。

（4）预防感染：保持伤口的清洁、干燥，敷料浸湿时及时更换；遵医嘱应用抗生素，并鼓励病人多饮水。若病人体温升高、伤口疼痛并伴有血白细胞计数和中性粒细胞比例升高、尿常规示有白细胞时，多提示感染，及时通知并协助医师处理。

2. 术后护理

（1）观察病情：注意观察生命体征、伤口及引流情况，及时发现出血、感染等并发症。

（2）耻骨上膀胱造瘘管的护理：① 妥善固定引流管，避免脱出。② 保持引流管通畅，必要时可用无菌生理盐水冲洗。③ 鼓励病人多饮水，定期换药及更换引流袋，避免感染。④ 注意观察引流液的量、色、性状及气味。⑤ 引流管通常放置10天后左右拔除，拔管前先行夹管试验，证明尿道排尿通畅，方可拔管。必要时应先间断夹管，训练膀胱肌排尿、储尿功能，避免发生膀胱肌无力。拔管后，造瘘口局部用凡士林纱布覆盖，无菌敷料包扎即可自愈。

第三节 尿道损伤

尿道损伤（injury of urethra）是泌尿系统最常见的损伤，多见于男性。在解剖上男性尿道以尿生殖膈为界,分为前、后两段。前尿道包括球部和阴茎部,后尿道包括前列腺部和膜部。前尿道损伤多发生在球部,而后尿道损伤多在膜部。

【病因】

1. 暴力因素　锐器伤、弹片可致开放性损伤。会阴部骑跨伤以及骨盆骨折等可致闭合性损伤,前者将尿道挤向耻骨联合下方,引起尿道球部损伤;后者引起尿生殖膈移位,产生剪切力,使膜部尿道撕裂或撕断。

2. 医源性损伤　病人接受尿道腔内金属器械检查、治疗时,操作不当可引起医源性损伤。

【病理】

1. 尿道挫伤　尿道内层损伤,阴茎和筋膜完整,可引起局部出血和水肿,可以自愈。

2. 尿道裂伤　尿道壁部分断裂,可引起周围血肿及尿外渗,愈合后可引起瘢痕性尿道狭窄。

3. 尿道断裂　尿道完全离断,尿道断端分离,造成部分缺损,可引起明显血肿、尿外渗,发生尿潴留。

【临床表现】

1. 疼痛与肿胀　受伤部位疼痛,在排尿时加重;肿胀部分如会阴、阴囊皮肤表面可有淤血。

2. 尿道出血和血尿　前尿道断裂出现尿道口滴血,大量出血并不多见。前尿道损伤为初始血尿,后尿道损伤为终末血尿。

3. 排尿困难与尿潴留　局部水肿或尿道括约肌痉挛可致排尿困难,当尿道损伤严重造成尿道断裂时,可完全不能排尿,出现尿潴留。

4. 休克　尿道损伤合并骨盆骨折可引起失血性休克。

5. 尿外渗　尿道球部断裂时,尿液和血液渗入会阴浅袋,使会阴、阴茎、阴囊和下腹壁肿胀、淤血(图30-3)。尿道膜部断裂时,尿液沿前列腺尖处而外渗至耻骨后间隙和膀胱周围(图30-4)。

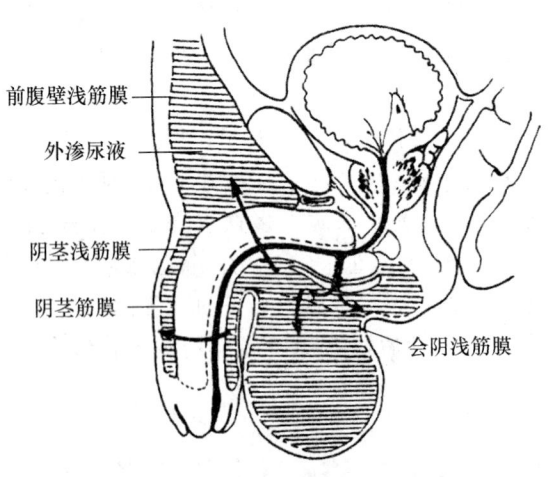

图30-3　尿道球部破裂的尿外渗

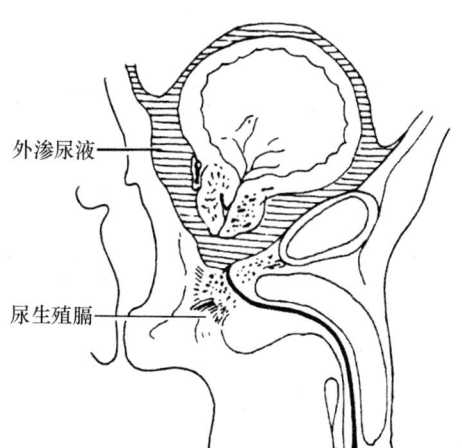

图 30-4 尿道膜部破裂的尿外渗

【辅助检查】

1. 导尿　严格无菌下轻缓插入导尿管，若顺利进入膀胱，考虑尿道挫伤或尿道部分裂伤。若无法插入膀胱内，考虑尿道全层断裂。

2. 直肠指检　有助于明确有无直肠损伤。后尿道断裂触及前列腺可有飘浮感，直肠前壁肿胀、触痛等。

3. 影像学检查　骨盆平片显示骨盆骨折。尿道造影是确定尿道损伤程度的主要方法，可见造影剂外漏至尿道周围。

【处理原则】

1. 紧急处理　损伤严重伴出血性休克者，需积极采取抗休克治疗。骨盆骨折病人需平卧，勿随意搬动，以免加重损伤。尿潴留不宜导尿或未能立即手术者，可行耻骨上膀胱穿刺或造瘘术，引流出膀胱内尿液。

2. 非手术治疗　尿道轻度挫伤及轻度裂伤，症状较轻，尿道连续性存在，无排尿困难者，应用抗生素预防感染，嘱病人多饮水，保证尿量。必要时留置尿管 1~2 周。

3. 手术治疗　尿道部分裂伤有排尿困难且不能插入尿管以及尿道完全断裂者，应手术治疗。前尿道断裂行会阴尿道修补术或断端吻合术，留置尿管 2~3 周。后尿道断裂可行尿道会师术恢复尿道连续性。

【护理】

(一) 护理评估

1. 目前身体状况　评估有无休克征象，疼痛、血尿以及排尿困难情况；观察尿外渗的部位和范围。

2. 与疾病相关的健康史　了解受伤情况以及既往疾病情况。

3. 心理社会状况　病人及家属除有与肾损伤、膀胱损伤类似的心理反应外，还可能担心损伤是否会影响今后生活，是否有后遗症。

(二) 主要护理诊断/合作性问题

1. 排尿困难　与尿道断裂、损伤引起的血肿有关。

2. 潜在并发症　休克、感染、尿道狭窄等。

（三）护理措施

1. 急救护理　立即输液，必要时输血；病人采取平卧位或中凹卧位；密切观察病人的病情变化；遵医嘱给予抗生素预防感染的发生。

2. 病情观察　观察生命体征、伤口及引流情况，及时发现休克及感染迹象。

3. 引流管护理　无明显尿道断裂的病人，尿管留置的时间为1～2周；尿道修补术病人，尿管留置的时间为2～3周；尿道会师术后需留置尿管3～4周。应注意尿管护理以及膀胱造瘘管的护理。

4. 尿道扩张病人的护理　协助医师选择合适的尿道探子，并记录本次所用探子的型号；操作过程中注意无菌、动作轻柔；术后嘱病人多饮水，注意观察排尿情况。

思考题

1. 男性，30岁，不慎从脚手架上坠落，会阴部撞击在脚手架上，感到局部疼痛、肿胀、尿道口滴血，半小时后急诊入院。查体：BP 110/70mmHg，P 90次/分，下腹膨隆。B超：膀胱充盈。经导尿治疗失败。

请问：① 病人目前出现何种问题？② 应如何处理？③ 目前的护理措施有哪些？

2. 女性，25岁，因车祸致右腰部撞伤1小时入院。查体：BP 70/50mmHg，P 110次/分；腹平软，无压痛及反跳痛，无移动性浊音；右腰部膨隆，有明显压痛。导尿有黄色透明液体约200ml，经快速输液、输血治疗后病情无好转，血压继续下降。

请问：① 病人目前出现何种问题？② 如何治疗？③ 目前的急救护理措施有哪些？

（林建兴）

第三十一章

尿石症病人的护理

学习目标

1. 列举泌尿系统结石形成的相关因素、病理及辅助检查。
2. 描述尿石症的临床表现和处理原则。
3. 为尿石症病人提供整体护理。

案例

男性，22岁，踢球过程中突发左腰部刀割样疼痛，向左下腹和外阴部放射，伴恶心、呕吐。查体：BP 120/80mmHg，P 90次/分。神志清楚，左肾区无压痛，有叩击痛。尿常规：红细胞每高倍镜下10个。

请问：① 该病人目前出现何种问题？② 目前主要的护理诊断/合作性问题有哪些？③ 如何治疗和护理？

尿路结石（urolithiasis）又称尿石症，是泌尿外科最常见的疾病之一，包括肾结石、输尿管结石、膀胱结石及尿道结石。按尿路结石所在的部位分为上尿路结石和下尿路结石。临床上以上尿路结石多见，是指肾和输尿管结石，以草酸钙结石多见；下尿路结石是指膀胱结石和尿道结石，以磷酸镁铵结石多见。男性发病多于女性。好发于25~40岁。

【病因】

尿路结石的形成机制尚未完全清楚，性别、年龄、种族、职业、地理环境和气候、饮食和营养、水分摄入、代谢和遗传性疾病等与结石的形成有关。

1. 代谢异常　① 尿中形成结石的物质增多，如尿中钙、草酸、尿酸或胱氨酸排出量增加。② 尿液pH的改变，在碱性尿中易形成磷酸镁铵及磷酸盐沉淀，在酸性尿中易形成尿酸和胱氨酸结晶。③ 尿量减少，使盐类和有机物质的浓度增高。④ 尿中抑制晶体形成和聚集的物质减少，如枸橼酸、焦磷酸盐、酸性黏多糖、镁等。

2. 局部因素　尿路梗阻、感染和异物可诱发尿路结石形成。① 由于机械性因素导致的尿路梗阻、尿动力学改变、肾下垂等原因均可以引起尿液的淤滞，促使结石的形成。② 泌尿系统感染时，细菌、坏死组织、脓块等均可成为结石的核心，尤其与磷酸镁铵和硫酸钙结石形成有关。③ 长期留置尿管、小线头等可成为结石的核心而逐渐形成结石。

3. 药物因素　某些药物可引起结石形成，如氨苯蝶啶、磺胺类药物、硅酸镁等在尿液中浓度较高而溶解度较低，可以成为结石的一部分；乙酰唑胺、维生素D、维生素C、皮质激素等，在代谢过程中可引起其他成分结石的形成。

【病理】

1. 梗阻　泌尿系统各个部位的结石都能造成梗阻，致梗阻部位以上积水。结石引起的梗阻绝大部分属于不全梗阻，双侧完全梗阻时可造成无尿。

2. 损伤　较大的结石或表面粗糙的结石可损伤尿路黏膜，导致局部出血、水肿、溃疡等。

3. 感染　黏膜损伤后易合并感染。如肾盂输尿管交界处和输尿管结石发生梗阻时，肾的感染易发展为肾积脓；尿道结石合并感染常有排尿困难、脓尿、尿道口出血或脓性分泌物，甚至导致尿道周围脓肿，脓肿破溃后可形成尿道瘘。

结石引起损伤、梗阻、感染，梗阻与感染也可使结石增大，三者互为因果，加重泌尿系统损害。此外，结石的长期慢性刺激可能导致恶变。

【临床表现】

(一) 上尿路结石

1. 疼痛　肾盏结石以及肾盂内大结石，因移动度较小，可无明显疼痛，仅于活动后出现上腹部或腰部的钝痛或隐痛。结石较小，移动度大，当活动后造成输尿管梗阻时，可出现肾绞痛。为突发性刀割样剧痛，疼痛位于腰部或上腹部，阵发性发作，沿输尿管径，放射至同侧下腹部、外生殖器及大腿内侧。疼痛持续数分钟至数小时不等，伴面色苍白、冷汗、恶心、呕吐，甚至休克。肾区可有明显叩击痛。结石位于输尿管膀胱壁段和输尿管口处或结石伴感染时可有尿频、尿急、尿痛症状，有尿道和阴茎头部放射痛。

2. 血尿　活动或绞痛后结石对黏膜的压迫、摩擦造成损伤而出现血尿，多为镜下血尿，亦可表现为肉眼血尿。有些病人以活动后镜下血尿为其唯一的临床表现。

3. 其他症状　结石梗阻合并感染时，腰痛加剧，同时出现寒战、高热、脓尿、膀胱刺激症状等表现；结石梗阻伴有严重肾积水时，可触及腰腹部肿块。双侧上尿路完全性梗阻时可导致无尿。

(二) 下尿路结石

1. 膀胱结石　早期即可出现膀胱刺激症状。典型症状为排尿时尿流突然中断，并感到疼痛，疼痛放射至远端尿道和阴茎头部，男童常用手牵拉阴茎，变换体位后又能恢复排尿。可伴有血尿，合并感染时出现脓尿。

2. 尿道结石　表现为排尿困难、点滴状排尿及尿痛，甚至造成急性尿潴留。

【辅助检查】

1. 实验室检查　尿常规检查具有重要意义，可见镜下血尿，伴感染时有脓尿。尿钙、尿磷、尿酸、尿草酸的测定有助于尿路结石的判断，并可针对性地指导病人饮食。

2. 影像学检查

(1) X线检查：95％以上的结石能在平片上显影，但结石过小、钙化程度不高或相对纯的尿酸结石常不显示。排泄性尿路造影可进一步显示平片上不显影的结石，并可了解肾功能情况；必要时行逆行尿路造影检查以明确诊断。

(2) B超：能发现平片不能显示的小结石和透X线的结石，还能显示肾结构改变和肾积水等。

(3) CT：能检出其他影像容易遗漏的小结石，敏感性高，适用于急性肾绞痛病人。

(4) 肾图：可判断泌尿系统梗阻程度及双侧肾功能。

3. 内镜检查 包括经皮肾镜、输尿管镜和膀胱镜，可以明确诊断和进行治疗。

【处理原则】

(一) 上尿路结石

1. 非手术治疗

(1) 保守治疗：适用于结石直径<0.6cm、表面光滑、无尿路梗阻、无感染、纯尿酸或胱氨酸结石的病人。包括大量饮水、加强运动、解痉止痛、控制感染、调节尿pH、调整饮食、排石药物治疗等。

(2) 体外冲击波碎石（extracorporeal shock wave lithotripsy，ESWL）：是目前治疗肾、输尿管结石的首选方法。采用X线或B超定位，利用高能冲击波聚焦作用于结石，使之粉碎后排出。主要适用于结石直径<2.5cm、结石以下输尿管通畅无梗阻、肾功能良好、未发生感染的上尿路结石病人。必要时可重复治疗，但再次治疗间隔时间不得少于7日。伴有结石远端梗阻、严重心脑血管病、急性尿路感染、出血性疾病、妊娠者不宜使用此法。

2. 手术治疗

(1) 非开放手术：① 经皮肾镜取石或碎石术（percutaneous nephrolithotomy，PCNL）：适用于直径>2.5cm的肾结石、输尿管上段第4腰椎水平以上，梗阻较重或长径1.5cm的结石。② 输尿管镜取石或碎石术（ureteroscopic lithotomy or lithotripsy，URL）：适用于因肥胖、结石梗阻、停留时间长而用ESWL困难者。

(2) 腹腔镜输尿管取石（laparoscopic ureterolithotomy）：适用于直径>2cm的输尿管结石；原考虑采用开放手术或经ESWL、输尿管镜手术失败者。

(3) 开放手术：因腔内泌尿外科及ESWL的普遍开展，上尿路结石大多数已不再采用开放性手术。手术方式主要包括肾盂切开取石术、肾实质切开取石术、肾部分切除术、肾切除术、输尿管切开取石术。

(二) 下尿路结石

1. 膀胱结石 主要采用手术治疗，并且同时治疗病因。结石<2~3cm者，可采用经尿道膀胱镜取石或碎石。较大的结石需采用超声、激光或气压弹道碎石。结石过大、过硬或合并膀胱憩室者，行耻骨上膀胱切开取石术。

2. 尿道结石 前尿道结石，麻醉后压迫结石近端尿道，经尿道外口注入无菌石蜡油，然后轻轻向尿道远端推挤或用取石钳取出。后尿道结石，则将结石推入膀胱内，按照膀胱结石处理；也可选择腔内治疗，经尿道激光碎石或气压弹道碎石等。

【护理】

(一) 护理评估

1. 目前身体状况 注意疼痛性质、叩痛部位，有无血尿、排尿困难等，注意病人肾功能状况。评估辅助检查结果，了解结石部位、大小及对尿路的影响，判断总肾功能和分肾功能。

2. 与疾病相关的健康史 了解年龄、性别、职业、生活地域等。了解病人家族史，注意病人的饮食、饮水习惯及特殊爱好；有无泌尿系统梗阻、感染和异物史，有无甲状旁腺功能亢进、痛风、肾小管酸中毒、长期卧床病史。了解止痛药物、钙剂等药物的应用情况。

3. 心理社会状况 结石是一种常见病，而且复发率也较高，一侧肾、输尿管结石梗阻可引起肾功能进行性衰退，特别是双肾结石，最终可发展成为尿毒症。此类病人对疾病的预后心理问题很多，希望能有不用手术使结石排出的办法。尽管 ESWL 的应用拓宽了非手术治疗的范围，但治疗的周期较长，有时疗效不明显，病人可能产生急躁心理。治疗后复发率较高，因此应注意了解病人及家属对预防结石相关知识的掌握程度。

（二）主要护理诊断/合作性问题

1. 疼痛　与结石梗阻引起平滑肌痉挛、结石局部刺激和摩擦引起损伤及炎症有关。
2. 潜在并发症　出血、感染、尿潴留、"石街"形成。

（三）护理措施

1. 保守治疗的护理

（1）缓解疼痛：结石梗阻疼痛较为明显时，遵医嘱给予阿托品、山莨菪碱等口服，或注射山莨菪碱、哌替啶等以解除平滑肌的痉挛收缩，从而缓解疼痛。局部热敷、安排合适的卧位也有利于疼痛的缓解。

（2）促进结石排出：鼓励病人大量饮水，每日饮水量保持在 3000ml 以上；在病情允许的情况下，进行一些跳跃或其他体育运动，改变体位，以促进结石的排出。观察有无结石排出，可将尿液排至玻璃瓶或金属盆内，注意看或听有无结石。

（3）饮食调节：主要根据结石成分进行饮食调节。

（4）调节尿液 pH：尿酸盐和胱氨酸结石病人，应口服碳酸氢钠碱化尿液；为防止感染性结石的生长，可口服氯化铵酸化尿液。

（5）药物治疗：遵医嘱给予抗生素可预防以及控制感染；服用排石药物，如排石颗粒等，可协助促进结石的排出。

2. 体外冲击波碎石（ESWL）的护理

（1）治疗前护理

1）心理护理：操作前告知病人具体的操作流程和注意事项，消除病人紧张的情绪。

2）胃肠道准备：术前 3 日内禁食易产气的食物，避免肠胀气；术前 1 日晚服缓泻剂或灌肠，排除肠内粪便及积气；术日晨禁食、禁水。

（2）治疗后护理

1）促进排石：鼓励病人多饮水，以利于结石排出。若无全身反应及明显疼痛者，适当活动、经常变换体位，以增加输尿管蠕动、促进碎石排出。结石位于中肾盏、肾盂、输尿管上段者，碎石后取头高脚低位，上半身抬高；结石位于肾下盏，碎石后取头低位。左肾结石取右侧卧位，右肾结石取左侧卧位，同时叩击肾区，利于碎石由肾盏进入输尿管。严密观察和记录碎石后排尿及排石情况。

2）并发症处理：① 肾绞痛：由于排石引起的绞痛，可使用解痉止痛药缓解症状；② 血尿：几乎所有病人均有不同程度的血尿，一般最多 3～4 天即可停止，嘱病人多饮水，必要时用止血药；③ 尿路梗阻：巨大肾结石碎石后因短时间内大量碎石突然充填输尿管而发生堵塞，可引起"石街"和继发感染，严重者可引起肾功能损害；因此，碎石后应平卧、患侧卧位，以免结石过快排出。

3. 手术治疗的护理

（1）术前护理：向病人和家属解释手术治疗方法、术中配合要求及注意事项，解除其顾虑；练习术中体位，如俯卧位、截石位等；做好肠道准备。

（2）术后护理

1）饮食：开放性手术需待肠蠕动恢复后，方可进食；术后病人可出现血尿，应鼓励其多饮水，保证足够水分摄入，必要时使用利尿剂，以保证充足的尿量，以达到冲洗尿路、避免血块阻塞尿路和改善肾功能的目的。

2）体位：经内镜碎石术病人术后应适当变换体位，促进排石；开放性手术术后侧卧位或半卧位，以利引流。肾实质切开者，应卧床2周，减少出血机会。

3）病情观察：观察生命体征，尿液颜色、量和性状，有无碎石排出等。

4）伤口及引流管护理：术后常见引流管有伤口引流管、尿管、肾盂造瘘管、输尿管支架管、膀胱造瘘管等，应做好相应护理。

A. 肾盂造瘘管：① 妥善固定造瘘管，记录体外部分的长度，严防脱落，尤其是病人翻身及变换体位时；② 鼓励病人多饮水，确保引流管通畅，原则上肾盂造瘘管不冲洗，但管道阻塞时，可低压、少量、多次、无菌生理盐水冲洗，每次冲洗量小于5～8ml；③ 观察并记录引流的量及性质；④ 定期更换引流袋，注意引流装置的无菌，保持瘘口局部皮肤干燥、清洁；⑤ 通常管道放置2周左右，拔管前先明确下尿路通畅情况，先行夹管1～2天，观察有无腰腹部疼痛、漏尿、肿胀、发热等不良反应，膀胱排尿量增多，开放后肾盂残余尿不多，并常规行造影检查，确认肾盂输尿管的通畅程度；拔管后病人取健侧卧位，防止尿液自瘘口流出影响愈合。通常瘘口1～2天自愈。

B. 输尿管支架管：碎石术后在输尿管内放置双"J"管以起到内引流、内支架的作用，还可扩张输尿管，有助于小结石的排出，防止输尿管内"石街"形成。护理措施包括：① 嘱病人取半卧位，多饮水、勤排尿，避免膀胱过度充盈引起尿液反流。② 早期下床活动，但应避免剧烈活动、过度弯腰、突然下蹲等动作以免导管滑脱或移位。③ 一般导管留置4～6周，经复查B超或腹部摄片确定无结石残留后，可经膀胱镜取出。

3. 健康教育

（1）结石的预防

1）饮食：鼓励病人多饮水，每日饮水量保持在3000ml以上，每日尿量不少于2000ml，尤其是睡前和半夜饮水，效果更好。根据结石成分调节饮食。草酸钙结石者宜食用含膳食纤维丰富的食物，限制含钙、草酸成分多的食物，如浓茶、菠菜、番茄、土豆、芦笋、核桃、甜菜、豆腐、油菜、雪菜、榨菜、海带、牛奶、奶制品、豆类及豆制品、巧克力、坚果、芝麻酱、虾米等，宜多吃水果和蔬菜以碱化尿液。磷酸钙和磷酸镁铵结石病人宜选用低钙、低磷及酸化尿液饮食，如蛋类、动物内脏、鱼卵、沙丁鱼、豆类、花生等不宜多吃。尿酸结石者不宜服用含嘌呤高的食物，如动物内脏、海鲜、干香菇等，宜多吃鸡蛋、牛奶、蔬菜和水果。

2）药物预防：根据结石成分，血、尿钙磷，尿酸，胱氨酸和尿pH，服用药物减少易形成结石的成分、碱化或酸化尿液，预防结石复发。维生素B_6有助于减少尿中草酸含量，氧化镁可增加尿中草酸溶解度。枸橼酸钾、碳酸氢钠等可使尿pH保持在6.5～7以上，对尿酸和胱氨酸结石有预防意义。口服别嘌呤醇可减少尿酸形成，对含钙结石亦有抑制作用。口服氯化铵使尿液酸化，有利于防止磷酸钙及磷酸镁铵结石的生长。

3）治疗相关疾病：伴甲状旁腺功能亢进者，必须手术摘除腺瘤或增生组织；鼓励长期卧床者行功能锻炼，防止骨脱钙，减少尿钙排出；尽早解除尿路梗阻、感染、异物等因素。

（2）复诊：定期行X线或B超检查，观察有无残余结石或结石复发。若出现腰痛、血尿等症状，及时就诊。

思考题

1. 女性，50岁，右侧腰部酸痛8月余。查体：右肾区有压痛及叩击痛，双输尿管行径区无压痛。尿常规示：红细胞每高倍镜下6个。B超示：右肾盂内一结石，直径约0.8cm×1.0cm。肾盂静脉造影示：肾功能正常，双侧输尿管通畅。

请问：① 病人目前适宜的治疗方法是什么？② 该项治疗后的护理措施是什么？

2. 男性，35岁，钢铁工人，平素喜吃肉食，不喜蔬菜，不爱喝水。因打篮球后突发左腰部疼痛，向左下腹及左大腿内侧放射。尿常规示：红细胞每高倍镜下5个。KUB平片示：左肾盂内有一结石，直径约0.4cm×0.4cm。诊断：左肾结石。

请问：① 该病人左肾结石发生的相关因素有哪些？② 病人出现疼痛和血尿的原因是什么？③ 目前的主要治疗原则及护理措施有哪些？

（林建兴）

第三十二章

良性前列腺增生病人的护理

学习目标

1. 列举良性前列腺增生的病因、病理及辅助检查。
2. 描述良性前列腺增生的临床表现、处理原则。
3. 为良性前列腺增生病人提供整体护理。

案例

男性,68岁,于10年前无明显诱因出现尿频、夜尿增多,3～4次/晚,有尿等待,排尿迟缓,尿线细,射程短,服用"前列康"等药物治疗,但无明显好转,现在夜尿2～4次/晚。肛门指诊:前列腺增大,约4.5cm×4.0cm,质韧,表面光滑,中央沟变浅。泌尿系统彩超示前列腺规整,大小约4.1cm×2.8cm×2.5cm,内部回声欠均匀。

请问:① 良性前列腺增生的病因是什么?② 此类病人的护理评估重点是什么?③ 如何治疗和护理?

良性前列腺增生(benign prostatic hyperplasia,BPH)简称前列腺增生,俗称前列腺肥大。实质上病理学表现为细胞增生,而不是肥大,故命名为前列腺增生。良性前列腺增生是引起老年男性排尿障碍最常见的一种良性疾病。

【病因】

良性前列腺增生的病因尚未完全清楚,目前一致公认老龄和有功能的睾丸是其发病的重要因素,二者缺一不可。随着年龄的增长,前列腺也随之增大,多在50岁以后出现临床症状。前列腺是男性附属性器官,其正常发育有赖于雄激素的支持,如青春期前切除睾丸者,前列腺则不发育,老年后也不会发生前列腺增生。前列腺增生受性激素调控,前列腺间质细胞和腺上皮细胞的相互影响,各种生长因子的作用,体内性激素平衡失调以及雌、雄激素的协同效应等,可能是前列腺增生的重要病因。

【病理】

良性前列腺增生开始于围绕尿道精阜部的腺体,这部分腺体称为移行带,未增生前仅占前列腺组织的5%。前列腺其余腺体由中央带(占25%)和外周带(占70%)组成。增生的腺体将外围的腺体压扁形成假包膜（外科包膜），与增生腺体有明显界限，易于分离。增大的腺体使尿道弯曲、伸长、受压变窄，尿道阻力增加，成为引起排尿困难或梗阻的机械性因素。前列腺内尤其是围绕膀胱颈部的平滑肌内含有丰富的α-肾上腺素能受体，这些受体的激活使该处平滑肌收缩，是引起排尿困难或梗阻的功能性因素。

前列腺增生及α-肾上腺素能受体兴奋致尿道平滑肌收缩，造成膀胱出口梗阻，为克服排尿阻力，逼尿肌增强其收缩能力，逐渐发生代偿性肥大，肌束形成粗糙的网状结构，加上长期膀胱内高压作用，膀胱壁出现小梁、小室、憩室。逼尿肌的代偿性肥大可发生不稳定的逼尿肌收缩，出现压力性尿失禁。如梗阻长期未能解除，逼尿肌失代偿，膀胱内残余尿增加，可出现充溢性尿失禁。长期排尿困难导致膀胱高度扩张、膀胱内压力升高，输尿管下端的瓣膜作用减弱或丧失，出现膀胱输尿管反流，最终引起肾积水和肾功能损害。另外，由于梗阻引起膀胱尿潴留，容易继发感染和结石。

【临床表现】

症状及严重程度取决于梗阻的程度、病变发展的速度，以及是否合并感染和结石，而与前列腺体积大小不完全成比例。

1. 尿频　是最常见的早期症状，尤其以夜尿次数增多显著。早期因增生的前列腺充血刺激引起。随着梗阻的加重，残余尿量增多，膀胱有效容量减少，尿频更加明显。此外，因梗阻诱发逼尿肌功能改变，膀胱顺应性降低或逼尿肌不稳定，尿频更为明显，并出现尿失禁等症状。

2. 排尿困难　进行性排尿困难是前列腺增生最重要的症状。轻度梗阻时排尿迟缓、断续、尿后滴沥，梗阻严重时排尿费力、射程缩短、尿线细而无力，终成滴沥状。

3. 尿潴留　随着膀胱残余尿量的增多，膀胱收缩无力，可导致尿潴留，并可出现充溢性尿失禁。在前列腺增生的任何阶段，可因气候变化、劳累、饮酒、便秘、久坐等因素，使前列腺突然充血、水肿导致急性尿潴留，病人不能排尿，膀胱胀满，下腹疼痛难忍，常需去医院急诊处理。

4. 其他症状　前列腺增生时因局部充血可发生无痛性血尿。若并发感染或结石，有尿频、尿急、尿痛等膀胱刺激症状。少数病人在后期可出现肾积水和肾功能不全表现。长期排尿困难可引起腹股沟疝、内痔与脱肛等。

【辅助检查】

1. 直肠指检　是最简单而最重要的诊断方法之一。排尿后直肠指检，检查前列腺表面是否光滑，质地是否变硬，中央沟是否变浅、消失，可做出初步诊断。

2. B超检查　可以直接测定前列腺的大小、内部结构、凸入膀胱的程度，经直肠超声扫描更为精确。

3. 尿流率测定　可以确定前列腺增生病人排尿的梗阻程度。检查时要求排尿量在150～200ml，若最大尿流率<15ml/s，说明排尿不畅；若<10ml/s，则梗阻严重。

4. 血清前列腺特异性抗原（PSA）测定　前列腺体积较大、有结节或较硬时，应测定血清PSA，以排除合并前列腺癌的可能性。

【处理原则】

1. 非手术治疗

（1）随访观察：若症状较轻，不影响生活与睡眠，一般无须治疗，可观察等待，但需密切随访，如症状加重，应予以治疗。

(2) 药物治疗：适用于有轻中度临床症状、残余尿量<50ml 的病人。包括 α 受体阻滞剂、5α 还原酶抑制剂以及植物类药等，其中以 $α_1$ 受体阻滞剂特拉唑嗪、5α-还原酶抑制剂非那雄胺为常用，前者可降低平滑肌的张力，减少尿道阻力，改善排尿功能；后者通过降低前列腺内双氢睾酮的含量使前列腺缩小，改善排尿功能。

(3) 其他治疗：对部分病人不能耐受手术或手术存在一定潜在危险者，可以选择微波、射频、激光、支架、气囊扩张、高能聚焦超声等治疗方法。

2. 手术治疗　梗阻症状严重、残余尿量较多、症状明显、药物治疗效果不佳且身体状况能够耐受手术者，应采取手术治疗。手术只切除外科包膜以内的增生部分。手术方式有经尿道前列腺切除术（transurethral resection of prostate，TURP）、耻骨上经膀胱前列腺切除术和耻骨后前列腺切除术。其中 TURP 是目前治疗前列腺增生最主要的手术方法。

【护理】

(一) 护理评估

1. 目前身体状况

(1) 症状、体征：注意排尿困难程度及夜间尿频次数，有无尿潴留情况，有无血尿及尿路刺激症状，有无并发疝、痔、脱肛等情况。观察生命体征，判断有无合并感染。注意重要器官功能情况及营养状况等。

(2) 辅助检查：了解直肠指检、B 超等结果以判断前列腺的大小，通过尿流率测定判断尿路梗阻程度。

2. 与疾病相关的健康史　了解病人吸烟、饮食、饮酒和性生活等情况；注意有无高血压及糖尿病病史以及相关疾病的家族史；注意评估病人平时饮水习惯，是否有足够的液体摄入和尿量；是否有定时排尿的习惯，有无憋尿的情况；了解病人平时排尿困难程度，是否有尿潴留存在。

3. 心理社会状况　了解病人有无因进行性排尿困难导致焦虑不安等不良情绪，了解病人及家属对疾病拟采取的治疗方法、对手术及可能导致并发症的认知程度、家庭经济承受能力，以提供相应的心理支持。

(二) 主要护理诊断/合作性问题

1. 排尿障碍　与膀胱出口梗阻有关。

2. 潜在并发症　膀胱痉挛、TUR 综合征、出血、尿频、尿失禁。

(三) 护理措施

1. 非手术治疗的护理及术前护理

(1) 观察排尿情况：注意排尿次数和特点，特别是夜尿次数。为保证病人的休息和减轻焦虑情绪，可遵医嘱给予镇静药物。

(2) 避免急性尿潴留的发生：忌饮酒及辛辣食物；鼓励病人多饮水、勤排尿、不憋尿；冬天注意保暖，防止受凉。

(3) 及时引流尿液：残余尿量多或有尿潴留致肾功能不全者，及时留置尿管引流尿液，改善膀胱逼尿肌和肾功能。做好留置导尿管或耻骨上膀胱造瘘病人的护理。

(4) 药物治疗的护理：指导病人用药，观察用药后排尿困难的改善情况及药物副作用。α 受体阻滞剂的副作用主要有头晕、直立性低血压等，应在睡前服用，用药后卧床休息，以防跌倒。5α 还原酶抑制剂起效缓慢，在服药后 4~6 个月后才有明显效果，应告知病人坚持长期服药。

2. 术后护理

(1) 病情观察：老年人多有心血管疾病，加上麻醉及手术刺激可引起血压下降或诱发心脑血管并发症，应严密观察病人意识状态及生命体征。

(2) 体位：术后平卧2日后改半卧位，固定或牵拉气囊尿管，防止病人坐起或肢体活动时，气囊移位而失去压迫膀胱颈口之作用，导致出血。

(3) 饮食：术后6小时无恶心、呕吐者，可进流质，1~2日后无腹胀即可恢复正常饮食。鼓励病人多饮水，进食富含膳食纤维、易消化的食物，以防止便秘。

(4) 膀胱冲洗护理：前列腺切除术后有肉眼血尿，术后需用生理盐水持续冲洗膀胱3~7日。① 冲洗速度可根据尿色而定，色深则快、色浅则慢。随着时间的延长，血尿颜色逐渐变浅，若尿色深红或逐渐加深，说明有活动性出血，应及时通知医师处理。② 确保冲洗管道通畅，若引流不畅应及时施行高压冲洗抽吸血块，以免造成膀胱充盈、膀胱痉挛而加重出血。③ 准确记录尿量、冲洗量和排出量。

(5) 各种引流管的护理：行开放性手术的病人，留置引流管多，引流管妥善固定，保证引流通畅。观察并记录引流液的性质和引流量，不同类型的引流管留置的时间长短不一，应注意拔管时间。① 耻骨后引流管在术后3~4日待引流量很少时拔除；② 耻骨上前列腺切除术后5~7日拔除导尿管；③ 耻骨后前列腺切除术后7~9日拔除导尿管；④ TURP术后3~5日尿液颜色清澈，即可拔除导尿管；⑤ 膀胱造瘘管通常在术后10~14日，排尿通畅时拔除。

(6) 并发症的观察与护理

1) 膀胱痉挛：膀胱痉挛多因逼尿肌不稳定、导管刺激、血块堵塞冲洗管等原因引起。病人表现为强烈尿意、肛门坠胀、下腹部痉挛、膀胱冲洗速度减慢，甚至逆流，冲洗液血色加深，尿道及膀胱区疼痛难忍等症状。应安慰病人，缓解其紧张、焦虑情绪；术后留置硬脊膜外麻醉导管者，按需定时注射小剂量吗啡；也可口服硝苯地平、丙胺太林、地西泮或在生理盐水内加入维拉帕米冲洗膀胱。

2) TUR综合征：行TURP的病人，术中大量冲洗液被吸收可使血容量急剧增加，出现稀释性低钠血症，病人可在数小时内出现烦躁、恶心、呕吐、抽搐、昏迷，严重者出现肺水肿、脑水肿、心力衰竭等，称为TUR综合征。一旦出现，应遵医嘱给予利尿剂、脱水剂，减慢输液速度，对症处理。

3) 尿频、尿失禁：为减轻拔管后出现的尿失禁或尿频现象，一般在术后第2~3天嘱病人练习收缩腹肌、臀肌及肛门括约肌；也可配合针灸或理疗等辅助治疗。尿失禁或尿频现象一般在术后1~2周内可缓解。

4) 出血：病人术后常留置气囊导尿管以压迫止血，注意有效固定或牵拉气囊尿管，防止病人坐起或肢体活动时，气囊移位而失去压迫前列腺窝和膀胱颈口的作用，导致出血。指导病人在术后1周逐渐离床活动，避免增加腹内压的因素，禁止灌肠或肛管排气，以免造成前列腺窝出血。

3. 健康教育

(1) 防止尿潴留：采用非手术治疗的病人，应避免因受凉、劳累、饮酒、便秘而引起急性尿潴留。

(2) 避免出血：术后1~2个月内避免剧烈活动，如跑步、骑自行车、性生活等，防止继发性出血。

(3) 训练排尿功能：如有溢尿现象，应指导病人有意识地经常锻炼肛提肌，以尽快恢复尿道括约肌功能。

(4) 防止尿道狭窄：TURP病人术后有可能发生尿道狭窄。术后如尿线逐渐变细，甚至出现排尿困难，应及时来院检查。如有狭窄者，定期行尿道扩张术。

(5) 门诊随访：附睾炎常在术后1~4周内发生，出院后如出现阴囊肿大、疼痛、发热等症状应及时去医院就诊。术后前列腺窝的修复需3~6个月，因此术后可能仍会有排尿异常现象，应多饮水，定期行尿液检查、复查尿流率及残余尿量。

(6) 性生活指导：原则上，经尿道切除术后1个月、经膀胱切除术2个月后可恢复性生活。前列腺切除术后常会出现逆行射精，不影响性交。少数病人可出现阳痿，可先采取心理治疗，同时查明原因，再进行针对性治疗。

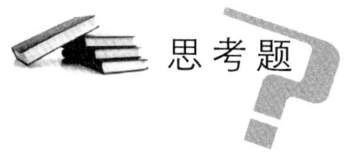

思考题

1. 男性，74岁，诉夜尿增多、排尿费力。查体：前列腺增大；前列腺B超示前列腺5.2cm×4.3cm×4.0cm，残余尿量60ml；最大尿流率为9ml/s。行TURP手术，现为术后第2天。

请问：① 该病人目前主要的护理措施是什么？② 该病人术后可能出现哪些并发症？其护理要点有哪些？

2. 男性，65岁，诉尿频、夜尿增多，2~3次/晚。查体：前列腺增大；B超示膀胱内残余尿量为35ml。诊断为良性前列腺增生，给予非那雄胺等药物治疗。

请问：① 良性前列腺增生病人药物治疗的护理措施有哪些？② 在非手术治疗期间如何预防急性尿潴留的发生？

(金三丽)

第三十三章

泌尿系统肿瘤病人的护理

学习目标

1. 说出肾癌三联征的概念。
2. 列举泌尿系统肿瘤的病因、病理及辅助检查。
3. 描述泌尿系统肿瘤的临床表现、处理原则。
4. 为泌尿系统肿瘤病人提供整体护理。

第一节 肾 癌

案例33-1

男性，68岁，1周前体检发现右肾占位，自觉腰部隐痛，尿色加深。体检：T 36.7℃，P 82次/分，R 20次/分，BP 130/80mmHg。肾区有压痛、叩击痛。腹部B超示：右肾下级背侧低回声占位3.0cm×2.8cm。

请问：① 该病人目前的护理评估内容有哪些？② 目前的护理措施有哪些？

肾癌（renal carcinoma）亦称肾细胞癌、肾腺癌，是最常见的肾恶性肿瘤。高发年龄为50～70岁，男女发病比例约为2∶1。

【病因】

肾癌发病原因目前尚不清楚，研究认为通过肾排泄的化学致癌物质可诱发肾癌，激素、放射线、病毒感染、吸烟、长期服用非那西丁类药物，长期接触含铅物质以及某些慢性肾脏疾病可能与肾癌的发生有关。

【病理】

肾癌多单发，瘤体多为类圆形的实性肿瘤，外有假包膜，切面以黄色为主。肾癌的组织病理多种多样，多数为透明细胞癌，主要由肾小管上皮细胞发生。除透明细胞外，还可见颗粒细胞和梭形细胞，以梭形细胞为主的肾癌恶性度高，但较少见。肾癌的转移可早可晚，可通过原发肿瘤逐步向邻近组织和器官侵犯而播散，其中较常见者为结肠，还可侵入肝、脾、胰腺、肾上腺及横膈等。向内侵入肾盂后常发生血尿，也可通过淋巴管向外转移，主要是肾蒂、主动脉及下腔静脉周围的淋巴结。肾癌早期即可发生血行转移，最常转移到肺、骨和对侧肾。在肾内静脉、肾静脉及下腔静脉内形成癌栓，并可通过静脉向远处转移。

【临床表现】

血尿、腰痛和肿块为肾癌的三大典型症状，简称肾癌三联征。三大症状同时出现的机会不多，占10%～15%，若同时出现往往是晚期的标志。

1. 血尿　为最常见的症状，常表现为间歇性、无痛性肉眼或镜下血尿。
2. 腰痛　常表现为持续性钝痛，当肿瘤已侵入神经或腰椎可造成严重疼痛。血尿在输尿管内凝固成索条状血块，随尿排出，可引起肾绞痛。
3. 肿块　肿瘤较大时可在腰部或上腹部触及肿块，质硬、表面高低不平，或结节状。若肿块固定，表示肾周围有浸润，预后不佳。
4. 副瘤综合征　10%～40%的肾癌病人可出现副瘤综合征（以往称肾外表现），常见有发热、高血压、血沉增快等，其他表现有高钙血症、高血糖、红细胞增多症、肝功能异常、消瘦、贫血、体重减轻等。
5. 转移症状　临床上有25%～30%的病人因转移症状，如病理骨折、咳嗽、咯血、神经麻痹及转移部位出现疼痛等而就医。

【辅助检查】

1. B超检查　简单易行，能鉴别肾实质性肿块与囊性病变。可作为常规体检项目，能发现尚未出现临床症状、尿路造影未出现改变的早期肿瘤。
2. X线检查　平片可见肾外形增大、不规则，偶有钙化影。造影可见肾盏、肾盂因受肿瘤挤压而有不规则变形、狭窄、拉长或充盈缺损。排泄性尿路造影不显影时，可行逆行性肾盂造影。
3. CT、MRI、肾动脉造影　有助于早期诊断和鉴别肾实质内肿瘤的性质、肾囊肿等。病人可在肾动脉造影同时行栓塞治疗。

【处理原则】

1. 手术治疗　根治性肾切除是肾癌最主要的治疗方法。切除范围包括肾周围筋膜及脂肪、肾门淋巴结。5年生存率为30%～50%。术前行肾动脉栓塞治疗，可减少术中出血。
2. 其他　放疗及化疗均不敏感，可作为手术辅助治疗。采用白细胞介素、干扰素等免疫治疗对转移癌有一定疗效。

【护理】

（一）护理评估

1. 目前身体状况　病人有无血尿及其性质、程度的变化，有无腰痛或肿块，有无消瘦、贫血等恶病质表现。评估肿块的特征、重要脏器的功能、特殊检查及手术耐受力等相关检查结果。
2. 与疾病相关的健康史　了解有无诱发肾癌发生的病因，家族中有无发病者。了解病人的年龄、性别、职业，是否吸烟，是否有饮咖啡的习惯，有无长期接触致癌物质等。
3. 心理社会状况　了解病人对自身疾病的认知程度，对手术及麻醉的心理承受能力，还应了解病人家属对疾病的认知程度及社会支持状况。

（二）主要护理诊断/合作性问题

1. 疼痛　与癌肿生长使肾包膜膨胀或手术创伤有关。
2. 营养失调（低于机体需要量）　与长期血尿、癌肿消耗、手术创伤有关。
3. 潜在并发症　出血、感染、肾衰竭。

(三) 护理措施

1. 术前护理

(1) 心理护理：护士应了解病人及家属对肾癌的认知程度，及时提供各种治疗与护理信息，对不同时期病人进行分段心理疏导，鼓励病人接受治疗，帮助病人树立战胜疾病的信心。

(2) 改善病人营养状况，合理安排休息与活动，保持心情舒畅。对胃肠功能障碍者，应通过静脉补充营养，贫血者可少量多次输新鲜血液以提高血红蛋白水平，提高机体抵抗力。

(3) 注意观察病人疼痛、血尿变化，随时处理。

(4) 手术前常规护理，包括术前检查、禁食水、术区备皮、备血等。

2. 术后护理

(1) 病情观察：观察生命体征变化，如出现血压下降、脉搏细速，提示有出血。监测体温与白细胞变化，观察有无感染。术中出血过多或暂时结扎下腔静脉取癌栓等情况，可影响肾功能，故应注意监测肾功能情况，记录24小时尿量，动态观察尿比重、尿蛋白、肾功能，防止肾衰竭。

(2) 遵医嘱补液、应用抗生素：在禁食期间遵医嘱给病人补液。为预防感染，遵医嘱应用抗生素。

(3) 体位与活动：病人血压平稳后取半卧位。一般术后2～3天下床，若下腔静脉切开缝合，需平卧10天，避免过早活动引起出血。

(4) 饮食护理：术后禁食，静脉输液以利尿并维持水电解质平衡。如已排气可给流质饮食。饮食宜选用高蛋白质、高维生素、易消化的食物，纠正贫血和低蛋白血症。

3. 健康教育　鼓励病人坚持综合治疗，定期复查；出现血尿、乏力、消瘦、疼痛、肿块及时就诊；戒烟，加强营养，增强机体抗病的能力。

第二节　膀胱癌

案例33-2

男性，56岁，间断全程肉眼血尿1月余，尿中伴有血丝。体检：T 36.5℃，P 80次/分，R 20次/分，BP 140/80mmHg。腹部平坦，膀胱区无压痛、反跳痛，肾区无叩痛。膀胱镜检查：膀胱顶壁有2个直径0.8cm菜花样肿块。病理结果显示：膀胱移行细胞癌。尿常规：尿潜血3+，尿红细胞每微升44.4个。

请问：① 该病人目前的护理评估内容有哪些？② 目前主要的护理诊断/合作性问题是什么？③ 目前的护理措施有哪些？

膀胱癌（carcinoma of bladder）是泌尿生殖系统最常见的恶性肿瘤。发病年龄多为50～70岁，男女之比为4∶1。

【病因】

1. 职业接触　研究发现在染料、橡胶塑料、油漆等工业或生活中长期接触苯胺类化学物质，如β-萘胺、联苯胺、4-氨基双联苯，容易诱发膀胱癌。

2. 吸烟　是膀胱癌的重要致癌因素，可能与烟草中含有多种芳香胺的衍生致癌物有关。吸烟量越大、吸烟史越长，发生膀胱癌的危险性也越大。

3. 膀胱慢性炎症与异物刺激　膀胱结石、膀胱憩室等也可能是膀胱癌的诱因。

4. 其他　长期大量服用镇痛药如非那西丁，长期使用环磷酰胺，内源性色氨酸代谢异常可引起膀胱癌。

【病理】

1. 组织学类型　95%以上为上皮性肿瘤，其中绝大多数为移行细胞乳头状癌，鳞癌和腺癌各占2%~3%。

2. 分化程度　将肿瘤细胞分化程度分为3级：Ⅰ级分化良好，低度恶性；Ⅲ级分化不良，高度恶性；Ⅱ级介于两者间，属中度恶性。

3. 生长方式　分为原位癌、乳头状癌及浸润性癌。原位癌局限在黏膜内，无乳头，亦无浸润基底膜现象。移行细胞癌多为乳头状，低分化者常有浸润。鳞癌和腺癌为浸润性癌。不同生长方式可单独或同时存在。

4. 浸润深度　是肿瘤临床和病理分期的依据，可分为：原位癌 Tis；乳头状无浸润 Ta；限于固有层内 T_1；浸润浅肌层 T_2；浸润深肌层或已穿透膀胱壁 T_3；浸润前列腺或膀胱邻近组织 T_4（图33-1）。

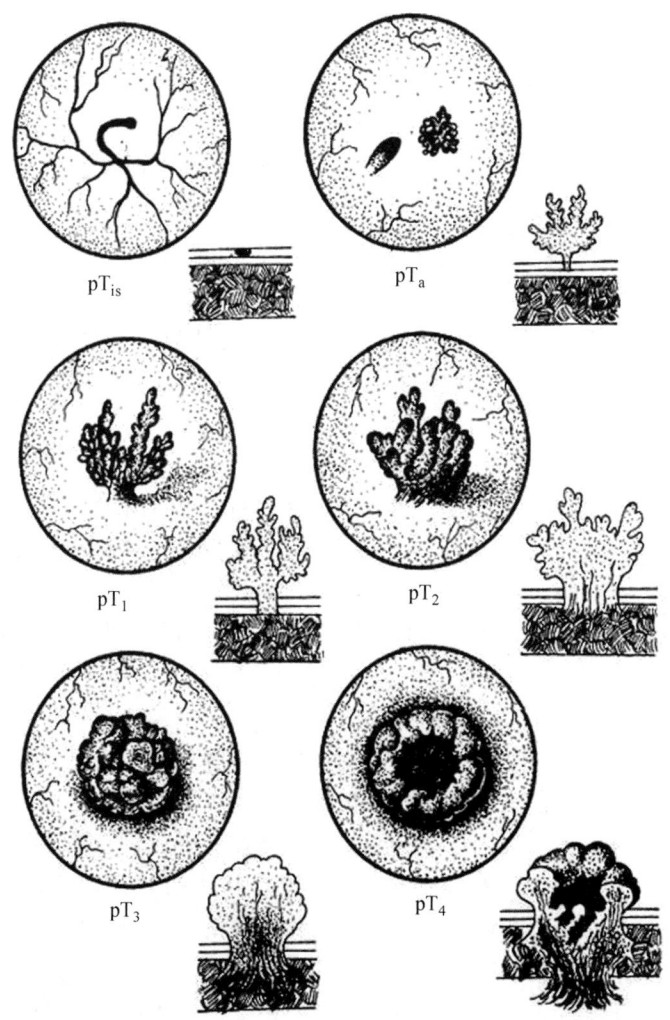

图33-1　膀胱肿瘤（Tis、T_a、T_1、T_2、T_3、T_4期及膀胱镜所见）

5. 转移途径

(1) 淋巴转移：是最常见的转移途径。

(2) 血行转移：常见于晚期病例，最多见于肝，其次为肺及骨骼。

(3) 直接扩散：常出现于前列腺或后尿道。膀胱癌可延伸至膀胱外与盆腔粘连形成固定肿块，或蔓延至膀胱顶部的黏膜。

(4) 种植转移：直接种植可以出现于手术过程中，膀胱全切除术后尿道残端出现肿瘤也可能是手术种植的结果。

【临床表现】

1. 血尿　是膀胱癌最常见、最早出现的症状。病人常以间歇、无痛性肉眼血尿而就医。出血量多少不等，与肿瘤大小、数目、恶性程度并不一致。出血可自行停止，容易造成"治愈"或"好转"的错觉。

2. 膀胱刺激症状　常因肿瘤瘤体较大或侵入肌层较深所致，肿瘤坏死、溃疡和合并感染时更明显，属晚期症状。

3. 排尿困难和尿潴留　肿瘤或血块等可阻塞膀胱出口引起排尿困难、尿潴留；肿瘤浸润输尿管开口，造成梗阻可引起肾积水。

4. 转移症状　骨转移病人有骨痛，腹膜后转移或肾积水病人还可出现腰痛。

【辅助检查】

1. 尿细胞学检查　尿脱落细胞学检查对于高危人群的筛选有较大的意义，可用于血尿病人的初步筛查，也可用于肿瘤治疗的评估。检查的准确率与取材方法、肿瘤大小、肿瘤分级关系密切。

2. 膀胱镜检查　是诊断膀胱肿瘤最重要的方法。可以显示肿瘤的数目、大小、外观、位置等，并可取活组织进行病理学检查。

3. 影像学检查　B超检查在临床上比较常用，该方法具有简便、无创伤、较准确等优点。在膀胱充盈情况下，可见肿瘤的位置、大小等。CT、MRI能观察肿瘤大小、位置及肿瘤与膀胱壁的关系。

【处理原则】

1. 手术治疗　根据肿瘤的病理特点及病人身体情况选择手术方法。原则上 T_a、T_1 和局限的 T_2 期肿瘤，可采用保留膀胱的手术；较大的、多发的、多次复发以及 T_2、T_3 期肿瘤应行膀胱全切术。主要有四种术式。

(1) 经尿道膀胱癌电灼或电切术：是首选手术方法。用于单发、分化较好、非浸润型膀胱癌。

(2) 膀胱部分切除术：适用于肿瘤较局限，呈浸润性生长，病灶位于膀胱的侧后壁、顶部等，与膀胱三角区有一定距离。此外，肿瘤生长在膀胱憩室内也是其适应证。

(3) 膀胱全切、尿流改道术：常用非可控性回肠膀胱术或结肠膀胱术。年轻病人考虑行可控性尿流改道术，以提高病人术后生活质量；年老体弱者也可行输尿管皮肤造口术。

膀胱癌易复发，而复发者仍有可能治愈。凡保留膀胱的各种手术，术后2年内50%以上可能复发，且多数是新生肿瘤。故应将复查看作治疗的一部分，严密随诊，每3个月复查膀胱镜，2年无复发者，每半年复查一次。

2. 化疗　采用多疗程、联合化疗，有一定疗效。为减少术后复发机会，常采用膀胱内灌注化疗药，常用药物有羟喜树碱、丝裂霉素、阿霉素等。每周1次，6～8周后，每月1

次，持续 2 年。

3. 放疗　目前治疗效果不肯定，通常用于晚期无法手术者。

4. 免疫疗法　采用卡介苗（BCG）膀胱内灌注治疗对预防肿瘤复发有一定的作用。

【护理】

（一）护理评估

1. 目前身体状况　观察血尿出现的时间、性质、程度，排尿时是否伴有疼痛，排尿形态是否改变，有无转移及恶病质表现；评估尿液检查、膀胱镜、X 线及病理组织学检查结果。

2. 与疾病相关的健康史　了解病人的年龄、性别、职业，病人是否吸烟，是否长期接触致癌物质如 α-萘胺和 β-萘胺等。家族中有无膀胱癌病人。

3. 心理社会状况　了解病人对自身疾病的认知程度，对手术及麻醉的心理承受能力，还应了解病人家属对疾病的认知程度及社会支持状况。

（二）主要护理诊断/合作性问题

1. 营养失调（低于机体需要量）　与肿瘤高代谢有关。
2. 排尿型态改变　与膀胱手术后置管以及术后创面出血等有关。
3. 身体意象紊乱　与膀胱全切尿流改道有关。
4. 潜在并发症　出血、感染、高氯性酸中毒。

（三）护理措施

1. 术前护理

（1）心理护理：做好思想工作，稳定病人情绪，鼓励病人接受治疗，帮助病人树立战胜疾病的信心。主动倾听病人或家属所提出的问题，缓解病人紧张心理。

（2）改善营养状况：评估病人营养状况，给予高热量、高蛋白质、多维生素饮食，必要时行肠内、肠外营养支持，以提高病人对手术的耐受力。

（3）保留膀胱者，术前不排尿，以免术中误伤。

（4）膀胱全切肠道代膀胱者常规肠道准备，方法与大肠手术肠道准备相同；输尿管皮肤直接造口者，应彻底清洁皮肤，防止术后感染。

2. 术后护理

（1）营养及活动：根据肠功能恢复情况合理进食，嘱病人多饮水。视病人身体情况可早期下床活动。

（2）各种引流管护理

1）经尿道电切术：常规留置三腔导尿管行膀胱冲洗，保持导尿管通畅，并根据尿液颜色进行膀胱冲洗，防止血块阻塞尿管。血尿停止后，可拔除导尿管。

2）膀胱部分切除术：通常留置气囊导尿管、膀胱造瘘管以及耻骨后间隙引流管，应做好相应护理。耻骨后间隙引流管可引流手术部位渗血、渗液，应注意保持无菌、引流通畅、固定牢固，并观察和记录引流液的性状、量和颜色，术后 2～3 天引流液减少时可拔除。

3）膀胱全切尿流改道术：术后留置管道较多，应注意标记，分别观察、记录。

① 左、右输尿管支架管：对输尿管吻合口起支撑和保护作用，可将尿液直接引流出体外，一般手术后 2 周拔除。保持支架管通畅，必要时用生理盐水或 1：5000 的呋喃西林液 20～30ml 冲洗，注意观察各引流管引出的尿量并分别记录。

② 代膀胱内引流管：用于以引流代膀胱内肠液及可能漏入的尿液，一般 2 周左右拔除，

换用造口袋。术后早期因肠管分泌肠液,可用碳酸氢钠溶液冲洗,每日3~4次,每次20~30ml,必要时可增加冲洗次数,防止黏液堵塞导管;若冲洗不能解除堵塞,可更换导管。

③ 可控性膀胱术引流管:可在术后2~3周开始进行代膀胱的训练,间断夹闭输出引流管,1小时至3~4小时不等,约1周完成,30~40天拔除尿管,自行排尿。若出现腰部胀痛、发热等应延长功能锻炼的时间。

④ 其他:如胃管、耻骨后间隙引流管等,做好相应护理。

(3) 造口护理

1) 造口局部观察:尿道造口、肠代膀胱术等做好造口部位的观察及护理,尤其注意观察肠管有无血运障碍、回缩、狭窄等造口并发症的发生。

2) 造口袋使用:根据病人的具体情况,选择合适的造口袋,并指导病人使用。

3) 保护造口局部皮肤:每次更换造口袋时,应用棉球或纱布蘸温水清洗造口周围皮肤,不可使用乙醇或肥皂,以免发生过敏、炎症、溃疡等皮肤损伤。

(4) 可控性膀胱术后病人,因尿液可潴留在代膀胱内,增加了肠道黏膜对尿液电解质的重吸收,可造成高氯性酸中毒,故术后应定期监测电解质变化,及时纠正。

(5) 膀胱灌注药物的护理:膀胱保留术后能憋尿者,即可行膀胱灌注 BCG 或化疗药物,以预防或推迟肿瘤复发。方法是先插入尿管排空膀胱,再向膀胱内灌注用蒸馏水或等渗盐水稀释的药物,嘱病人保留2小时,每15分钟以俯卧位和左、右卧位更换体位,之后排尿。不良反应有发热、膀胱刺激症状、出血性膀胱炎等。灌注后嘱病人多饮水,增加尿量,以减少药物对局部的刺激。

3. 健康教育

(1) 对于密切接触致癌物质的职业人员应加强劳动保护,及早戒烟,以预防或减少膀胱癌的发生。

(2) 保留膀胱的术后病人坚持膀胱灌注,以减少或推迟肿瘤的复发。

(3) 定期复查膀胱镜。若再次出现血尿应及时就诊。

(4) 尿流改道病人,应学会自我护理,避免造口袋边缘压迫造口,保持清洁,定期更换尿袋。可控膀胱术后,开始每2~3小时导尿一次,逐渐延长间隔时间至每3~4小时一次,导尿时要注意保持清洁,定期用生理盐水或温开水冲洗造口袋,清除黏液及沉淀物。定期复查电解质、肾功能。

(5) 术后半年内不可进行重体力劳动。

第三节 前列腺癌

前列腺癌(carcinoma of prostate)是老年男性的常见疾病,在欧美国家发病率极高,近年来在我国的发病率呈不断增高的趋势。

【病因及病理】

前列腺癌的病因尚不明确,可能与种族、遗传、食物、环境、性激素等有关。过多的动物脂肪摄入有可能促进前列腺癌的发生。前列腺癌98%为腺癌,可经血行、淋巴转移或直接浸润三种方式转移,其中血行转移至脊柱、骨盆最常见。前列腺癌的病理学分级以

Gleason 分级系统应用最为普遍,其分期最常采用 2002 年美国肿瘤联合会(AJCC)的 TNM 分期系统。前列腺癌大多数为雄激素依赖型,其发生和发展与雄激素关系密切。

【临床表现】

早期前列腺癌一般无症状。进展期因肿瘤生长挤压尿道或侵犯膀胱颈部、三角区,表现为下尿路梗阻症状,如尿频、尿急、尿流缓慢、尿流中断、排尿不尽甚至尿潴留或尿失禁;骨转移者可出现骨痛、脊髓压迫症状、病理性骨折等。

【辅助检查】

直肠指检、经直肠 B 超检查和血清前列腺特异性抗原(PSA)测定是临床诊断前列腺癌的基本检查方法。前列腺癌的确诊依靠经直肠 B 超引导下前列腺穿刺活检。

【处理原则】

局限在前列腺包膜内的癌可行根治性前列腺切除术,也是治疗前列腺癌的最佳方法。T_3、T_4 期前列腺癌以内分泌治疗为主,可行睾丸切除术,配合抗雄激素制剂。放射性核素粒子植入治疗主要适用于 T_2 期以内的前列腺癌,疗效肯定,并发症少;外放射治疗适用于内分泌治疗无效的病人。对内分泌治疗失败的病人也可行化学治疗。

【护理】

(一)护理评估

1. 目前身体状况 评估尿路梗阻的严重程度,有无远处转移迹象;评估直肠指检、经直肠 B 超检查和血清 PSA 测定结果。

2. 与疾病相关的健康史 了解病人年龄、家族史、饮食习惯等,评估既往健康状况。

3. 心理社会状况 了解病人对自身疾病的认知程度,对手术及麻醉的心理承受能力,还应了解病人家属对疾病的认知程度及社会支持状况。

(二)主要护理诊断/合作性问题

1. 身体意象紊乱 与去势治疗有关。

2. 潜在并发症 出血、感染、尿失禁、性功能障碍等。

(三)护理措施

1. 去势治疗的护理

(1)心理护理:给病人解释治疗的目的和作用,对于病人给予充分的尊重与理解,以取得病人及家属配合。

(2)不良反应的观察与护理:常见不良反应有潮热、心血管并发症、高脂血症、肝功能损害、骨质疏松、贫血等,应密切观察其不良反应,定期检查肝功能、血常规等,及时处理相关并发症。

2. 手术病人的护理参见"良性前列腺增生病人的护理"。

3. 健康教育

(1)调整生活方式:适当锻炼,加强营养。避免高脂肪饮食,宜进食豆类、谷物、蔬菜、水果等富含纤维素的食物。

(2)定期随诊复查:根治术后定期检测 PSA、直肠指检以判断预后和复发情况。去势治疗者,每月返院进行药物治疗,并复查 PSA、前列腺 B 超、肝功能及血常规。

# 思考题

男性，62岁，因"间歇性、无痛性肉眼血尿1周"入院，经相关检查诊断为膀胱癌。行膀胱全切尿流改道术，术后第1天。T 37.8℃，P 88次/分，R 24次/分，BP 120/80mmHg，病人诉伤口疼痛，且不能自己洗漱、进餐、如厕等。

请问：① 该病人目前主要的护理诊断/合作性问题是什么？② 该病人目前主要的护理措施是什么？

(金三丽)

第三十四章

骨折病人的护理

学习目标

1. 说出骨折、病理性骨折、开放性骨折、闭合性骨折、骨筋膜室综合征、脂肪栓塞综合征、解剖复位、功能复位、截瘫、脊髓震荡、脊髓半切征、截瘫指数等的概念。
2. 列举骨折的病因、分类、骨折愈合的影响因素。
3. 描述骨折的一般表现以及常见四肢骨折、脊柱骨折与脊髓损伤的临床表现、急救方法、处理原则。
4. 为骨折病人提供整体护理。

案例

女性，20岁，被汽车撞伤后2小时来诊。查体：神志清，BP 80/50mmHg，左小腿可见长约8cm创口，胫骨断端外露，出血不多，伴有广泛软组织损伤。

请问：①该病人骨折的类型是什么？②护理评估的主要内容是什么？③目前的急救处理有哪些？

第一节 概 述

骨的完整性或连续性中断称之为骨折（fracture）。

【病因】

1. 直接暴力　暴力直接作用于人体骨骼，使受伤部位发生骨折，多由撞击等因素造成，常合并软组织损伤或有开放伤口。

2. 间接暴力　外力通过传导、杠杆、旋转和肌肉收缩等方式将力作用于人体，造成远离受力点的部位发生骨折。如肌肉突然强烈收缩时，可造成肌肉附着点撕脱性骨折。

3. 积累劳损　指肢体某一特定部位的骨骼受到长期反复和轻微的外力直接或间接的受伤，也称疲劳性骨折。如长距离跑步、长途行军导致的第2、3跖骨及腓骨下1/3的骨折。

4. 骨骼病变　骨骼在原有病损，如骨肿瘤、骨髓炎或骨结核等基础上导致骨质破坏，因轻微外力或在正常活动中发生骨折，称病理性骨折（pathologic fracture）。

【分类】

1. 根据骨折端是否与外界相通分类

（1）闭合性骨折（closed fracture）：骨折局部皮肤和黏膜完整，断端不与外界相通。

（2）开放性骨折（open fracture）：骨折局部皮肤和黏膜破裂，断端直接或间接与外界相通，易致骨感染。骨折端通过脏器与外界相通也属于开放性骨折，如合并直肠破裂的骶尾骨骨折、合并膀胱破裂的耻骨骨折。

2. 根据骨折的程度及形态分类

（1）不完全性骨折：骨的连续性或完整性部分中断，尚有一部分骨组织保持连续。常见的有：

1）青枝骨折：多发生在儿童，表现为骨皮质的劈裂，但因儿童骨质软韧，不易完全断裂，形似青嫩树枝折断，故称青枝骨折。

2）裂缝骨折：骨质多发生裂缝，像瓷器上的裂纹，无移位，常见于颅骨和肩胛骨等扁骨骨折。

（2）完全性骨折：骨的完整性或连续性全部中断。按骨折线的方向和形状又可分为：

1）横断骨折：骨折线与骨干纵轴接近垂直。

2）斜形骨折：骨折线与骨干纵轴呈一定角度。

3）螺旋骨折：骨折线呈螺旋状，多由扭转性外力造成。

4）粉碎性骨折：骨折线呈T形或Y形，骨折块碎裂成两块以上，多因受较大的直接暴力所致。

5）压缩性骨折：骨松质因外力压缩而变形，多见于椎骨或跟骨骨折。

6）凹陷性骨折：骨折块局部下陷，多见于颅骨和颜面骨骨折。

7）嵌插骨折：多发生于长管状骨的干骺端皮质骨与骨松质交界处，骨折片相互嵌插，骨密质插入松质骨内。

8）骨骺分离：骨折经过骨骺，骨骺的断面可带有数量不等的软组织，多见于少年儿童。

3. 按骨折端的稳定程度分类

（1）稳定性骨折：骨折端不易移位或复位后不易移位或复位后不易再发生移位者，如不完全性骨折、压缩及嵌插骨折。

（2）不稳定性骨折：骨折端易移位或复位固定后骨折端易再发生移位的骨折，如粉碎、斜向、螺旋骨折。常见的移位有以下五种，且常合并存在（图34-1）。

1）成角移位：两骨折段的轴线交叉成角，以顶角的方向为准称向前、向后、向内或向外成角。

2）横向移位：以近侧骨折段为准，远侧骨折段向前、向后、向内或向外侧方移位。

3）重叠移位：骨折段互相重叠或嵌插，骨的长度缩短。

4）分离移位：骨折段在同一纵轴上互相分离。

5）旋转移位：骨折段围绕骨的纵轴旋转。

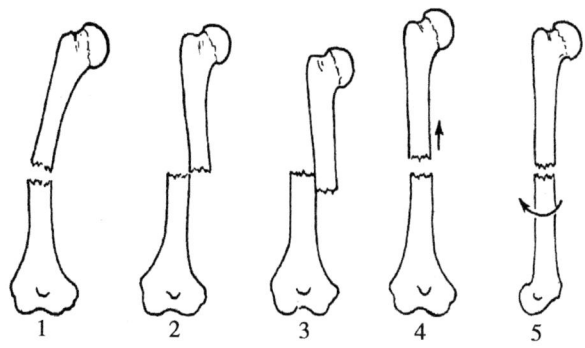

图 34-1 骨折的移位方式
1. 成角移位；2. 侧方移位；3. 缩短移位；4. 分离移位；5. 旋转移位

【骨折的愈合】

1. 愈合过程

（1）血肿机化演进期：骨折后，骨断端及周围软组织内血肿形成。几天后，新生毛细血管、成纤维细胞和吞噬细胞侵入骨折断端及其周围的血肿内，逐渐形成纤维组织连接骨折两端，达纤维连接需 2~3 周。

（2）原始骨痂形成期：骨折断端通过骨膜的成骨细胞形成骨样组织，并逐渐钙化，形成内骨痂和外骨痂。骨断端的血肿机化形成纤维组织，并逐渐钙化转化为桥梁骨痂。内骨痂、外骨痂及桥梁骨痂三者融合成原始骨痂支撑骨断端，达到临床愈合，此时病人可拆除外固定。此期约从伤后 3 周开始。

（3）骨痂改造塑形期：随着肢体活动和负重，应力轴线上的骨痂不断得到加强和改造，在应力线以外的骨痂逐渐被破骨细胞清除，骨小梁增加，排列趋于规则，髓腔重新开放，形成永久骨痂，达到骨性愈合。此期从伤后 6~8 周开始。

2. 影响愈合的因素

（1）全身因素：骨折愈合与年龄及健康状况有关。儿童生长活跃，骨折愈合较成人快；高龄病人则愈合慢。营养不良、钙磷代谢紊乱、糖尿病和恶性肿瘤等健康状况欠佳者骨折愈合较慢。

（2）局部因素：包括骨折的类型、骨折部位的血液供应、软组织损伤程度、软组织嵌入、感染等。其中，局部血供好者骨折愈合快，这也是骨折愈合最重要的因素。

（3）治疗方法：反复多次手法复位、固定不确切、过早或不恰当的功能锻炼等均可影响骨折愈合。

【临床表现】

1. 全身表现

（1）休克：多见于骨盆骨折、股骨骨折、严重的开放性骨折。主要由于骨折导致的大量出血、剧烈疼痛及合并重要脏器损伤导致休克。

（2）发热：骨折后病人的体温一般正常，但可因出血量大的骨折如骨盆骨折、血肿吸收以及损伤组织的吸收反应可使体温略有升高，一般不超过 38℃。

2. 局部症状

（1）一般症状

1）局部疼痛和压痛：骨折及合并损伤处疼痛明显，在移动患肢和叩击骨折肢体远端时，疼痛加剧且骨折部位有固定压痛。

2）局部肿胀和瘀斑：局部软组织损伤后毛细血管破裂出血、组织水肿可导致肢体局部肿胀；浅表时，伤后1～2天皮下出现瘀斑；开放性骨折时，可见骨折部位出血。

3）功能障碍：骨折部位的肿胀和疼痛或完全性骨折，使肢体丧失部分或全部活动功能。

(2) 骨折专有体征

1）畸形：由于骨折段移位，可发生肢体短缩、成角或弯曲等形状改变。

2）反常活动：在肢体没有关节的部位出现异常的假关节样活动。

3）骨擦音和骨擦感：骨折断端相互摩擦可产生骨擦音和骨擦感。

以上三项为骨折的特有体征，只要出现其中之一，即可确诊。但不完全性骨折、嵌插骨折、裂缝骨折时可无以上三种体征。

3. 骨折的并发症

(1) 早期并发症

1）休克：严重创伤、大量出血或重要器官损伤可导致休克。

2）其他组织及内脏器官损伤：如骨折伴发血管、周围神经、脊髓或内脏等损伤。

3）脂肪栓塞综合征（fat embolism syndrome）：粗大的骨干骨折时，如股骨干骨折，骨折处髓腔内血肿张力过大，骨髓被破坏，脂肪进入破裂的静脉窦，导致肺或脑等部位的脂肪栓塞。病人表现为进行性呼吸困难、发绀、体温降低、心率增快、血压降低、意识障碍等。

4）感染：开放性骨折有发生化脓性感染和厌氧性感染的危险。

5）骨筋膜室综合征（osteofascial compartment syndrome）：常由骨折的血肿和组织水肿，或外包扎过紧，局部压迫使骨筋膜室内压力增高所致。临床表现为患肢持续性剧烈疼痛且进行性加剧，患肢麻木，肌力减退；肢体活动障碍，被动牵伸时引起剧痛。若不及时处理，可导致病人死亡。

(2) 晚期并发症

1）压疮：病人长期卧床，骨突处受压后，因局部血液供应障碍而导致压疮。

2）坠积性肺炎：长期卧床病人易发生，特别是老年、体弱和伴有慢性病者。

3）骨化性肌炎：关节扭伤、脱位及关节附近骨折时，骨膜剥离形成骨膜下血肿，若处理不当，大的血肿机化并广泛骨化，可引起疼痛和影响关节活动。以肘关节最多见。

4）缺血性肌挛缩：因上、下肢的重要动脉损伤后肢体血供不足，或肢体肿胀和包扎过紧所致。典型畸形是爪形手和爪形足。

5）关节僵硬：患肢长期固定造成关节内外发生纤维粘连，同时关节囊及周围肌肉挛缩，使关节活动障碍。

6）创伤性关节炎：关节内骨折时，若关节面遭到破坏又未准确复位，造成骨愈合后关节面不平整，长期磨损导致创伤性关节炎。

7）缺血性骨坏死：骨折段的血液供应中断，导致骨组织远端坏死，如股骨头缺血性坏死。

【辅助检查】

1. X线检查　X线检查对骨折的诊断和治疗具有重要的指导意义。可明确骨折的部位、类型、有无移位、畸形等。

2. CT和MRI检查　一般的骨折X线检查即可做出明确的诊断并指导治疗，但有些诊断困难、结构复杂的骨折如肱骨头和股骨头劈裂骨折、椎体骨折等情况，CT和MRI检能提供一定的帮助。

【处理原则】

复位、固定和功能锻炼是骨折治疗的三大基本原则。

1. 复位　将移位的骨折端恢复到正常或接近正常的解剖学关系。临床分为手法复位和手术切开复位两种。

2. 固定　骨折愈合过程中，为了防止骨折端移位，需使用固定的方法将骨折维持于复位后的位置。固定方法有内固定和外固定之分。内固定采取手术切开，用钢板螺丝钉或髓内针等材料固定。外固定多采用石膏固定、牵引固定或夹板固定。

3. 功能锻炼

(1) 早期阶段：骨折后1～2周内进行肢体的等长舒缩，目的是促进患肢血液循环，消除肿胀，防止肌萎缩。

(2) 中期阶段：受伤2周后进行骨折上下关节活动，以防肌萎缩和关节僵硬。

(3) 晚期阶段：骨折已达到临床愈合标准，外固定已拆除，功能锻炼的目的是增强肌力，克服挛缩与恢复关节的活动度，早日恢复正常功能。

【护理】

(一) 护理评估

1. 目前身体状况　评估病人有无严重并发症；病人的意识及生命体征，以及有无休克发生；评估病人有无骨折特有体征、皮肤是否完整、有无污染、有无神经血管损伤等。了解影像学资料及实验室检查结果，以判断骨折的状况。

2. 与疾病相关的健康史　了解病人的年龄、职业、爱好、饮食、有无烟酒嗜好；有无骨质疏松、骨折及骨肿瘤病史；了解受伤原因、部位、时间，受伤程度，外力的方式及性质，伤后处理情况等。

3. 心理社会状况　病人的心理状态受损伤程度和范围的影响，伤后的治疗过程、是否手术等可影响病人及家庭成员的心理状态和社会关系。

(二) 主要护理诊断/合作性问题

1. 疼痛　与创伤有关。

2. (沐浴、如厕、进食) 自理缺陷　与骨折后患肢功能丧失或医嘱制动有关。

3. (有) 皮肤完整性受损 (的危险)　与骨折后肢体活动或功能受限有关。

4. 潜在并发症　休克、脂肪栓塞综合征、骨筋膜室综合征、关节挛缩等。

(三) 护理措施

1. 急救护理

(1) 抢救生命：检查病人全身情况，首先处理休克、昏迷、呼吸困难和窒息或大出血等可能威胁病人生命的紧急情况。

(2) 创口包扎：绷带压迫包扎可止住大多数开放性骨折的创口出血。大血管出血时可用止血带阻断，但每隔40～60分钟松开5分钟，以防患肢缺血坏死。创口可用无菌敷料或现场最清洁的布类包扎。若骨折端已戳出创口但未压迫血管、神经，不应立即复位，以免将污物带进创口深部。若骨折端自行滑入伤口内，应记录并告知医师。若患肢肿胀严重，可剪开衣袖和裤腿以减轻压迫。

(3) 妥善固定：凡有骨折可能的病人均应按骨折处理。为避免加重疼痛和损伤，尽量少搬动患肢。可用特制夹板固定；或就地取材，如树枝、木棍和木板等；也可将受伤的上肢绑在胸部，受伤的下肢同健肢绑在一起。若骨折有明显畸形，并有穿破软组织或损伤附近重要血管、神经的危险时，可适当牵引患肢，使之变直后再行固定。妥善固定可止痛，避免搬运造成骨折部位进一步损伤，且便于运输。

（4）迅速转运：病人经妥善固定后应迅速送往医院。

2. 心理护理　向病人及其家属解释骨折的愈合过程和治疗注意事项。对骨折后可能遗留残疾的病人，应鼓励其表达自己的思想并面对现实，减轻病人及其家属的心理负担，为进一步治疗和康复做好心理社会支持。

3. 病情观察　观察病人生命体征、患肢疼痛和末端血液循环，有无重要脏器损伤，开放性骨折是否发生创口感染，骨牵引或外固定架的穿刺部位有无感染征象，及时发现并报告骨折早期和晚期并发症，评估骨折部位愈合和患肢功能恢复情况。

4. 做好生活护理　指导病人在患肢固定期间进行力所能及的活动，必要时协助其饮水、进食、排便和翻身等。

5. 疼痛护理　疼痛可由骨折、创伤、伤口感染或组织缺血等原因引起，应对因、对症处理。骨折和创伤导致的疼痛比较轻时，可鼓励病人听音乐或看电视以分散注意力，或采用冷敷或按摩等方法以减轻疼痛，疼痛严重时可给予止痛药；若为伤口感染，应及时清创并应用抗菌药等进行治疗；若因石膏或小夹板等外固定包扎过紧导致患肢末端组织缺血疼痛，应及时调整和放松外固定。进行各项护理操作时动作应轻柔，移动病人时重点托扶损伤部位，严禁粗暴搬动骨折部位。

6. 患肢护理　患肢适当抬高，促进静脉回流，可预防和减轻患肢肿胀，肢体注意保持功能位；骨折局部内出血、包扎过紧、不正确使用止血带或患肢严重肿胀等原因均可导致患肢血液循环障碍，甚至发生缺血性肌挛缩。当患肢出现剧痛、麻木、皮温降低、皮肤苍白或青紫、脉搏减弱或消失等血液灌注不足的表现时，应对因、对症处理，如调整外固定松紧度，定时放松止血带，抬高患肢，出现骨筋膜室综合征者应及时切开减压等。

7. 牵引的护理

（1）保持有效牵引

1）将床头或床尾抬高15～30cm，利用体重形成与牵引力方向相反的对抗牵引力。牵引肢体远端不能抵住床栏或枕被等。

2）皮牵引时，注意防止胶布或绷带松散、滑移、脱落。骨牵引时，注意定期检查并拧紧牵引弓的螺母，以免脱落；检查牵引针是否松动及移位，若有移位，应严密消毒后送回。

3）定期检查牵引绳是否脱离滑车的滑槽、滑车是否灵活；避免被褥等压住牵引绳而影响牵引效果；牵引绳应与患肢长轴平行。

4）根据病情需要设置合理牵引力，不可随意增减牵引重量，力量过小达不到矫正和复位的目的，力量过大可因过度牵引而导致骨折不愈合；定时观察和记录患肢的长度变化，并与健侧比较，以便及时调整；保持牵引重量悬空，不可触地或中途受阻。

（2）避免皮肤损伤

1）避免皮牵引病人皮肤受损：① 牵引的重量不可过大，以免造成胶布滑脱或损伤皮肤；② 胶布或海绵托应与皮肤紧贴且无皱褶，骨突部位放置垫衬，以免局部受压；③ 部分病人可出现胶布过敏或因胶布粘贴不当而出现皮肤水疱，应及时处理，可改用海绵带牵引；④ 胶布或海绵带边缘可能因局部受压出现皮肤溃疡，若溃疡面积过大，应暂停皮牵引，或改为骨牵引。

2）避免压疮：长期卧床病人应在骨隆突部位放置棉圈、气垫等，鼓励病人床上活动，定时按摩受压部位的皮肤，保持床单位清洁、平整、干燥。

（3）预防牵引针眼感染：① 保持牵引针眼局部干燥、清洁；② 每日针孔处滴75%乙醇两次，局部覆盖无菌敷料；③ 及时清除局部分泌物，但针孔局部血痂不必清除；④ 牵引针两端套上木塞或胶盖小瓶，以防伤及他人或挂钩被褥；⑤ 若出现牵引针移位，不可随手将之推回，而应严格消毒后再做调整；⑥ 注意针孔周围有无感染迹象。

（4）避免出现血管神经损伤：密切观察患肢远侧感觉、运动和循环情况，尤其是皮牵引病人易出现局部血管、神经受压损伤。若病人出现肢端疼痛、麻木伴皮温降低和色泽改变，动脉搏动减弱，毛细血管充盈缓慢，被动活动指（趾）时有剧痛，应及时检查有无局部包扎过紧或牵引重量是否过大，并给予对症处理。腓总神经在膝关节外侧的腓骨小头下方通过，因位置较浅，容易受压。当其损伤时，病人可出现足背伸无力。故下肢水平牵引时在膝外侧垫棉垫，防止压迫腓总神经。

（5）预防长期牵引导致的废用综合征

1）坠积性肺炎：长期卧床及抵抗力差的老人易发生。应鼓励病人利用牵引床做抬臀运动；深呼吸、咳嗽、排痰；协助病人床上翻身、拍背，促进痰液排出。

2）关节僵直、肌肉萎缩：牵引期间鼓励病人进行主动和被动活动，如肌肉等长运动、关节活动及按摩。以促进血液循环，维持肌肉和关节的正常功能。

3）足下垂：应用足底托板将足底垫起，保持踝关节功能位。加强足部的功能锻炼。避免被褥压在足背上。

4）便秘：鼓励病人摄入足够水分，多进食蔬菜和水果；每日按摩腹部，促进肠蠕动；鼓励并协助病人适当床上活动；必要时使用缓泻剂。

8. 石膏固定的护理

（1）石膏干固前护理

1）石膏绷带包扎完毕，应在石膏上注明骨折情况和日期，对刚刚完成石膏固定的病人应进行床头交接班。

2）石膏绷带包扎后，应待其自然硬化。为尽快促使石膏干燥，以免石膏变形，夏天可用电扇吹，冬天用烤灯烤。

3）在石膏未干前，不应改变肢体位置，特别是关节部位，以免折断；搬动病人时不可用手指按压，应用手掌平托，以免石膏向内凸起，压迫局部组织。

4）未干透的石膏不可直接放置于硬板床上，可置于盖有防水布的软枕上；不可在石膏上放置重物。

（2）保持石膏整洁

1）适当开窗以便于排尿、排便。避免大小便污染。如有污染可用毛巾蘸肥皂及清水擦洗干净，擦洗时水不可过多，以免石膏软化变形。

2）换药时避免分泌物、冲洗液等浸湿、污染石膏。若石膏被严重污染，应及时更换。

3）石膏内伤口若有渗血或渗液，可用笔标记其边缘、开始时间、色泽等，并注明时间。若发现血迹边界扩大，说明石膏内有出血现象，应及时通知医师处理。

（3）保证石膏固定有效

1）石膏固定范围较大，应超过骨折上下关节。

2）肢体肿胀消退后可引起石膏过松，失去固定作用，应及时更换。

3) 石膏干固后脆性增加，应嘱病人改变体位及活动时注意保护，适当支托关节部位，以免折断。

(4) 促进肢端血液循环

1) 患肢抬高，高于心脏水平20cm，以利淋巴和静脉回流，减轻肢体肿胀。

2) 观察肢体远端血液循环，注意皮肤色泽、温度、感觉、活动及肿胀等情况。如有肢端剧痛、发绀或苍白、皮肤温度降低、感觉减退、不能主动活动或被动活动时疼痛等，都是缺血的表现，可能由于石膏绷带压迫所致，应及时通知医师处理。

3) 如有局限性松动、肢体疼痛，切勿随意在石膏绷带内填塞棉花或使用止痛剂。如疑有局部受压，可开窗检查或更换石膏。

(5) 避免局部皮肤受损

1) 石膏未干时避免局部施压，以免造成局部突起、受压。石膏边缘应修剪光滑、整齐，避免皮肤受压或摩擦。

2) 注意观察石膏边缘及骨隆突部位有无红肿、擦伤。注意病人是否有局部持续性疼痛。

3) 告知病人不可将物品伸入石膏内搔抓，以免损伤皮肤。注意石膏内有无异常气味，警惕伤口感染。

4) 每日按摩石膏内侧边缘，鼓励病人床上活动，定时按摩受压部位的皮肤，保持床单位清洁、平整、干燥。

(6) 预防石膏综合征：石膏背心固定术病人，因上腹包裹过紧，影响进食后的胃容量和扩张功能，可出现腹痛、呕吐。胸部石膏包裹过紧，可出现呼吸困难、胸闷等症状。石膏背心固定术病人应少食多餐，避免过饱，加强呼吸的观察，一旦出现异常，及时通知医师紧急处理。

(7) 功能锻炼：石膏绷带固定期间，应鼓励病人进行固定范围内的肌肉舒缩活动及固定范围以外的关节伸屈活动，以预防肌萎缩、关节僵硬；拆除石膏绷带后，鼓励病人尽快恢复患肢各关节正常活动。

9. 营养护理　指导病人规律进食高蛋白质、高维生素、高热量、高钙和高铁的食物，多饮水。增加晒太阳时间以增加骨中钙和磷的吸收，促进骨折修复。对不能到户外晒太阳的病人要注意补充鱼肝油滴剂、维生素D片、强化维生素D的牛奶和酸奶等。

10. 功能锻炼　指导病人进行循序渐进的患肢锻炼，同时进行全身其他关节活动，病情许可时及时拆除固定，以促进骨折愈合和患肢功能恢复，预防关节僵硬。

第二节　常见四肢骨折

一、肱骨髁上骨折

肱骨髁上骨折（supracondylar fracture of the humerus）是指肱骨远端内、外髁上方2～3cm以内的骨折，以5～12岁的小儿多见。若处理不当，可引起前臂的缺血性肌挛缩，导致爪形手畸形或肘外翻畸形。

【病因和类型】

根据暴力来源和移位方向可分两类。

1. 伸直型骨折　较常见。跌倒时肘关节在半屈曲位，手掌着地，暴力经前臂传导至肱骨髁上最薄弱处发生骨折。骨折近端向前移位,易损伤肱动、静脉和正中神经,若向侧方移位可损伤桡神经或尺神经。

2. 屈曲型骨折　跌倒时肘关节屈曲,肘后着地,尺骨鹰嘴直接向上撞击肱骨髁导致骨折。肱骨干下段向后下方移位,合并血管、神经损伤较少。

【临床表现】

1. 症状　患侧肘关节疼痛、肿胀,肘关节主动活动障碍。
2. 体征　肘上方明显压痛,骨折移位明显者可有肘部后突或半屈曲畸形。神经损伤多见于正中神经,其次为桡神经和尺神经。

【辅助检查】

肘关节正侧位 X 线片可见骨折和移位。

【处理原则】

1. 复位　骨折早期,肘部肿胀轻且桡动脉搏动正常者,可进行手法复位;肿胀严重者可在尺骨鹰嘴牵引的同时加强手指活动,待肿胀消退后行手法复位;手法复位失败或伴有较严重的神经、血管损伤者应及时切开复位。
2. 固定　手法复位后用石膏托外固定4～5周;切开复位者用加压螺钉或交叉钢针内固定。

【护理】

(一) 护理评估

1. 目前身体状况　评估患肢疼痛、肿胀情况,有无血管、神经损伤迹象。
2. 与疾病相关的健康史　评估病人受伤时情况,是否存在可能影响骨折愈合的因素等。
3. 心理社会状况　因病人多为小儿,对发病情况和症状可能表述不清,多因患处疼痛而大哭。患儿家长也会因担心骨折愈合不良或留有后遗症而心情紧张甚至焦虑。

(二) 主要护理诊断/合作性问题

1. 不合作/不依从行为　与患儿年龄小,缺乏对健康的正确认识有关。
2. 潜在并发症　神经血管功能障碍、前臂骨筋膜室综合征。

(三) 护理措施

1. 关心、爱护患儿　对患儿的护理要因人而异,态度应和蔼亲切。患儿哭闹时,应仔细检查患肢情况,查明原因及时处理,必要时遵医嘱给予止痛剂。
2. 患肢观察　密切观察患肢感觉、运动、皮温、末端血运和桡动脉搏动情况,及时调整外固定的松紧度,防止因包扎过紧造成肢体内压力增高。
3. 做好尺骨鹰嘴牵引的护理。
4. 健康教育　教给患儿和家长功能锻炼的方法,使家长协助功能锻炼。

二、桡骨下端骨折

桡骨下端骨折(fracture of distal radius)是指桡骨下端3cm以内的骨折,中老年人多见。

【病因和类型】

1. Colles 骨折　多见。侧身跌倒时手掌着地致桡骨下端骨折,骨折远端段向背侧及桡侧移位。
2. Smith 骨折　较少见。跌倒时手背着地致桡骨下端骨折,骨折远端段向掌侧移位合并下尺桡关节脱位。

【临床表现】

1. 症状 伤侧腕关节局部明显肿胀、疼痛，主动活动功能丧失。

2. 体征 Colles 骨折病人的手腕正面观呈"枪刺刀"畸形，侧面观呈"餐叉"畸形（图 34-2）。Smith 骨折病人腕部畸形与 Colles 骨折畸形正好相反。

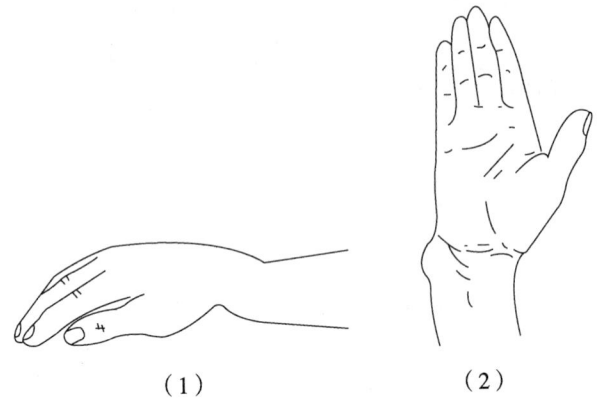

（1）　　　　　　（2）

图 34-2 Colles 骨折病人的手腕侧面观呈"餐叉"畸形，正面观呈"枪刺刀"畸形

【辅助检查】

X 线检查可明确骨折类型及移位情况。

【处理原则】

1. 复位 将 Colles 骨折病人患肢充分牵引后，将骨折远端向掌侧和尺侧推挤复位。Smith 骨折病人复位方法与前者相反。

2. 固定 Colles 骨折者的腕关节取中立位或轻度屈腕尺偏位，Smith 骨折者取轻度背伸旋后位，二者均用石膏或小夹板固定 4～6 周。

3. 功能锻炼 复位固定后即练习握拳、伸指、上肢肌肉主动舒缩和肘关节屈伸活动。外固定解除后两手对掌练习伸腕，两手背相对练习屈腕，并练习腕关节旋转等动作。

【护理】

（一）护理评估

1. 目前身体状况 评估局部疼痛与肿胀情况以及畸形程度，有无血液循环障碍、神经损伤等情况。

2. 与疾病相关的健康史 评估病人受伤时情况以及可能影响骨折愈合的因素。

3. 心理社会状况 中老年女性病人可能担心骨折会影响其日常生活自理能力和照顾家人生活的能力，希望能够尽快康复。中青年病人可能担心骨折和外固定会影响自己工作和社交等活动，担心遗留关节功能障碍。

（二）主要护理诊断/合作性问题

1. （沐浴、如厕、进食）自理缺陷 与骨折后患肢功能受限有关。

2. 潜在并发症 周围神经血管功能障碍。

（三）护理措施

为病人提供必要的生活护理，注意患肢手部血液循环情况，如有肿胀、严重疼痛、麻木、皮肤颜色青紫、皮温减退等情况，立即通知医师及时处理。指导病人及家属功能锻炼以及自我护理方法。

三、股骨颈骨折

股骨颈骨折（fracture of the femoral neck）常发生于老年人，女性多见。

【病因】

病人多在跌倒时扭转伤肢，暴力传导至股骨颈引起骨折。老年人多伴有骨质疏松，加之髋周肌群退变，轻微扭转暴力就可发生骨折。

【分类】

1. 按骨折线部位分类 ① 股骨头下骨折；② 经股骨颈骨折；③ 股骨颈基底骨折。前两种因血运受损，容易出现骨折不愈合和股骨头缺血坏死。基底部骨折由于两骨折段的血液供应良好，较易愈合。

2. 按骨折线角度大小分类 ① 内收型骨折：骨折线与两髂前上棘连线的夹角（Pauwells角）大于50°，属于不稳定骨折。② 外展型骨折：Pauwells角小于30°，属于稳定骨折。

3. 按移位程度分类 ① 不完全骨折；② 无移位的完全骨折；③ 部分移位的完全骨折；④ 完全移位的完全骨折。

【临床表现】

1. 症状 患侧髋部肿胀、疼痛，不敢站立或行走，嵌插骨折者可有一定的站立和行走功能。

2. 体征 患肢有屈曲、内收、短缩和外旋畸形，患部有压痛和纵向叩击痛，大转子上移。

【辅助检查】

股骨颈正侧位X线片可明确骨折及移位情况。

【处理原则】

1. 非手术治疗 年老、全身情况差，不能耐受手术者，可选择非手术治疗。穿防旋鞋，下肢骨牵引或皮牵引，固定患肢于30°外展中立位6~8周，3个月后，可逐渐扶双拐下地，患肢不负重。6个月后患肢逐步负重，练习下地行走。

2. 手术治疗 不稳定骨折者可在复位后做经皮或切开加压螺纹钉固定术，也可做人工股骨头置换术或全髋关节置换术。对于人工关节置换术，应根据病人年龄、骨折部位和医师经验等选择治疗方法。

【护理】

（一）护理评估

1. 目前身体状况 评估局部疼痛及肿胀情况，以及畸形情况，了解骨折部位及类型，局部血供情况。

2. 与疾病相关的健康史 评估病人受伤时情况，以及可能影响骨折愈合的因素。

3. 心理社会状况 骨折后无法活动，需要长时间外固定或者接受手术治疗，病人可能会有不安、担心甚至焦虑等表现，希望能够尽快恢复活动能力。由于手术治疗需要内固定或者关节置换，所需费用较高，也可能使病人和家属承受较大的经济压力。

（二）主要护理诊断/合作性问题

1. 躯体活动障碍 与骨折制动有关。

2. 有废用综合征的危险 与长期卧床使肢体活动减少有关。

3. 潜在并发症　下肢深静脉血栓、肺部感染、关节感染或关节脱位等。

（三）护理措施

1. 长期卧床护理　给予高蛋白质、高热量、高维生素和粗纤维饮食，鼓励病人多饮水，防止便秘及泌尿系统感染。给予定时翻身、拍背，按摩骨隆突处等措施，防止压疮。鼓励病人有效咳嗽、咳痰，加强翻身、叩背，必要时给予雾化吸入，预防坠积性肺炎。协助和指导病人进行患肢被动和主动锻炼，避免静脉回流障碍或血栓形成。

2. 关节并发症　若关节持续肿胀、疼痛，皮肤发红、发热，伤口有异常液体流出，应警惕关节感染，其发生率虽然很低，却是最严重的并发症。若人工关节置换多年后出现活动时关节疼痛，可能为关节松动或磨损。

3. 康复指导

（1）非手术治疗病人：卧床期间患肢保持外展中立位，不可侧卧或盘腿，以免骨折移位，同时进行股四头肌舒缩动作，踝和足趾屈伸旋转活动。去除牵引后开始坐起，练习抬腿。3个月后，患肢不负重下地。6个月后，骨折愈合牢固可负重行走。

（2）手术治疗病人：术后保持髋关节外展中立位，睡觉时平卧，或卧床时在两大腿之间放一个枕头以防内收，并尽早进行股四头肌等长收缩、踝关节和足趾屈伸旋转运动。制动解除后，指导病人扶双拐下地活动，患肢不负重，同时练习屈髋、伸髋和髋关节外展运动，使髋关节前后方向的活动范围达0～70°，外展达30°。通常10周后骨折愈合，可弃拐行走。3个月内不可患侧卧，6个月内避免患髋过度内收、外旋，避免屈髋大于90°，以免髋关节脱位。指导病人不可下蹲、坐矮凳、跪姿、盘腿、跷二郎腿或过度弯腰拾物。手术后定期复查。

四、股骨干骨折

股骨干骨折（fracture of the femoral shaft）指股骨小转子以下，股骨髁以上部位的骨折，多见于青壮年。

【病因和类型】

多由强大暴力造成。可分为股骨上1/3、中1/3和下1/3骨折三种类型，由于所附的肌肉起止点的牵拉不同而出现不同移位。

【临床表现】

1. 症状　患部疼痛、肿胀和活动障碍。大量失血者可出现休克表现。

2. 体征　患肢局部压痛，出现成角、缩短或旋转等畸形，髋及膝关节不能活动，可有反常活动和骨擦音。中下1/3骨折者应注意检查肢体远端血运、皮肤感觉和运动功能。

【辅助检查】

股骨正侧位X线片可明确骨折部位、类型及移位情况。

【处理原则】

1. 非手术治疗　成人稳定的骨折可在胫骨结节或股骨髁上行骨牵引。3岁以下儿童用垂直悬吊皮牵引，将两下肢向上悬吊，牵引重量以能使臀部稍离床面为宜。

2. 手术治疗　适用于非手术治疗失败、有多发损伤或血管神经损伤或老年人不宜长期卧床者。中上段骨折可用加压钢板或髓内钉等做内固定，下1/3骨折可用角状钢板固定。

【护理】

（一）护理评估

1. 目前身体状况　评估局部疼痛及肿胀情况，以及畸形情况，了解骨折部位及类型、局部血供情况。

2. 与疾病相关的健康史　评估病人受伤时情况，以及可能影响骨折愈合的因素。

3. 心理社会状况　病人多为青壮年人，可能担心预后不良会影响行走和负重，也可能担心手术费用较高而经济压力较大。

（二）主要护理诊断/合作性问题

1. （如厕、卫生、进食）自理缺陷　与骨折肢体功能障碍、牵引制动有关。

2. 潜在并发症　低血容量性休克。

（三）护理措施

1. 满足生活需求　做好家属的思想工作，避免惊慌、哭闹，使之冷静配合医护工作。关心体贴病人，随时满足病人的基本生活需要。

2. 病情观察　密切观察病人神志、生命体征、腹部症状体征及贫血征象。创伤早期警惕有无颅脑、内脏损伤及休克发生，尽早开放静脉通路，建立特护记录，及时发现异常情况并立即通知医师处理。

3. 做好牵引护理。

4. 早期功能锻炼　患肢复位固定后，可在牵引下行股四头肌等长收缩运动，同时活动足部、踝关节和小腿。

第三节　脊柱骨折与脊髓损伤

脊柱骨折（fracture of the spine）以胸、腰椎损伤多见，占全身骨折的5%～6%。脊柱骨折常合并脊髓损伤，轻者可遗留腰背痛，重者可造成不同程度的截瘫甚至死亡。

一、脊柱骨折

【病因】

1. 间接暴力　最常见，如自高处坠落，头、肩或足、臀部着地致脊柱压缩性骨折。

2. 直接暴力　较少见。如枪弹伤或车祸中的直接撞击等。

3. 肌肉牵拉　如突然侧弯或前屈腰部，腰方肌或腰大肌猛烈收缩，导致横突撕裂性骨折。

4. 骨骼病变　较多见，高龄者尤甚，如脊柱肿瘤或骨质疏松症者受到轻微外力即可出现病理性骨折。

【分类】

1. 根据受伤时暴力作用方向分类

（1）屈曲型损伤：最常见。如单纯椎体压缩性骨折，骨折合并椎体向前脱位，多发生于胸腰段。

（2）伸直型损伤：极少见。椎体裂开，棘突互相挤压断裂，易并发脊髓损伤。

（3）屈曲旋转型损伤：暴力不仅使脊柱前屈，同时又向一侧旋转，常合并脊髓损伤。

（4）垂直压缩型损伤：暴力与脊柱纵轴方向一致，垂直挤压椎骨，可致粉碎压缩骨折或裂开骨折。

2. 根据损伤程度和部位分类

（1）胸、腰椎骨折与脱位：① 椎体单纯压缩骨折；② 椎体粉碎压缩骨折；③ 椎体骨折脱位。

(2) 颈椎骨折与脱位：① 颈椎半脱位；② 椎体骨折；③ 寰枢椎骨折与脱位；④ 椎体骨折脱位。

(3) 附件骨折：常与椎体压缩骨折合并发生，如关节突骨折，椎弓根、横突和棘突骨折等。

【临床表现】

1. 症状　受伤部位疼痛和活动受限。
2. 体征　损伤部位的棘突有明显压痛。颈椎损伤者头多向前倾，病人常用双手扶头。胸腰段损伤者常有局部肿胀和后突畸形。伴脊髓损伤者可有相应神经支配部位的感觉、反射和运动功能障碍。

【辅助检查】

X线、CT和MRI等检查有助于确定损伤部位、类型和移位情况。

【处理原则】

1. 急救处理　有颅脑、胸、腹腔脏器损伤，大出血或并发休克者，应优先处理，以挽救生命。保持脊柱稳定，避免骨折移位或损伤加重。
2. 非手术治疗　适用于稳定型骨折。

(1) 胸、腰椎骨折：病人仰卧于木板床上。椎体楔形压缩骨折者可在骨折部垫约20cm的薄枕，使脊柱取过伸位。3日后开始锻炼腰背肌，如臀部左右移动和背伸动作。第3个月开始下地活动，以后逐渐增加下地活动时间。

(2) 颈椎骨折：轻者用枕颌带卧位牵引复位（图34-3）；有明显移位或脊髓损伤者用持续颅骨牵引复位。牵引2～3周后均用头颈胸石膏或Halo-Vest架（图34-4）固定3个月，固定后即起床活动。

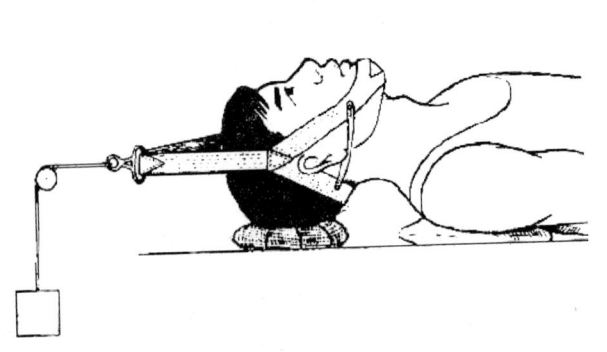
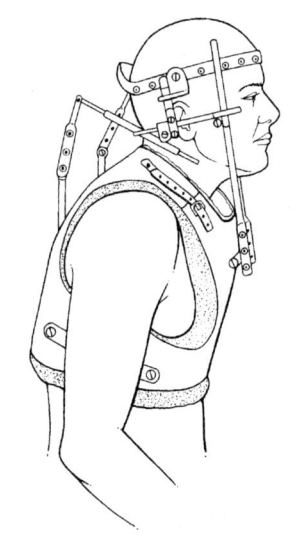

图34-3　枕颌带牵引　　　　　图34-4　Halo-Vest架

3. 手术治疗　不稳定骨折，尤其伴有脊髓或神经损伤者，应尽早手术。

【护理】

(一) 护理评估

1. 目前身体状况　评估局部疼痛和活动受限情况，有无脊髓损伤表现。

2. 与疾病相关的健康史　评估病人受伤部位及致伤原因，有无可能影响骨折愈合的因素。

3. 心理社会状况　评估病人职业、文化程度、疾病相关知识掌握情况，以及家庭经济与社会支持状况，这些都影响到病人对疾病的接受程度、对治疗方式的选择以及康复情况等。

（二）主要护理诊断/合作性问题

1. （进食、卫生、如厕）自理缺陷　与躯体活动功能丧失或医嘱制动有关。
2. 有废用综合征的危险　与骨折长期卧床有关。
3. 潜在并发症　脊髓损伤。

（三）护理措施

1. 急救搬运　首先抢救病人生命。对怀疑有脊柱骨折者不要搂抱，也不要一人抬头一人抬脚，以免加重椎骨和脊髓的损伤。胸腰椎骨折病人应采用滚动法或由三人平托至硬担架、木板或门板上，注意避免脊柱弯曲或扭转。颈椎损伤病人应有专人托扶头部，沿纵轴向上略加牵引；转运前用砂袋或折叠好的衣服放在颈部两侧以固定颈椎。

2. 心理护理　脊柱骨折后治疗和康复时间相对较长，手术风险较大，应向病人及其家属讲明配合治疗的重要性，使其能够坚持治疗。

3. 生活护理　提供富含营养的饮食，鼓励多饮水，增强机体抵抗力。协助病人进食、沐浴和排便等，满足基本生活需要。注意肢体感觉、运动和肌张力的变化，鼓励病人做力所能及的自理活动。对长期卧床者更应加强护理，注意预防压疮、肺部感染和泌尿系统感染等并发症。

4. 翻身和卧位　平卧硬板床，翻身时采用轴线翻身法：胸腰段骨折者翻身时，双臂交叉胸前，两护士分别托扶病人肩背部和腰腿部翻至侧卧位；颈段骨折者还需一人托扶头部，使其与肩部同时翻动。病人自行翻身时应先挺直腰背部，使绷紧的背肌起到天然内固定夹板的作用。侧卧时，病人背后从肩到臀用枕头抵住以免胸腰部脊柱扭转，上腿屈髋、屈膝而下腿伸直，两腿间垫枕以防髋内收。颈椎骨折病人不可随意活动颈部，遵医嘱决定是否给枕头及其放置位置。瘫痪肢体的关节保持功能位，脚底部放沙袋以防止足下垂。

5. 做好牵引和固定护理。

6.

7. 功能锻炼　在局部疼痛减轻后，应在医务人员指导下尽早开始并循序渐进地进行腰背肌锻炼，如挺胸、五点支撑法、三点支撑法、四点支撑法、俯卧位抬头挺胸和双腿后伸等。颈椎骨折病人不宜做三点支撑法。对需做手术或石膏固定者，尽早开始背肌锻炼也同样重要。

二、脊髓损伤

脊髓损伤（spinal injury）是脊柱骨折的严重并发症。移位的椎体、突入椎管的小骨片、椎间盘及硬膜外血肿等可压迫脊髓或马尾神经，发生不同程度的损伤。胸腰段损伤使下肢的感觉与运动功能产生障碍，称为截瘫。颈段脊髓损伤后，双上肢也有神经功能障碍，称为四肢瘫痪，简称"四瘫"。

【病理生理】

1. 脊髓震荡　也称为脊髓休克，是最轻微的脊髓损伤。脊髓内神经细胞受到强烈震荡后发生一过性神经传导功能中断，损伤平面以下感觉、运动、反射和括约肌功能部分或全部丧失，但无实质性病理变化，数分钟或数小时内即可完全恢复。

2. 脊髓损伤　是脊髓的实质性破坏，可为部分挫裂伤或完全横断。早期呈弛缓性瘫痪，损伤平面以下肢体的感觉、运动和反射完全或部分丧失。若能及时解除压迫，可促使脊髓功能部分或全部恢复。第10胸椎至第1腰椎之间的脊髓损伤有时可合并神经根损伤。

3. 马尾神经损伤　第2腰椎以下椎体骨折脱位可引起马尾神经损伤，导致损伤平面以下弛缓性瘫痪。马尾完全断裂者少见。

【临床表现】

1. 脊髓损伤　由于损伤部位、原因和程度不同，可有不同表现。在脊髓休克期表现为弛缓性瘫痪，2~4周后渡过了脊髓休克期，脊髓实质性损伤者出现痉挛性瘫痪，可有如下表现：

（1）完全性脊髓损伤：受伤脊髓节段平面以下的肌张力增高，腱反射亢进，病理反射阳性，但各种感觉无恢复。

（2）不完全性脊髓损伤：有一部分感觉、运动和括约肌功能恢复，并表现出各自的损伤特点。如脊髓半切征，又称Brown-Sequard征，是指在损伤平面以下同侧肢体的运动和深感觉消失，对侧肢体的痛觉和温觉消失。

2. 脊髓圆锥损伤　脊髓圆锥内有排尿中枢，受损伤后可表现为会阴部皮肤鞍状感觉缺失，括约肌功能丧失导致大小便失控和性功能障碍。

3. 马尾神经损伤　马尾神经很少出现完全性损伤。损伤平面以下弛缓性瘫痪，感觉和运动障碍，括约肌功能丧失，下肢腱反射减弱或消失，但无病理反射。

【辅助检查】

X线、CT和MRI等检查有助于确定损伤情况。

【处理原则】

1. 非手术治疗　适当固定，以防止损伤部位移位造成脊髓的再损伤。静脉滴注地塞米松和甘露醇，受伤8小时以内者还可使用甲泼尼龙冲击疗法等，以减轻脊髓水肿，预防继发性损害。

2. 手术治疗　手术只能解除对脊髓的压迫和恢复脊柱的稳定性，目前还无法使损伤的脊髓恢复功能。对完全性瘫痪病人而言，手术不能解决多少问题，但对不完全性瘫痪病人则可能改善其生活质量，因此更应积极治疗，尽早手术。术后还应尽早功能锻炼，预防并发症。

【护理】

(一) 护理评估

1. 目前身体状况　评估肢体感觉、运动状况、排尿及排便情况，了解辅助检查结果，以判断损伤的部位及严重程度。可应用截瘫指数评价各种功能丧失的程度："0"代表功能完全正常或接近正常；"1"代表功能部分丧失；"2"代表功能完全丧失或接近完全丧失。分别为肢体自主运动、感觉及两便功能评分，三者相加即为病人的截瘫指数。

2. 与疾病相关的健康史　注意评估病人脊柱外伤过程，受伤后急救和处理经过等。

3. 心理社会状况　脊髓损伤可严重影响病人未来的生活和工作，病人和家属承受着沉重的心理打击，可有强烈丧失感、抑郁、焦虑或厌世等情绪反应。应评估病人的职业、文化程度、婚姻状况、疾病相关知识掌握情况、自我概念、家庭经济状况和社会支持水平、病人和家属对疾病的认识和适应能力等，这些都可以影响病人对疾病的接受程度和术后的康复。

(二)主要护理诊断/合作性问题

1. 低效性呼吸型态　与脊髓损伤导致呼吸肌功能减弱有关。
2. 体温过高或过低　与脊髓受损导致体温调节功能失调有关。
3. 有废用综合征的危险　与肢体功能障碍有关。
4. 身体意象紊乱　与肢体不能活动或肢体萎缩变形等有关。

(三)护理措施

1. 急救搬运　首先抢救病人生命，维持有效呼吸。搬运过程中注意避免脊柱弯曲或扭转，以免加重脊髓损伤。

2. 心理护理　发病早期应帮助病人承认现实，允许表达内心感受。向病人讲解通过及时有效和坚持不懈的治疗、护理和康复锻炼，可在一定程度上重建移动和自理能力。为有相似经历的病人提供互相交流的平台，必要时进行心理治疗。后期让病人在自理活动中获得自信，帮助截瘫者重新规划工作和生活方式。

3. 病情观察　注意肢体感觉、运动和肌张力的变化。

4. 并发症的预防和护理

(1) 呼吸道并发症：

1) 呼吸衰竭：是颈脊髓损伤的严重并发症。由于肋间肌麻痹导致胸式呼吸消失，病人能否生存取决于腹式呼吸是否保留。支配膈肌的膈神经由颈髓3~5节段组成，其中第4颈椎是主要成分，因此损伤越接近第4颈椎，出现呼吸衰竭的危险越大。另外，妨碍膈肌活动和呼吸道通畅的原因也可导致呼吸衰竭，如脊髓水肿范围扩大，痰液阻塞呼吸道，肠胀气、便秘和沉棉被压盖胸腹等。病情观察非常重要，若出现呼吸频率>22次/分、鼻翼扇动、摇头挣扎、嘴唇发绀等，则应立即给氧，寻找和解除上述因素，必要时行气管切开。

2) 呼吸道感染：是病人晚期死亡的常见原因。由于呼吸肌力量不足，或者病人因怕疼不敢深呼吸和咳嗽，使呼吸道分泌物不易排出，久卧者容易产生坠积性肺炎，甚至因感染难以控制或痰液窒息而死亡，吸烟者更易发生。应选用合适的抗菌药，定期深呼吸和咳嗽、咳痰，勤翻身拍背，体位引流，雾化吸入，遵医嘱给止痛药，必要时吸痰甚至气管切开，注意保暖。

(2) 体温失调：颈髓横断时，全身交感神经几乎完全麻痹，受伤平面以下毛细血管网舒张而无法收缩，汗腺停止活动，导致体温随环境温度变化。室温>32℃时，闭汗使病人容易出现高热（>40℃）。若未有效保暖，大量散热可使病人出现低温（<35℃），都是病情危险的征兆。护理人员应动态监测病人的体温变化，用空调调节室温。高热病人以物理降温为主，如勤翻身、乙醇擦浴、冰敷或冰生理盐水灌肠等，必要时用药物降温。低温病人以物理复温为主，如使用电热毯、热水袋或热烤架等，但要逐渐复温，防止烫伤。

(3) 泌尿系统并发症：常见的为泌尿系统感染和结石。

1) 脊髓休克期：无论损伤平面如何，病人多有尿潴留。一般持续开放导尿管约2周，以防膀胱过度膨胀，执行保留尿管的常规护理。以后每4~6小时开放尿管或间歇无菌导尿1次，同时进行简单的膀胱训练，如增加腹压和适当压迫膀胱等，以免膀胱萎缩。

2) 恢复期（4~8周）：此期对膀胱训练非常重要。脊髓不完全性损伤者的膀胱功能会逐渐恢复。脊髓完全性损伤者由于损伤平面不同而形成不同类型的膀胱。① 反射性膀胱：损伤在脊髓排尿中枢以上，排尿反射弧完整。当膀胱充盈到一定程度时，可完成一次完整的排尿动作。由于排尿过程不能受大脑控制，因此，应定期开放尿管，按摩膀胱区，尽量排净尿液，一段时间后当下肢受到某种刺激时就可引起排尿。② 自主性膀胱：损伤在脊髓圆锥或马尾，破坏了排尿中枢或反射弧。膀胱壁内的自主神经不足以引起有力的排尿肌收缩，常有大量残余尿，且易反复发生泌尿系统感染。因此，须按压膀胱区帮助排尿，加强尿管护理。此方法对马尾损伤者特别有效。

3）慢性期（8～16周）：定期复查残余尿量、尿常规和中段尿细菌培养等。留置尿管者应做好导尿管护理，鼓励多饮水，必要时可做膀胱冲洗。若残余尿量在100ml以上即应教病人自我导尿。一旦出现泌尿系统感染应抬高床头，增加饮水量或输液量，持续开放导尿管，适当使用抗菌药。需长期留置导尿管而又无法控制泌尿系统感染者，可做永久性耻骨上膀胱造瘘术。

（4）压疮：截瘫部位出现压疮后极难愈合，甚至可因食欲差、感染和血浆蛋白降低等造成大量消耗而导致死亡。应及时评估和发现压疮早期征兆，指导或帮助病人每2小时翻身1次，保持皮肤干燥和床单整洁，必要时使用皮肤护理用品预防和治疗压疮。

（5）便秘：脊髓损伤后，由于神经功能被破坏，肠道蠕动大为减慢，而活动减少和饮水减少也是便秘的原因。指导病人沿结肠走向按摩腹部，服用通便药物，多吃新鲜水果和蔬菜、多饮水。部分病人通过持续的训练可建立起反射性排便，方法为用手指按压肛门周围或者扩张肛门，刺激括约肌，反射性地引起肠蠕动。当反射建立后用手指按压肛门时可有大便排出。

5. 功能锻炼　可防止病人瘫痪肢体的肌肉萎缩和关节僵硬，预防截瘫后并发症，为今后的自理活动做准备，增强病人的信心和对生活的热爱。方法为：瘫痪肢体每天做被动的关节全范围活动和肌肉按摩，未瘫痪肢体可通过举哑铃和拉拉力器等方法加强肌肉力量，通过挺胸和俯卧撑等练习背部力量。病人练习下地时应有专人保护，以防摔倒。

思考题

1. 男性，26岁，被货车撞伤后3小时就诊。查体：神志清，BP 80/50mmHg，右小腿可见长约10cm创口，胫骨断端可见，出血不多，伴软组织损伤。

请问：① 目前的急救处理有哪些？② 应给病人做哪些检查？③ 最佳固定方法是什么？

2. 男性，25岁，以"被车撞伤腰部后6小时，腰部疼痛、双下肢活动障碍"为主诉来院就诊。体检：腰部压痛、肿胀，损伤平面以下感觉、运动功能消失。

请问：① 该病人可能的诊断是什么？② 目前如何护理病人？

（周秀芳　路　潜）

第三十五章

关节脱位病人的护理

学习目标

1. 说出关节脱位的概念及分类。
2. 列举各种关节脱位病因。
3. 描述关节脱位的临床表现、处理原则。
4. 为关节脱位病人提供整体护理。

案例

男童，4岁，玩耍时不慎摔倒，左肩部撞击在地面石头上后哭闹不止，左上肢拒绝别人触碰。体检：左肩关节处疼痛、肿胀、活动受限，固定于轻度外展内旋位，左肩呈"方肩"畸形。左肩部X线片显示左肱骨头位于左关节盂前方。

请问：① 该病人的护理评估内容有哪些？② 如何护理？

第一节 概 述

关节脱位（articular dislocation）是指骨的关节面失去正常的对合关系。多发生于青壮年、儿童，老年人较少见。上肢关节脱位较下肢关节脱位多见。

【分类】

1. 按发生脱位的原因分类

（1）损伤性脱位：暴力作用于正常关节引起的脱位。

（2）先天性脱位：胚胎发育异常或胎儿在母体内受到外界因素影响引起的脱位，例如髋臼发育不良的先天性髋脱位。

（3）病理性脱位：因关节结构遭受病变破坏引起的脱位，例如关节结核或类风湿性关节炎及肿瘤等所致的脱位。

（4）习惯性脱位：由于创伤造成关节脱位时，关节囊及韧带在骨性附着处被撕脱，致关节不稳定，轻微外力作用即可反复发生再脱位，称为习惯性脱位，多见于肩关节。

2. 按脱位后的时间分类
(1) 新鲜脱位：脱位时间未满 3 周。
(2) 陈旧性脱位：脱位时间超过 3 周。
3. 按脱位程度分类
(1) 全脱位：关节面对合关系完全丧失。
(2) 半脱位：关节面对合关系部分丧失。

【临床表现】

1. 症状　多有外伤史。伤后出现关节疼痛、肿胀及关节功能障碍。
2. 特有体征
(1) 畸形：移位的关节端可在异常位置摸到，肢体可变长或缩短。
(2) 弹性固定：脱位使患侧肢体处于异常位置，由于关节囊周围韧带及肌肉的牵拉，被动活动时感到有弹性阻力。
(3) 关节盂空虚：脱位后查体检查可触到关节盂空虚感。

【辅助检查】

X 线检查可确定脱位的方向、程度、有无合并骨折等。

【处理原则】

1. 复位　包括手法复位和切开复位，以手法复位为主。复位时间越早越容易，效果也越好。对于合并关节内骨折、经手法复位失败者，有软组织嵌入、手法难以复位者或陈旧性脱位手法复位失败者可行手术切开复位。
2. 固定　关节复位后固定于稳定位置 2～3 周，使损伤的关节囊、韧带、肌肉等软组织得以修复。固定的时间应根据个体的脱位情况而定。
3. 功能锻炼　在固定期间应进行关节周围肌肉的伸缩活动。解除固定后，逐步进行患部关节的主动锻炼，可采用理疗、按摩等手段，促进关节功能恢复。

【护理】

(一) 护理评估

1. 目前身体状况　评估病人局部疼痛程度，有无神经、血管受损的表现，皮肤是否完整；生命体征、肢体活动状态、是否有自理能力；了解影像学检查结果，判断脱位程度。
2. 与疾病相关的健康史　评估病人受伤的部位和受力大小、方向，现场处理情况，了解病人年龄、有无运动爱好、有无习惯性脱位等。
3. 心理社会状况　病人多担心今后关节活动受到影响，部分病人不能理解复位后固定的目的和意义，也有病人担心预后而不敢活动。

(二) 主要护理诊断/合作性问题

1. 疼痛　与关节周围组织和韧带撕裂、神经损伤有关。
2. (如厕、卫生、进食) 自理缺陷　与关节脱位后患肢功能丧失或医嘱制动有关。
3. 潜在并发症　血管、神经损伤。

(三) 护理措施

1. 心理护理　在生活上给予帮助，加强沟通，使病人愉快地接受并配合治疗。
2. 生活护理　为病人提供必要的帮助，解决病人如厕、进食和沐浴等生活需要。抬高患肢并保持关节的功能位。
3. 病情观察　观察患肢颜色、温度、感觉和运动功能，牵引和固定是否有效。若患肢末端肿胀、麻木、青紫、发凉并伴有剧烈疼痛,说明有血液循环障碍,应及时报告医师做相应处理。

4. 疼痛护理

(1) 局部冷热敷:关节脱位 24 小时内可局部冷敷以减轻肿胀,24 小时后做局部热敷以减轻肌肉痉挛引起的疼痛。

(2) 镇痛:应用心理暗示、转移注意力以及松弛疗法等缓解疼痛,严重时可遵医嘱给予止痛剂。

(3) 避免加重疼痛的因素:进行治疗、护理操作时动作轻柔,避免给病人造成不必要的痛苦。

5. 做好牵引和石膏固定病人的护理。

6. 体位和功能锻炼　遵医嘱采取牵引体位或功能位等体位。患肢固定期间进行肌肉的舒缩练习,其他关节可进行正常的活动。

第二节　常见关节脱位

一、肩关节脱位

肩关节活动范围大,关节盂面积小而浅,肱骨头相对大而圆,关节囊和韧带松弛,关节周围较薄弱,关节结构不稳定,故易于发生脱位。好发于青壮年,男多于女。

【病因和分类】

肩关节脱位(dislocation of the shoulder)多由间接暴力引起,当跌倒时,手掌撑地,肩关节呈外展外旋位,肱骨头在外力作用下突破关节囊滑出肩胛盂而致脱位。肩关节脱位分为前脱位、后脱位、盂下脱位和盂上脱位。前脱位又分为喙突下脱位、盂下脱位和锁骨下脱位。

【临床表现】

1. 症状　外伤后患肢疼痛、肿胀、肩关节活动障碍。

2. 体征　关节脱位后,因肱骨头移位,关节盂空虚,肩峰突出,三角肌塌陷,失去正常轮廓,呈方肩畸形(图 35-1)。搭肩试验(Dugas 征)阳性,即患侧手掌搭到健侧肩部时,肘部不能紧贴胸壁;如果肘部紧贴胸壁,患侧手掌无法搭于健侧肩部。

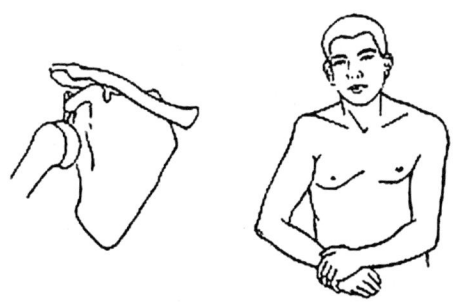

图 35-1　肩关节脱位呈方肩畸形

【辅助检查】

X 线检查能明确脱位的类型及有无合并骨折。

【处理原则】

1. 复位　一般在局麻下进行手法复位，常用的手法复位有手牵足蹬法和牵引回旋复位法。

2. 固定　复位后将关节固定于内收、内旋位，屈肘90°，以三角巾悬吊固定3周。

3. 功能锻炼　固定期间需活动腕部与手指，解除固定后，鼓励病人主动进行肩关节各方向活动的锻炼。

【护理】

（一）护理评估

1. 目前身体状况　评估局部疼痛、肿胀及功能障碍情况，有无合并损伤。

2. 与疾病相关的健康史　评估受伤情况，了解既往有无习惯性肩关节脱位。

3. 心理社会状况　损伤突然、疼痛及长时间的肩部固定和对预后的担心使病人容易产生烦躁或焦虑情绪。

（二）主要护理诊断/合作性问题

1. 疼痛　与肩关节脱位有关。

2. 焦虑　与担心疾病预后有关。

（三）护理措施

配合医师及时给予复位。介绍疾病过程及注意事项。指导病人正确进行功能锻炼。肩部固定期间做握拳、伸指、腕部旋转和患肢肌肉舒缩活动。3周后固定解除，练习弯腰垂肩，达到弯腰90°患肢可自然下垂时做患肢环转运动，范围从小到大。4周后指导病人面对或侧对墙，患侧手指交替上爬直至肩关节完全上举，或经头顶摸对侧耳朵，或从背后摸对侧肩胛骨。

二、肘关节脱位

肘关节脱位（dislocation of the elbow）较常见，发生率仅次于肩关节脱位。

【病因和分类】

多由间接暴力所致。病人跌倒时，肘关节位于伸直位，手掌着地，暴力传递至尺、桡骨上端，尺骨鹰嘴突产生杠杆作用，使尺桡骨近端迅速移向肱骨远端的后方。按尺桡骨近端移位的方向可有后脱位、外侧方脱位、内侧方脱位及前脱位，以后脱位最为常见。

【临床表现】

1. 症状　脱位后，肿胀明显、疼痛、功能障碍。

2. 体征　肘关节呈半屈曲状，弹性固定。肘后空虚感，可摸到凹陷处。肘后三点关系完全破坏，失去正常关系。

【辅助检查】

X线检查可明确脱位的类型、移位情况及有无合并骨折。

【处理原则】

1. 复位　伤后需尽早复位，大多数采用手法复位。手法复位失败，则需切开复位。

2. 固定　复位后，用长臂石膏托固定于屈肘90°位。前臂用三角巾悬吊于胸前，一般固定2～3周。

3. 功能锻炼　固定期间，可做伸掌、握拳、手指屈、伸等活动，同时在外固定保护下做腕关节、手指活动。去除固定后，练习肘关节的屈伸、前臂旋转活动及锻炼肘关节周围肌力。

【护理】

(一) 护理评估

1. 目前身体状况　评估局部疼痛、肿胀及功能障碍情况，有无合并损伤。
2. 与疾病相关的健康史　评估受伤情况以及既往健康状况。
3. 心理社会状况　病人多年轻，活动较多，患肢固定后对手功能影响较大，可出现烦躁或紧张等情绪，或者不愿配合执行肘部固定。

(二) 主要护理诊断/合作性问题

1. (进食、卫生) 自理缺陷　与肘关节脱位、复位后固定有关。
2. 潜在并发症　血供障碍。

(三) 护理措施

及时配合医师进行手法复位。延迟的复位会引起长期肘部肿胀和关节活动受限，还可因过度肿胀而减少了前臂的血液循环，产生缺血性肌挛缩。指导病人正确进行功能锻炼，恢复肢体功能。

三、髋关节脱位

髋关节结构相当稳定，故髋关节脱位 (dislocation of the hip joint) 发生率较低，往往由于强大暴力引起。

【病因和分类】

按股骨头脱位后的方向可分为后脱位、前脱位和中心脱位，以后脱位常见。

【临床表现】

1. 症状　患侧髋部疼痛，关节活动障碍。
2. 体征　患侧下肢呈屈曲、内收、内旋和短缩畸形。可在臀部摸到脱出的股骨头，大粗隆上移明显。

【辅助检查】

X 线检查可了解脱位的类型、移位情况及有无合并骨折。

【处理原则】

1. 复位　一般在腰麻或全麻下施行手法复位，尽快在 24 小时内完成。常用提拉法和旋转法。
2. 固定　复位后，保持患肢于外展中立位，用持续皮牵引固定患肢 3~4 周。
3. 功能锻炼　早期应鼓励病人进行患肢肌肉等长收缩锻炼，以后逐渐进行关节的各方向活动锻炼。

【护理】

(一) 护理评估

1. 目前身体状况　评估局部疼痛、肿胀及功能障碍情况，有无合并损伤。
2. 与疾病相关的健康史　大部分髋关节脱位是因为交通事故所致，评估病人受伤史和伤后急救措施。
3. 心理社会状况　病人及家属担心伤愈后遗留下肢残疾，容易出现烦躁、焦虑甚至预感性悲哀等反应。有的病人可因担心患处愈合不良而不愿活动下肢，或因担心再次受伤而在伤愈后仍不敢弃拐行走。

(二) 主要护理诊断/合作性问题

1. **躯体移动障碍** 与髋关节脱位有关。
2. **潜在并发症** 髋关节再脱位。

(三) 护理措施

复位后患肢不宜过早负重，保持外展中立位，避免发生再脱位。指导病人正确进行功能锻炼，恢复肢体功能。

男性，18岁，学生，奔跑时跌倒，左腕掌部着地，伤后患侧肘部肿胀，疼痛明显，无法活动。查体：肘关节呈半伸直固定状态，尺骨鹰嘴突出于肘后，肘后三角改变。拟诊为肘关节脱位。

请问：① 该病人的诊断依据是什么？② 如何治疗和护理？

（周秀芳　路　潜）

第三十六章

颈椎病病人的护理

学习目标

1. 说出颈椎病的概念和常见类型。
2. 列举颈椎病的病因、病理改变、辅助检查方法。
3. 描述颈椎病的临床表现、处理原则。
4. 为颈椎病病人提供整体护理。

案例

男性，45岁，教师。近2年来经常出现颈部不适、酸痛感。近日受凉后感觉左颈根部、肩部、上臂疼痛，咳嗽、打喷嚏时加重，来院就诊。体检：颈部僵硬，向右侧倾斜活动受限，向左侧活动及头后仰颈部疼痛加剧，并向左上肢放射，左上肢牵拉试验阳性，压头试验阳性。X线检查显示颈部脊椎生理前突变小，椎间隙变窄，椎体前后缘骨质增生。初步诊断为颈椎病。

请问：① 颈椎病包括哪几种类型？② 不同类型的病人各有哪些临床特点？③ 如何治疗和护理？

颈椎病（cervical spondylosis）是由颈椎间盘退行性改变及继发性椎间关节退行性变或颈椎正常生理曲线改变后刺激或压迫脊髓、神经及血管而出现相应的症状和体征。是颈肩痛的最常见原因，多见于50岁以上的中老年人群，男性发病率高。好发部位依次为第5~6颈椎、第6~7颈椎、第4~5颈椎。

【病因】

颈椎病的病因尚未完全清楚，一般认为是多种因素共同作用的结果。

1. **颈椎间盘退行性变**　是颈椎病发生和发展最基本的原因。颈椎间盘退行性变使椎间盘处于松弛状态，向四周膨隆或向后突出，刺激和（或）压迫邻近的脊髓、神经或血管引起相应的症状和体征。另外，当颈椎间盘退行性变时会造成颈椎力学的功能紊乱，引起椎体、椎间关节、钩椎关节、黄韧带、后纵韧带等发生变性、增生和钙化，最后导致脊髓、神经和血管受到刺激和（或）压迫。

2. **损伤**　慢性损伤是引起颈椎椎体及关节退行性变最常见的因素。慢性损伤加速了颈椎退行性变的过程。急性损伤可使退行性变的椎体、椎间盘、韧带及椎间关节发生损害从而加重并诱发颈椎病。

3. 先天性颈椎椎管狭窄　颈椎管的矢状径与颈椎病的发病密切相关。颈椎实际矢状径的大小决定了颈椎病的症状出现与否，即椎管矢状径正常者，颈椎即使出现明显的退行性变，也不产生临床症状或症状较轻，而椎管矢状径小于正常（14~16cm）时，即使颈椎的退行性病变较轻也易发病。

【分类】

根据受压部位和临床表现不同，颈椎病一般分为四种类型，如有两种或两种以上类型同时存在，称为复合型颈椎病。

1. 神经根型　最常见，占颈椎病的50%~60%。由于颈椎退行性变，椎间盘向外后方突出，钩椎关节或关节突关节增生、肥大，刺激或压迫单侧或双侧脊神经根所致。

2. 脊髓型　占颈椎病的10%~15%。由于后突的髓核、椎体后缘的骨赘、肥厚的黄韧带及钙化的后纵韧带等压迫脊髓所致。

3. 椎动脉型　占颈椎病的10%~15%。由于颈椎横突孔的增生狭窄，上关节突增生肥大及颈椎不稳等直接刺激、牵拉或压迫椎动脉所致。

4. 交感神经型　由于颈椎各种结构病变的刺激或压迫颈椎旁交感神经节后纤维引起。

【临床表现】

1. 神经根型　表现为颈肩痛，并向上肢放射，多见于单侧，咳嗽、打喷嚏及活动时加重。轻者为持续性酸痛、胀痛，重者如刀割样或针刺样疼痛，有时伴有上肢麻木、感觉过敏或减退、肌力下降、肌肉萎缩、手指动作不灵活等。体检可见患侧颈部肌肉痉挛，故头喜偏向患侧，且肩部上耸；颈肩部压痛，颈、肩关节活动可有不同程度受限；上肢牵拉试验阳性和压头试验阳性，并有颈神经根受累的相应神经定位体征。

（1）上肢牵拉试验：又称臂丛牵拉试验。检查者一手扶病人患侧颈部，另一手握患侧腕部并外展上肢，双手反向牵引臂丛神经，诱发已经受压的神经根出现放射痛和麻木感，为上肢牵拉试验阳性（图36-1）。

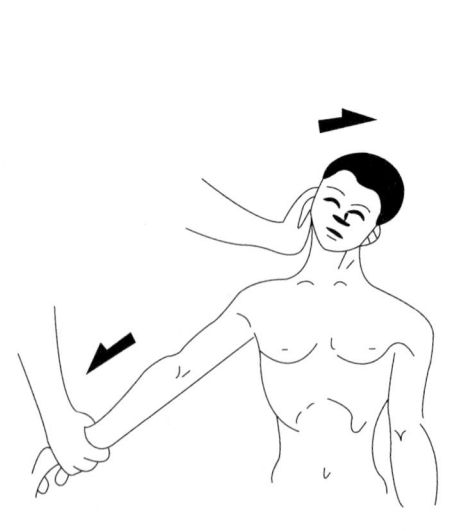

图36-1　上肢牵拉试验阳性

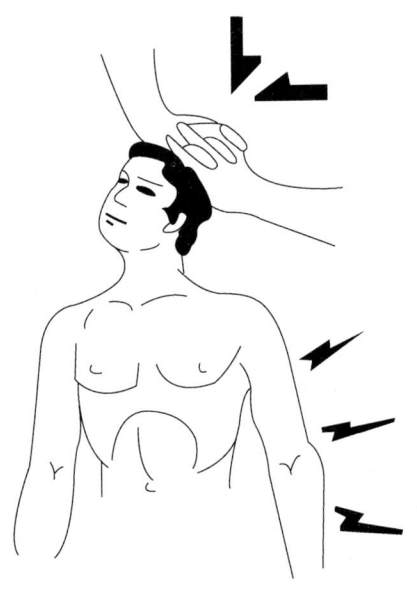

图36-2　压头试验阳性

(2) 压头试验：病人端坐，头后仰并偏向患侧，检查者用手掌在其头顶加压，若出现颈痛并向患肢放射，为压头试验阳性（图36-2）。

2. 脊髓型　脊髓受压早期，压力来自脊髓前方，临床上以侧束及椎体束的损害表现最明显。最先表现出四肢乏力和步态不稳，行走有踩棉花样感觉，易跌倒；手动作笨拙、精细活动失调、握力减退；肢体麻木，躯干有紧束感。随着病情加重，逐渐出现自下而上的上运动神经元性瘫痪，即行走困难，大小便困难，尿潴留，腱反射亢进，肌张力增高，上、下肢痛觉减退或消失；全身肌张力增加、肌力下降和病理反射阳性等。

3. 椎动脉型　常见的临床表现有① 眩晕：为本型的主要症状，表现为旋转性、浮动性或摇晃性眩晕，头部活动时可诱发或加重。② 头痛：是椎-基底动脉供血不足而侧支循环血管代偿性扩张引起，为发作性胀痛，以枕部、顶枕部为主，也可放射到颞部。③ 视觉障碍：突发性弱视或失明、复视，短期内自动恢复，为大脑后动脉及脑干内脑神经核缺血所致。④ 猝倒：是此型特有的症状，由椎动脉受到刺激痉挛引起，病人多在头部快速旋转或屈伸时四肢突然无力而跌倒，倒地后再站起即可继续正常活动，意识清楚，可引起耳鸣、听力减退和不同程度的运动及感觉障碍。

4. 交感神经型　多见于中老年人，表现为交感神经兴奋或抑制的症状。① 交感神经兴奋症状：如头痛或偏头痛、头晕；恶心、呕吐等胃肠道症状；视物模糊、视力下降、畏光、流泪、瞳孔扩大或缩小、眼睑下垂或眼后部胀痛；心跳加速、心律不齐、心前区疼痛和血压升高；头颈及上肢出汗异常、面部麻木；耳鸣、听力下降、发音障碍等。② 交感神经抑制症状：如头昏、眼花、流泪、鼻塞、心动过缓、血压下降以及胃肠胀气等。

5. 混合型　临床上将合并有两种或两种以上症状者称为混合型颈椎病。

【辅助检查】

1. X线检查　正侧位、左右斜位和前屈后伸位X线显示颈椎生理前突变小或消失、椎间隙变窄、椎体前后缘骨质增生、椎间隙狭窄及椎体不稳等征象，对诊断有重要的参考价值。

2. CT或MRI检查　可显示椎间盘突出、椎管狭窄、脊髓及神经根受压等情况。

3. 椎动脉造影或数字减影血管造影　可显示椎动脉狭窄的部位及程度。

【处理原则】

1. 非手术治疗

(1) 枕颌带牵引：缓解肌肉痉挛、增大椎间隙、减小椎间盘压力、减轻对神经根的压迫和椎动脉的刺激。适用于神经根型、交感神经型及椎动脉型颈椎病的病人。病人取坐位或卧位，牵引重量2～6kg，可持续或间断牵引（图36-3）。

(2) 颈托或围领固定：保护颈部不过度活动、减小对椎间盘局部的压力（图36-4）。

(3) 按摩：由专业人员进行，慎重使用，切忌造成进一步损伤。脊髓型颈椎病病人禁用。

(4) 理疗：如热疗、磁疗、电刺激和超声疗法等，可缓解疼痛。

(5) 药物治疗：可以选用肌松药、非甾体消炎药及镇静剂等缓解症状。

2. 手术治疗　适用于非手术治疗无效，反复发作的神经根型、椎动脉型及交感神经型颈椎病病人，或脊髓型颈椎病脊髓压迫症状进行性加重者。常见的手术方式包括：颈椎间盘摘除术，颈前路间盘切除椎间植骨融合内固定术，颈后路椎管扩大成形术，颈前、后路联合手术。

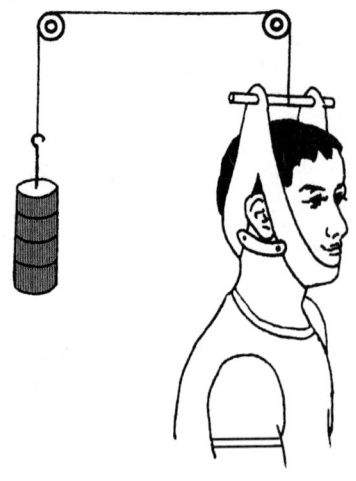
图36-3 枕颌带牵引

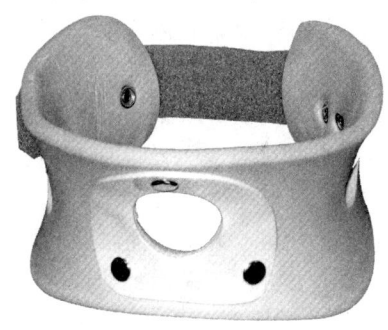
图36-4 围领

【护理】

(一) 护理评估

1. 目前身体状况

(1) 症状、体征：评估病人的感觉、运动、反射的变化情况及自理程度。疼痛的部位、性质、程度、持续时间及变化，有无诱因及加重因素，病人经常采用的缓解疼痛方式。了解疼痛是否影响病人的卧位及睡眠。评估大小便有无异常，是否需要采取干预措施。

(2) 辅助检查：了解影像学检查的结果，判断疾病的严重程度和类型。

2. 与疾病相关的健康史　了解病人的职业特点；日常生活、工作和学习中的习惯姿势，如颈部长时间处于某一位置，有无突然转动颈部等；有无颈椎受伤史、颈椎管狭窄的家族史等；了解病人有无导致症状加重或减轻的因素，如不正确的治疗史等。

3. 心理社会状况　评估病人有无因疼痛不适等导致焦虑、恐惧等不良情绪；有无因肢体功能障碍导致生活自理缺陷，对生活失去信心等；了解病人及家属对疾病的认知程度、社会支持状况。

(二) 主要护理诊断/合作性问题

1. 急性疼痛　与颈部肌肉痉挛，脊髓、神经根受压迫或刺激有关。

2. 有受伤的危险　与下肢肌力减弱、眩晕、感觉异常有关。

3. (沐浴、进食、如厕) 自理缺陷　与颈肩部疼痛、活动受限或手指精细动作失调有关。

4. 潜在并发症　压疮、呼吸困难或窒息、脊髓损伤、伤口出血。

(三) 护理措施

1. 非手术治疗及术前护理

(1) 心理护理：颈椎病病程长，病人可因久治不愈而出现焦虑、紧张等不良情绪。护理人员应耐心地倾听病人的诉说，理解病人的感受，与病人一起分析引起焦虑、紧张的原因，尽可能消除不良因素。讲解颈椎病的相关知识，以及坚持治疗和康复锻炼的重要性，鼓励病人积极配合治疗和护理。

(2) 缓解疼痛：遵医嘱给予局部制动、牵引或理疗等，必要时应用止痛药物缓解疼痛。

(3) 选择和佩戴合适的围领：尤其适用于颈椎不稳定者。嘱病人起床活动时戴围领，围领上缘抵下颌，下缘达胸骨，限制颈部的伸屈活动，维持颈椎于中立位，防止脊髓或神经根的进一步损伤。

(4) 预防外伤：保持房间地面清洁、干燥，减少障碍物，楼道、卫生间内应有扶手。有痉挛步态或眩晕的病人行走时要有人陪伴，并提供手杖或步行器等辅助行走。指导病人穿不需系带、防滑底的鞋。

(5) 鼓励生活自理：在病情允许的情况下，指导病人练习手指精细动作，如穿针、系衣扣、拿筷子和握笔等；鼓励和帮助病人生活自理，如衣服改用搭扣、用勺进餐、用吸管喝水等。

(6) 术前训练：术前病人均应严格戒烟，并进行手术适应性训练。

1) 前路手术：术前3~5天进行气管、食管推移训练，右手拇指将气管自右向左推过中线，开始为15~20分钟/次，以后逐渐增至30~60分钟/次（图36-5），并进行平卧仰伸位练习。

2) 后路手术：练习俯卧位，要求收下颌，胸下垫枕20~30cm，头部顶书本样硬物，以坚持3小时为宜。

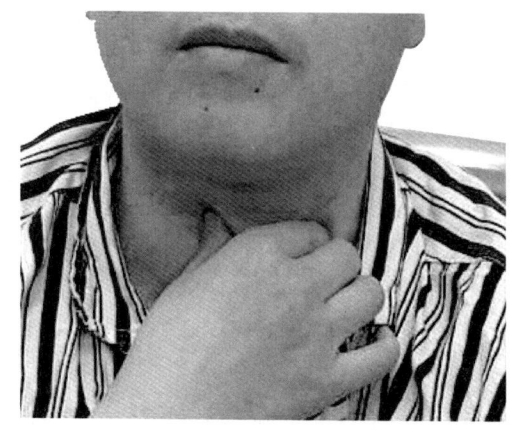

图36-5　气管推移练习

2. 术后护理

(1) 体位：颈前路手术的病人术后取平卧位，并维持颈部稍前屈；颈后路手术的病人术后取俯卧位；肥胖者以侧卧位为佳，为防止压迫引流管，头部垫枕应与肩高一致。病情允许时可翻身，采取轴式翻身法。

(2) 颈部制动：行植骨固定椎体融合术者颈部制动非常重要。病人回病房时应有专人陪伴，用围领固定颈部。搬运时保护颈部，使病人头颈胸处于同一水平；侧卧时头部垫枕与肩高一致，后颈部两侧垫枕以制动；床上翻身时，应注意保持头颈部与躯干一同运动；当病人咳嗽或打喷嚏时用手轻按颈前部以防植骨块突出。一般术后戴围领12周或遵医嘱执行。

(3) 病情观察：密切观察病人生命体征和四肢运动、颈部有无明显肿胀、切口敷料有无渗血、引流条或引流管有无脱出、引流是否通畅等，引流管一般24~48小时拔除。

(4) 并发症的观察与护理：对行前路手术的病人注意观察有无声音嘶哑、饮水呛咳和呼吸困难等并发症。呼吸困难是前路手术最危急的并发症，多发生在术后1~3天。常见原因有:① 切口内出血;② 痰液阻塞;③ 喉头水肿,如术前未做推拉气管练习,术中牵拉过度或持续时间过长,可使气管黏膜水肿;④ 术中损伤脊髓;⑤ 植骨块松动脱落压迫气管。病人可表现为呼吸困难、呼吸窘迫和发绀等。此时应对因、对症处理,必要时剪开缝线清除血肿,或者做气管切开和再次手术,处理不及时可致死亡。故颈椎手术病人床旁常规放置气管切开包。

(5) 功能锻炼:功能锻炼能促进脊髓功能恢复,且能改善血液循环,增强肌肉力量,维持颈椎稳定性。功能锻炼应尽早开始,主要为肩、肘、腕关节活动及项背肌锻炼。① 关节活动:在围领保护下,术后第1天开始活动肩、肘和腕关节,并练习握拳;下肢练习勾脚尖、股四头肌舒缩和直腿抬高。还可通过健身球、穿针、系衣扣、拿筷子等精细动作的练习,增强手的灵活性。② 项背肌锻炼:可先慢慢向一侧转头,至最大旋转度处停留数秒,然后缓慢转向对侧,每日重复数十次;或做前屈、后伸、侧屈和侧转活动;也可在围领保护下做头向后顶墙,或双手指交叉放在头后向前推,同时头向后用力,持续5秒,休息5秒,每次做20~30遍,每2小时练习1次,坚持长期锻炼。

3. 健康教育

(1) 防止损伤:加强颈部、肩部、枕部保暖,防止受凉。术后病人应佩戴颈托或颈围2~3个月,防止颈部过度活动。

(2) 保持良好颈部姿势:纠正日常生活、工作及学习中的不良姿势,避免急慢性损伤。如避免长时间低头、弯腰等,适当活动颈部。睡眠时选择合适的枕头,保持脊柱和颈椎的正常生理弯曲,经常更换体位,尽量避免俯卧位。

(3) 定期复查:定期到医院复查,以便了解康复进度,并及时调整康复措施。

思考题

1. 女性,50岁,教师,近2年来经常出现颈部不适、酸痛感。近日受凉后感觉左颈根部、肩部、上臂疼痛,咳嗽、打喷嚏时加重,来院就诊。体检:颈部僵硬,向右侧倾斜活动受限,向左侧活动及头后仰颈部疼痛加剧,并向左上肢放射,左上肢牵拉试验阳性,压头试验阳性。

请问:① 该病人初步诊断可能是何种疾病?② 如病人采取颈前路手术治疗,术后如何护理?

2. 男性,45岁,干部,常年伏案工作。主诉:持续性头晕,头部沉重感,阵发性疼痛3年余。近3个月来出现头痛、头晕、胸闷、视物模糊、四肢酸软无力、睡眠欠佳,曾因头晕而摔倒。体检:血压正常,神志清楚,颈部僵硬,活动欠自如,颈部肌肉紧张明显,双侧乳突根部、颈椎两侧横突处均有明显压痛。X线片显示:颈椎生理曲度变直,椎体前缘骨质增生,第5~6颈椎椎间隙明显变窄。脑血流图提示:双侧椎基底动脉供血不足。拟诊为颈椎病。

请问:① 该病人是哪种类型的颈椎病?② 如采取非手术治疗,可采取哪些措施?③ 如手术治疗,术前应如何进行适应性训练?

(邹继华)

第三十七章

腰椎间盘突出症病人的护理

> **学习目标**
> 1. 说出腰椎间盘突出症的概念。
> 2. 列举腰椎间盘突出症的病因、病理改变、辅助检查方法。
> 3. 描述腰椎间盘突出症的临床表现、处理原则。
> 4. 为腰椎间盘突出症病人提供整体护理。

> **案例**
>
> 男性,50岁,因腰痛5年,伴右下肢放射痛1年入院。入院前经按摩、牵引等治疗无效。病人自觉下腰部疼痛向臀部、大腿后方、小腿外侧、足背放射,并伴麻木感,当咳嗽、排便或打喷嚏时疼痛加重。体检:第5腰椎~第1骶椎椎旁1cm处压痛明显,腰椎前屈活动受限,直腿抬高试验阳性。CT扫描显示:第5腰椎~第1骶椎髓核向右突出。诊断第5腰椎~第1骶椎椎间盘突出症。
> 请问:①腰椎间盘突出症的病因有哪些?②如何治疗和护理?

腰椎间盘突出症(hernia of the lumbar intervertebral disc)是由于椎间盘变性、纤维环破裂、髓核突出刺激或压迫神经根或马尾神经引起的一种综合征,是腰腿痛的常见原因。椎间盘突出多发生在第4~5腰椎和第5腰椎~第1骶椎,好发年龄为20~50岁,男女比例为(4~6):1。

【病因】

1. 椎间盘退行性变 是腰椎间盘突出的基本原因。椎间盘由位于中心的髓核、四周的纤维环及上、下软骨板组成。随着年龄增长,髓核和纤维环内的含水量、胶原、蛋白多糖等生化成分发生改变,使髓核弹性下降,椎间盘变薄、结构松弛,抵抗力下降,易发生损伤。

2. 损伤 腰部急、慢性损伤是腰椎间盘突出症的重要诱发因素。扭转、反复弯腰等慢性积累损伤,最容易引起髓核后移和纤维环破裂。当人直立活动时腰骶部承重,各种负荷应力集中在腰骶段,尤其是生理弯曲交界处承受较大的压力,容易诱发腰椎间盘突出。另外,急性腰部损伤如提取重物或暴力撞击也可以造成椎间盘突出。故腰椎间盘突出多发生在第4~5腰椎和第5腰椎~第1骶椎间隙。

3. 其他因素　妊娠期间，因盆腔、下腰部组织充血明显，结构相对松弛，腹压增加，腰骶部承受较大重力，容易导致椎间盘膨出。在小于 20 岁的病人中大约 32% 有家族史。

【病理类型】

根据 CT、MRI 检查结果和病理变化，腰椎间盘突出症分为四种类型：

1. 膨隆型　纤维环部分破裂，但外层完整，此时髓核因压力作用呈局限性隆起。由于部分纤维环完整和后纵韧带的作用，突出物可自行还纳，经过保守治疗大多数病人症状可以缓解或治愈。

2. 突出型　纤维环完全破裂，髓核突入椎管，表面仅有后纵韧带或一层纤维膜覆盖，高低不平或呈菜花状，多需手术治疗。

3. 脱垂游离型　髓核组织脱入椎管或完全游离，需手术治疗。

4. Schmorl 结节和经骨突出型　Schmorl 结节型指髓核经上、下软骨板裂隙突入椎体松质骨内；经骨突出型指髓核向前纵韧带方向突出，形成椎体前缘游离骨块。一般仅有腰痛症状，无神经根压迫症状，无须手术。

【临床表现】

1. 症状

（1）腰痛：是最早出现的症状，表现为腰部局限性或广泛性的慢性隐痛、钝痛或急性剧痛，多在下腰部和骶髂部。主要因纤维环外层和后纵韧带受到突出髓核刺激，经窦椎神经而产生下腰部感应痛。腰部急性剧痛多因纤维环突然破裂，髓核突出压迫脊髓或神经根引起，慢性隐痛者多数纤维环尚完整。

（2）下肢放射痛：第 4～5 腰椎和第 5 腰椎～第 1 骶椎椎间盘突出表现为坐骨神经痛，多见一侧下肢，疼痛从下腰部向臀部、大腿后方、小腿外侧、足背或足外侧放射，呈针刺样或烧灼样疼痛，常伴有麻木感，打喷嚏或咳嗽等腹内压增高时，疼痛加剧。第 2～3 腰椎、第 3～4 腰椎椎间盘突出表现为股神经疼痛，疼痛位于股前区及小腿的前内侧。

（3）马尾综合征：中央型突出的髓核或脱垂游离的椎间盘组织可压迫马尾神经，引起鞍区感觉迟钝，大、小便功能障碍，性功能障碍和双侧大小腿、足跟后侧的感觉迟钝。

2. 体征

（1）压痛与叩痛：在相应的病变椎体棘突间有压痛，其旁侧 1cm 有深压痛和叩痛。

（2）腰部活动受限：腰部在各方向活动均有不同程度的受限，尤以腰部前屈活动受限最为明显。约 1/3 的病人腰部骶棘肌痉挛，使腰部固定于强迫体位。

（3）腰椎侧凸畸形：为减轻疼痛所引起的姿势代偿性腰椎侧凸畸形。当髓核突出于神经根内侧时，腰椎突向健侧；髓核突出于神经根外侧时，腰椎突向患侧。

（4）直腿抬高试验及加强试验阳性：当神经根受压时病人仰卧，被动直腿抬高在 60° 以内即出现坐骨神经痛，称为直腿抬高试验阳性。此时，缓慢降低患侧下肢高度，待放射痛消失，再被动背屈踝关节又出现坐骨神经痛，称为加强试验阳性（图 37-1）。

（5）感觉及运动功能改变：神经根受压时，受压神经支配的相应部位出现感觉异常、肌力减退，部分病人可出现膝反射或跟腱反射减弱或消失。

【辅助检查】

单纯 X 线检查不能做出诊断，CT 和 MRI 对本病诊断有较大的价值。X 线检查可显示脊柱侧凸、椎体边缘增生及椎间隙变窄。CT 检查可显示骨性椎管形态、黄韧带增厚、椎间盘突出的程度和部位。MRI 检查可全面观察腰椎间盘的病变，了解髓核突出的程度和位置。

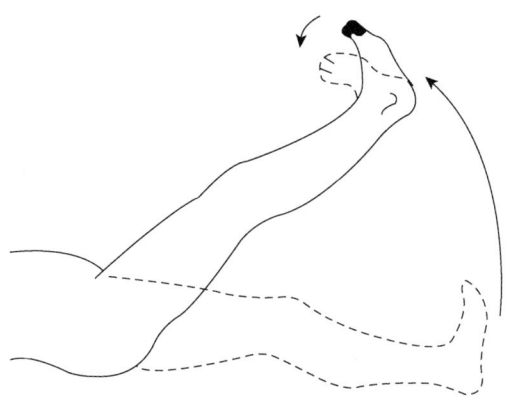

图 37-1　直腿抬高试验及加强试验

【处理原则】

1. 非手术治疗　适用于初次发作或病程较短，休息后症状可自行缓解，X 线检查无椎管狭窄者。目的是使椎间盘突出部分和受刺激神经根的炎性水肿迅速消退，从而减轻或解除刺激或压迫。

（1）卧硬板床：卧位时可减轻椎间盘承受的压力，缓解脊柱旁肌肉痉挛。症状初发时立即卧硬板床 3～4 周或至症状缓解，症状缓解后可戴围腰下床活动，3 个月内不做弯腰持物动作。

（2）物理疗法：正确的理疗、推拿和按摩可使痉挛的肌肉松弛，减轻椎间盘压力，改善局部的血液循环，从而缓解症状。

（3）骨盆牵引：骨盆牵引使椎间隙增宽，扩大椎管容量，使突出的椎间盘部分还纳，减轻神经根的刺激或压迫。多数采用骨盆水平牵引（图 37-2），牵引重量为 7～15kg，持续牵引约 2 周，也可间断牵引，每日 2 次，每次 1～2 小时。

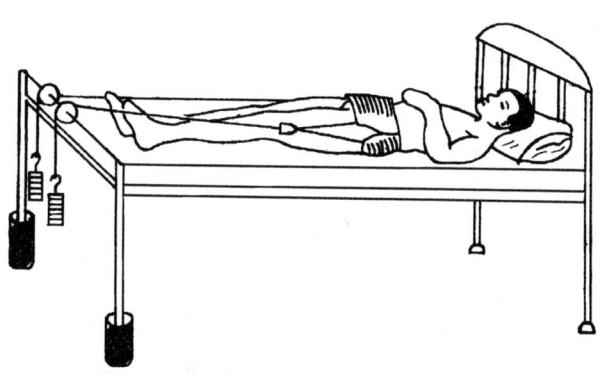

图 37-2　骨盆牵引

（4）药物治疗：目的是止痛、减轻水肿和粘连，缓解肌肉痉挛。主要采用非甾体消炎药、活血化瘀的中药及脱水剂等治疗，也可用皮质类固醇激素，如醋酸泼尼松龙，加 2% 利多卡因行硬膜外封闭或局部注射，每周 1 次，3 次为一个疗程。

2. 手术治疗　目的是摘除病变的椎间盘，解除对神经根及马尾神经的压迫。传统的手术包括椎间开窗椎间盘摘除术、半椎板或全椎板切除椎间盘摘除术等；微创手术包括显微内镜腰椎间盘摘除术、经皮腰椎间盘切除术、腰椎间盘镜椎间盘切除术、经皮激光腰椎间盘减压术等；人工假体置换术包括人工髓核置换术、人工椎间盘置换术等。

【护理】

(一) 护理评估

1. 目前身体状况　了解病人的感觉、运动、反射的变化情况及自理程度。了解疼痛的部位、性质、程度、持续时间及变化，有无诱因及加重因素、病人经常采用的缓解方式；了解疼痛是否影响病人的卧位及睡眠；了解大小便有无异常等。了解影像学检查的结果。

2. 与疾病相关的健康史　了解病人年龄和工作性质，是否有家族史，发病前是否有急、慢性腰部损伤及腰部手术史，了解疾病进展及治疗情况。

3. 心理社会状况　了解有无因长时间的急慢性腰腿疼痛和下肢感觉障碍而影响病人的正常生活与工作，由此产生的一系列不良情绪，如焦虑等。了解病人对所患疾病的认知情况、社会支持情况。

(二) 主要护理诊断/合作性问题

1. 急/慢性疼痛　与肌肉痉挛、突出椎间盘压迫和刺激神经根等有关。

2. 躯体活动障碍　与腰背部肌肉痉挛和疼痛有关。

3. (进食、如厕、沐浴) 自理缺陷　与腰背部疼痛、医嘱卧床有关。

4. 潜在并发症　肌萎缩、神经根粘连、脑脊液漏等。

(三) 护理措施

1. 非手术治疗及术前护理

(1) 卧床休息：卧硬板床，减少脊柱前凸，缓解椎间盘承受的压力和脊柱旁肌肉痉挛，以减轻疼痛。仰卧位时在肩、膝和腿下垫枕，避免头前倾、胸部凹陷姿势；侧卧位时避免脊柱弯曲的"蜷缩"姿势；俯卧位时可在腹部及踝部垫薄枕，以使脊柱肌肉放松。在此期间尽量减少起床洗漱和吃饭等活动，加强对病人的生活护理。

(2) 骨盆牵引护理：观察病人体位、牵引方向及牵引重量是否正确，皮肤有无疼痛或发红等。在牵引带压迫的髂缘部位加垫以预防压疮发生。

(3) 用药和理疗护理：疼痛严重者可遵医嘱给予非甾体类消炎镇痛药、热敷等理疗措施，促进局部血液循环，减轻肌肉痉挛，缓解疼痛。

(4) 功能锻炼：急性期过后，根据病人年龄和体力进行主动或被动腰背肌锻炼。循序渐进地进行三点式、五点式和飞燕式等锻炼 (图37-3)，通过腹肌、背肌和臀肌锻炼增强脊柱稳定性，促进血液循环，预防肌肉萎缩和关节僵直。

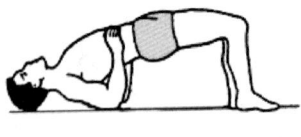
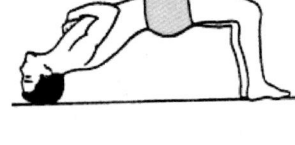
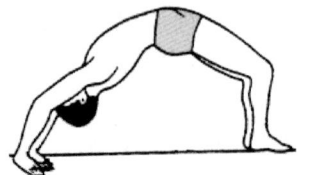
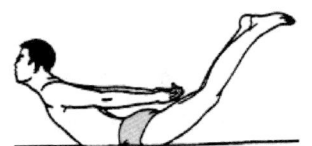

图37-3　腰背肌锻炼方法

(5) 选择大小合适的围腰：围腰上至下肋弓，下至髂嵴下，后侧不宜过分前凸，前方也不宜束扎过紧，以免引起腰部不适。对于腰椎不稳定的病人在翻身、起床活动前戴好围腰。

(6) 术前准备：完善术前检查，指导病人采用正确的翻身、床上排便及术后功能锻炼方法；练习俯卧位以适应术中和术后治疗需要。

2. 术后护理

(1) 搬运：搬运人员均位于病人一侧，分别托肩背部、腰臀部及下肢，保持病人身体轴线平直，将其平托至床上（图37-4）。

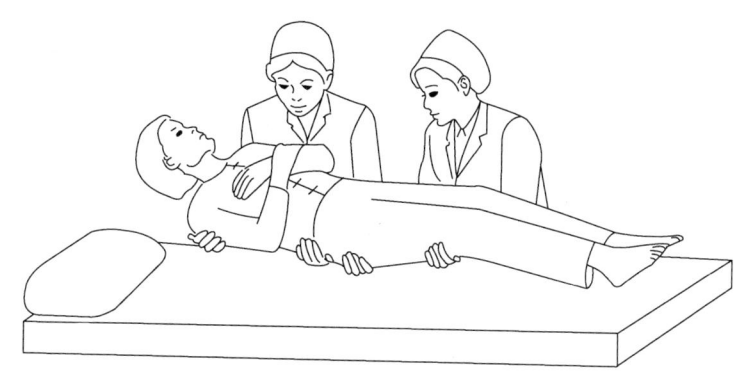

图 37-4 两人平托法

(2) 体位和翻身：术后平卧硬板床，生命体征平稳、病情允许可进行轴式翻身，每2小时1次。

(3) 引流管护理：保持引流管固定和通畅，观察引流液的颜色、性质和量。若引流液清亮，要考虑是否为脑脊液漏出；若引流出较多新鲜血液，要警惕活动性出血。引流管一般于术后24～48小时拔除。

(4) 腰部保护：单纯性椎间盘切除病人在拔出引流后可戴围腰下床；腰椎内固定者卧床时间适当延长。术后戴围腰3个月，避免弯腰扭转动作，防止腰部再次受损。

(5) 并发症的预防和护理：术后并发症可有伤口血肿、脑脊液漏、神经损伤、椎间隙感染和神经根粘连等，应密切观察并配合治疗。

1) 伤口血肿：主要因出血、渗血过多所致。表现为下肢运动和感觉障碍加重，应及时清除血肿和处理伤口。

2) 脑脊液漏：主要因术中反复牵拉、误伤或撕裂硬脊膜所致。若引流液为淡黄色、引流量比正常逐渐增多，且病人出现头痛、头昏、恶心、呕吐等症状时，应考虑为脑脊液漏的可能，及时通知医生并协助进行处理。

3) 神经损伤：多因术中过度牵拉、按压神经根、椎管内填塞物使用不当造成。包括神经根损伤和马尾神经损伤，绝大多数为不完全性损伤。应遵医嘱及时给予神经营养剂，坚持局部理疗，以促进神经功能恢复。

4) 椎间隙感染：若术后腰肌痉挛，腰痛加重，直腿抬高试验阳性，伤口有深压痛，血白细胞计数正常或升高，血沉加快，要警惕椎间隙感染的发生，及时给予抗生素等治疗。

5) 神经根粘连：手术后硬膜周围纤维化和神经根周围粘连，神经根滑动受限，可再次引起根性坐骨神经痛。术后24小时指导病人踝关节背伸练习，做主动或被动直腿抬高练习，5～7天后根据病人情况进行腰背肌锻炼，坚持半年以上可预防神经根粘连。

3. 健康教育

(1) 病人术后3个月内避免弯腰与负重，6个月内不参加重体力劳动。

(2) 保持日常生活中的正确姿势

1) 保持良好姿势① 站立：腰部平坦伸直，收腹提臀。过于紧张的站姿可加大腰椎前凸度，过于松弛的站姿可加大胸椎后凸度。② 坐姿：最好坐高度合适、有扶手的靠背椅，膝与髋在同一水平，身体靠向椅背，并在腰部衬一靠垫。③ 卧位：同卧硬板床期间的体位。④ 行走：抬头、挺胸、收腹，腹肌收缩有助于支撑腰部。⑤ 跳落地面：着地前应做好屈髋屈膝和足跖屈姿势，并以此姿势着地。

2) 经常变换体位：长期坐位工作者需定时改变姿势，常弯腰者应定时伸腰挺胸活动，避免长时间穿高跟鞋站立或行走。

3) 避免损伤：搬运重物时应正确应用人体力学原理，减少积累伤力。如站位时重物应高于肘部且尽量贴近身体；蹲位时背部伸直后再抬起重物和迈步；宁背勿抬等。腰部劳动强度大者，应戴宽腰带以保护腰部。参加剧烈运动时，应注意准备活动和保护措施，切忌活动突起突止。

(3) 增强腰背肌力量：长期使用围腰而不锻炼腰背肌，反而可因失用性肌萎缩带来不良后果。因此，应在医务人员指导下坚持锻炼，同时加强营养，减缓机体组织的退行性变。

思考题

男性，46岁，平时喜爱体育运动。1年前无明显诱因出现腰腿部疼痛及不适感，经过按摩和理疗后病情有些好转。平时运动量大，经常打球。最近1个月，腰部疼痛明显，并伴有右下肢疼痛，晨起、晚间及翻身活动时加重，右腿外侧直至足跟处麻木，行走困难。腰部活动受限，夜间睡眠欠佳。体检：第4、5腰椎棘突右侧有明显压痛，右腿肌肉轻度萎缩，直腿抬高试验小于30°。CT显示第4~5腰椎、第5腰椎~第1骶椎椎间盘突出，椎管狭窄，右侧隐窝狭窄，黄韧带肥厚。初步诊断为腰椎间盘突出症。

请问：① 该病人可采取哪种方法治疗？② 病人目前主要的护理诊断/合作性问题有哪些？③ 目前护理措施有哪些？

(邹继华)

第三十八章

骨与关节感染病人的护理

学习目标

1. 说出化脓性骨髓炎的概念及分类。
2. 列举化脓性骨髓炎、骨关节结核的病因及病理改变。
3. 描述化脓性骨髓炎、骨关节结核的临床表现和处理原则。
4. 为骨关节感染病人提供整体护理。

案例

男性，15岁，1个月前发生中耳炎，未完全治愈。近2周感觉左下肢疼痛，2天前出现左膝上方剧痛，走路时左足不敢着地，伴有高热，急诊入院。体检：急性病容，T 39.5℃，P 102次/分，R 22次/分。左大腿下端明显肿胀，局部皮温增高，压痛明显，行局部穿刺，抽出淡黄色浑浊液体。X线检查提示急性化脓性骨髓炎。

请问：①化脓性骨髓炎的感染途径有哪些？②该病人护理评估的主要内容有哪些？③如何治疗和护理？

第一节 化脓性骨髓炎

化脓性骨髓炎（suppurative osteomyelitis）是指由化脓性致病菌引起的骨膜、骨质及骨髓的炎症。根据感染途径不同可分为三类①血源性骨髓炎：由身体其他部位化脓性病灶中的致病菌经血液循环播散至骨骼而发生的感染。②创伤后骨髓炎：由开放性骨折或骨骼手术后而导致的骨骼感染。③外来性骨髓炎：由邻近软组织感染病灶直接蔓延至骨骼而引起的骨骼感染。化脓性骨髓炎根据病程分为急性和慢性两种，临床上以急性血源性骨髓炎最多见。

一、急性血源性骨髓炎

【病因】

急性血源性骨髓炎（acute hematogenous osteomyelitis）多见于儿童和少年，好发于长骨的干骺端。最常见的致病菌是金黄色葡萄球菌，其次为乙型链球菌和白色葡萄球菌，其他有大肠埃希菌、铜绿假单胞菌、肺炎双球菌等。发病前多有其他部位的原发性化脓性感染病灶，如疖、痈、扁桃体炎、咽喉炎、中耳炎等，常以外伤为发病诱因。儿童骨骼生长较快，干骺端毛细血管网丰富，弯曲成为血管襻，使该处血流缓慢，致病菌进入血液循环后易滞留此处。当原发病灶处理不当或机体抵抗力减弱时，致病菌即可繁殖而引发本病。

【病理】

基本病理变化为骨质破坏、骨吸收和死骨形成，同时出现反应性骨质增生。早期以骨质破坏为主，晚期以新生骨增生、形成骨性包壳为主。

1. 骨脓肿的形成及蔓延　大量菌栓进入长骨的干骺端，阻塞小血管，迅速导致骨坏死，并形成局限性骨脓肿。干骺端骨脓肿形成后，因骨骺软骨板有很强的抵抗感染的能力，故高压脓液主要经下列途径蔓延：① 沿哈佛管蔓延至骨膜下间隙将骨膜掀起而形成骨膜下脓肿；② 穿破干骺端的骨密质，形成骨膜下脓肿，再经骨小管进入骨髓腔；③ 成人骺板已愈合，脓肿可直接穿入关节腔引起化脓性关节炎。而儿童骨骺板具有屏障作用，脓液穿透骨骺板进入关节导致继发感染的机会很少；④ 骨膜下脓肿穿破骨膜，在筋膜间隙形成深部脓肿，之后穿破皮肤，形成窦道（图38-1）。

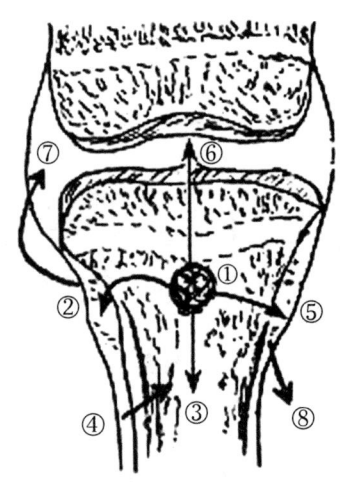

图38-1　急性骨髓炎的蔓延途径

① 原发病灶；② 脓肿直接穿破干骺端骨质形成骨膜下脓肿；③ 脓肿直接穿破骨髓腔；④ 骨膜下脓肿经骨小管侵入骨髓腔；⑤ 骨髓腔内脓液穿入骨膜下形成骨膜下脓肿；⑥ 脓肿直接穿入关节腔；⑦ 关节周围脓肿穿入关节腔；⑧ 骨膜下脓肿穿破骨膜，进入深筋膜间隙，形成深部脓肿

2. 死骨及新生骨形成　脓液进入骨髓腔，破坏骨髓组织、骨松质及内层骨密质的血液供应，形成大片死骨；同时，病灶周围的骨膜因炎症和脓液的刺激而生成新骨，包绕在骨干外层，形成骨性包壳。包壳将死骨、脓液、炎性肉芽组织包裹成为骨性死腔。

骨内形成的感染灶因引流不畅而发生毒血症。以后随着脓肿的扩大，感染沿局部阻力较小的方向蔓延。此外，脓液也可进入邻近关节引起化脓性关节炎。

【临床表现】

1. 全身表现　起病急，全身中毒症状明显，早期即有寒战、高热、脉快、头痛、食欲减退等全身中毒症状。体温达39℃以上，严重者可有烦躁不安、意识改变、血压下降等感染性休克症状。

2. 局部表现　早期患处出现持续疼痛并进行性加重,有深压痛,患肢不敢活动。数日后,形成骨膜下脓肿,患处出现肿胀、皮肤发红、皮温增高、压痛、包块或有波动感。脓液穿破皮肤时,可见窦道并有脓液排出。当脓肿穿破骨膜形成软组织深部脓肿时,疼痛反而减轻,但局部红、肿、热和压痛更明显。若脓液扩散至骨髓腔,则疼痛和肿胀范围增大,1～2周后,因骨骼破坏易发生病理性骨折。

【辅助检查】

1. 实验室检查　血白细胞计数和中性粒细胞比例增高,白细胞可高达 $(30\sim40)\times10^9/L$,中性粒细胞占90%以上;血沉加快;血细菌培养可为阳性。

2. 局部分层穿刺　有助于诊断。抽出脓液、涂片检查见脓细胞或细菌即可确定诊断。脓液做细菌培养和药物敏感试验,可明确致病菌的种类,指导选择有效的抗生素。

3. 影像学检查　X线摄片早期无异常发现,故对早期诊断意义不大。2周后相继出现骨质破坏,骨膜层状反应,干骺端骨质疏松,骨皮质内、外侧虫蚀状改变,软组织肿胀阴影,有时出现病理性骨折。CT检查可较早发现骨膜下脓肿和骨组织炎性反应。

【处理原则】

1. 非手术治疗

(1) 抗生素治疗:早期联合、大剂量应用抗生素。可先应用针对革兰阳性球菌的抗生素并联合广谱抗生素,待获得细菌培养和药敏试验结果后,再做相应调整。抗生素应用至症状和体征完全消失后3周左右,以巩固疗效。

(2) 支持治疗:高热者给予降温和补液,维持水、电解质及酸碱平衡;增加营养摄入,经口摄入不足时,给予肠外营养支持;必要时少量多次输新鲜血或注射免疫球蛋白等,以增强全身抵抗力。

(3) 患肢制动:患肢用皮肤牵引或石膏托固定于功能位,以减轻疼痛、防止关节挛缩畸形及病理性骨折。

2. 手术治疗　如局部分层穿刺抽得脓液或经非手术治疗2～3日炎症不能得到有效控制,即应手术治疗。常用的方法有局部钻孔引流和开窗减压术(图38-2)。

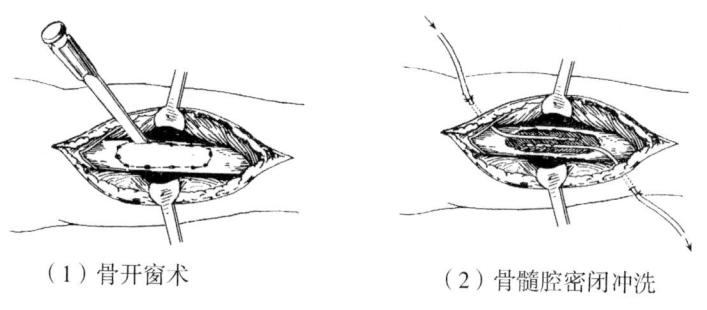

(1) 骨开窗术　　　　　(2) 骨髓腔密闭冲洗

图38-2　急性骨髓炎开窗术与冲洗方法

【护理】

(一) 护理评估

1. 目前身体状况

(1) 症状、体征:了解有无寒战、高热、脉快、头痛、食欲减退等全身中毒症状;了解局部疼痛及功能障碍的程度;检查病灶处有无红肿、皮温增高、压痛、包块或有无波动感、窦道形成等。

(2) 辅助检查：了解血常规、血沉、分层穿刺、细菌培养、X线、CT等检查的结果，以判断有无骨髓炎及其严重程度。

2. 与疾病相关的健康史　了解病人年龄，有无其他部位的化脓性感染病灶史，有无外伤史；了解发病的时间、疾病进展情况、检查结果、治疗的经过和效果；是否存在影响治疗效果的因素，如贫血、营养不良、使用糖皮质激素或免疫抑制剂等。

3. 心理社会状况　评估病人有无因起病急、病情发展快，病人及家属对突如其来的打击无心理准备，而产生恐慌、焦虑等心理反应。了解病人及家属对疾病的认知程度、社会支持状况。

(二) 主要护理诊断/合作性问题

1. 体温过高　与化脓性感染、毒素吸收等有关。
2. 急性疼痛　与炎性物质刺激、骨髓腔内压力增高、手术创伤等有关。
3. 躯体移动障碍　与患肢疼痛、制动、畸形等有关。

(三) 护理措施

1. 非手术治疗及术前护理

(1) 心理护理：病人常出现紧张、焦虑、恐惧等心理改变，缺乏自信心。护士应帮助病人建立有效的支持系统。在生活上给予帮助，加强沟通，使其接受并配合治疗。给病人安排适当的娱乐活动，以分散其注意力，减轻心理压力。若病人因脓液臭味而感到自尊受损时，应向其做好解释工作，必要时使用空气清新剂，以减轻病人的不良心理反应。

(2) 休息与制动：急性期病人卧床休息，抬高患肢，并用皮牵引或石膏托固定于功能位，可促进静脉回流、解除肌肉痉挛、缓解疼痛，预防畸形和病理性骨折。当必须移动患肢时，应给予协助，动作要轻，做好支撑与保护，避免患处产生应力而发生疼痛。

(3) 加强营养：鼓励病人摄取高蛋白质、高热量、高维生素、易消化饮食，多饮水；必要时遵医嘱行肠内或肠外营养，输全血、血浆或白蛋白等。

(4) 用药护理：遵医嘱给予有效的抗生素，多种药物联合应用时，应注意配伍禁忌，安排好用药次序和用药时间，以维持有效的血药浓度；用药后观察症状和体征改善情况，以判断药物的疗效，观察药物的不良反应。一般在症状和体征完全消失后3周左右停药。此外，对严重疼痛者给予镇痛药物，对高热者应用降温药物，对脱水者实施液体疗法等。

(5) 病情观察：观察生命体征、意识、局部症状和体征的变化，若出现意识改变、高热、血压下降等，应警惕感染性休克的发生；观察血常规、血沉、细菌培养、X线、CT等检查的结果，以评估病情有无好转或加重。

(6) 皮肤护理：对体弱卧床者，应每2小时翻身一次，以防发生压疮；有窦道者，应做好定时换药。

(7) 功能锻炼：病情允许时，指导病人进行功能锻炼，预防肌肉萎缩和关节畸形；负重活动需待X线片显示骨包壳坚固时方可进行，以防过早负重导致病理性骨折。

2. 术后护理

(1) 体位：抬高患肢，促进静脉回流，减轻肿胀。维持肢体于功能位，以减轻疼痛。
(2) 创口护理：观察创口敷料的渗血、渗液情况，定时进行创口换药。
(3) 骨腔灌洗引流护理：① 妥善连接和固定冲洗管和引流管：拧紧各连接接头，防止松动。冲洗管应高出床面60～70cm，引流袋应低于患肢50cm，以防引流液逆流；翻身时注意保护引流管，以防脱出。② 保持冲洗管通畅，防止引流管受压或折叠。③ 遵医嘱灌注抗生素溶液，每日1500～2000ml，术后24小时内灌注速度可稍快，以后根据引流液的性质调节灌注速度。④ 观察引流液的量、颜色和性状。⑤ 若连续冲洗时间达到3周或经冲洗后体温恢复正常、引出液清亮、连续3次细菌培养结果阴性，应做好拔管准备。

（4）病情观察：密切观察病人的生命体征和局部情况，如有异常通知医生并协助处理。

3. 健康教育　嘱病人如有体温升高、伤口愈合后又出现红肿热痛、有分泌物等，应立即返院诊治。指导病人进行肢体康复运动，避免患肢负重直至骨愈合。

二、慢性骨髓炎

【病因】

慢性骨髓炎（chronic osteomyelitis）多因急性骨髓炎治疗不及时或治疗不彻底转变而成；少数为低毒性细菌感染，在发病时即出现慢性骨髓炎表现。

【病理】

病灶区内遗留死腔、死骨、窦道是慢性骨髓炎的基本病理改变。由于急性期感染未得到有效控制，骨质破坏、坏死和吸收，局部可形成死腔，腔内含有死骨、脓液、坏死组织和炎性肉芽组织；腔外包有新生骨"包壳"；局部形成慢性窦道。此时，感染即转为慢性过程。有时死骨、脓液经窦道排出后，窦道可暂时闭合；但由于死腔的存在，炎症难以彻底控制，当机体抵抗力降低时，炎症再次急性发作。窦道周围皮肤因长期受炎性分泌液刺激，可出现色素沉着，也可发生恶变。

【临床表现】

1. 局部表现　病变静止期可无症状，仅见患肢局部增粗、变形；幼年期发病者，可有肢体短缩或内外翻畸形。局部可见长久不愈的瘢痕和窦道，窦道流出臭味脓液，有时可排出小的死骨片。在死骨排出后，窦道再封闭，炎症逐渐消退。窦道周围皮肤色素沉着或有湿疹样改变。急性发作时，患肢局部皮肤红、肿、热、痛。

2. 全身表现　可有贫血、消瘦、乏力、衰弱等症状。

【辅助检查】

X线检查显示骨干失去原有外形，骨质增厚、硬化、包壳形成、有死骨或死腔等。CT检查可显示脓腔与小片死骨。经窦道注入碘溶液做造影检查，可显示窦道和脓腔情况。

【处理原则】

以手术治疗为主。原则是清除死骨和炎性肉芽组织，消灭死腔。常用方法有：

1. 病灶清除术　在骨壳上开洞，清除脓液和炎性肉芽组织，摘除死骨，切除窦道。

2. 消灭死腔

（1）碟形手术：清除病灶后，凿除死腔边缘的硬化骨质，使局部成为口大底小的碟形，用凡士林纱布填平创口，外用管型石膏固定，开洞换药，直至肉芽组织填平创口而消灭死腔。

（2）肌瓣填塞：清除病灶后，将骨腔边缘略作修整，用附近肌肉做带蒂肌瓣填塞，消灭死腔。

（3）闭式灌洗：清除病灶后，用抗生素溶液做闭式灌洗2～4周，待引流液清亮时即可拔管，适用于小儿。

（4）庆大霉素-骨水泥珠链填塞和二期植骨术：将庆大霉素粉剂放入骨水泥中，制成直径7mm左右的小球，用不锈钢丝串成珠链，填塞入骨腔，留一粒小珠露于皮肤外。大型的骨腔可在拔除珠链后再次手术植骨。

【护理】

（一）护理评估

1. 目前身体状况　了解有无反复发作的局部红肿、压痛、窦道流脓或排出死骨等情况；观察患肢有无畸形、窦道周围皮肤有无色素沉着或湿疹样改变等。了解病人营养状况及自理状况；了解相关检查的结果，以判断病变的严重程度。

2. 与疾病相关的健康史　了解病人年龄，有无其他部位的化脓性感染病灶史，有无外伤史；了解发病的时间、检查结果、治疗经过和效果；是否存在影响治疗效果的因素，如贫血、营养不良、使用糖皮质激素或免疫抑制剂等。

3. 心理社会状况　病程较长，反复发作，迁延不愈，加之畸形、残障等，可使病人及家属产生悲观情绪和无助感。了解病人有无因肢体功能障碍导致生活自理缺陷；了解病人及家属对疾病的认知程度、社会支持状况。

（二）主要护理诊断/合作性问题

1. （有）皮肤完整性受损（的危险）　与长期炎症刺激造成湿疹样皮炎、慢性溃疡或窦道有关。

2. 营养失调（低于机体需要量）　与长期慢性感染、机体消耗量增加有关。

（三）护理措施

1. 心理护理　病人可因疾病久治不愈而出现焦虑、悲观、无助等不良情绪。护理人员应讲解疾病的相关知识、坚持治疗和康复锻炼的重要性，鼓励病人积极配合治疗，树立战胜疾病的信心，出现异常症状及时就诊。

2. 皮肤护理　按时给伤口换药，勤换敷料，严格无菌操作，避免交叉感染。指导病人进行功能锻炼，如被固定的肢体做肌肉等长运动，未固定的肢体做全方位关节活动，以促进局部血液循环，增强皮肤抗损伤能力。观察局部皮肤变化，对长期慢性溃疡或窦道者，建议其接受手术治疗。

3. 加强营养　鼓励病人摄取高蛋白质、高热量、高维生素、易消化饮食，多饮水；必要时遵医嘱行肠内或肠外营养，输全血、血浆或白蛋白等。

4. 其他护理措施　参见急性骨髓炎的护理措施。

第二节　骨与关节结核

骨与关节结核（bone and joint tuberculosis）为继发性病变，绝大多数继发于呼吸系统结核，少数继发于消化道或淋巴结结核。好发于儿童与青少年。

【病因】

1. 结核分枝杆菌感染　结核分枝杆菌可由原发病灶经血液或淋巴循环到达骨与关节，在骨关节内可以潜伏数年。若机体抵抗力强，潜伏的结核分枝杆菌可被抑制甚至被消灭。

2. 机体抵抗力降低　过度疲劳、营养不良、患有其他慢性疾病等使全身抵抗力降低，容易感染结核；慢性劳损和外伤等使局部抵抗力降低，容易诱发结核。

【病理】

最初病变仅局限于滑膜组织或骨组织，形成单纯滑膜结核或单纯骨结核，以后者多见。

此期关节面完好，若此时病变能得到有效控制，病愈后关节功能不受影响；若进一步发展，结核病灶可穿入关节腔，使关节软骨面受到不同程度的损害，形成全关节结核；全关节结核若未得到控制，可发生继发感染，甚至脓肿破溃形成窦道，关节完全毁损，将后遗功能障碍。

脊柱结核分中心型和边缘型。中心型多见于10岁以下儿童，病灶起于椎体中心部位，以骨质破坏为主，可出现死骨，死骨吸收后遗留空洞，空洞内充满脓液和干酪样物质，椎体可压缩成楔形，也可侵及椎间盘和邻近椎体。边缘型多见于成年人，病变发生在椎体上缘或下缘，以溶骨为主，很少出现死骨，易侵犯邻近椎间盘和椎体。椎间盘破坏是此型的特征，并由此导致椎间隙变窄。脊柱结核可形成寒性脓肿。

【临床表现】

1. 全身症状 多数病人起病缓慢，可有低热、乏力、盗汗、食欲缺乏、消瘦、贫血等慢性中毒症状；极少数患儿起病急骤，可表现出高热等症状。

2. 局部症状

(1) 脊柱结核：发病率最高，约占50%以上。其中椎体结核占99%。在整个脊柱结核中，以腰椎最多见，胸椎次之，胸腰段居第3位，颈椎和骶尾椎少见。

1) 疼痛：脊柱结核疼痛出现较早，多为局部隐痛或钝痛。劳累、咳嗽、打喷嚏或持重物时疼痛加重；小儿可表现为夜啼。病变椎体棘突处有压痛和叩击痛。

2) 活动受限和姿势异常：① 颈椎结核时病人常用双手托扶下颌、头前倾，以稳住头颈，减轻疼痛；② 胸椎结核时可出现脊柱后凸或侧凸畸形；③ 腰椎结核时弯腰活动受限，站立或行走时双手托住腰部，头及躯干后倾，使重心后移，以减轻对病变椎体的压力；④ 拾物试验阳性：若要拾起地面的东西，需挺腰、屈膝、屈髋、下蹲才能完成，称拾物试验阳性。

3) 寒性脓肿和窦道：脊柱结核可形成寒性脓肿，有椎旁脓肿和流注脓肿两种形式。常见脓肿部位包括：① 颈椎结核可有咽后壁脓肿，可流注到锁骨上窝；② 胸椎结核多为椎旁脓肿；③ 胸腰段结核可同时有椎旁和腰大肌脓肿；④ 腰椎结核脓液聚集在腰大肌鞘内，可沿髂腰肌流注到腹股沟部、小转子甚至大腿外侧等；⑤ 腰骶段结核可同时有腰大肌脓肿和骶前脓肿（图38-3）。脓肿向体表破溃可形成窦道；若与肺、肠等粘连，破溃后可形成内瘘。

(2) 膝关节结核：发病率仅次于脊柱结核。

1) 疼痛、肿胀、活动受限：① 膝关节疼痛，小儿可表现为夜啼；② 关节因上下方肌肉萎缩而呈梭形肿胀（俗称"鹤膝"），局部皮温升高、有压痛、功能受限；③ 浮髌试验阳性，患肢膝关节伸直，放松股四头肌，检查者一手挤压髌上囊，使关节液积聚于髌骨后方，另一手示指轻压髌骨，如有浮动感，并感到髌骨碰撞股骨髁的碰击声，松压时髌骨又浮起则为阳性。提示关节腔内有中等量积液，积液量达50ml以上。

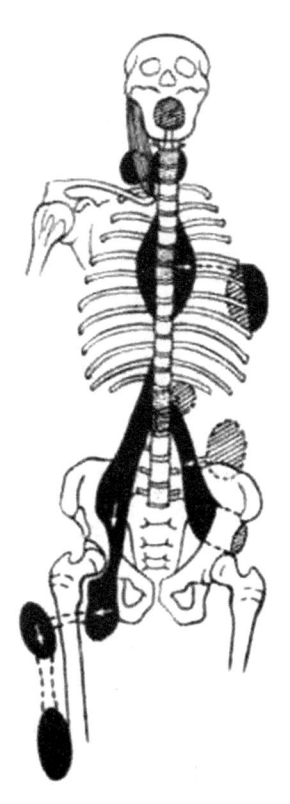

图38-3 脊柱结核寒性脓肿流注途径

2) 寒性脓肿和窦道：寒性脓肿常见于腘窝和膝关节两侧，破溃后形成慢性窦道，经久不愈。

3）畸形：关节可有屈曲畸形、半脱位、膝外翻畸形等；骨骺破坏者可表现为患肢短缩畸形。

(3) 髋关节结核

1）疼痛：早期为髋部疼痛，劳累后加重，休息后减轻；疼痛可放射至膝部，故病人常诉同侧膝部疼痛；小儿可表现为夜啼。若病灶突破关节腔而产生剧烈疼痛，则表现为跛行。

2）畸形和活动受限：① 晚期可有髋关节的屈曲、内收、内旋畸形和患肢缩短等。② "4"字试验阳性：病人仰卧，患侧下肢屈曲、外旋，并使外踝搭在对侧髌骨上方，检查者下压患侧膝部，若因疼痛使膝部不能接触床面即为阳性（图38-4）。③ 托马斯（Thomas）征阳性：病人仰卧，检查者将其健侧髋、膝关节屈曲，使膝部尽可能贴近胸前，患侧下肢不能伸直为阳性（图38-5）。

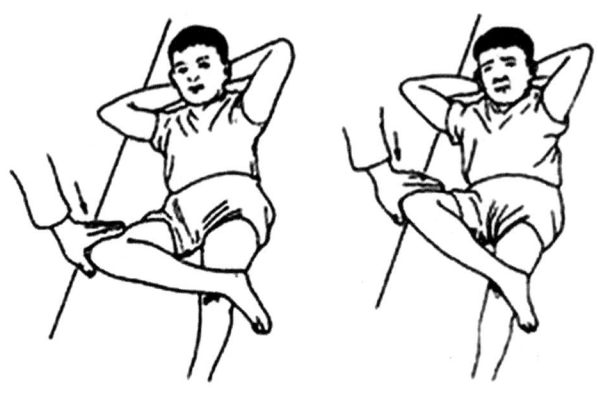

图38-4 "4"字试验

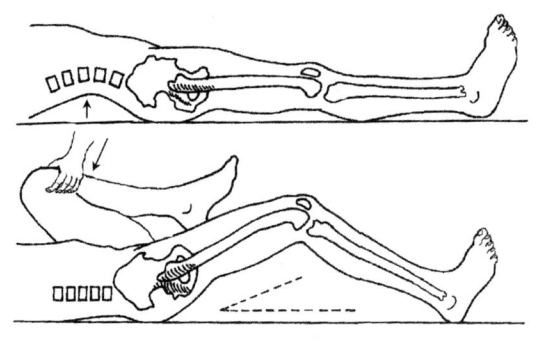

图38-5 托马斯（Thomas）征

3）寒性脓肿和窦道：脓肿可出现在腹股沟和臀部，溃破后形成窦道，内有干酪样分泌物。

4）关节脱位：结核病变造成全髋关节破坏时，可发生病理性脱位。

【辅助检查】

1. 实验室检查　血红蛋白和红细胞比容降低；血沉增快；存在混合感染时白细胞计数升高。

2. 影像学检查　X线摄片早期显示周围软组织肿胀，关节间隙增宽；后期关节间隙变窄或消失，关节面毛糙，可见骨质破坏或增生，甚至出现关节畸形或骨性强直。CT检查可以早期发现病灶,特别是病灶周围的寒性脓肿、死骨和病骨等。MRI 检查具有早期诊断价值,脊柱 MRI 检查还可观察脊髓受损情况。B 超检查可探查寒性脓肿的位置和大小。

3. 关节镜检查及滑膜活检 对诊断滑膜结核有一定价值。

【处理原则】

1. 非手术治疗

(1) 全身治疗

1) 支持疗法:必要时严格卧床休息;加强营养,保证摄入足够的蛋白质、碳水化合物和维生素;贫血和低蛋白血症者,给予成分输血。

2) 抗结核治疗:长期、足量、联合用药。常用的抗结核药物有异烟肼、利福平、乙胺丁醇、链霉素、对氨基水杨酸钠和丁氨卡那霉素,一般主张 2～3 种药物联合应用。

3) 控制混合感染:感染急性期给予敏感抗生素治疗。

(2) 局部治疗

1) 局部制动:① 石膏、支架固定,一般小关节结核固定 1 个月,大关节结核固定 3 个月,以保证病变部位得到充分休息,减轻疼痛;② 牵引固定,主要用于解除肌痉挛、减轻疼痛、防止病理性骨折和脱位,并可预防和纠正关节畸形。

2) 局部注射抗结核药物:适用于单纯性滑膜结核,优点是用药量小、局部药物浓度高、副作用小。

2. 手术治疗

(1) 切开引流:适用于寒性脓肿有混合感染、中毒症状明显或全身情况差,不能实行病灶清除术者。切开引流脓液后可形成慢性窦道。

(2) 病灶清除术:清除病灶内的脓液、死骨、肉芽组织和干酪样坏死物质等,并在局部施用抗结核药物。病灶清除术前应用抗结核药物 2～4 周,防止造成结核菌血源性播散。

(3) 矫形手术:包括:① 关节融合术,用于关节不稳定者。② 截骨术,用于矫正畸形。③ 关节成形术:用于改善关节功能。

【护理】

(一) 护理评估

1. 目前身体状况 了解有无低热、乏力、盗汗、食欲缺乏、消瘦、贫血等症状及严重程度;了解有无局部疼痛及疼痛部位、严重程度、加重诱因等,小儿还应了解有无烦躁或夜啼现象;药物治疗者应注意有无药物毒副作用。检查病变局部有无肿胀、压痛、功能障碍、姿势异常;有无脊柱畸形、肢体缩短、关节僵硬或脱位、瘫痪等体征;有无寒性脓肿或窦道,窦道有无脓液、死骨或干酪样物排出,是否存在红肿、皮温升高等化脓菌感染征象;拾物试验、"4"字试验、托马斯征、浮髌征等是否为阳性;了解血常规、血沉、X 线、CT、关节镜检查及滑膜活检等各项检查的结果,以估计病变情况等。

2. 与疾病相关的健康史 了解病人的年龄、饮食、活动和居住环境等;有无身体其他部位结核病史;有无过于疲劳、营养不良、其他慢性疾病、慢性劳损或外伤等易感或诱发因素。了解患病后的治疗情况及效果,病情进展情况。

3. 心理社会状况 了解病人和家属对结核病的知晓程度、心理承受能力和心理反应,有无因疾病引起焦虑、恐惧,甚至悲观情绪;其治疗过程是否影响病人的学习、工作和生活,了解家庭经济状况及有无可利用的社会资源等。

（二）主要护理诊断/合作性问题

1. 营养失调（低于机体需要量）　与疾病的长期慢性消耗有关。
2. 慢性疼痛　与局部肿胀、炎症反应等有关。
3. 躯体移动障碍　与疼痛、关节功能障碍、治疗限制等有关。
4. 皮肤完整性受损　与脓肿破溃、窦道排脓等有关。
5. 潜在并发症　截瘫、关节脱位、畸形。

（三）护理措施

1. 非手术治疗及术前护理

（1）心理护理：向病人和家属讲解疾病的有关知识，使其对疾病有充分的了解，减轻焦虑和恐惧，保持稳定的情绪及平和的心态，积极配合治疗和护理。

（2）休息与制动：保持病房整洁、安静、空气流通、阳光充足，嘱病人注意休息，必要时要求病人卧床休息。采取合适的体位，局部可用牵引、石膏托等固定和制动，以减轻疼痛，预防脱位和病理性骨折。

（3）加强营养：给予高热量、高蛋白质、高维生素饮食，并注意膳食结构和营养搭配。对食欲差、经口摄入不足者，应遵医嘱提供肠内或肠外营养支持。对严重贫血或低蛋白血症的病人，应遵医嘱补充铁剂、输新鲜血或白蛋白等。

（4）用药护理：遵医嘱给予抗结核药物，并指导病人按时、按量、按疗程用药，不可自行随意停药、更换药物或增减剂量，一般需要坚持用药至少2年。用药期间，观察药物的作用和不良反应，及早采取相应的防治措施，必要时更换其他药物。存在化脓菌混合感染者，遵医嘱给予抗生素，并送脓液做细菌培养和药物敏感试验，选择有效的抗生素。

（5）皮肤护理：卧床病人应做好皮肤护理，以防止压疮；窦道处应定时换药，保护周围皮肤，防止脓液浸渍造成损害。

（6）生活护理：对躯体活动障碍、生活不能自理的病人，应提供部分或全部的生活照顾，满足病人的基本生理需要。

（7）病情观察：用药后观察病情变化，如局部疼痛、肿胀、功能障碍等是否减轻或好转；体温是否恢复正常，体重是否增加，食欲有无好转；观察有无截瘫、关节脱位等并发症的发生。

（8）术前准备：术前抗结核治疗至少2周，并做好皮肤准备、药物敏感试验、交叉配血等。

2. 术后护理

（1）体位：卧硬板床，取平卧位，待麻醉作用消失、血压平稳后，根据手术的部位和术式调整适当体位。脊柱结核手术后，可改侧卧位或俯卧位，保持脊柱伸直，避免扭曲；髋关节结核手术后，置患肢外展15°、伸直中立位；膝关节结核手术后，置下肢抬高、膝关节屈曲10°～15°。

（2）病情观察：每30分钟监测生命体征一次，平稳后改1～2小时一次，48小时平稳后常规监测；必要时进行连续心电监护。胸椎结核术后，若病人出现胸闷、术侧呼吸音减低且叩诊呈鼓音，应考虑气胸，立即报告医生，必要时行胸膜腔闭式引流术；若病人出现意识改变、尿量减少、肢体发凉、皮肤苍白、毛细血管充盈时间延长等，应考虑循环血量不足，通知医生并协助处理。

（3）用药护理：术后遵医嘱继续抗结核药物3～6个月，有化脓菌混合感染者，遵医嘱应用抗生素。指导病人坚持用药，注意药物的毒副作用，一旦发现异常及时就诊。

（4）伤口护理：观察敷料固定是否牢靠，有无渗血、渗液；切口有无红、肿、热、痛等感染征象。一旦发现异常，报告医生并协助处理。

（5）功能锻炼：根据病情指导病人进行功能锻炼。如腰椎结核手术后，第2天可进行直腿抬高练习，活动下肢各关节，以防止肌肉萎缩、关节粘连。

3. 健康教育

（1）加强结核病的防治宣传工作，教育病人坚持抗结核药物治疗，一般持续2年，观察药物的副作用。

（2）加强营养，进食高蛋白质、高热量、丰富的维生素饮食，增强抵抗力。

（3）出院后定期到医院复诊。

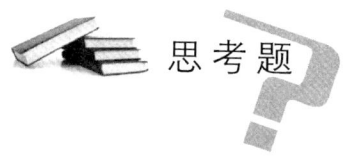
思考题

1. 男性，9岁，因右下肢胫前疼痛、红肿2周入院。半个月前自述左小腿疼痛，走路时加重，去医院检查未见明显异常，未给予特殊治疗。小腿疼痛逐渐加重，并出现红肿、发热、食欲不振，再次就诊。查体：急性病容，T 39.2℃，右小腿中段明显红肿，皮温增高。X线检查示：骨质破坏，骨膜层状反应，干骺端骨质疏松，骨皮质内、外侧虫蚀状改变，软组织肿胀阴影。

请问：① 该患儿初步诊断可能为何种疾病？② 应进一步做何种检查确定诊断？③ 该患儿目前主要的护理诊断/合作性问题有哪些？④ 如何护理？

2. 男性，20岁，腰痛2月余逐渐加重，近来盗汗、乏力、活动受限，到医院就诊。体检：T 37.5℃，病人消瘦。腰部检查：第4～5腰椎处压痛明显，叩击痛阳性，弯腰活动受限，"拾物试验"阳性。X线检查：第4腰椎上缘骨质明显呈虫蚀样改变，且周围脓肿形成。

请问：① 该病人初步诊断为何种疾病？② 该病人采取非手术治疗期间的主要护理措施有哪些？

（邹继华）

中英文专业词汇索引

A

凹陷性骨折（depressed fracture） 109

B

巴德-吉亚利综合征（Budd-Chiari syndrome） 211
伴癌综合征（paraneoplastic syndrome） 220
闭合性骨折（closed fracture） 109，278
闭合性气胸（closed pneumothorax） 137
闭合性损伤（closed injury） 162
臂肌围（arm muscle circumference，AMC） 19
表面麻醉（topic anesthesia） 44
病理性骨折（pathologic fracture） 278
病人自控止痛（patient controlled analgesia，PCA） 60
部位麻醉（local anesthesia） 44

C

肠梗阻（intestinal obstruction） 185
肠内营养（enteral nutrition，EN） 20
肠外营养（parenteral nutrition，PN） 20
穿透伤（penetrating injury） 162
创伤（trauma） 78

D

大肠癌（colorectal carcinoma） 204
代谢碱中毒（metabolic alkalosis） 12
代谢性酸中毒（metabolic acidosis） 12
丹毒（erysipelas） 70
单纯性甲状腺肿（simple goiter） 120
胆囊切除术（cholecystectomy） 231
胆囊造口术（cholecystostomy） 231
胆石症（cholelithiasis） 225
蛋白质-热量营养不良（protein-calorie malnutrition，PCM） 20
等渗性缺水（isotonic dehydration） 5
低钾血症（hypokalemia） 9
低渗性缺水（hypotonic dehydration） 5
多器官功能障碍综合征（multiple organ dysfunction syndrome，MODS） 27

F

放射治疗（radiotherapy） 94
非特异性感染（nonspecific infection） 65
肺癌（lung cancer） 144
腹部损伤（abdominal injury） 161
腹股沟疝（inguinal henia） 170
腹股沟斜疝（indirect inguinal hernia） 170
腹股沟直疝（direct inguinal hernia） 170
腹腔镜胆囊切除术（laparoscopic cholecystectomy，LC） 227
腹腔镜输尿管取石（laparoscopic ureterolithotomy） 259
腹外疝（abdominal outer hernia） 168

G

肝动脉栓塞化疗（transcatheter arterial chemoembolization，TACE） 221
肝破裂（liver rupture） 166
肛裂（anal fissure） 203
肛瘘（anal fistula） 202
高钾血症（hyperkalemia） 9
高渗性缺水（hypertonic dehydration） 5
肱骨髁上骨折（supracondylar fracture of the humerus） 284
股骨干骨折（fracture of the femoral shaft） 288
股骨颈骨折（fracture of the femoral neck） 287
股疝（femoral hernias） 173
骨筋膜室综合征（osteofascial compartment syndrome） 280
骨膜下血肿（subperiosteal hematoma） 108
骨与关节结核（bone and joint tuberculosis） 318
骨折（fracture） 277
关节脱位（articular dislocation） 295

H

呼吸性碱中毒（metabolic alkalosis） 13
呼吸性酸中毒（metabolic acidosis） 13
滑囊炎（bursitis） 71
化脓性骨髓炎（suppurative osteomyelitis） 313

化脓性腱鞘炎（suppurative tenosynovitis） 71
化学药物治疗（chemotherapy） 94
踝/肱指数（ankle/brachial index，ABI） 241
混合痔（mixed hemorrhoid） 198

J

急性蜂窝织炎（acute cellulitis） 69
急性胆囊炎（acute cholecystitis） 230
急性腹膜炎（acute peritonitis） 156
急性梗阻性化脓性胆管炎（acute obstructive suppurative cholangitis，AOSC） 232
急性呼吸窘迫综合征（acute respiratory distress syndrome，ARDS） 28
急性化脓性腹膜炎（acute suppurative peritonitis） 156
急性阑尾炎（acute appendicitis） 191
急性淋巴管炎（acute lymphangitis） 70
急性淋巴结炎（acute lymphadenitis） 70
急性乳腺炎（acute mastitis） 125
急性肾衰竭（acute renal failure） 28
急性心力衰竭（acute heart failure） 28
急性血源性骨髓炎（acute hematogenous osteomyelitis） 313
急性重症胆管炎（acute cholangitis of severe type，ACST） 232
脊髓麻醉（spinal anesthesia） 46
脊髓损伤（spinal injury） 291
脊柱骨折（fracture of the spine） 289
继发性腹膜炎（secondary peritonitis） 156
甲沟炎（paronychia） 71
甲状腺癌（thyroid carcinoma） 122
甲状腺功能亢进（hyperthyroidism） 116
甲状腺腺瘤（thyroid adenoma） 121
肩关节脱位（dislocation of the shoulder） 297
疖（furuncle） 66
结肠癌（carcinoma of colon） 204
结肠破裂（rupture of colon） 167
进行性血胸（progressive hemothorax） 141
经颈静脉肝内门体分流术（transjugular intrahepatic portosystemic shunt，TIPS） 214
经尿道前列腺切除术（transurethral resection of prostate，TURP） 265
经皮经肝胆囊穿刺引流术（percutaneous transhepatic gallbladder drainage，PTGD） 231

经皮肾镜取石或碎石术（percutaneous nephrolithotomy，PCNL） 259
颈椎病（cervical spondylosis） 301
局部浸润麻醉（local infiltration anesthesia or block） 44
菌血症（bacteremia） 73

K

开放性骨折（open fracture） 109，278
开放性气胸（open pneumothorax） 138
开放性损伤（open injury） 161
抗休克裤（military anti-shock trousers，MAST） 29
髋关节脱位（dislocation of the hip joint） 299

L

肋骨骨折（rib fracture） 135
连枷胸（flail chest） 136
良性前列腺增生（benign prostatic hyperplasia，BPH） 263
颅底骨折（fracture of skull base） 109
颅盖骨折（fracture of skull vault） 109
颅骨骨折（skull fracture） 109
颅骨损伤（skull injury） 107
颅脑损伤（craniocerebral trauma，head injury） 107
颅内血肿（intracranial hematoma） 111
颅内压（intracranial pressure，ICP） 98
颅内压增高（intracranial hypertension） 98

M

美国麻醉医师协会（American Society of Anesthesiologists，ASA） 34
麻醉（anesthesia） 44
慢性胆囊炎（chronic cholecystitis） 231
慢性骨髓炎（chronic osteomyelitis） 317
帽状腱膜下血肿（subgaleal hematoma） 108
门静脉高压症（portal hypertension） 211
弥散性血管内凝血（disseminated intravascular coagulation，DIC） 27

N

脑挫裂伤（cerebral contusion and laceration） 111
脑内血肿（intracerebral hematoma，ICH） 112

脑疝（brain hernia） 99
脑损伤（brain injury） 107
脑震荡（cerebral concussion） 111
内痔（internal hemorrhoid） 198
尿道损伤（injury of urethra） 253
尿路结石（urolithiasis） 257
凝固性血胸（coagulating hemothorax） 141
脓毒症（sepsis） 73
脓性指头炎（felon） 71

P

膀胱癌（carcinoma of bladder） 270
膀胱损伤（injury of bladder） 251
皮下血肿（subcutaneous hematoma） 108
脾破裂（splenic rupture） 165
破伤风（tetanus） 74

Q

脐疝（umbilical hernia） 173
气胸（pneumothorax） 137
器械护士（scrub nurse） 43
前列腺癌（carcinoma of prostate） 274
切口疝（incisional hernia） 174
倾倒综合征（dumping syndrome） 180
区域阻滞麻醉（regional anesthesia） 44
全身麻醉（general anesthesia） 44

R

桡骨下端骨折（fracture of distal radius） 285
乳房自我检查（breast self-examination，BSE） 132
乳腺癌（breast cancer） 128

S

三头肌皮褶厚度（triceps skinfold，TSF） 19
疝（hernia） 168
烧伤（burn） 83
神经丛阻滞（nerve block） 44
肾癌（renal carcinoma） 268
肾损伤（injury of kidney） 248
十二指肠溃疡（duodenal ulcer） 175
食管癌（esophageal carcinoma，carcinoma of the esophagus） 150
手术后期（postoperative phase） 33
手术前期（preoperative phase） 33
手术中期（intraoperative phase） 33
输尿管镜取石或碎石术（ureteroscopic lithotomy or lithotripsy，URL） 259
水中毒（water intoxication） 5
损伤（injury） 78

T

他莫昔芬（tamoxifen） 129
特异性感染（specific infection） 65
体外冲击波碎石（extracorporeal shock wave lithotripsy，ESWL） 259
体质指数（body mass index，BMI） 19
头皮裂伤（scalp laceration） 107
头皮撕脱伤（scalp avulsion） 107
头皮损伤（scalp injury） 107
头皮血肿（scalp hematoma） 107

W

外科感染（surgical infection） 64
外痔（external hemorrhoid） 198
完全胃肠外营养（total parenteral nutrition，TPN） 20
围术期（perioperative period） 33
围术期护理（perioperative nursing care） 33
胃、十二指肠溃疡（gastro-duodenal ulcer） 175
胃癌（gastric carcinoma） 181
胃大部切除术（subtotal gastrectomy） 177
胃溃疡（gastric ulcer） 175

X

下肢静脉曲张（lower extremity varicose veins） 243
线性骨折（line fracture） 109
消化性溃疡（peptic ulcer） 175
小肠破裂（rupture of small intestine） 166
小脑幕切迹疝（tentorial herniation） 100
胸部损伤（chest trauma） 134
休克（shock） 26
血气胸（hemopneumothorax） 141
血栓闭塞性脉管炎（thromboangitis obliterans，TAO） 240
血胸（hemothorax） 141
巡回护士（circulating nurse） 44

Y

腰椎间盘突出症（hernia of the lumbar intervertebral disc） 307
胰腺癌（cancer of the pancreas） 235
营养不良（malnutrition） 20
营养风险（nutritional risk） 18
营养风险筛查（nutrition risk screening） 18
营养评定（nutritional assessment） 19
营养支持（nutritional support） 18
硬膜外阻滞（epidural anesthesia） 46
硬脑膜外血肿（epidural hematoma，EDH） 112
硬脑膜下血肿（subdural hematoma，SDH） 112
痈（carbuncle） 67
幽门螺杆菌（helicobacter pylori，HP） 175
原发性腹膜炎（primary peritonitis） 156
原发性肝癌（primary liver cancer） 219
原发性支气管肺癌（primary bronchopulmonary carcinoma） 144

Z

张力性气胸（tension pneumothorax） 138
枕骨大孔疝（transforamen magnum herniaton） 100
脂肪栓塞综合征（fat embolism syndrome） 280
直肠癌（carcinoma of rectum） 204
直肠肛管周围脓肿（perianorectal abscess） 201
痔（haemorrhoid） 198
中心静脉压（central venous pressure，CVP） 6
肿瘤（tumor） 91
肘关节脱位（dislocation of the elbow） 298
椎管内麻醉（intrathecal anesthesia） 44
最低肺泡有效浓度（minimal alveolar concentration，MAC） 48

主要参考书目

1. 陈孝平,汪健平. 外科学. 8 版. 北京:人民卫生出版社,2013.
2. 李乐之,路潜. 外科护理学. 5 版. 北京:人民卫生出版社,2012.
3. 党世民. 外科护理学. 2 版. 北京:人民卫生出版社,2011.
4. 李乐之,路潜. 外科护理学实践与学习指导. 北京:人民卫生出版社,2012.
5. 路潜,王兴华. 外科护理学. 2 版. 北京:北京大学医学出版社,2008.
6. 路潜,李建民. 外科护理学. 北京:北京大学医学出版社,2006.
7. 曹伟新,李乐之. 外科护理学. 4 版. 北京:人民卫生出版社,2006.
8. 王宇,姜洪池. 外科学. 北京:北京大学医学出版社,2009.
9. 李向农,陈明清. 外科学(案例版). 北京:科学出版社,2010.
10. 庄一平,杨玉南. 外科护理学(案例版). 北京:科学出版社,2013.